ECOCARDIOGRAFIA TRIDIMENSIONAL

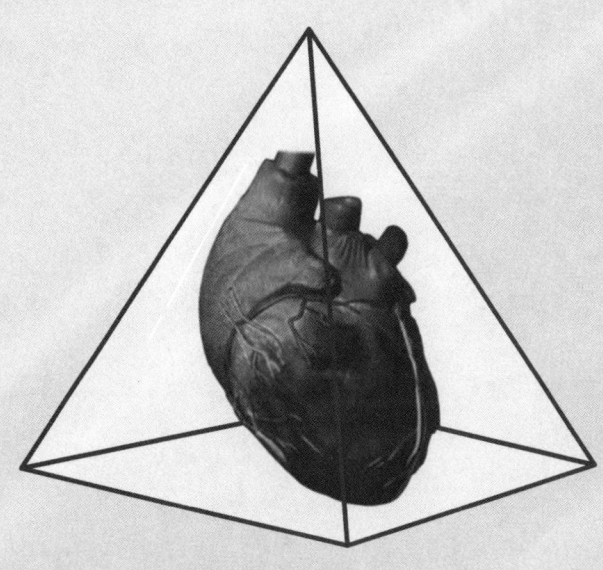

ECOCARDIOGRAFIA TRIDIMENSIONAL

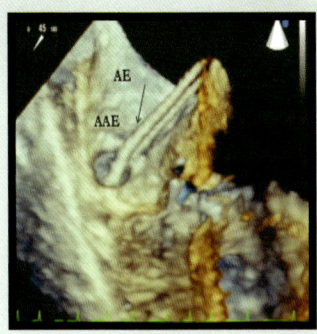
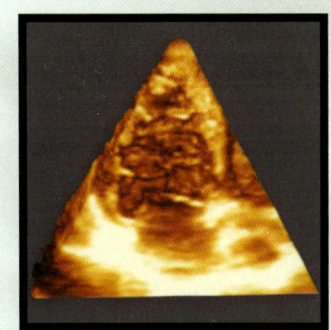
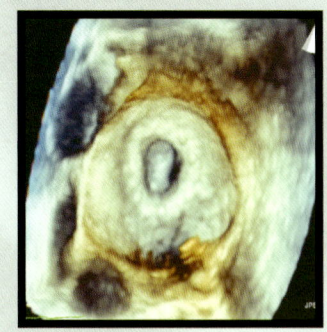

Vera Márcia Lopes Gimenes
Coordenadora do Serviço de Ecocardiografia do Hospital do Coração (HCor) – São Paulo, SP
Assistente do Serviço de Ecocardiografia do Instituto Dante Pazzanese de Cardiologia (IDPC) – São Paulo, SP
Doutorado em Medicina pela UNESP – Botucatu, SP

Marcelo Luiz Campos Vieira
Coordenador do Serviço de Ecocardiografia de Adultos do Instituto do Coração (InCor), FMUSP – São Paulo, SP
Assistente do Serviço de Ecocardiografia do Hospital Israelita Albert Einstein – São Paulo, SP
Professor Colaborador da Disciplina de Cardiopneumologia da FMUSP – São Paulo, SP
Pós-Doutorado pela TUFTS University, New England Medical Center – Boston, MA, EUA

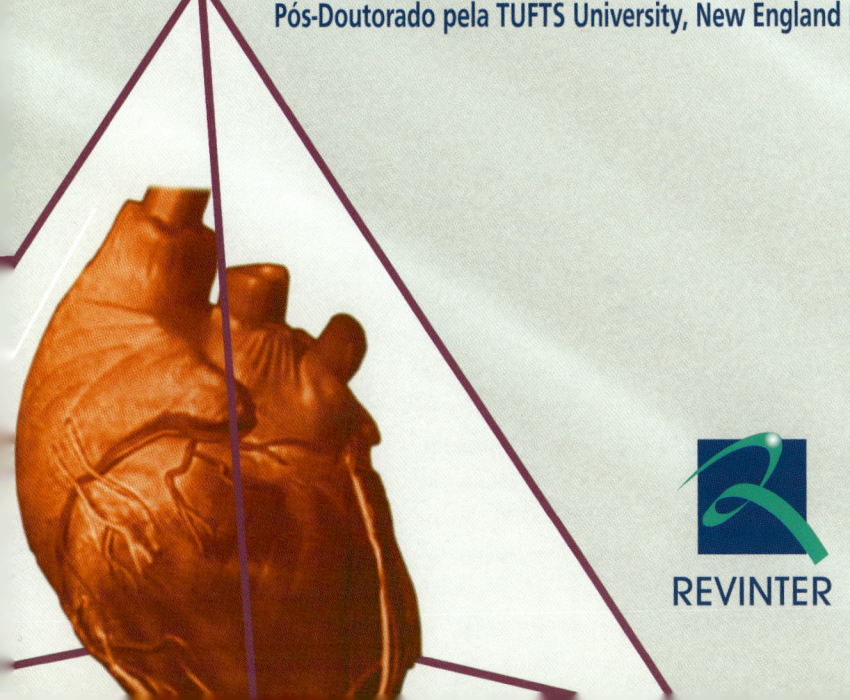

REVINTER

Ecocardiografia Tridimensional
Copyright © 2011 by Livraria e Editora Revinter Ltda.

ISBN 978-85-372-0384-2

Todos os direitos reservados.
É expressamente proibida a reprodução
deste livro, no seu todo ou em parte,
por quaisquer meios, sem o consentimento
por escrito da Editora.

Contato com os autores:
VERA MÁRCIA LOPES GIMENES
gima@uol.com.br

MARCELO LUIZ CAMPOS VIEIRA
mluiz766@terra.com.br

CIP-BRASIL. CATALOGAÇÃO-NA-FONTE
SINDICATO NACIONAL DOS EDITORES DE LIVROS, RJ

G399e

Gimenes, Vera Márcia Lopes
    Ecocardiografia tridimensional / Vera Márcia Lopes Gimenes, Marcelo Luiz Campos Vieira. - Rio de Janeiro : Revinter, 2011.
    il.
    Inclui bibliografia e índice
    ISBN 978-85-372-0246-3

  1. Ecocardiografia. 2. Coração - Doenças - Ultrassonografia. I. Vieira, Marcelo Luiz Campos. II. Título.
11-1532.   CDD: 616.1207543
                     CDU: 616.12-07

A precisão das indicações, as reações adversas e as relações de dosagem para as drogas citadas nesta obra podem sofrer alterações.
Solicitamos que o leitor reveja a farmacologia dos medicamentos aqui mencionados.
A responsabilidade civil e criminal, perante terceiros e perante a Editora Revinter, sobre o conteúdo total desta obra, incluindo as ilustrações e autorizações/créditos correspondentes, é do(s) autor(es) da mesma.

Livraria e Editora REVINTER Ltda.
Rua do Matoso, 170 – Tijuca
20270-135 – Rio de Janeiro – RJ
Tel.: (21) 2563-9700 – Fax: (21) 2563-9701
livraria@revinter.com.br – www.revinter.com.br

Agradecimentos

Escrever um livro a respeito de algo novo sempre representa uma jornada interessante. Interessante pelo desconhecido, interessante pelo aprendido e o aprender. Neste caminho que se iniciou em 1997, quando tive a oportunidade de trabalhar com protótipo de ecocardiografia tridimensional no Instituto do Coração (InCor) em São Paulo, que passou por uma viagem no tempo e espaço que fiz com a família em 2004-2005 para Boston, e que continua até hoje e que seguirá seguramente pelos próximos momentos. Nesta trilha de espaço e tempo, tenho muito a agradecer. Agradecer aos filhos Pedro, Paulo, André, tridimensionais, multidimensionais, à minha mãe Leda, à minha irmã Maria Teresa, esteios de caminho correto e carinhoso, aos meus sogros Ailton e Marly, exemplos de vivacidade e amizade e, sobretudo, a Stella, minha esposa, minha estrela na vida.

Para este livro, a ajuda, o apoio e o incentivo dos amigos colaboradores médicos, expressões maiores da cardiologia brasileira, foram também fundamentais.

Em particular, e muito especialmente, agradeço também a duas pessoas: ao Prof. Natesa G. Pandian, chefe do serviço de investigação ecocardiográfica e não invasiva da Tufts University, New England Medical Center, Boston, MA, EUA, que muito me ensinou. Seguramente muito a respeito de Ecocardiografia Tridimensional, mas, milhas à frente, a respeito de vida, de filosofia de vida, do desafio do desconhecido e da não aceitação do não possível, do inatingível. Precisamos de mais geradores de questionamentos, de revolucionários das ideias e do pensamento.

E o agradecimento muito particular, muitíssimo especial, vai à Profª. Vera Márcia Lopes Gimenes, que, mais do que estupenda parceira na redação destas páginas, tornou-se amiga muito querida. Ensinou-me não somente cardiologia, ecocardiografia, mas, acima de tudo, equilíbrio, postura profissional, alegria de vida ao falar de seus netos e filhos.

Espero possa, este livro, ser de auxílio aos amigos cardiologistas.

Forte abraço,

Marcelo Luiz Campos Vieira

Agradecimentos

As expectativas de escrever um livro como este são muitas. A mais importante é a de expor de forma clara os conhecimentos adquiridos durante anos de trabalho acompanhando a evolução tecnológica da ecocardiografia que nos impõe o desafio da execução de diagnósticos cada vez mais precisos.

Outro aspecto é o da escolha dos profissionais da área que irão contribuir com seu conhecimento porque não é possível convidar a todos que gostaríamos. Àqueles que colaboraram na elaboração deste livro, o nosso mais sincero agradecimento, pela disponibilidade do seu tempo e pela qualidade das imagens que nos foram enviadas.

Agradecimentos especiais aos meus filhos Márcia Liciene e Antonio Carlos, ao meu esposo Antonio Cantero Gimenes e à minha mãe Elza Ribeiro, pelo incentivo que sempre me deram.

Aos meus colegas de trabalho o meu eterno agradecimento, e ao Hospital do Coração, que nunca mediu esforços ao atender os meus pedidos de atualização e modernização da aparelhagem, a minha gratidão.

Vera Márcia Lopes Gimenes

Prefácio

A cardiologia avançou muito nas últimas décadas tanto no conhecimento da fisiopatologia das doenças como em novas técnicas diagnósticas e terapêuticas. A ecocardiografia surgiu há pouco mais de 50 anos, evoluiu de forma espetacular e pode ser considerada uma das responsáveis pelo grande desenvolvimento da cardiologia. Desde o início com a técnica em modo unidimensional, depois em modo bidimensional e a incorporação das técnicas de Doppler espectral e em cores, esta evolução dotou a técnica de métodos diagnósticos qualitativos e quantitativos que facilitaram não só o diagnóstico, mas também o acompanhamento e a definição da gravidade de várias doenças cardíacas congênitas e adquiridas com importantes implicações terapêuticas expressas em diversas diretrizes nacionais e internacionais. Outras tecnologias em ecocardiografia foram desenvolvidas e incorporadas à prática clínica como a ecocardiografia fetal, ecocardiografia transesofágica, ecocardiografia sob estresse, o Doppler tecidual e, mais recentemente, as técnicas de *speckle tracking* e a ecocardiografia tridimensional. O interesse e as primeiras pesquisas com esta última iniciaram-se há algumas décadas, mas apenas com o desenvolvimento tecnológico mais recente foi possível aprimorá-la para facilitar e ampliar sua aplicação clínica.

O coração, como órgão tridimensional, deve ser analisado com métodos que permitam uma análise tridimensional, preferencialmente em tempo real, como o ecocardiograma tridimensional, com imagens espetaculares pelas vias transtorácica ou transesofágica, e obtenção de parâmetros quantitativos mais precisos. Entretanto, como qualquer outro método ecocardiográfico, o uso e o manuseio pelo ecocardiografista requerem compreensão adequada dos aspectos técnicos pertinentes e, fundamentalmente, uma compreensão tridimensional das modificações morfológicas e dos fenômenos fisiológicos e hemodinâmicos envolvidos. É neste contexto que a publicação do livro **Ecocardiografia Tridimensional** de Marcelo Luiz Campos Vieira e Vera Márcia Lopes Gimenes se insere. Em capítulos objetivos e claros são demonstrados como as imagens são geradas, as formas de se obter e, principalmente, como e o que analisar com a técnica. É fundamental ao ecocardiografista ler este livro, seja ele usuário atual ou futuro, ou apenas interessados em ampliar seus conhecimentos, uma vez que a compreensão tridimensional das anormalidades cardíacas auxilia na utilização das técnicas convencionais da ecocardiografia. Os autores, de forma elegante, abordam nos diversos capítulos desde a história do desenvolvimento da técnica tridimensional até os aspectos técnicos atuais de formação das imagens em tempo real. Há capítulos que nos ensinam os aspectos técnicos da obtenção de parâmetros quantitativos como medidas de volume das cavidades, da massa e da fração de ejeção do ventrículo esquerdo e do índice de dessincronia ventricular, potencialmente útil na decisão da terapia de ressincronização cardíaca. Outros capítulos abordam o uso clínico em miocardiopatias, incluindo cardiopatia isquêmica, doenças valvares e anomalias congênitas, em diversos cenários médicos, inclusive no centro cirúrgico.

Pelos temas abordados e pela qualidade das informações contidas, este livro certamente deve fazer parte da biblioteca do ecocardiografista. O alto nível técnico e didático do livro reflete a formação médica e cardiológica e a experiência dos autores, Vera Márcia Lopes Gimenes e Marcelo Luiz Campos Vieira, que acompanharam de perto e na prática o desenvolvimento recente da ecocardiografia tridimensional em instituições de grande porte. Os autores têm-se dedicado e colaborado incansavelmente com as sociedades de cardiologia e com o Departamento de Imagem Cardiovascular da Sociedade Brasileira de Cardiologia e participado de congressos nacionais e internacionais. Além destas características, têm inserção acadêmica e invejável produção científica em ecocardiografia tridimensional com publicações em revistas nacionais e internacionais de alto impacto.

Valdir Ambrósio Moises
Professor Adjunto e Livre-Docente da Disciplina de
Cardiologia da Universidade Federal de São Paulo

Autores

Ana Clara Tude Rodrigues
Assistente do Serviço de Ecocardiografia do Instituto de Radiologia (InRad),
Hospital das Clínicas da Universidade de São Paulo (FMUSP) e do
Serviço de Ecocardiografia do Hospital Israelita Albert Einstein – São Paulo, SP
Pós-Doutorado pelo Massachusetts General Hospital – Boston, MA, EUA

Adriana Cordovil
Assistente do Setor de Ecocardiografia do
Hospital Israelita Albert Einstein – São Paulo, SP
Doutorado em Medicina pela UNIFESP – São Paulo, SP

Arnaldo Rabischoffsky
Coordenador do Serviço de Ecocardiografia do
Hospital Pró-Cardíaco – Rio de Janeiro, RJ

Alexandre Cobucci
Médico-Cardiologista e Intensivista do Hospital Madre Teresa
Coordenador do Departamento e do Curso de Especialização em Ecocardiografia do
Hospital Madre Teresa – Belo Horizonte, MG

Alexandre F. Cury
Mestrado em Medicina pela UNIFESP – São Paulo, SP

Cláudia Gianini Mônaco
Assistente do Setor de Ecocardiografia do
Hospital Israelita Albert Einstein – São Paulo, SP
Assistente do Setor de Ecocardiografia do
Centro de Cardiologia Não Invasiva (OMNI) – São Paulo, SP

Cláudio Henrique Fischer
Coordenador do Setor de Ecocardiografia do
Hospital Israelita Albert Einstein – São Paulo, SP
Assistente do Serviço de Ecocardiografia do
Hospital Universitário São Paulo (UNIFESP)
Doutorado em Medicina pela UNIFESP – São Paulo, SP

Creso Benedito C. Oliveira
Assistente do Serviço de Ecocardiografia do
Hospital do Coração (HCor) – São Paulo, SP

David Le Bihan
Assistente do Serviço de Ecocardiografia do
Hospital Israelita Albert Einstein – São Paulo, SP
Assistente do Serviço de Ecocardiografia do
Instituto Dante Pazzanese de Cardiologia (IDPC) –
São Paulo, SP

Edgar B. Lira Filho
Assistente do Serviço de Ecocardiografia do
Instituto de Radiologia (InRad), Hospital das Clínicas da
Universidade de São Paulo (FMUSP) e do
Serviço de Ecocardiografia do Hospital Israelita Albert
Einstein – São Paulo, SP
Doutorado em Medicina pela UNIFESP – São Paulo, SP

Jeane Mike Tsutsui
Supervisora do Serviço de Ecocardiografia do
Instituto do Coração (InCor), FMUSP – São Paulo, SP
Professora Livre-Docente em Cardiologia da
FMUSP – São Paulo, SP

Jorge Eduardo Assef
Coordenador do Serviço de Ecocardiografia do
Instituto Dante Pazzanese de Cardiologia (IDPC) –
São Paulo, SP
Doutorado em Medicina pela FMUSP – São Paulo, SP

José Lázaro de Andrade
Coordenador do Serviço de Ecocardiografia do
Instituto de Radiologia (InRad),
Hospital das Clínicas da Universidade de São Paulo
(FMUSP) – São Paulo, SP
Coordenador do Serviço de Ecocardiografia do
Hospital Sírio-Libanês – São Paulo, SP
Professor Livre-Docente em
Cardiologia da UNIFESP – São Paulo, SP

José Luiz Barros Pena
Coordenador da Residência Médica em
Ecocardiografia do
Hospital Felício Rocho – Belo Horizonte, MG
Doutorado em Medicina pela FMUSP – São Paulo, SP

José Maria Del Castillo
Profesor Colaborador da
Faculdade de Medicina do ABC – São Paulo, SP
Coordenador do Serviço de Ecocardiografia do
Hospital Bandeirantes – São Paulo, SP

Leticia Santos Bicudo
Doutorado em Medicina pela FMUSP – São Paulo, SP

Laíse A. Guimarães
Assistente do Setor de Ecocardiografia do Hospital
Israelita Albert Einstein – São Paulo, SP

Marcelo Luiz Campos Vieira
Coordenador do Serviço de Ecocardiografia de
Adultos do Instituto do Coração (InCor),
FMUSP – São Paulo, SP
Assistente do Serviço de Ecocardiografia do Hospital
Israelita Albert Einstein – São Paulo, SP
Professor Colaborador da Disciplina de
Cardiopneumologia da FMUSP – São Paulo, SP
Pós-Doutorado pela TUFTS University, New England
Medical Center – Boston, MA, EUA

Márcia Liciene Gimenes Cardoso
Residente (2º ano) do Serviço de Ecocardiografia do
Hospital do Coração (HCor) – São Paulo, SP

Mercedes Maldonado Andrade
Assistente do Serviço de Ecocardiografia do
Hospital do Coração (HCor) – São Paulo e do
Serviço de Ecocardiografia do
Instituto Dante Pazzanese de Cardiologia (IDPC) –
São Paulo, SP

Mirella de Paiva Dias
Assistente do Serviço de Ecocardiografia do Hospital
do Coração (HCor) – São Paulo, SP

Mirian Magalhães Pardi
Assistente do Serviço de Ecocardiografia do
Instituto do Coração (InCor) da FMUSP e do
Serviço de Ecocardiografia do
Laboratório Fleury Medicina e Saúde – São Paulo, SP

Orlando Campos Filho
Professor-Associado de Cardiologia da Escola
Paulista de Medicina, UNIFESP – São Paulo, SP
Coordenador do Serviço de Ecocardiografia do
Hospital Universitário São Paulo, UNIFESP
Assistente do Serviço de Ecocardiografia do
Hospital Sírio-Libanês – São Paulo, SP
Doutorado em Medicina pela UNIFESP – São Paulo, SP

Renata de Sá Cassar
Assistente do Setor de Ecocardiografia Pediátrica e
Fetal do Instituto de Medicina Integral
Prof. Fernando Figueira (IMIP) – Recife, PE
Assistente do RealCor – Real Hospital Português de
Beneficência – Recife, PE

Samira Saady Morhy
Coordenadora do Serviço de Ecocardiografia
Pediátrica do Instituto da Criança (ICR) do
Hospital das Clínicas da Faculdade de Medicina da
Universidade de São Paulo (FMUSP)
Gerente Médica do Departamento de
Cardiologia Diagnóstica – Medicina Diagnóstica e
Preventiva do Hospital Israelita Albert Einstein –
São Paulo, SP
Doutorado em Medicina pela UNIFESP – São Paulo, SP

Simone R. F. Fontes Pedra
Coordenadora do Serviço de Ecocardiografia
Pediátrica do Instituto Dante Pazzanese de
Cardiologia (IDPC) e Coordenadora do Serviço de
Ecocardiografia Fetal do Hospital do Coração
(HCor) – São Paulo, SP
Doutorado em Medicina pela FMUSP – São Paulo, SP

Tamara Cortez Martins
Coordenadora do Serviço de Ecocardiografia Pediátrica do
Hospital do Coração (HCor) – São Paulo, SP
Doutorado em Medicina pela FMUSP – São Paulo, SP

Vera Demarchi Aielo
Médica-Assistente do Serviço de Anatomia Patológica do
Instituto do Coração (InCor), FMUSP – São Paulo, SP
Professora Livre-Docente em Cardiologia da
FMUSP – São Paulo, SP

Vera Márcia Lopes Gimenes
Coordenadora do Serviço de Ecocardiografia do
Hospital do Coração (HCor) – São Paulo, SP
Assistente do Serviço de Ecocardiografia do
Instituto Dante Pazzanese de Cardiologia
(IDPC) – São Paulo, SP
Doutorado em Medicina pela UNESP – Botucatu, SP

Viviane Tiemi Hotta
Assistente do Serviço de Ecocardiografia do
Instituto do Coração (InCor), FMUSP e do
Serviço de Ecocardiografia do Laboratório Fleury
Medicina e Saúde – São Paulo, SP
Doutorado em Medicina pela FMUSP – São Paulo, SP

Wercules A. Alves de Oliveira
Assistente do Serviço de Ecocardiografia do
Hospital Universitário São Paulo e do Instituto do
Sono da UNIFESP – São Paulo, SP
Assistente do Serviço de Ecocardiografia do
Hospital Israelita Albert Einstein – São Paulo, SP
Doutorado em Medicina pela UNIFESP – São Paulo, SP

Wilson Mathias Junior
Diretor do Serviço de Ecocardiografia do
Instituto do Coração (InCor) da
FMUSP – São Paulo, SP
Professor Livre-Docente em Cardiologia da
FMUSP – São Paulo, SP

Sumário

1. Ecocardiografia Tridimensional – Histórico 1
Vera Márcia Lopes Gimenes
Marcelo Luiz Campos Vieira

2. Princípios Físicos e Evolução. 21
Mirella de Paiva Dias
Viviane Tiemi Hotta
Vera Márcia Lopes Gimenes
Marcelo Luiz Campos Vieira

3. Doença Valvar – Estenose Valvar Mitral. 35
Mercedes Maldonado Andrade
Vera Márcia Lopes Gimenes
Jorge Eduardo Assef

4. Doença Valvar – Valvopatia Mitral – Insuficiência Funcional 49
Vera Márcia Lopes Gimenes
Marcelo Luiz Campos Vieira
Márcia Liciene Gimenes Cardoso

5. Prolapso da Valva Mitral e Análise do Anel Valvar 69
Mirian Magalhães Pardi
Marcelo Luiz Campos Vieira

6. Doença Valvar – Valvopatia Aórtica 95
Edgar B. Lira Filho
Laíse A. Guimarães
Alexandre F. Cury
Marcelo Luiz Campos Vieira

7. Doença Valvar – Valvopatia Tricúspide. 105
Vera Demarchi Aielo
Tamara Cortez Martins
Vera Márcia Lopes Gimenes

8. Avaliação Estrutural e Funcional do Átrio Esquerdo. 119
Orlando Campos Filho
Wercules A. Alves de Oliveira
Marcelo Luiz Campos Vieira

9. Avaliação do Ventrículo Esquerdo. 133
David Le Bihan
Marcelo Luiz Campos Vieira

10. Função e Volumes do Ventrículo Direito 151
Wercules A. Alves de Oliveira
Laíse A. Guimarães
Marcelo Luiz Campos Vieira

11. Miocardiopatia Dilatada 161
Arnaldo Rabischoffsky
Creso Benedito C. Oliveira
Vera Márcia Lopes Gimenes
Alexandre Cobucci

12. Miocardiopatia Hipertrófica. 181
Leticia Santos Bicudo
Jeane Mike Tsutsui
Wilson Mathias Junior

13. *Strain* Bidimensional, *Speckle Tracking* e Ecocardiografia Tridimensional 193
José Maria Del Castillo
José Luiz Barros Pena
Marcelo Luiz Campos Vieira

14. Dessincronia Cardíaca 221
Ana Clara Tude Rodrigues
Viviane Tiemi Hotta
Marcelo Luiz Campos Vieira

15. Doenças do Pericárdio 233
Cláudia Gianini Mônaco
Adriana Cordovil
Vera Márcia Lopes Gimenes

16. Cardiopatias Congênitas 241
Samira Saady Morhy
José Lázaro de Andrade

17. Implante de Próteses – CIA, FOP e CIV. . . 251
Simone R. F. Fontes Pedra
Renata de Sá Cassar

18. Patologias da Aorta 265
Vera Márcia Lopes Gimenes
Cláudio Henrique Fischer
Marcelo Luiz Campos Vieira

19. Ecocardiografia de Estresse 279
Vera Márcia Lopes Gimenes

20. Ecocardiografia Tridimensional Transesofágica 285
Marcelo Luiz Campos Vieira
Vera Márcia Lopes Gimenes

Índice Remissivo 301

ECOCARDIOGRAFIA TRIDIMENSIONAL

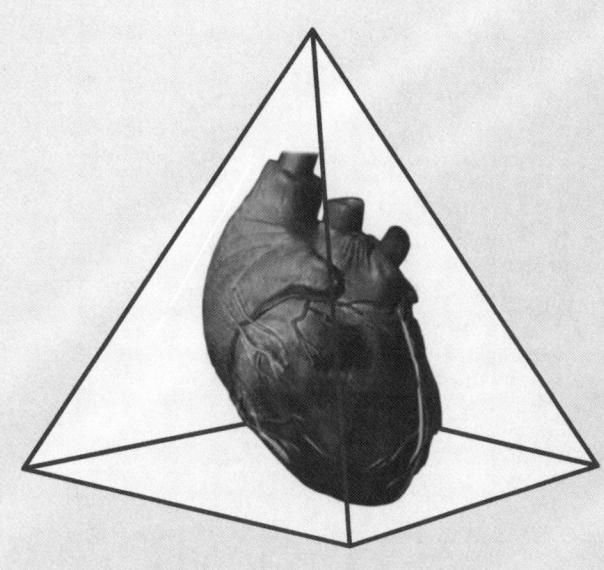

Ecocardiografia Tridimensional – Histórico

Vera Márcia Lopes Gimenes
Marcelo Luiz Campos Vieira

A história da ecocardiografia mostra-se como uma sequência de avanços na tecnologia de aquisição de imagens, sempre agregando dados novos aos já existentes e não substituindo as técnicas anteriores. Teve início em 1954 com o modo M e, posteriormente, em 1970, o modo bidimensional transtorácico, o Doppler pulsado, contínuo e colorido. A ecocardiografia bidimensional transesofágica foi um grande avanço, principalmente para a avaliação das estruturas cardíacas posteriores e sua utilização no centro cirúrgico desde 1980 quando se difundiu. Porém, a ecocardiografia bidimensional transtorácica resultava em finas fatias das estruturas cardíacas, que requeriam a reconstrução mental das mesmas de forma tridimensional, em decorrência de sua geometria anatômica complexa. O primeiro conceito de ultrassonografia tridimensional ocorreu a partir de relatos de Baum e Greenwood para a visualização tridimensional da órbita humana. Dekker et al.[1] em 1974 se empenharam na obtenção de imagens cardíacas de forma tridimensional. Desde então, vários investigadores dedicaram-se ao desenvolvimento da técnica tridimensional transtorácica para avaliação volumétrica do ventrículo esquerdo, o que ocorreu de forma muito lenta. Raqueno[2] e Schott[3] incorporaram a técnica de Doppler colorido à reconstrução tridimensional. A Eco 3D transesofágica foi motivo de pesquisa inicialmente com transdutor monoplano, desenvolvido por Wollschlager,[4] em 1990, e Pandian,[5] em 1992, ainda com uso clínico não factível em função do grande tamanho da sonda. Li et al.,[6] em 1995, empregaram o transdutor transesofágico para obter imagens tridimensionais com a sonda angulada a 90° e manualmente rodada na direção horária a partir de pequenos incrementos para mostrar imagens longitudinais. Essas imagens eram, então, reconstruídas tridimensionalmente, desde que sua orientação espacial e a relação com pontos de referência anatômicos fossem conhecidas. Nanda,[7] em 1992, usou transdutor multiplanar transesofágico para reconstruir a imagem tridimensional, desde que o transdutor permanecesse estacionário em determinado nível, e ocorresse rotação de incrementos de 18°, sendo as imagens reconstruídas posteriormente. Nanda, em 1994[8] e 1995,[9] com a reconstrução em tempo real, retomou o interesse pela Eco 3D transesofágica, o que resultou na publicação do Atlas em 2002[10] com imagens de investigadores de várias partes do mundo. Li et al.,[11] em 1997, demonstraram a dinâmica de fluxos de forma tridimensional pelo Doppler colorido. A limitação do método permanece em razão do tempo prolongado para aquisição da imagem, mesmo com as Eco 3D transtorácica e transesofágica em tempo real. Ao final da década de 1990, o Instituto do Coração (Incor) em São Paulo dispunha de equipamento de ecocardiografia transtorácica tridimensional que permitia a aferição dos volumes e da fração de ejeção do ventrículo esquerdo. Esta análise demandava 5 a 6 horas para a sua conclusão. Atualmente, os equipamentos mais modernos fornecem a mesma informação em menos de 60 segundos. Em outro protótipo de ecocardiografia transtorácica tridimensional (rotação com braço mecânico), era feita a rotação estrutural cardíaca (a partir de incrementos de 2 a 3 graus), segurando o transdutor acoplado ao motor mecânico. Este dispositivo pesava cerca de 1,5 kg, e era necessária a imobilidade manual por 2 minutos. Hoje, estão disponíveis transdutores ergonômicos que utilizam o conceito de nanotecnologia e as possibilidades do grande avanço da informática.

Atualmente, o formato Eco 3D possibilita o melhor conhecimento dos detalhes anatômicos e das características funcionais das estruturas cardíacas e da aorta. A versatilidade da Eco 3D permite a obtenção de múltiplas fatias que possibilitam a melhor avaliação da área valvar, das massas intracardíacas, dos volumes de cavidade mais corretos (ventrículos esquerdo e direito) sem o uso de fórmulas de inferência geométrica, além da possibilidade de aferição da massa ventricular esquerda à semelhança da medida realizada com o emprego da ressonância magnética nuclear. A incorporação de novos parâmetros fisiológicos permite ainda acrescentar informações adicionais como a avaliação de sincronismo dos ventrículos, auxiliando na terapia de ressincronização ou para o estudo da origem das arritmias. O emprego da ecocardiografia tridimensional possibilitou também o avanço ao conhecimento da fisiologia cardíaca a partir de novos índices de análise do ventrículo esquerdo (por exemplo: índice de esfericidade e de conicidade, importantes para o estudo do remodelamento ventricular).

A ecocardiografia transesofágica tridimensional foi introduzida em 1990. Avanços na tecnologia dos transdutores, arquivo de imagens digitais e novos *softwares* tornaram esta modalidade possível na prática clínica tanto em adultos quanto em crianças. Em 1999, o Instituto do Coração (Incor) recebeu o primeiro protótipo de ecocardiografia tridimensional transesofágica trazido ao Brasil, para que se iniciassem os primeiros estudos com esta nova modalidade. A imagem era acoplada à variação fásica respiratória e ao registro eletrocardiográfico do paciente, sendo, posteriormente, reconstruída a partir da rotação multiangular estrutural (em incrementos de 2, 3 ou 5 graus a partir da imagem inicial), o que resultava em número variável de imagens a serem compiladas em estação de trabalho *off-line*. Este era método lento, requeria grande trabalho para o manuseio e reconstrução final das imagens, levando a extenso exercício para o entendimento da anatomia cardíaca. A demonstração das imagens em ecocardiografia tridimensional transtorácica e transesofágica, em suas diversas possibilidades de visualização e estudo, é observada nas Figuras 1-1 a 1-28. Em 2003 o Hospital do Coração (HCor) recebeu o primeiro aparelho comercial de ecocardiografia tridimensional transtorácico em tempo real, no Brasil, onde, desde então, acompanhamos a evolução desta tecnologia.

A reconstrução tridimensional de imagens arquivadas por processamento em computador foi substituída por imagens 3D em tempo real com cálculos posteriores e aquisição de imagem em um único ciclo cardíaco. As limitações da Eco 3D continuam sendo as limitações das ondas de ultrassom, o tempo prolongado para aquisição da imagem em Doppler colorido, a avaliação pós-procedimento dos volumes e do sincronismo, a dependência da qualidade da imagem bidimensional, a interferência das arritmias na aquisição da imagem e permanece operador-dependente. A interferência do ritmo cardíaco irregular e das variações respiratórias acentuadas podem ser minimizadas a partir da aquisição de imagens provenientes do ciclo cardíaco único, atualmente disponível. A técnica tridimensional permanece em evolução, dependente dos avanços da tecnologia que, acreditamos, facilitará cada vez mais o diagnóstico e o melhor entendimento da cardiopatia do paciente.

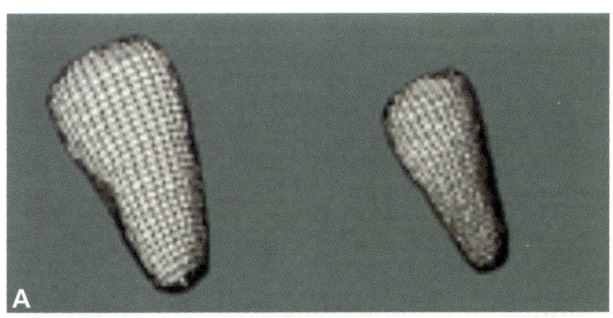
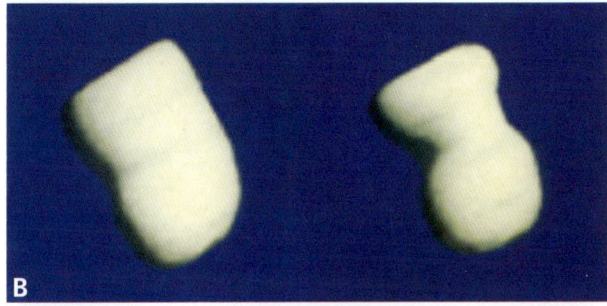
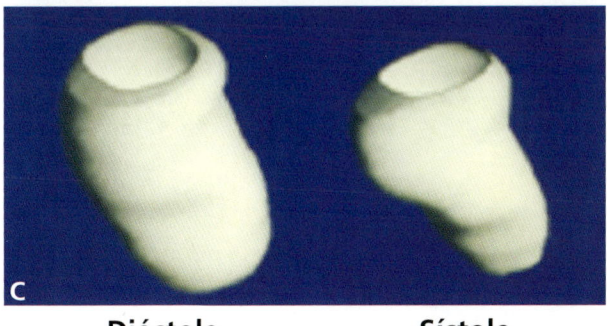

Diástole   **Sístole**

Fig. 1-1. Ecocardiografia transtorácica tridimensional (anos 1990) para a demonstração de ventrículo esquerdo normal (**A**), aneurisma apical do ventrículo esquerdo (**B**), aneurisma basal do ventrículo esquerdo (**C**).

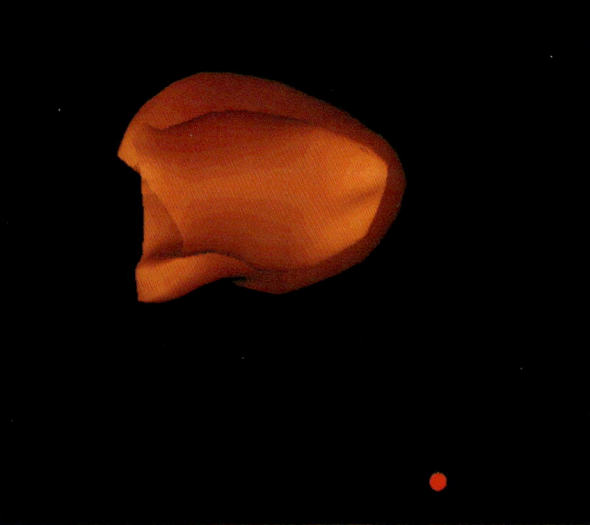

Fig. 1-2. Ecocardiografia transtorácica tridimensional (anos 1990) para a demonstração de ventrículo esquerdo normal (técnica de reconstrução volumétrica).

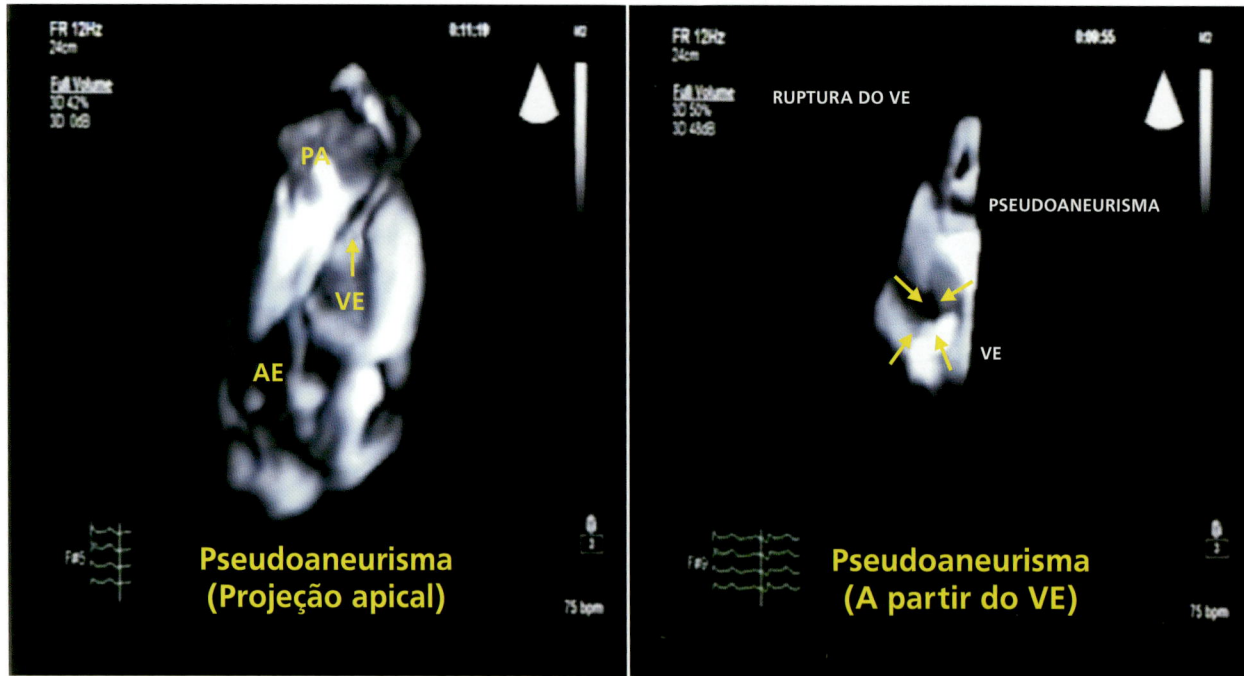

Fig. 1-3. Ecocardiografia transtorácica tridimensional em tempo real (século 21, transdutor de segunda geração) para a demonstração de pseudoaneurisma do ventrículo esquerdo (seta), visão apical (imagem à esquerda) e visão a partir do pseudoaneurisma (imagem à direita). PA = pseudoaneurisma do ventrículo esquerdo; VE = ventrículo esquerdo; AE = átrio esquerdo.

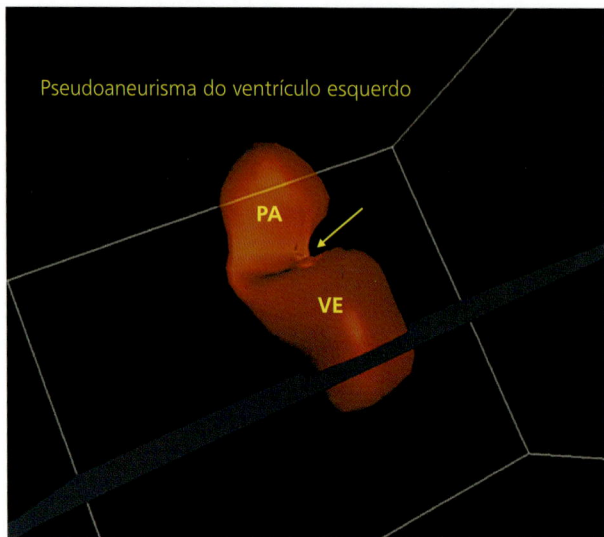

Fig. 1-4. Ecocardiografia transtorácica tridimensional (século 21, técnica de reconstrução) para a demonstração de pseudoaneurisma do ventrículo esquerdo (seta). Volume do pseudoaneurisma do ventrículo esquerdo: 251,6 mL. PA = pseudoaneurisma do ventrículo esquerdo; VE = ventrículo esquerdo.

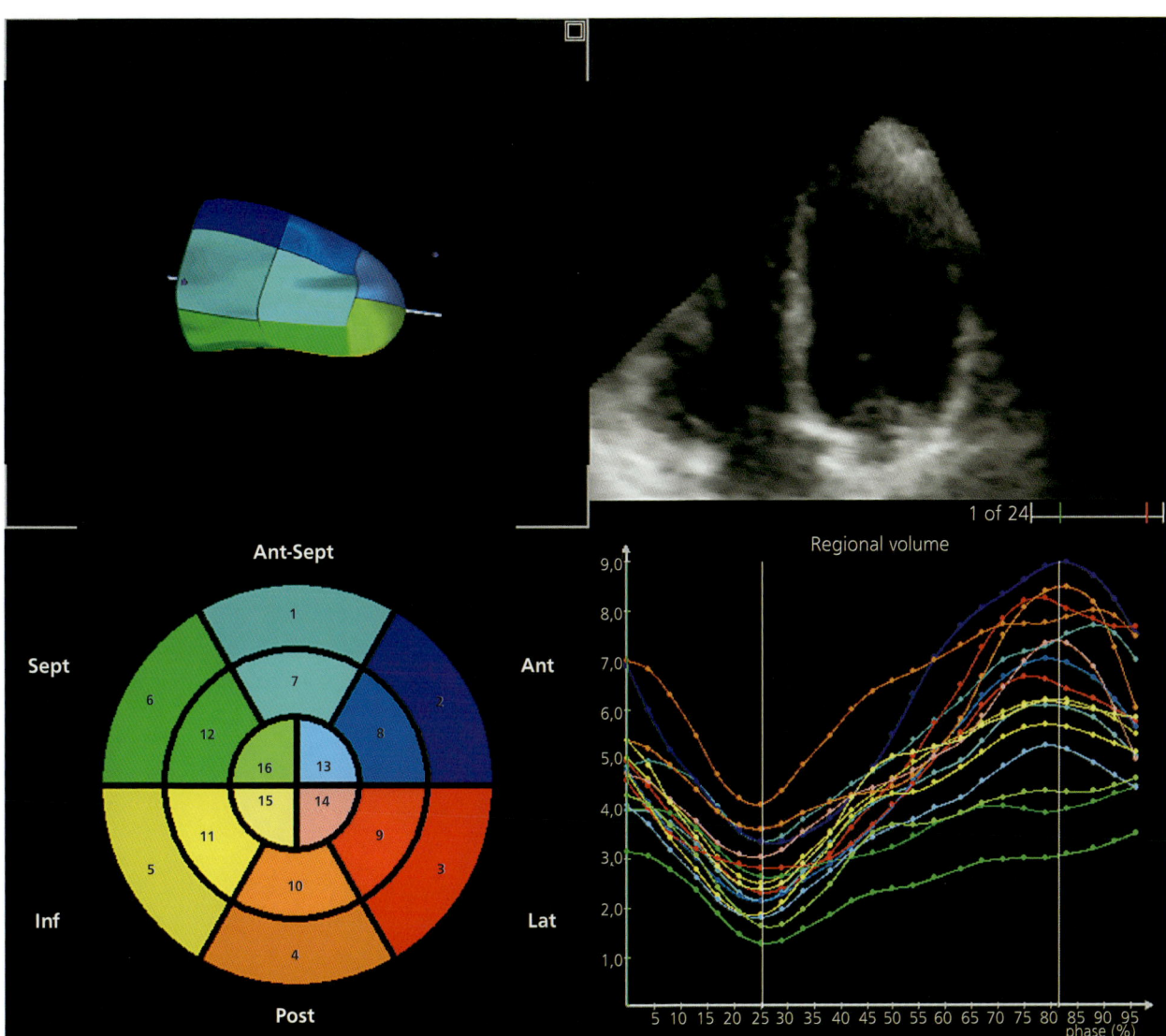

Fig. 1-5. Ecocardiografia transtorácica tridimensional (anos 1990) para a demonstração do ventrículo esquerdo normal (imagem superior à esquerda), a partir de imagem transtorácica bidimensional (imagem superior à direita). Demonstração da imagem paramétrica dos 16 segmentos do ventrículo esquerdo (imagem inferior à esquerda) e da distribuição da variação volumétrica sistodiastólica do ventrículo esquerdo durante o ciclo cardíaco (imagem inferior à direita).

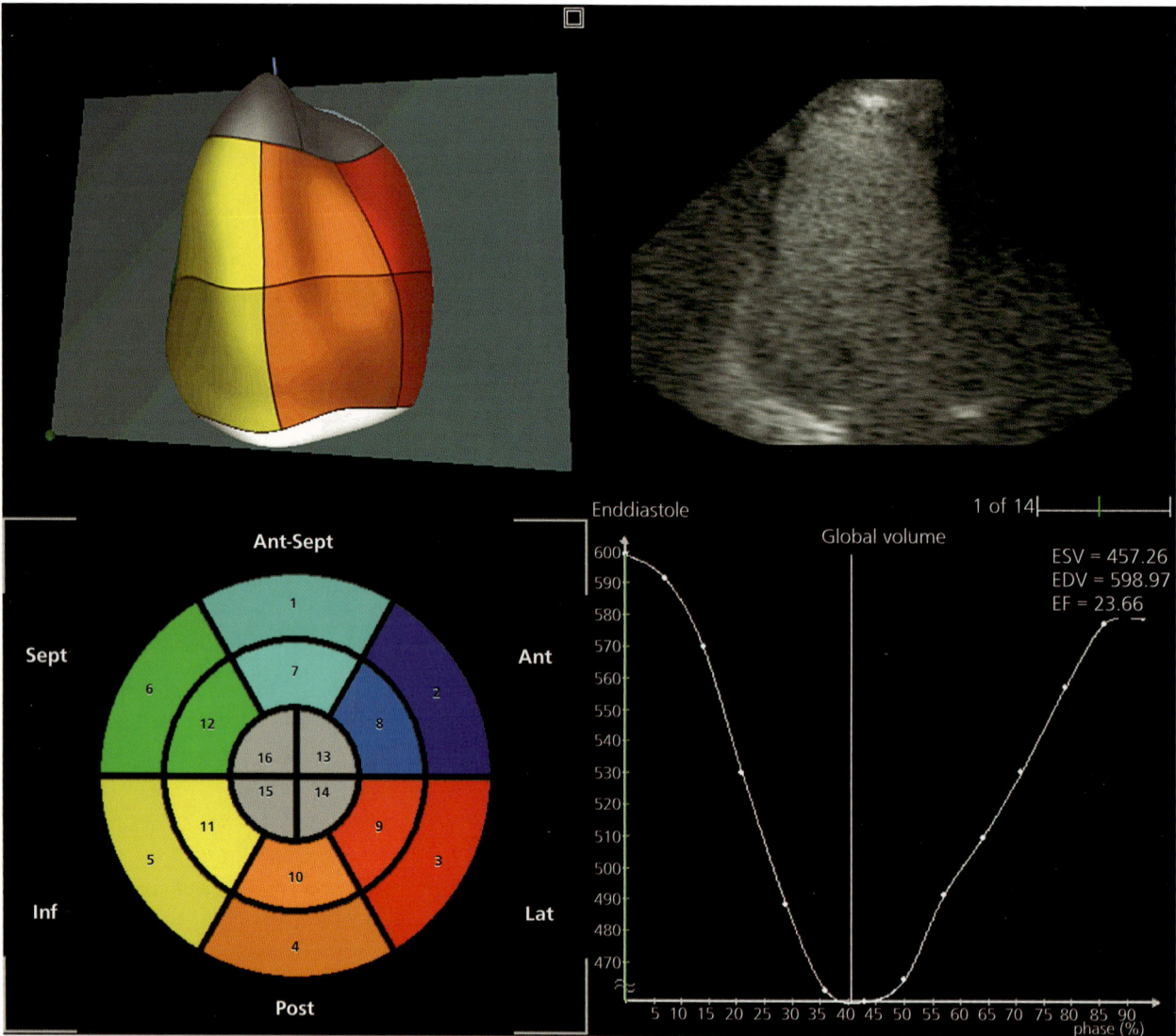

Fig. 1-6. Ecocardiografia transtorácica tridimensional (anos 1990) para a demonstração do ventrículo esquerdo de paciente com miocardiopatia dilatada (imagem superior à esquerda), a partir de imagem transtorácica bidimensional com contraste (imagem superior à direita). Demonstração da imagem paramétrica dos 16 segmentos do ventrículo esquerdo (imagem inferior à esquerda) e da aferição dos volumes (ESV, EDV) e da fração de ejeção do ventrículo esquerdo (EF) (imagem inferior à direita).

ECOCARDIOGRAFIA TRIDIMENSIONAL – HISTÓRICO

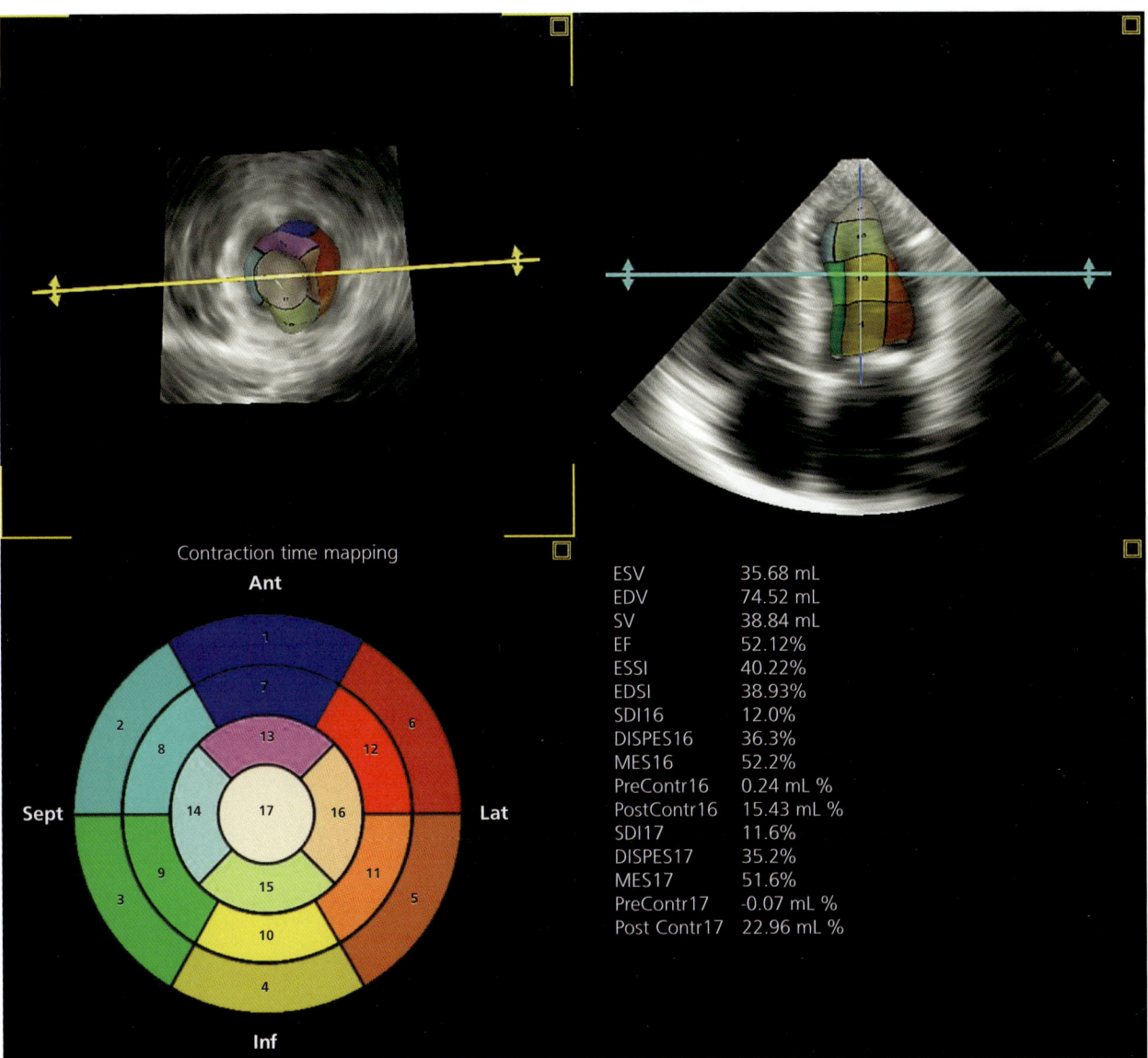

Fig. 1-7. Ecocardiografia transtorácica tridimensional a partir de batimento cardíaco único (século 21, 2010) para a demonstração do ventrículo esquerdo (visão apical, imagem superior à esquerda), projeção apical de 4 câmaras (imagem superior à direita). Demonstração da imagem paramétrica dos 17 segmentos do ventrículo esquerdo (imagem inferior à esquerda) e da aferição dos volumes (ESV, EDV) e da fração de ejeção do ventrículo esquerdo (EF) (imagem inferior à direita).

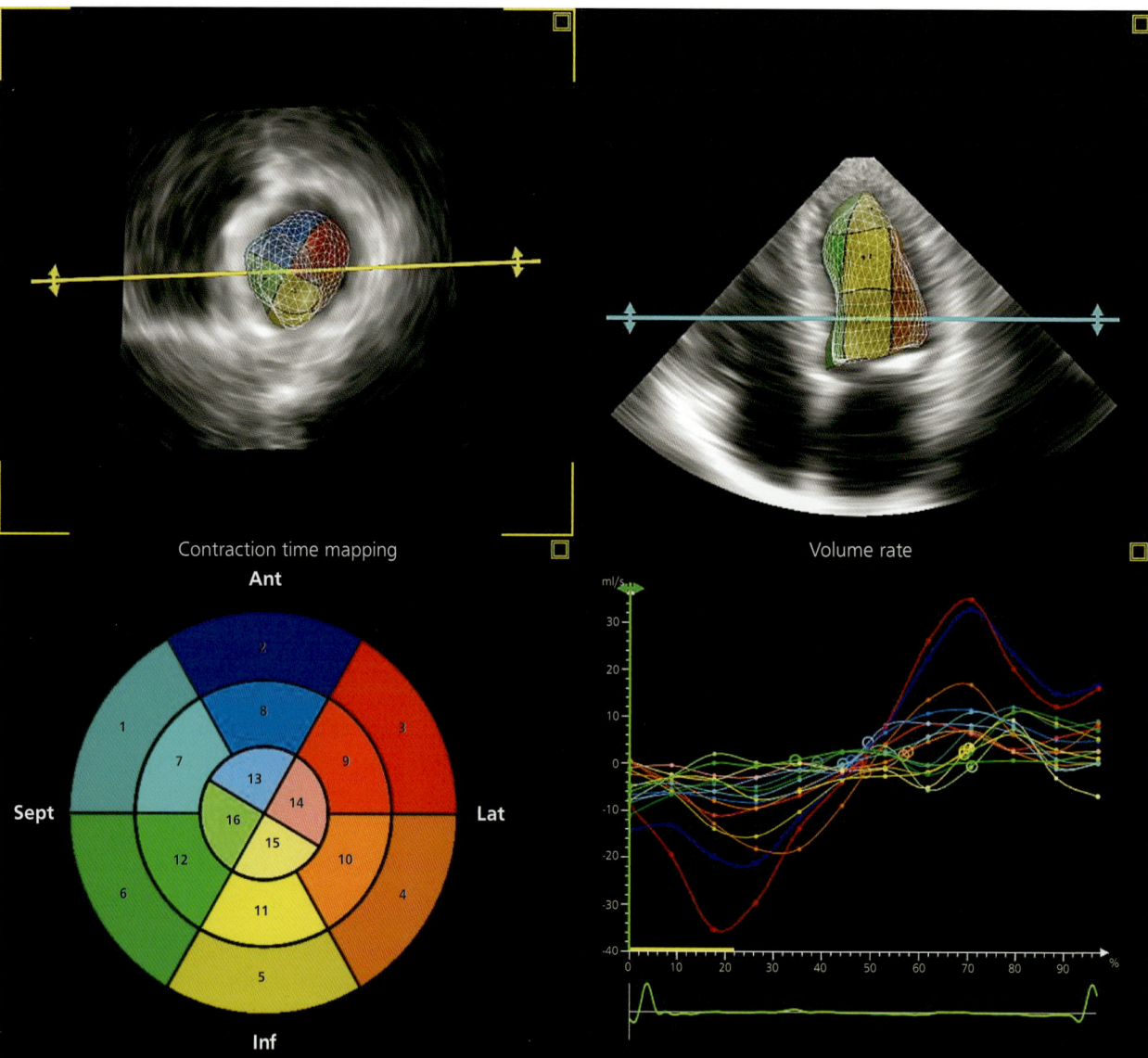

Fig. 1-8. Ecocardiografia transtorácica tridimensional a partir de batimento cardíaco único (século 21, 2010) para a demonstração do ventrículo esquerdo (visão apical, imagem superior à esquerda), projeção apical de 4 câmaras (imagem superior à direita). Demonstração da imagem paramétrica dos 17 segmentos do ventrículo esquerdo (imagem inferior à esquerda) e da distribuição da variação volumétrica do ventrículo esquerdo (modelo de segmentação de 17 segmentos) durante o ciclo cardíaco (imagem inferior à direita).

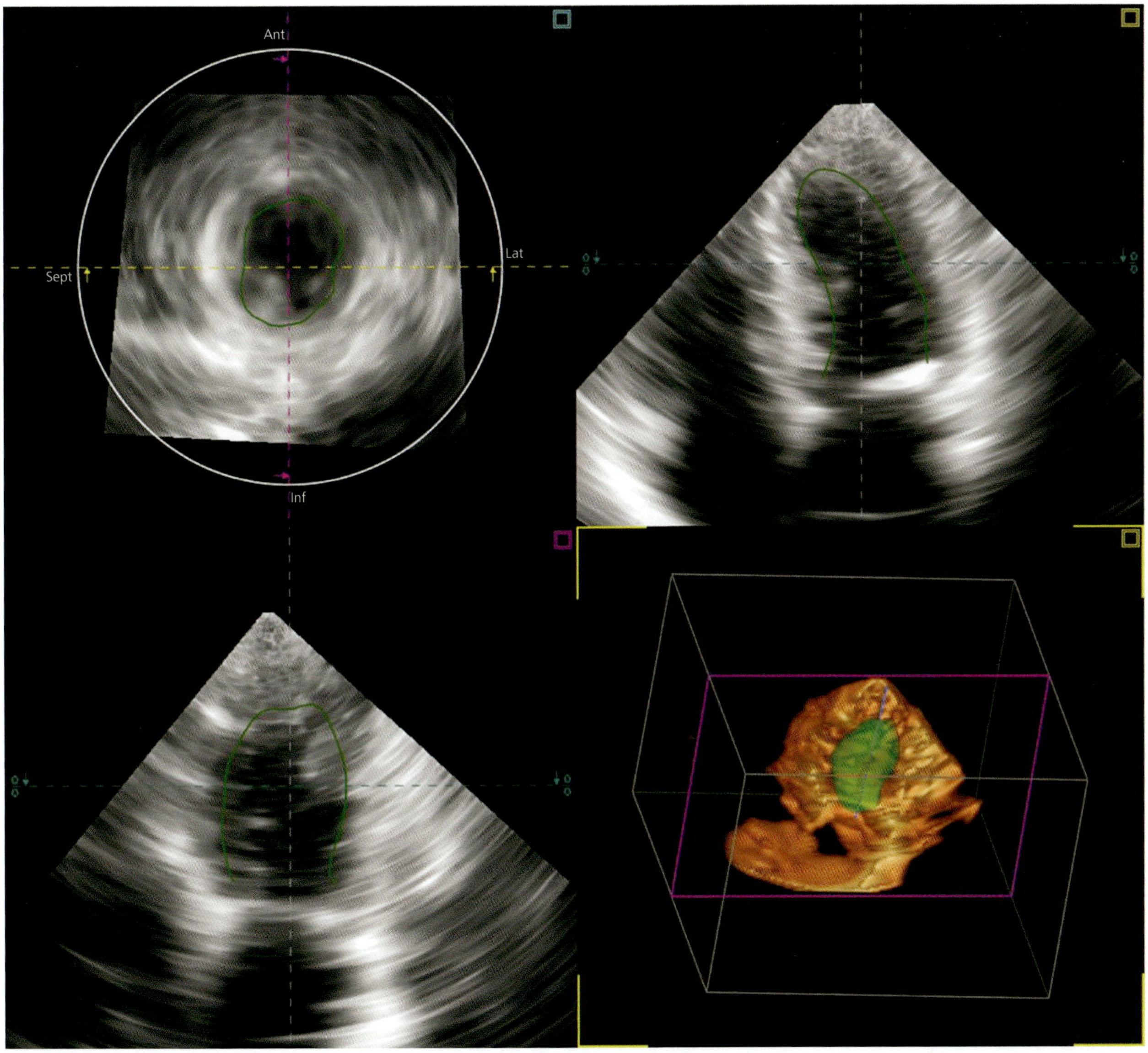

Fig. 1-9. Ecocardiografia transtorácica tridimensional a partir de batimento cardíaco único (século 21, 2010) com a demonstração dos planos coronal, sagital e transversal para a construção de modelo cúbico de visualização do ventrículo esquerdo (imagem inferior à direita).

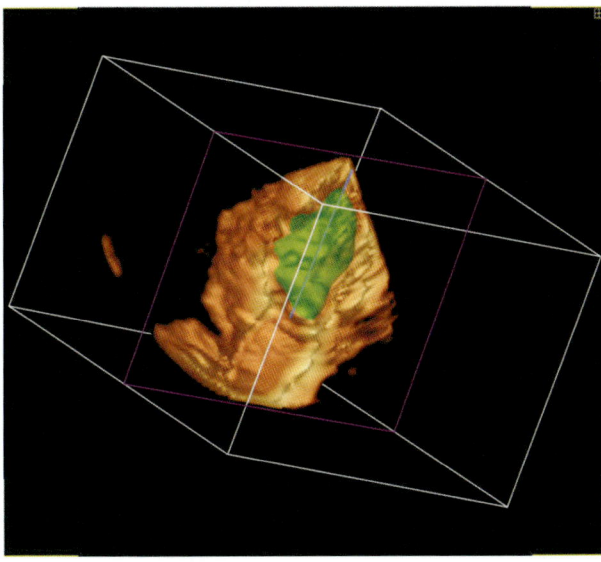

Fig. 1-10. Ecocardiografia transtorácica tridimensional a partir de batimento cardíaco único (século 21, 2010) com a demonstração em grande aumento de modelo cúbico de visualização do ventrículo esquerdo.

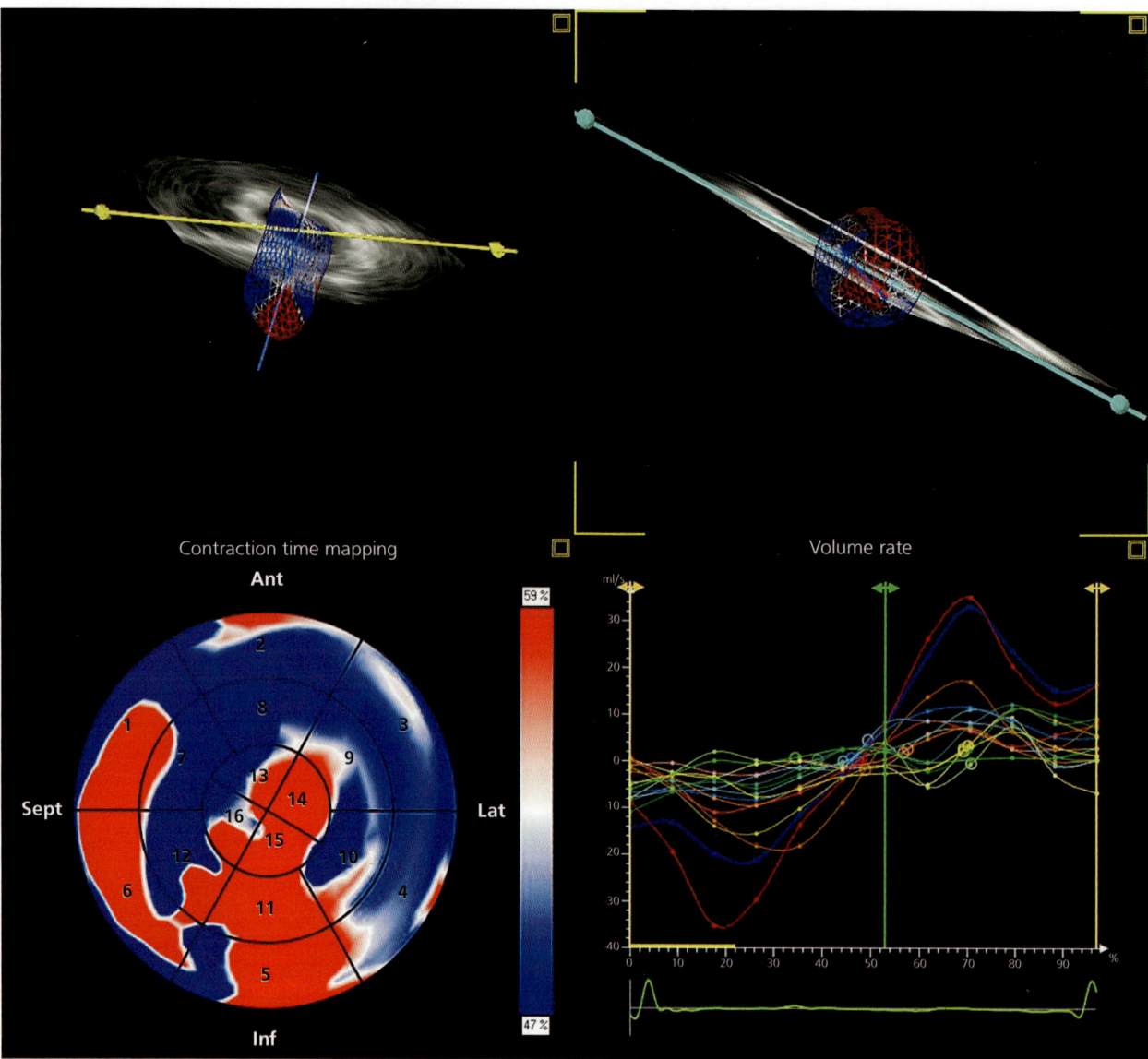

Fig. 1-11. Ecocardiografia transtorácica tridimensional a partir de batimento cardíaco único (século 21, 2010) com a demonstração do ventrículo esquerdo em planos compostos (associação de planos, imagens superior à esquerda e à direita); demonstração de imagem paramétrica do ventrículo esquerdo para a observação do mapa da frente de contração (imagem inferior à esquerda); e distribuição da variação volumétrica do ventrículo esquerdo (modelo de segmentação de 16 segmentos) durante o ciclo cardíaco (imagem inferior à direita).

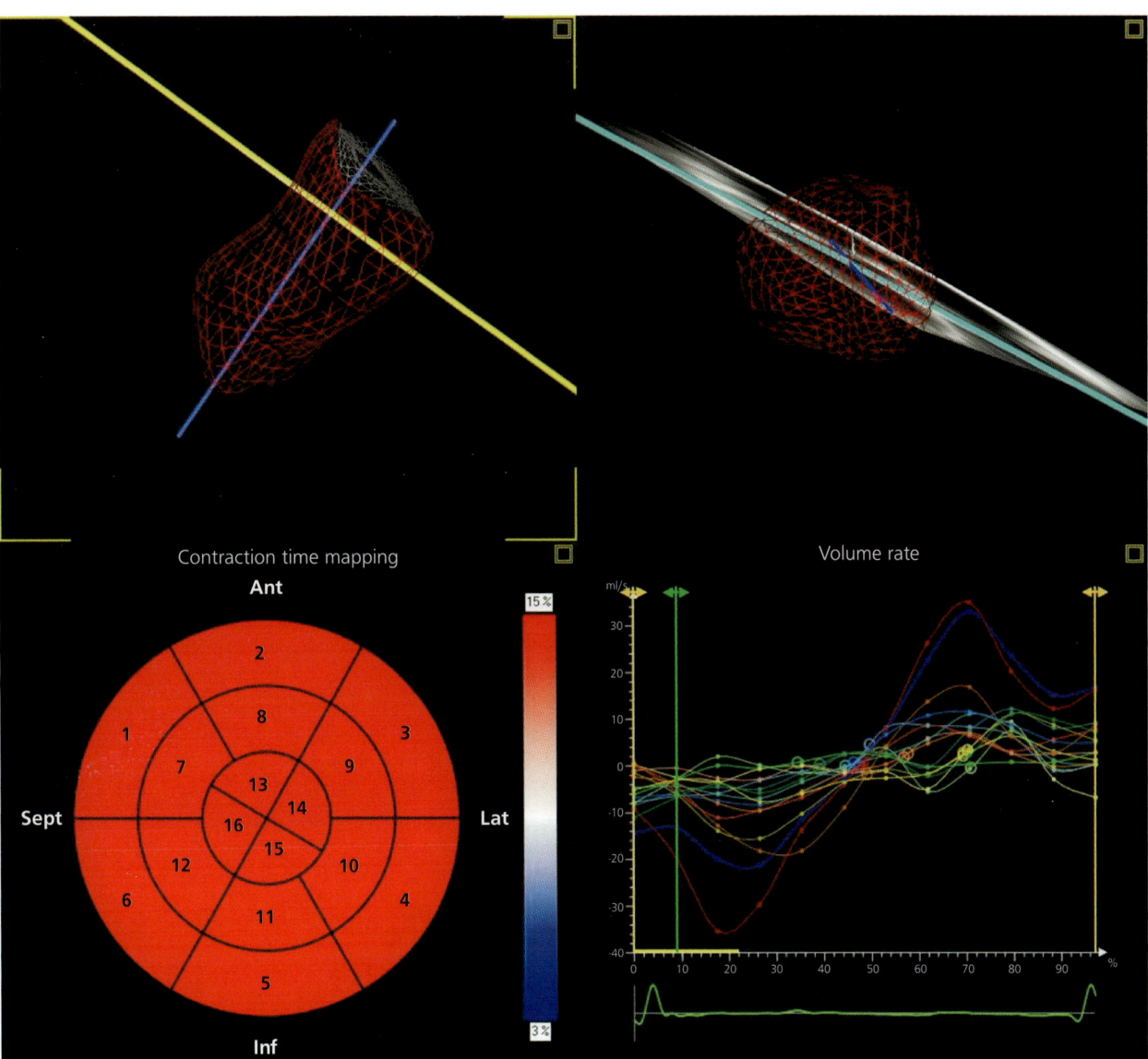

Fig. 1-12. Ecocardiografia transtorácica tridimensional a partir de batimento cardíaco único (século 21, 2010) com a demonstração do ventrículo esquerdo em planos compostos (associação de planos, imagens superior à esquerda e à direita); demonstração de imagem paramétrica do ventrículo esquerdo para a observação do mapa da frente de contração (imagem inferior à esquerda); e da distribuição da variação volumétrica do ventrículo esquerdo (modelo de segmentação de 16 segmentos) durante o ciclo cardíaco (imagem inferior à direita). Mapa de frente de contração, demonstrando contração máxima.

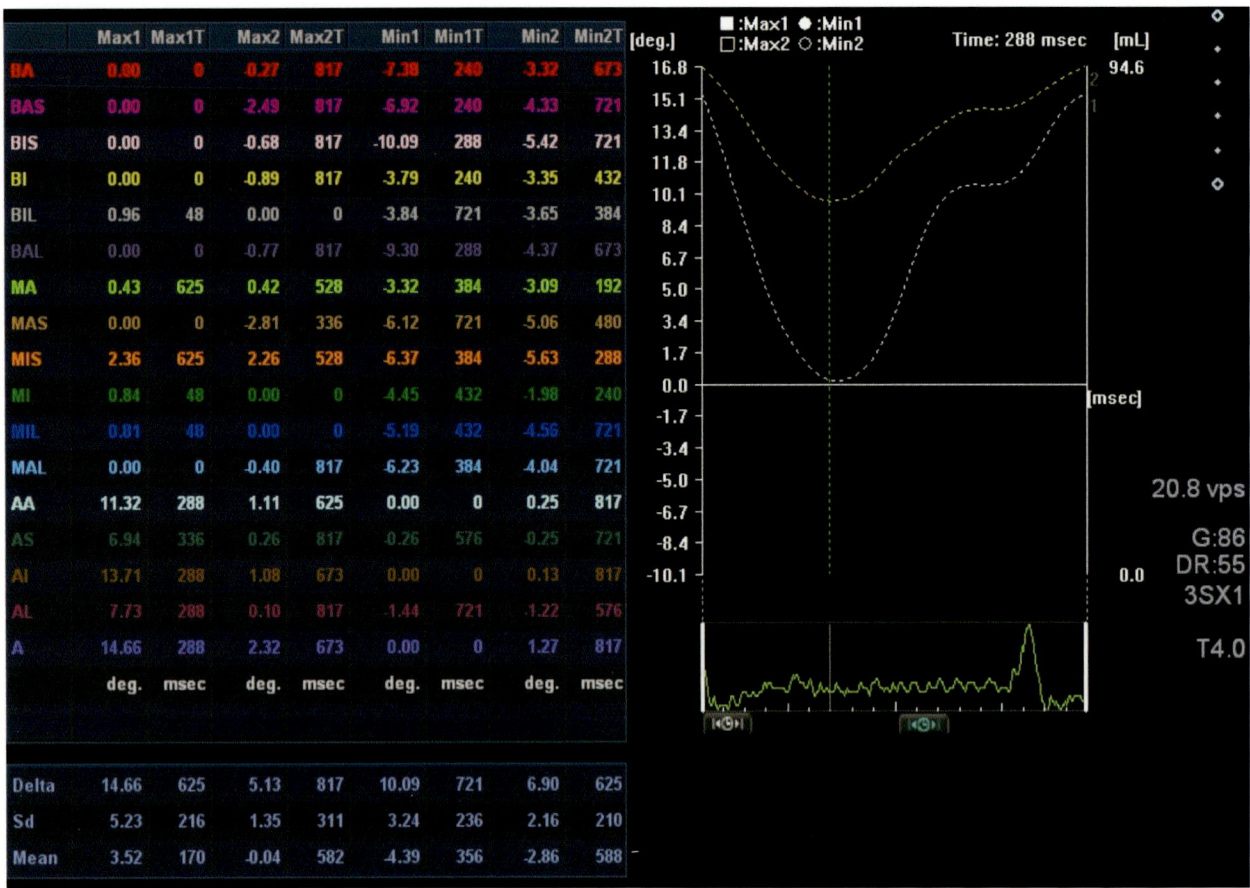

Fig. 1-13. Demonstração de compilação das variações de medidas obtidas por ecocardiografia transtorácica tridimensional (técnica de *speckle tracking*) para a obtenção das curvas de rotação e *twist* tridimensionais.

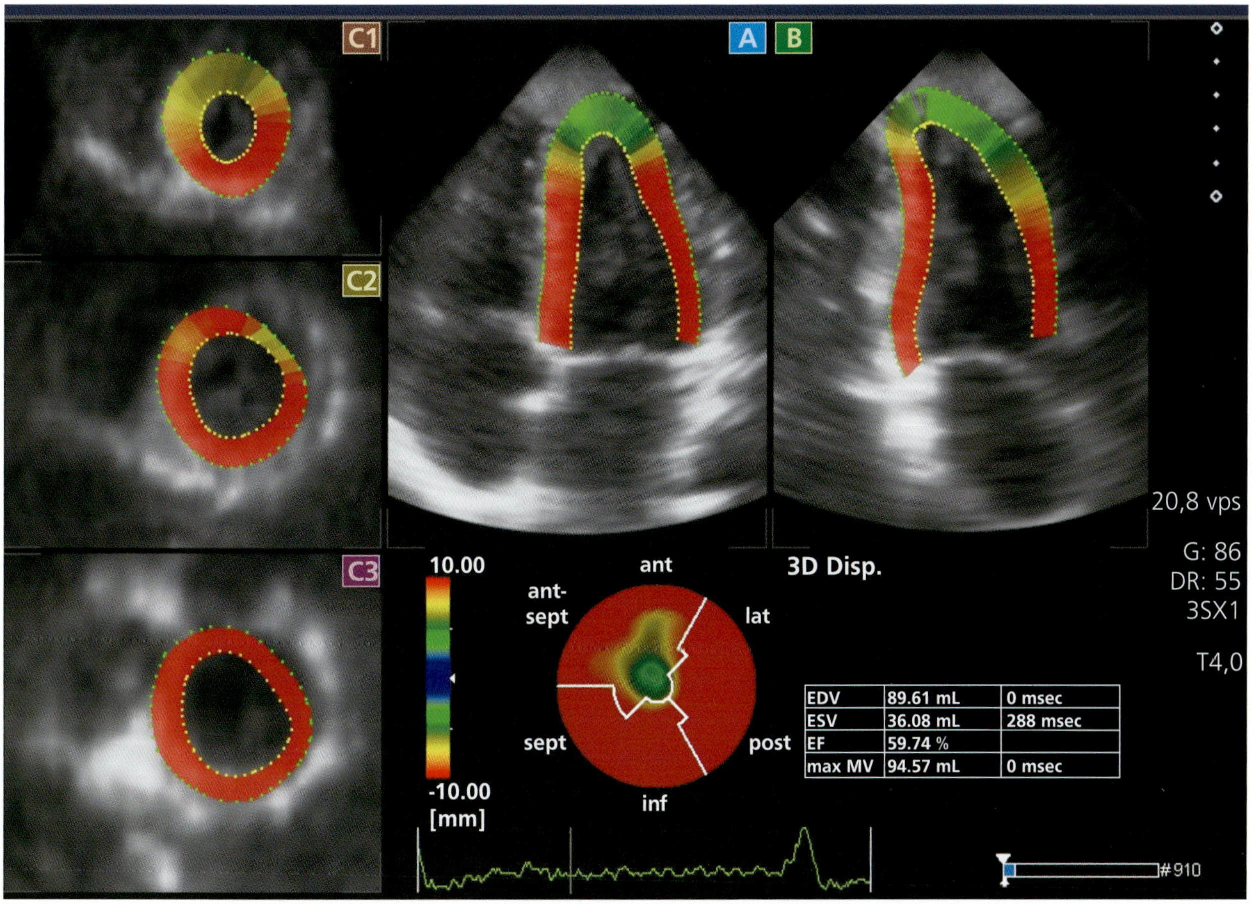

Fig. 1-14. Demonstração do deslocamento tridimensional (3D Displacement-3D Disp.) a partir de imagens obtidas por ecocardiografia transtorácica tridimensional (técnica de *speckle tracking*). Demonstração dos volumes (EDV, ESV) e da fração de ejeção (EF) do ventrículo esquerdo.

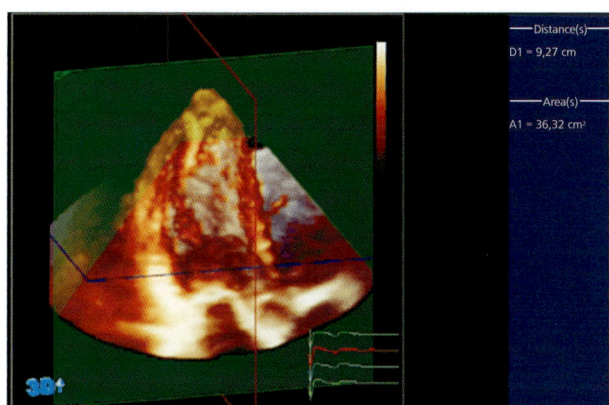

Fig. 1-15. Ecocardiografia transtorácica tridimensional em tempo real (século 21, transdutor de terceira geração) para a demonstração dos planos de visualização do ventrículo esquerdo (azul: inferossuperior; vermelho: mediolateral; verde: de profundidade ou de elevação).

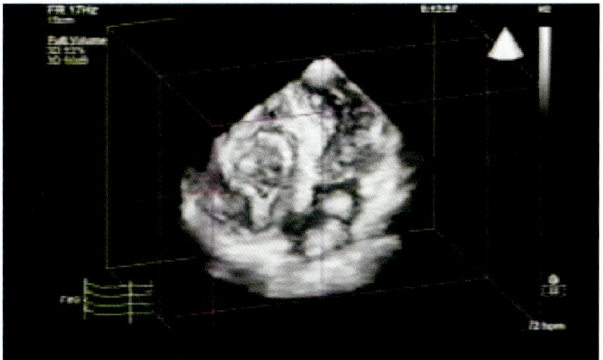

Fig. 1-16. Ecocardiografia transtorácica tridimensional em tempo real (século 21, transdutor de terceira geração) para a demonstração dos planos de visualização do ventrículo esquerdo (azul: inferossuperior; vermelho: mediolateral; verde: de profundidade ou de elevação), imagem cúbica *(full volume)*.

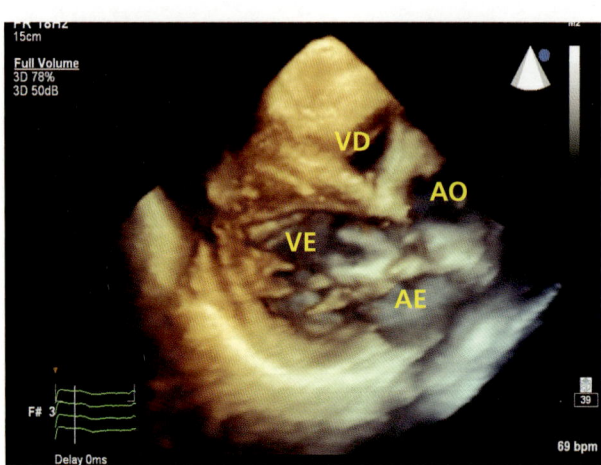

Fig. 1-17. Ecocardiografia transtorácica tridimensional em tempo real (século 21, transdutor de terceira geração), projeção paraesternal esquerda. VE = ventrículo esquerdo; AE = átrio esquerdo; AO = aorta: VD = ventrículo direito.

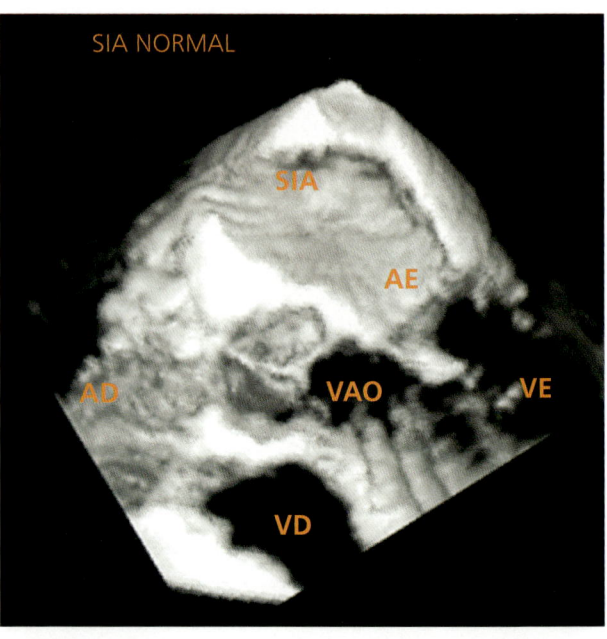

Fig. 1-19. Ecocardiografia transesofágica tridimensional (anos 1990) para a demonstração de septo interatrial íntegro (visão a partir do átrio esquerdo). SIA = septo interatrial; VE = ventrículo esquerdo; VD = ventrículo direito: VAO = valva aórtica; AE = átrio esquerdo; AD = átrio direito.

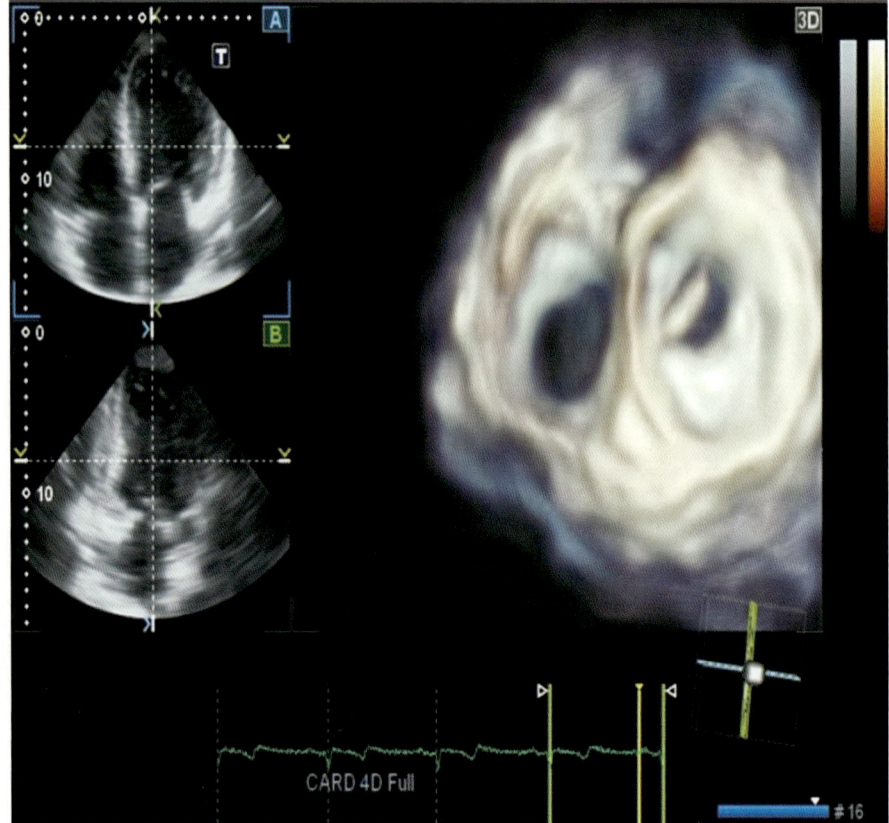

Fig. 1-18. Ecocardiografia transtorácica tridimensional em tempo real (século 21), projeção apical para demonstração da valva mitral a partir de visão ventricular esquerda (imagem à direita em aumento).

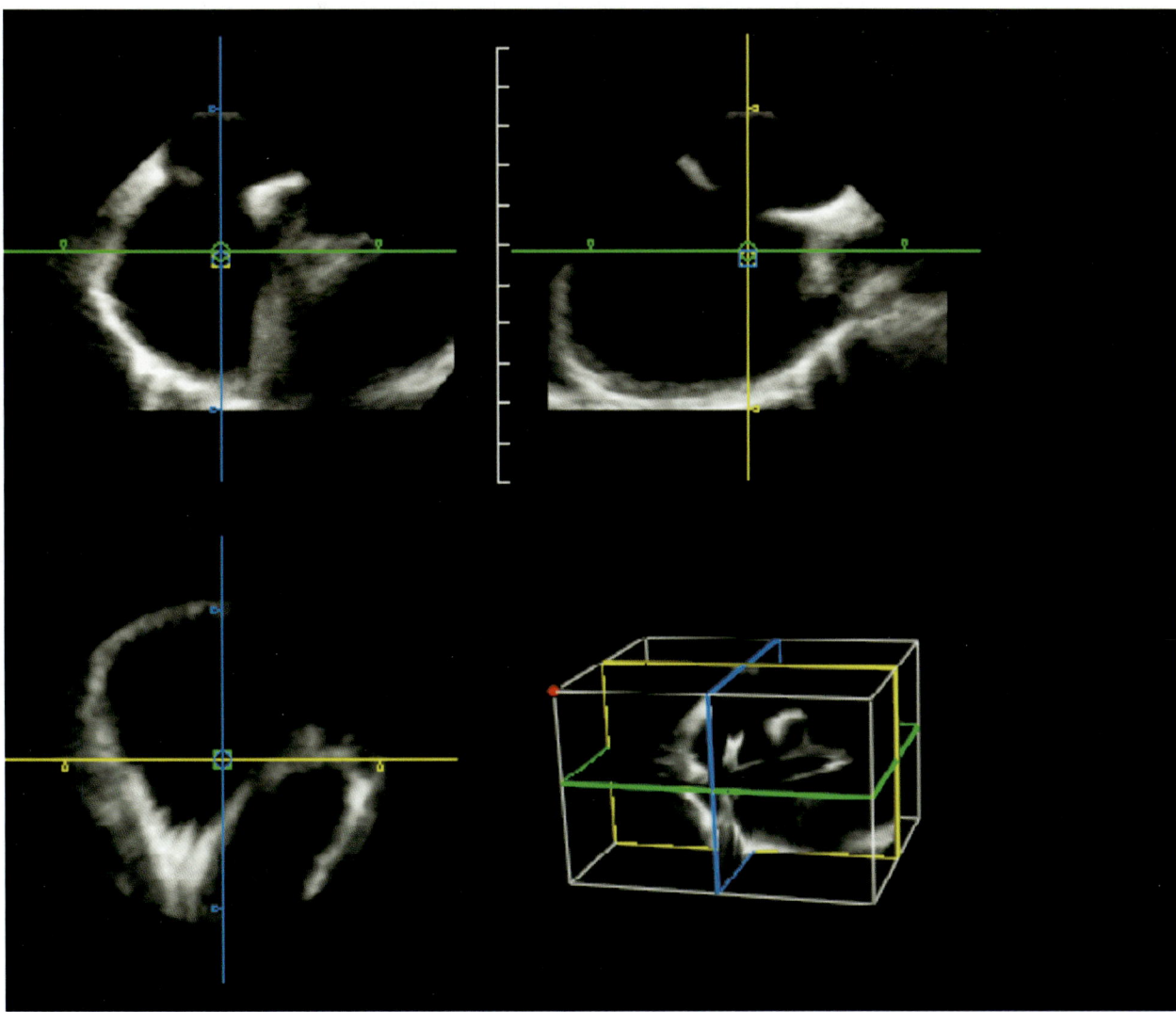

Fig. 1-20. Ecocardiografia transesofágica tridimensional (anos 1990) para estudo de comunicação interatrial (projeções coronal, sagital e transversal) para a construção de imagem cúbica (imagem inferior à direita). Planos de visualização do ventrículo esquerdo (verde: inferossuperior; azul: mediolateral; amarelo: de profundidade ou de elevação).

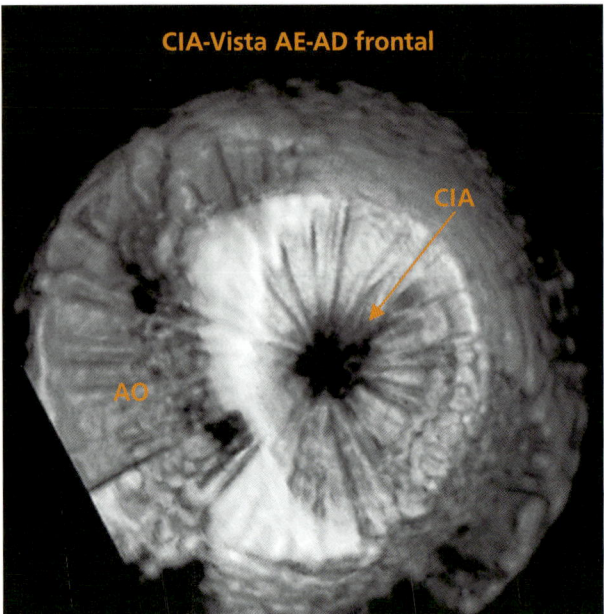

Fig. 1-21. Ecocardiografia transesofágica tridimensional (anos 1990) para estudo de comunicação interatrial (seta, visão a partir do átrio esquerdo). CIA = comunicação interatrial; AE = átrio esquerdo; AD = átrio direito; AO = aorta.

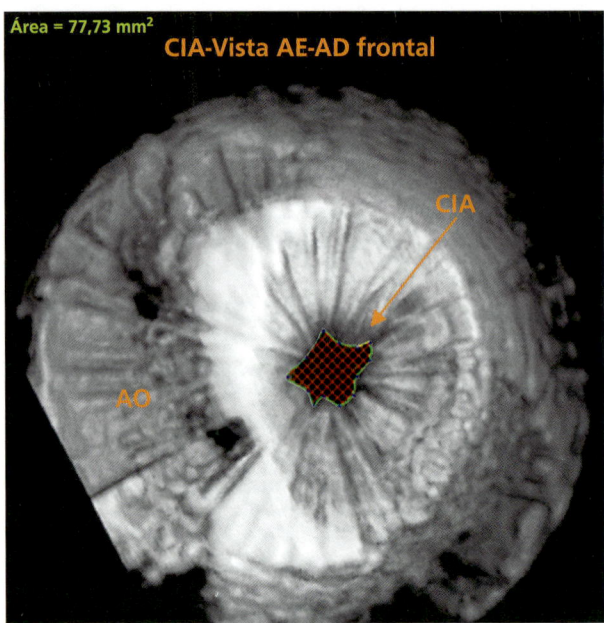

Fig. 1-22. Ecocardiografia transesofágica tridimensional (anos 1990) para estudo de comunicação interatrial (seta, visão a partir do átrio esquerdo). Planimetria do orifício da comunicação interatrial (77,73 mm^2). CIA = comunicação interatrial; AE = átrio esquerdo; AD = átrio direito; AO = aorta.

ECOCARDIOGRAFIA TRIDIMENSIONAL – HISTÓRICO 17

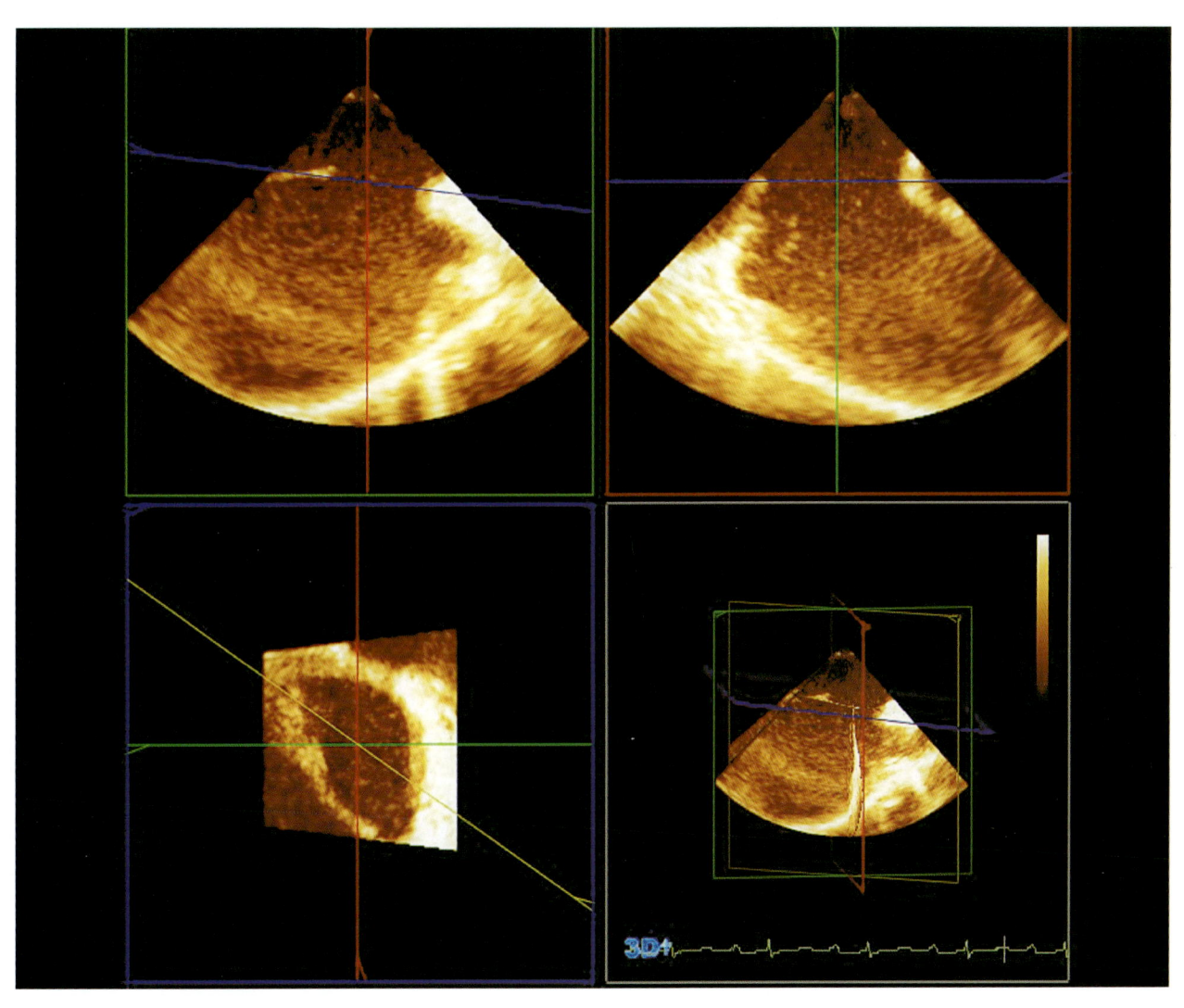

Fig. 1-23. Ecocardiografia transesofágica tridimensional (século 21, 2010) para estudo de comunicação interatrial. Demonstração dos planos para a visualização da comunicação interatrial (azul: inferossuperior; vermelho: mediolateral; verde: de profundidade ou de elevação).

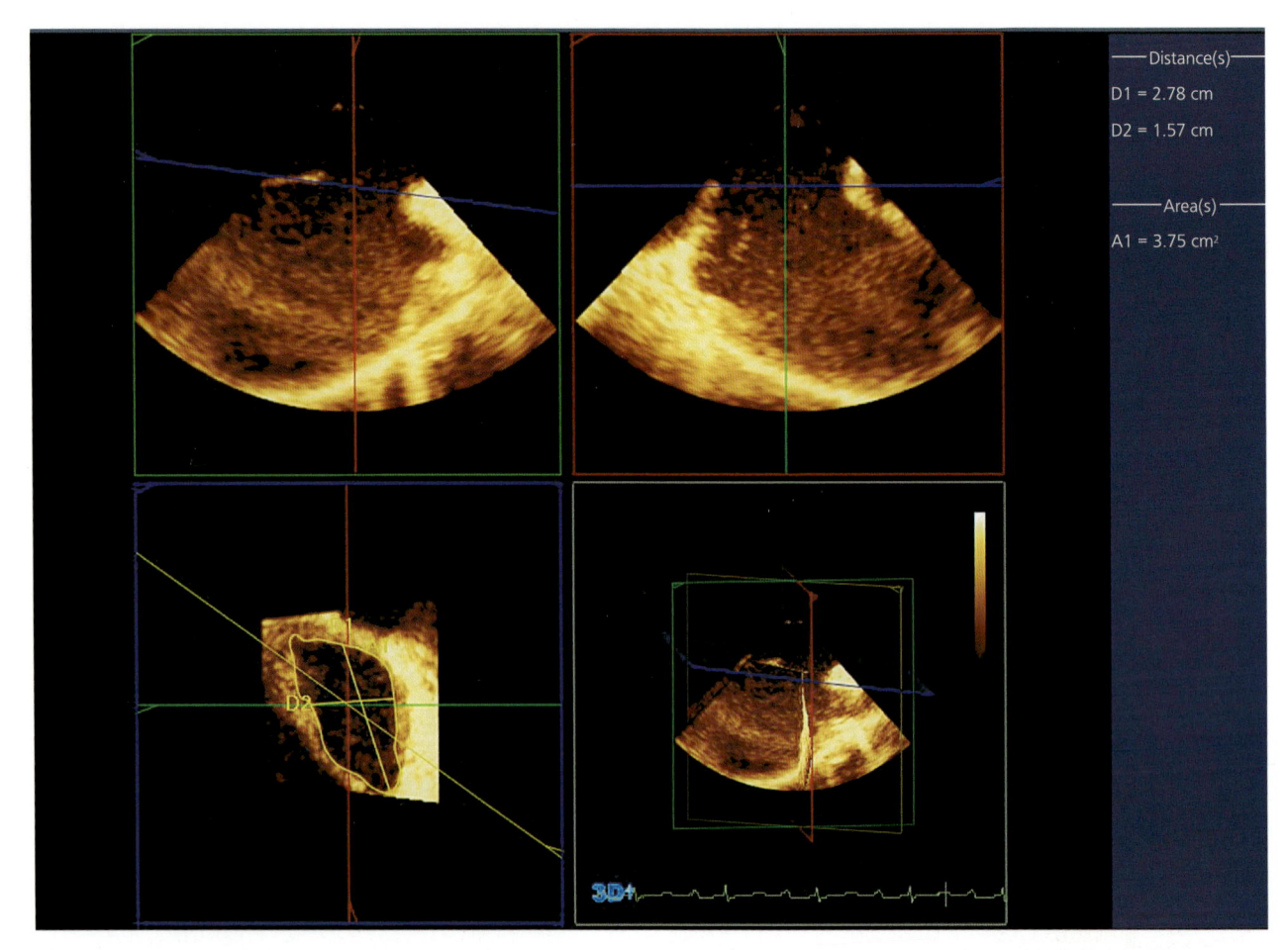

Fig. 1-24. Ecocardiografia transesofágica tridimensional (século 21, 2010) para estudo de comunicação interatrial. Demonstração dos planos para a visualização da comunicação interatrial (azul: inferossuperior; vermelho: mediolateral; verde: de profundidade ou de elevação). Planimetria do orifício da comunicação interatrial (3,75 cm²).

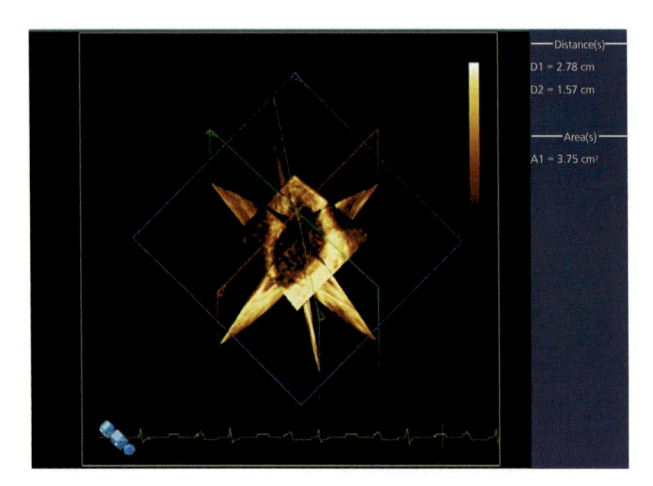

Fig. 1-25. Ecocardiografia transesofágica tridimensional (século 21, 2010) para estudo de comunicação interatrial. Demonstração em grande aumento da planimetria do orifício da comunicação interatrial (3,75 cm²).

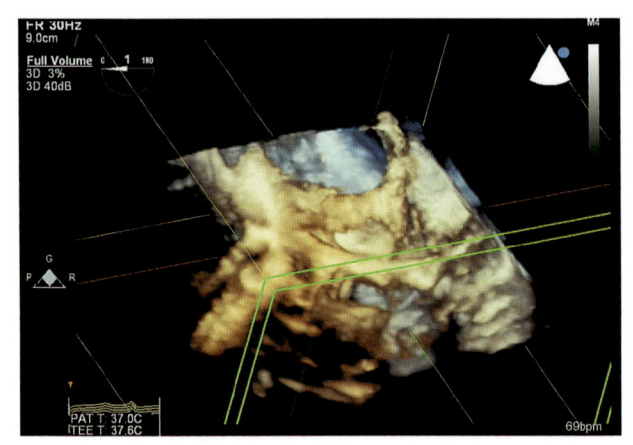

Fig. 1-26. Ecocardiografia transesofágica tridimensional (século 21, 2010) para estudo de comunicação interatrial. Demonstração dos planos de visualização do ventrículo esquerdo (azul: inferossuperior; vermelho: mediolateral; verde: de profundidade ou de elevação), imagem cúbica *(full volume)*.

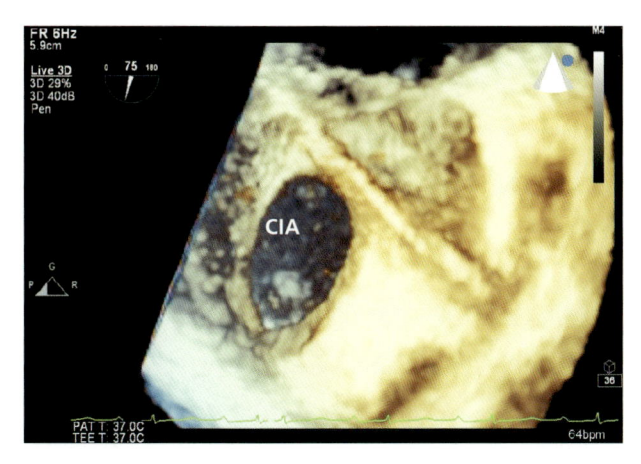

Fig. 1-27. Ecocardiografia transesofágica tridimensional (século 21, 2010) para demonstração de comunicação interatrial (visão a partir do átrio esquerdo). CIA = comunicação interatrial.

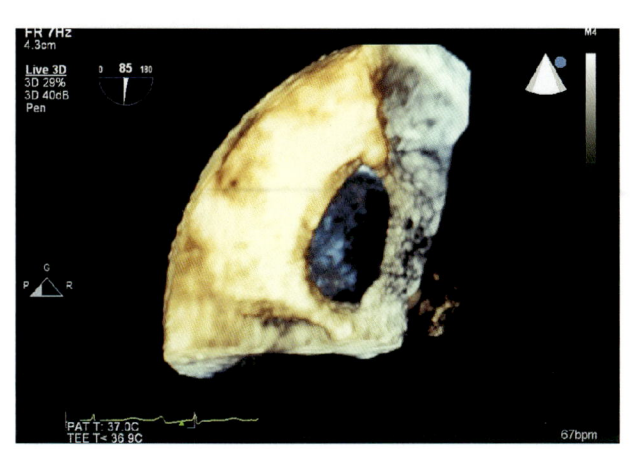

Fig. 1-28. Ecocardiografia transesofágica tridimensional (século 21, 2010) para demonstração de comunicação interatrial (visão a partir do átrio direito). CIA = comunicação interatrial.

REFERÊNCIAS BIBLIOGRÁFICAS

1. Dekker DI, Piziali RL, Nanda NC et al. Dynamic three-dimensional imaging the human heart in three dimensions. *Comput Biomed Res* 1974;7:544-53.
2. Raqueno R, Ghosh A, Nanda NC. Four-dimensional reconstruction of two-dimensional echocardiographic images. *Echocardiography* 1989;6:323-37.
3. Scott JR, Raqueno R, Ghosh A et al. Four dimensional cardiac blood flow analysis using color Doppler echocardiography. In: Nanda NC. (Ed.). *Textbook of color Doppler echocardiography*. Philadelphia: Lea & Febiger, 1989. p. 332-41.
4. Wollschlager H, Zeiher AM, Klein HP et al. Transesophageal echo computer tomography (ECHO-CT): a new method for dynamic 3-D reconstruction 1 of the heart. *Biomed Tech* 1989;34(Suppl):10-1.
5. Pandian NG, Nanda NC, Schwartz SL et al. Three-dimensional and four-dimensional transesophageal echocardiographic imaging of the heart and aorta in humans using a computed tomographic imaging probe. *Echocardiography* 1992;9:677-87.
6. Li ZA, Wang XF, Nanda NC et al. Three dimensional reconstruction of transesophageal echocardiographic longitudinal images. *Echocardiography* 1995;12:367-75.
7. Nanda NC, Pinheiro L, Sanyal R et al. Multiplane transesophageal echocardiographic imaging and three-dimensional reconstruction. *Echocardiography* 1992;9:667-76.
8. Nanda NC, Roychoudhury D, Chung SM et al. Quantitative assessment of normal and stenotic aortic valve using transesophageal three-dimensional echocardiography. *Echocardiography* 1994;11:617-25.
9. Nanda NC, Abd El-Rahman SM, Khatri GK et al. Incremental value of three-dimensional echocardiography over transesophageal multiplane two-dimensional echocardiography in qualitative and quantitative assessment of cardiac masses and defects. *Echocardiography* 1995;12:619-28.
10. Nanda NC, Sorrell VL. *Atlas of three-dimensional echocardiography*. ArmonK: Futura Publishing Company, 2002.
11. Li ZA, Wang XF, Xie M et al. Dynamic three-dimensional reconstruction of abnormal intracardiac blood flow. *Echocardiography* 1997;14:375-81.

Princípios Físicos e Evolução

2

Mirella de Paiva Dias
Viviane Tiemi Hotta
Vera Márcia Lopes Gimenes
Marcelo Luiz Campos Vieira

INTRODUÇÃO

O coração humano apresenta uma estrutura anatômica tridimensional complexa, devendo ser analisado do ponto de vista dinâmico. A ecocardiografia bidimensional (Eco 2D) convencional avalia a estrutura e função cardíaca através de diferentes planos de corte. Consequentemente, o exame requer uma concepção mental do operador para a reconstrução da imagem cardíaca, baseada na interpretação de cortes tomográficos, tornando esta análise subjetiva. Para superar as limitações do Eco 2D, várias metodologias têm sido exploradas para a obtenção de imagens tridimensionais, desde o início dos anos 1970, mas só a partir de 1990, a análise 3D tornou-se uma ferramenta de aplicação clínica, que se mantém em constante desenvolvimento. Atualmente, após quatro décadas de evolução da ultrassonografia (US) cardiológica, podemos visualizar e interpretar o coração como uma estrutura tridimensional em movimento e em tempo real.[1]

EVOLUÇÃO DA ECOCARDIOGRAFIA BIDIMENSIONAL E TRIDIMENSIONAL

Em 1954, Edler e Hertz,[2] na Suécia, foram os primeiros a reconhecer o movimento das estruturas cardíacas, em particular da valva mitral, utilizando a ultrassonografia. No início dos anos 1960, nos EUA, Joyner e Reid[3] utilizaram a US para examinar o coração. Em 1965, Feigenbaum *et al.*[4] introduziram a ecocardiografia à prática cardiológica pela demonstração do derrame pericárdico pela análise unidimensional da US. Entretanto, a ecocardiografia unidimensional (Modo M) representaria apenas a ponta do *iceberg* na visualização cardíaca. A Eco 2D, desenvolvida em meados da década de 1970, proporcionou imagens tomográficas em tempo real da morfologia e função cardíaca, com melhor resolução espacial.[5] Embora o desenvolvimento da Doppler-ecocardiografia tenha ocorrido paralelamente ao Modo M e Eco 2D nos anos 1950, este recurso teve aplicação clínica apenas na década de 1970, permitindo a obtenção de gradientes pressóricos através de orifícios fixos. Dois grupos de investigadores, Holen *et al.*[6] e Hatle *et al.*,[7] introduziram a Doppler-ecocardiografia na prática clínica, proporcionando a estimativa das pressões intracardíacas, tornando o Eco não apenas uma técnica de imagem, mas também de avaliação hemodinâmica não invasiva.

No início dos anos 1980, com base no princípio Doppler, foi desenvolvido o mapeamento do fluxo em cores, o que permitiu a avaliação não invasiva dos fluxos intracardíacos.[8] Outra aplicação do princípio Doppler foi na avaliação das velocidades de contração longitudinal miocárdica pelo Doppler tecidual (DT), que possibilita a medida da deformação miocárdica por meio da técnica de *strain*.[9,10] Essas técnicas proporcionaram uma avaliação com boa sensibilidade das funções sistólica e diastólica, dos intervalos dos eventos cardíacos, sendo útil na detecção da dessincronia cardíaca em diferentes regiões do ventrículo esquerdo.[11,12] Mais recentemente, as técnicas de *strain e strain rate*, derivadas do DT, *tissue tracking* e *tissue synchronization imaging* (TSI) têm sido desenvolvidas para avaliar o padrão e o tempo de contração miocárdica, com imagens coloridas das velocidades do Doppler tecidual.[13,14]

A utilização clínica da ecocardiografia transesofágica (ETE), por sua vez, teve início em 1987,[15] e o subsequente desenvolvimento de transdutores de alta frequência para usos intravascular e intracardíaco permitiu a obtenção de imagens cardíacas detalhadas em alta definição, além de melhor avaliação hemodinâmica do sistema cardiovascular. A partir dos anos 1990, a ecocardiografia tridimensional (Eco 3D) tem-se tornado uma realidade, permitindo uma descrição mais realista das estruturas cardiovasculares e maior acurácia na quantificação volumétrica do ventrículo esquerdo.[16,17]

Com o avanço tecnológico, a utilização da ecocardiografia tem sido ampliada para diversas áreas de aplicação clínica, incluindo a avaliação da função diastólica, função sistólica global e regional, ecocardiografia sob estresse, intraoperatória, fetal, com uso de agentes de contraste, imagens intracardíacas e vasculares. Adicionalmente, os equipamentos de ecocardiografia tornaram-se cada vez mais portáteis, facilitando a realização de exames à beira do leito.[18,19] Com isso, a ecocardiografia tem se tornado umas das modalidades diagnósticas mais versáteis, por permitir informação cada vez mais real da estrutura, função e hemodinâmica do sistema cardiovascular de maneira não invasiva e praticamente isenta de riscos para o paciente.[14]

DESENVOLVIMENTO DA ECOCARDIOGRAFIA TRIDIMENSIONAL

Em 1974, Decker *et al.*[20] obtiveram as primeiras imagens ultrassonográficas tridimensionais do coração humano. Foi utilizado um transdutor com braço mecânico articulado, para o escaneamento manual pelo estudo transtorácico e obtenção de uma imagem tridimensional estática. Porém, este método apresentava várias limitações técnicas, como o poder de processamento dos computadores disponíveis na época, qualidade limitada da imagem cardíaca, dificuldade de alinhamento do plano de imagem, o que limitou esta técnica (Eco 3D estático) ao uso experimental.[21] O final de 1980 e o início de 1990 marcaram a introdução da Eco 3D estática transesofágica, com a obtenção da imagem cardíaca estereoscópica em escala de cinza, que permitia a identificação da anatomia cardíaca e melhor orientação espacial. Porém, estas imagens eram obtidas em apenas um instante do ciclo cardíaco e não durante a movimentação constante.[22] Assim, em 1993, Pandian e Roelandt introduziram a Eco 3D dinâmica com transdutor transesofágico multiplanar.[23,24] A partir daí, várias inovações e avanços tecnológicos, desde a aquisição até o processamento e digitalização das imagens, têm sido desenvolvidos para a obtenção de um método não invasivo ideal em cardiologia. Este método deve consistir em um exame exequível, inócuo (não utilizando radiação e contrastes tóxicos), acessível e de baixo custo, com processamento rápido e de qualidade adequada das imagens, além de fornecer informações em tempo real, precisas e reprodutíveis da anatomia e função cardíaca. Este método poderia ser integrado a outras metodologias, desde as convencionais (modo M, estudo Doppler e mapeamento do fluxo em cores) até as mais recentes (DT, estresse e contraste), com imagens obtidas pelos estudos transtorácico ou transesofágico, sendo aplicável em adultos e crianças, seja ambulatorialmente, à beira do leito na sala de urgência, hemodinâmica ou intraoperatória. As Eco 2D e 3D têm apresentado evolução rápida e a integração entre estes métodos tem melhorado e ampliado a aplicação clínica da ecocardiografia.

PRINCÍPIOS DO ULTRASSOM, TRANSDUTORES E DESENVOLVIMENTO FUTURO

A ecocardiografia utiliza o ultrassom para criar imagens em tempo real do sistema cardiovascular em ação. Essas imagens são criadas a partir da emissão de ondas de ultrassom, em uma frequência conhecida e recepção do sinal ultrassonográfico, após a interação dessas ondas com as estruturas cardíacas. Para avaliação cardíaca, são emitidas ondas de ultrassom com frequências de 20.000 Hz ou mais. As ondas de ultrassom são caracterizadas pelas seguintes variáveis: (1) frequência (f) = corresponde ao número de ciclos por segundo; 1 ciclo por segundo = 1 Hz; (2) comprimento de onda (λ) = comprimento de um ciclo completo da onda de ultrassom, medido em milímetros (mm); (3) velocidade (v) = velocidade de uma onda de som em um meio, que é igual ao produto da frequência pelo comprimento de onda (v = f × λ), sendo determinada pelas características do meio; por exemplo, a velocidade média do som em tecidos moles é de 1.540 m/s; (4) período (p) = é o tempo de duração de um ciclo, p = 1 s/f, então f × p = 1; (5) amplitude (A) = é a magnitude da onda, o máximo de deslocamento em relação à linha de base; (6) poder ou potência = é a taxa de energia que é transferida ao meio por um feixe de ultrassom; é expresso em Watts (W) e é proporcional à amplitude; (7) intensidade = representa a concentração de energia em um feixe de ultrassom e é igual à potência dividida pela área seccional transversa atravessada pela onda de ultrassom.[14,25]

As ondas de ultrassom podem ser combinadas e originar uma nova onda de maior amplitude (quando apresentam a mesma fase), menor amplitude (quando em fases diferentes) ou se anularem (quando apresentarem a mesma amplitude em sentidos opostos). Este fenômeno é chamado de interferência e é utilizado em técnicas de inversão de pulso ou modulação de pulso para a criação da imagem harmônica e ecocardiografia com utilização de agentes de contraste.[25]

Ao iniciar um exame ecocardiográfico, é necessário selecionar um transdutor apropriado de acordo com o tipo de exame e biótipo do paciente. Um transdutor com uma frequência maior promove melhor resolução, mas com menor penetração. Para os pacientes pediátricos utilizam-se, geralmente, transdutores com frequências de 5 a 7,5 MHz (1 MHz = 1 milhão cps.), enquanto, em adultos, são utilizados transdutores com frequência de 2 a 2,5 MHz e, ocasionalmente, 5 MHZ para pacientes com parede torácica fina.[14]

O transdutor consiste em elementos ou cristais piezoelétricos que convertem energia elétrica em sonora e vice-versa. Energia elétrica é aplicada ao transdutor com uma frequência definida de repetição de pulsos (FRP em KHz), produzindo ondas de US a cada período de repetição. O comprimento de onda gerado está relacionado com a espessura dos elementos piezoelétricos, sendo assim, o afinamento desses elementos gera encurtamento do comprimento de onda. Uma vez que o produto do comprimento de onda (λ) pela frequência (f) seja igual à velocidade do som (v) no tecido (λ × f = v), a frequência da onda de ultrassom relaciona-se inversamente com a espessura dos cristais piezoelétricos. Esses cristais precisam ser movimentados para gerar feixes de US multidirecionais. Tal movimento pode ser produzido mecanicamente (primeiros transdutores) ou eletronicamente. Embora o transdutor mecânico consiga produzir múltiplas linhas de imagens a partir de uma pequena área do transdutor, estes feixes sofrem maior difração ao penetrar nos tecidos, enquanto, com o transdutor eletrônico, múltiplos elementos são arranjados em uma linha reta, e os feixes de ultrassom são estimulados e focalizados eletronicamente.

A maioria dos aparelhos de US utiliza transdutores eletrônicos, com estimulação em fase dos cristais, uma vez que a resolução da imagem a partir destes transdutores é melhor em razão da maior frequência utilizada, e assim, menor comprimento de onda, porém com menor capacidade de penetração. Atualmente, com os avanços tecnológicos, os transdutores disponíveis podem conter até 3.000 elementos piezoelétricos, como o transdutor matricial, que produz a imagem 3D em tempo real.[14,25]

Na imagem fundamental, as imagens ecocardiográficas são criadas quando o transdutor recebe ondas refletidas com a mesma frequência dos feixes transmitidos (1f), mas a interface entre tecido e sangue pode ser mais bem delineada com a recepção de frequências harmônicas. A imagem harmônica foi desenvolvida na tentativa de melhorar a imagem ultrassonográfica com a utilização de agentes de contraste com microbolhas. Com a utilização de contraste com microbolhas, as bolhas ressoam e produzem frequências harmônicas, definidas como equivalentes múltiplos da frequência transmitida (2f, 3f,...). Assim como as microbolhas, o tecido miocárdio também tem a capacidade de gerar frequências harmônicas, melhorando o delineamento das bordas miocárdicas *(tissue harmonic imaging)*. Adicionalmente, a imagem harmônica possibilita a melhora da resolução da imagem[14] por meio de ajustes, como a inversão de pulso e modulação de potência. Como resultado, a imagem harmônica é, em geral, a modalidade de escolha não apenas para ecocardiografia de contraste, mas também para o exame convencional.

Um avanço recente para implementar o acoplamento eletromecânico dos cristais, chamados cristais puros, foi introduzido pela empresa Philips Medical System, Andover, MA, EUA. Os cristais são ordenados ao longo de uma orientação desejada para maximizar as suas propriedades. Quando esses cristais são polarizados, em uma orientação preferencial, um alinhamento perfeito dos dipolos pode ser obtido, resultando em melhor propriedade eletromecânica. Dessa forma, a eficiência na conversão da energia elétrica em mecânica aumenta para mais de 68-85%, quando comparada com os atuais elementos piezoelétricos de cerâmica, proporcionando melhor penetração do US, melhor delineamento de bordas e melhor resolução da imagem.[26]

Outra inovação dos transdutores foi o sistema microeletrônico, tecnologia desenvolvida pela *Sensant Corporation*, adquirida pela empresa *Siemens Medical Solution Ultrasound Division, Mountain View, CA, EUA*. Estes transdutores são feitos de camadas de silicone, por meio de um processo de circuito integrado de fabricação. Miniaturas equivalentes a 1/70 da área seccional transversa de um fio de cabelo humano, são formadas de silicone e quanto menor o elemento, maior a frequência do sinal da onda ultrassônica.

De maneira diferente dos cristais piezoelétricos, transdutores de silicone são radiadores unidirecionais quase perfeitos, apresentam sensores com espessura inferior a 1 mm e são muito mais delgados que sensores piezoelétricos. A combinação entre uma forma pequena e a ausência de acoplamento mecânico facilita o desenho de sistemas menores e mais baratos, sendo também ideais para transdutores em cateteres.

Adicionalmente, apresentam uma frequência maior (200 KHZ a 5 MHz) em relação aos outros transdutores (50-2.000 Hz). Esses avanços reduzem as reverberações e sinais de distorções, melhorando a sensibilidade diagnóstica do exame. Além disso, a utilização de fibra óptica para transmissão de sinais, em vez do cabo coaxial padronizado dos transdutores, permite diminuição do peso do cabo e maior flexibilidade do transdutor.[26]

RECONSTRUINDO A IMAGEM TRIDIMENSIONAL

A reconstrução da imagem cardíaca pela ecocardiografia tridimensional requer a realização de algumas etapas, como a aquisição de dados volumétricos, processamento e análise das imagens, que serão detalhadas a seguir.

1. **Aquisição:** há diferentes métodos de aquisição dos dados pelo Eco 3D: em uma maneira sequencial, ao longo ou ao redor de um eixo, ou usando pontos referenciais. A aquisição randômica *(random acquisition* ou *free-hand scanning)* implica em coleta de dados, ordenados ao acaso, com posição e orientação do transdutor, comandadas por dispositivos que servem de sensores, tais como: braços mecânicos e sensores acústicos ou magnéticos. Esta forma de aquisição ficou restrita às imagens 3D estáticas e à pesquisa, mas futuras investigações comprovaram sua aplicação clínica.[26,27]

Posteriormente, o Eco 3D com aquisição volumétrica *(volume-rendered)* utilizou imagens bidimensionais adquiridas, simultaneamente, e possibilitou a obtenção espacial e temporal de uma estrutura bidimensional em relação à outra, constituindo a imagem ecocardiográfica dinâmica tridimensional. Para que isso fosse possível por via transtorácica, foram utilizados vários tipos de dispositivos motorizados, acoplados ao transdutor e controlados eletronicamente por um computador conectado a um aparelho de US. Para o escaneamento das estruturas a serem avaliadas, o transdutor pode ser movimentado de diferentes formas:

a) Linear: o transdutor move-se perpendicular ao plano da imagem, linearmente em relação à pele do paciente, em distâncias pequenas e simétricas, produzindo dados tridimensionais em formato de prisma. Este modo tem sido aplicado em conjunto com cateteres de US intravascular, sendo útil na elucidação de lesões vasculares complexas.[28]

b) *Fan-like ou tilt scanning:* um dispositivo inclina o transdutor sobre um eixo paralelo ao seu eixo, e o processo de aquisição de imagens 2D é fixado em intervalos angulares regulares. O dispositivo é movido a partir de um ponto fixo em um movimento curvo que percorre -60 a + 60º, produzindo dados volumétricos em formato piramidal, com geometria semelhante a um leque. Esta técnica permite aquisições a partir de uma janela acústica de pequenas dimensões.[29]

c) Rotacional: um motor roda o transdutor de 0 a 180º em torno de um eixo perpendicular ao dispositivo; o eixo de rotação permanece fixo, enquanto as imagens são adquiridas, produzindo uma imagem volumétrica cônica.[30,31]

Para aquisição de imagens transesofágicas, um *software* específico, integrado ao aparelho, permite a aquisição de imagens bidimensionais por meio de uma sonda multiplanar.[21] O modo mais comumente utilizado é o rotacional, que permite uma reconstrução das imagens de excelente qualidade, com avaliação da dinâmica ventricular, resolução espacial muito próxima à real, permitindo a análise detalhada das estruturas anatômicas cardíacas.[22] Embora a ecocardiografia 3D dinâmica permita muito mais informação que a estática, ela ainda baseia-se em algoritmos de reconstrução e é altamente dependente da qualidade da imagem bidimensional, que sofre limitações com interferências e artefatos. A Eco 3D dinâmica, porém, apresenta limitações como o tempo prolongado de aquisição e processamento dos dados, além de dependência da experiência e cautela no processamento das informações para a obtenção de dados quantitativos seguros, reprodutíveis e de aplicabilidade clínica.

2. **Processamento e análise da imagem:** a reconstrução da imagem 3D *off-line* requer uma série de etapas, incluindo: a) conversão: dados digitais são armazenados em seu formato 2D original, sendo convertidos em um sistema de coordenadas para a reconstrução (pós-processamento); b) interpolação: após a reformatação digital das imagens 2D em *pixels* retangulares, os hiatos entre imagens adjacentes são preenchidos por um processo de interpolação, formando *voxels*, que são *pixels* arranjados, de forma espacialmente correta, como elementos da imagem tridimensional; c) segmentação: consiste no delineamento da região de interesse que contém a informação requerida para a reconstrução; a segmentação permite que tecido e sangue sejam separados e exibidos individualmente; d) filtro ou melhoria da imagem: a manipulação de dados 3D, a partir de imagens em vídeo bidimensionais, gera interferências e artefatos na imagem do US, o que requer melhorias gráficas, tais como histogramas e filtragem.[27]

3. **Tipos de reconstrução volumétrica e pós-processamento:** após as imagens bidimensionais terem sido adquiridas em sua posição relativa e em determinada orientação, os dados tridimensionais podem ser reconstruídos. O processo consiste, normalmente, em uma representação 3D da anatomia e envolve locar cada imagem 2D adquirida em sua correta posição relativa.

O processo de reconstrução pode ser implementado por meio de dois métodos distintos: *feature based* e *voxel based*; o primeiro consiste na segmentação de superfícies e/ou volumes de imagens adquiridas, permitindo uma rápida reconstrução, porém, com uma demonstração menos detalhada da anatomia, podendo ocorrer perdas de informações, além de erro na delimitação das bordas endocárdicas. Já o segundo método (*voxel based*) consiste em ordenar cada pixel das imagens bidimensionais em sua própria localização em formato tridimensional. Assim, todas as informações das imagens são preservadas, possibilitando diferentes técnicas de interpretação. Porém, esta técnica exige a manipulação de inúmeros arquivos, o que requer algoritmos especiais para se conseguir uma reconstrução mais rápida.

O pós-processamento de dados e a representação sequencial das imagens são realizados de forma *off-line*, com a utilização de *softwares* específicos, definição da região de interesse, projeção desejada, plano de corte, ajuste de filtros, ganho e magnificação da imagem. O sistema apresenta várias ferramentas para o processamento avançado da imagem tridimensional.

Em resumo, atualmente, a reconstrução tridimensional pode ser obtida em alguns segundos e possibilita a visualização de diferentes ângulos de avaliação das estruturas cardíacas em movimento.[26,27] Recentemente, um novo formato volumétrico de aquisição instantânea *(real-time)* foi desenvolvido, permitindo a demonstração de múltiplos planos simultaneamente durante o exame.

ECOCARDIOGRAFIA TRIDIMENSIONAL EM TEMPO REAL (ECO 3D-TR)

Em 1990, o primeiro protótipo do sistema de imagem volumétrica em tempo real foi desenvolvido na Universidade de Duke, Durham, NC, EUA, por von Ramm *et al*. Este sistema foi baseado em uma nova tecnologia de transdutor *(sparse array transducer)*, que permitia o arranjo dos cristais em forma de grade ou em rede bidimensional. Este transdutor consistia em 256 elementos ativados não simultaneamente, o que permitia a aquisição de uma pirâmide volumétrica (60 × 60°) em um único batimento cardíaco.

Imagens ecocardiográficas eram produzidas, simultaneamente, num plano ortogonal bem como 2 ou 3 eixos curtos paralelos, permitindo a aquisição de um volume piramidal. Embora a tecnologia fosse promissora, apresentava várias limitações como o número inadequado de elementos, qualidade limitada das imagens e complexidade do sistema, impedindo inicialmente sua aplicação clínica.[22,32,33]

Em 2002, um novo sistema de Eco 3DTR (Sonos 7500), equipado com um transdutor matricial mais completo e detalhado (X4 – *matrix array transducer*), foi desenvolvido e comercializado pela empresa Philips Corporation (Bothell, Wa, EUA).[34] Este sistema permitiu uma visualização simultânea do batimento cardíaco com excelente qualidade de imagem. Para isso, foi necessário um número significativo de avanços tecnológicos, no desenho do transdutor, em técnicas microeletrônicas e na computação *(hardware* e *software)*. Foi utilizado *laser* para cortar o cristal piezoelétrico em muitas unidades de tamanho idêntico, formando um elemento matricial. Atualmente, o transdutor mais comumente utilizado consiste em mais de 3.600 (60 × 60°) a 6.400 (80 × 80°) elementos, com frequências operando em média entre 2-4 MHz. Esses elementos são dispostos na ponta do transdutor, em íntimo contato com a superfície corporal, com fácil transmissão e recepção dos pulsos de US. Mais de 150 minicircuitos são dispostos atrás de cada um dos elementos, que se conectam a um circuito do transdutor e ao equipamento de ecocardiografia por meio de mais de 10.000 canais.[35]

O transdutor matricial gera energia de US de maneira fásica. Embora a sonda seja mantida em uma orientação estável, o feixe emitido pode, automaticamente, seguir múltiplas direções orientadas eletronicamente e, assim, alcançar a área desejada. A onda de US percorre um eixo X predeterminado e realiza uma linha de varredura *(scanning)* em uma disposição unidimensional. A linha de varredura percorre um plano azimutal ao longo do eixo Y, produzindo um setor de imagem bidimensional. Então, a imagem 2D sofre uma elevação ao longo do eixo Z e, finalmente, produz uma imagem 3D piramidal, em que a direção do escaneamento é perpendicular a cada outro eixo X, Y e Z.

O transdutor matricial permitiu a aquisição de um bloco volumétrico piramidal de maneira rápida com boa qualidade de imagem.[36,37] Porém, era ainda preciso controlar o processo de emissão de pulsos de maneira tridimensional e em tempo real.

Para produzir uma imagem *live* 3D, era necessária a obtenção de, pelo menos, 24 imagens de pirâmides 3D por segundo, sendo necessárias 43.200 linhas de escaneamento por segundo e, no mínimo, uma frequência de repetição de pulsos (FRP) de 43,2 KHz. Assim, o intervalo máximo entre dois pulsos consecutivos seria de apenas 23,1 s. Neste período de tempo, estes pulsos conseguiriam uma penetração de apenas 1,73 cm nos tecidos, porém, a profundidade adequada para aplicação clínica do US é de, no mínimo, 10 cm. Para resolver esse problema, foi desenvolvida na Universidade de Duke pelo suporte da empresa Philips Corporation (Bothell, Wa, EUA) uma nova técnica de pulso microeletrônico de transmissão e recepção, caracterizada por um processamento paralelo do tipo 16:1, ao invés de 1:1, permitindo que muitos feixes sejam emitidos ao mesmo tempo.[34,36,38] A FRP é aumentada, e o intervalo entre os pulsos é multiplicado por 16, o que melhora a profundidade da transmissão do US nos tecidos. Quando a FRP é de 43,2 KHz, o intervalo de pulso aumenta de 23,1 para 370 s, e a profundidade de 1,73 para 27,7 cm. Outro benefício do transdutor matricial é a possibilidade de apresentação de duas imagens ortogonais em tempo real.[27,39]

O sistema Eco 3DTR apresenta vários modos de aquisição dos dados:

1. *Narrow-angled display*: consiste em aquisições de volumes piramidais 60 × 30°, em tempo real, sem necessidade da realização de manobras respiratórias, o que evita artefatos de movimento e discordância temporal. Neste modo, as imagens são obtidas de maneira rápida e nítida, em *live* 3D, e podem ser analisadas em diferentes projeções: frontal, lateral, superior ou inferior. Dessa forma, é possível também a visualização da anatomia dos orifícios valvares e defeitos septais. Uma limitação desta técnica consiste no ângulo do bloco piramidal analisado, uma vez que para melhorar a resolução temporal é necessária a obtenção de um bloco de ângulo estreito. Assim, o bloco adquirido pode não englobar todo o coração, interrompendo a continuidade anatômica real, levando, por exemplo, a deformações de algumas estruturas, como as paredes miocárdicas.[34]

2. *Zoom display*: este modo permite magnificar a visão de um subsetor de um determinado volume, com maior resolução temporal, e apresenta grande valor no diagnóstico das doenças valvares.[22]

3. *Wide-angled display*: é também chamada de bloco volumétrico piramidal. A pirâmide é formada por quatro a sete subvolumes (15 × 60°), que combinados entre si compõem a imagem piramidal final (60 × 60°). A aquisição é realizada pelo botão *full volume,* e duas imagens ortogonais 2D são produzidas na tela, auxiliando o posicionamento correto do transdutor para melhor análise da região de interesse. A seguir, a aquisição é realizada pela tecla *acquire* a partir do registro eletrocardiográfico, durante um breve período de apneia respiratória a fim de minimizar os artefatos de translação cardíaca. Este modo de aquisição, também chamado de bloco volumétrico *(full volume),* inclui de 4 a 7 ciclos cardíacos consecutivos, possibilitando assim

um bloco com maior área a ser analisada (melhor resolução espacial), à custa de discreta redução da resolução temporal.

Neste modo de aquisição, mais estruturas cardíacas e suas relações espaciais podem ser delineadas em tempo real, e, adicionalmente, estruturas contíguas sofrem menos interrupção, facilitando as medidas dos volumes ventriculares e da massa cardíaca. Com esta técnica, é possível a detecção de várias anormalidades complexas e análise da movimentação dos segmentos miocárdicos, podendo ser utilizado, também, em associação a agentes de contraste para avaliação da perfusão miocárdica. Sua limitação consiste na ocorrência de artefatos de movimento, principalmente em pacientes com ritmo cardíaco irregular e impossibilitados de realizar um breve período de apneia respiratória.[34]

4. *Color-Doppler flow display*: é o avanço mais recente da Eco 3DTR e de maneira semelhante ao *wide-angled display*, a imagem piramidal é adquirida em um bloco volumétrico *(full volume)* que contém informação morfológica do fluxo sanguíneo.

Sete subvolumes, obtidos em ciclos cardíacos consecutivos, são combinados para formar um bloco de imagem piramidal (30 × 30°). Nesse modo, a localização, fase, direção, comprimento, extensão, área, curso e gravidade das lesões estenóticas e de insuficiência valvar, além de *shunts*, podem ser avaliados, em conjunto com a disposição anatômica tridimensional das estruturas cardíacas. Por meio deste modo, é possível a análise quantitativa de volumes regurgitantes e área de orifícios regurgitantes efetiva. Sua maior limitação consiste no fato de que o ângulo do bloco adquirido (30°) não é suficiente para avaliar regiões amplas, sendo que jatos extensos podem não ser completamente demonstrados; outra limitação consiste no fato de que a velocidade dos fluxos, ao estudo do mapeamento do fluxo em cores à Eco 3D, seja uma estimativa média das velocidades avaliadas, sendo, portanto, diferente das velocidades analisadas pelo estudo Doppler bidimensional.[22] As Figuras 2-1 a 2-4 demonstram o tamanho proporcional dos elementos de ultrassonografia tridimensional, os cristais envolvidos na geração da imagem tridimensional, a disposição espacial do feixe tridimensional e a formação dos diferentes blocos de feixes de ultrasso-

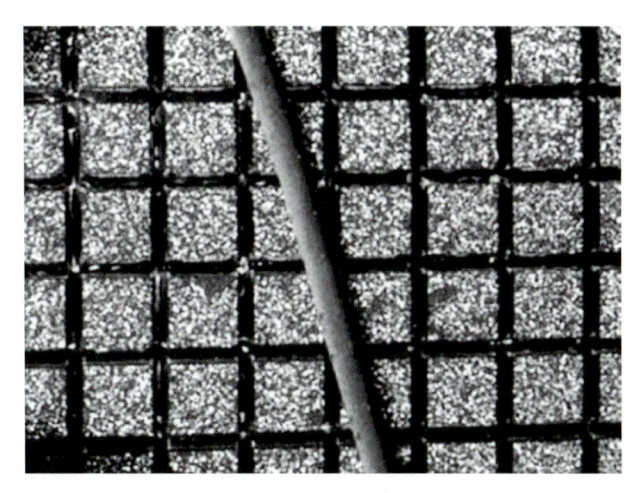

Fig. 2-1. Visão microscópica do transdutor *phase-array matrix*. Cada pequeno quadrado é um elemento ativo de ultrassom. O tamanho do fio do cabelo humano é mostrado para comparação. (Cortesia da Philips Medical Systems, Andover, MA, EUA.)

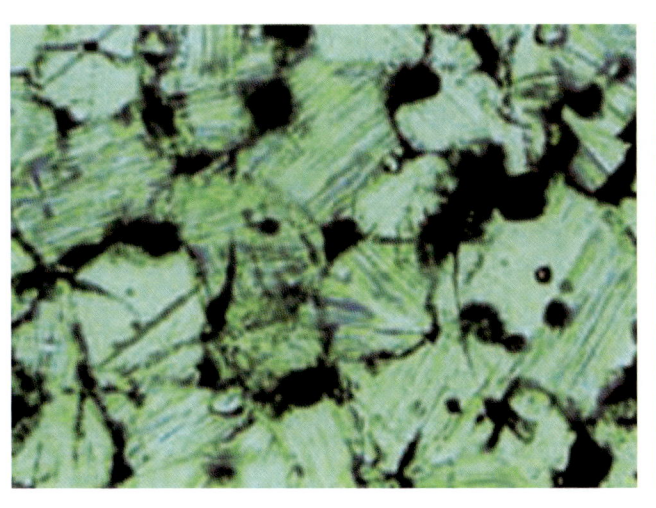

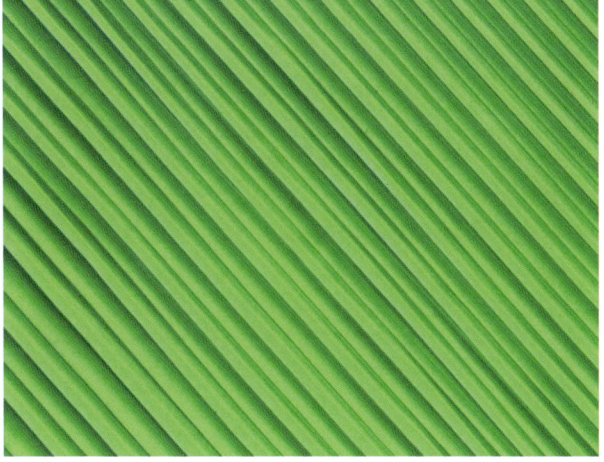

Fig. 2-2. À esquerda, demonstração dos cristais imperfeitos orientados de forma aleatória dos transdutores convencionais; à direita, demonstração dos cristais de ondas puras com arranjo quase perfeito e uniforme. (Cortesia da Philips Medical Systems, Andover, MA, EUA.)

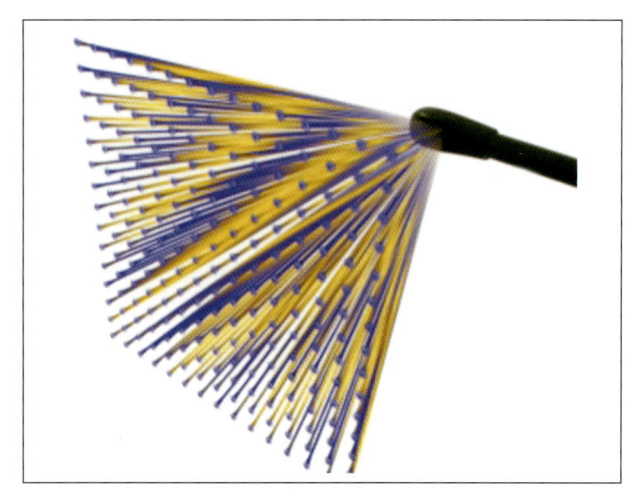

Fig. 2-3. Este é o transdutor ecocardiográfico tridimensional. Técnica microeletrônica de transmissão e recepção do pulso. Microquadrados representativos dos feixes transmitidos e recebidos. (Cortesia da Philips Medical Systems, Andover, MA, EUA.)

nografia tridimensional. As Figuras 2-5 a 2-11 demonstram a comparação das imagens tridimensionais e bidimensionais e a aferição dos volumes e da fração e de ejeção do ventrículo esquerdo derivados da análise ecocardiográfica transtorácica tridimensional em tempo real.

Mais recentemente, a partir de 2007, diversas publicações sobre a experiência com a Eco 3D em tempo real e a Eco 3D transesofágica, pelo transdutor multiplanar (X7-2t TE, Philips iE33, Andover, MA), comprovaram a eficácia desta metodologia. Estas técnicas oferecem uma visão detalhada da anatomia cardíaca, das lesões das valvas mitral e aórtica, massas, vegetações, apêndices atriais, septo interatrial, lesões subaórticas, além da identificação de veias pulmonares e patologias da aorta ascendente, entre outras.[40,41]

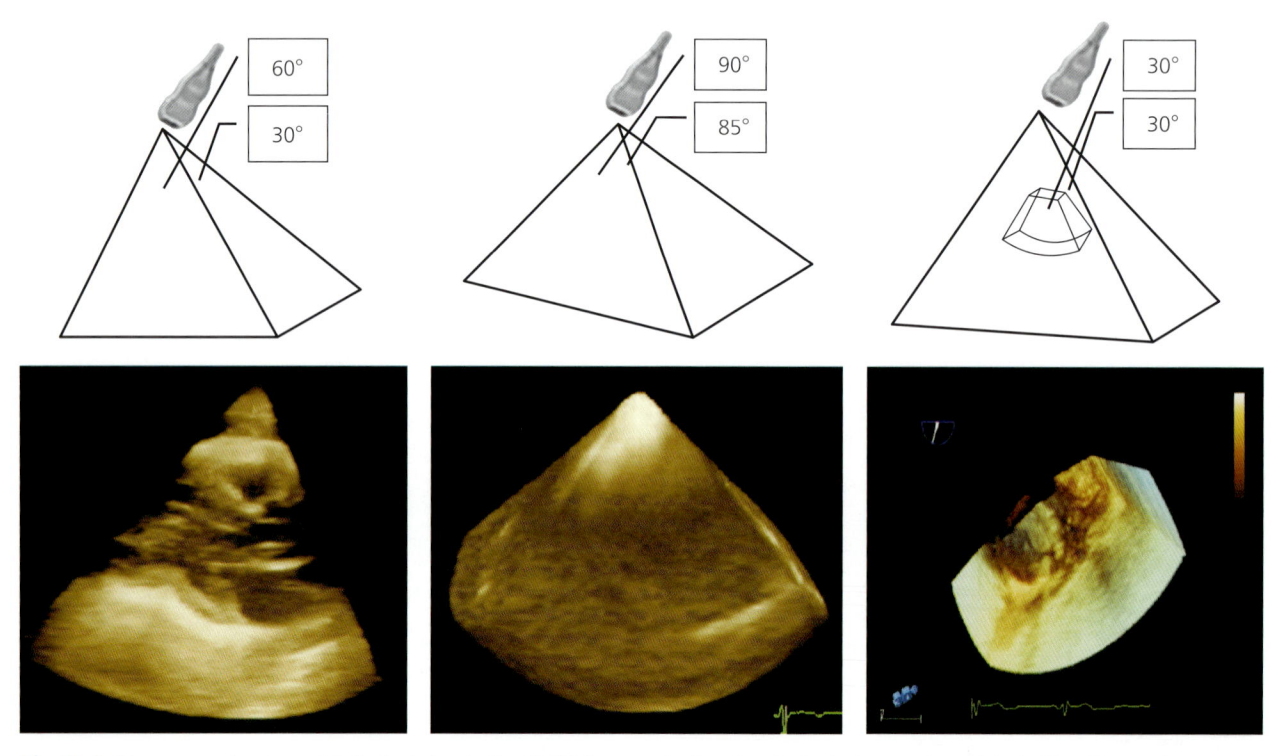

Fig. 2-4. Diversos modos de aquisição de dados da Eco 3DRT: à esquerda, ângulo estreito (volumes piramidais de 60 × 30 graus); ao centro, volume total em que um setor é escaneado a partir de 15 × 60 graus, durante 4 batimentos consecutivos, produzindo imagem piramidal de 85 × 90 graus; à direita, modo Doppler colorido em que um setor é escaneado durante 7 batimentos consecutivos, e 7 imagens produzidas são combinadas para produzir uma imagem piramidal de 30 × 30 graus.

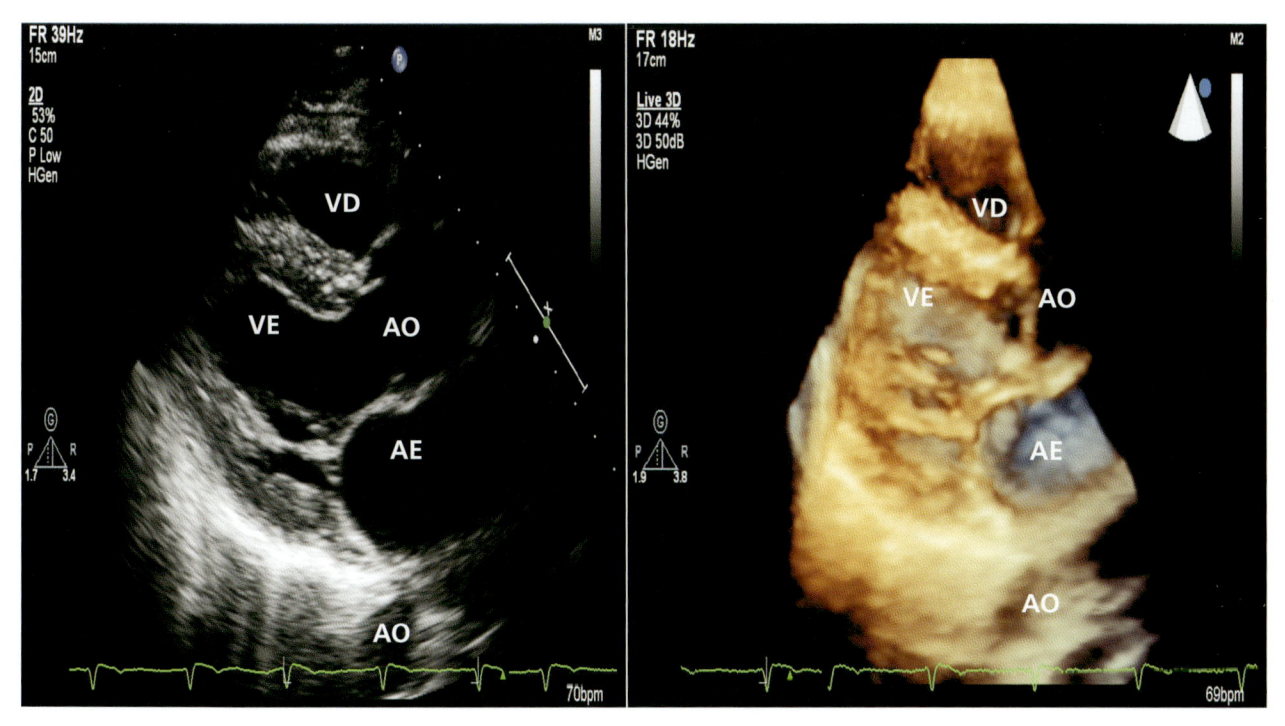

Fig. 2-5. Ecocardiografias transtorácicas bidimensional (imagem à esquerda) e tridimensional em tempo real *live* 3D (imagem à direita). Projeção paraesternal esquerda (voluntário normal). VE = ventrículo esquerdo; VD = ventrículo direito; AO = Aorta; AE = átrio esquerdo.

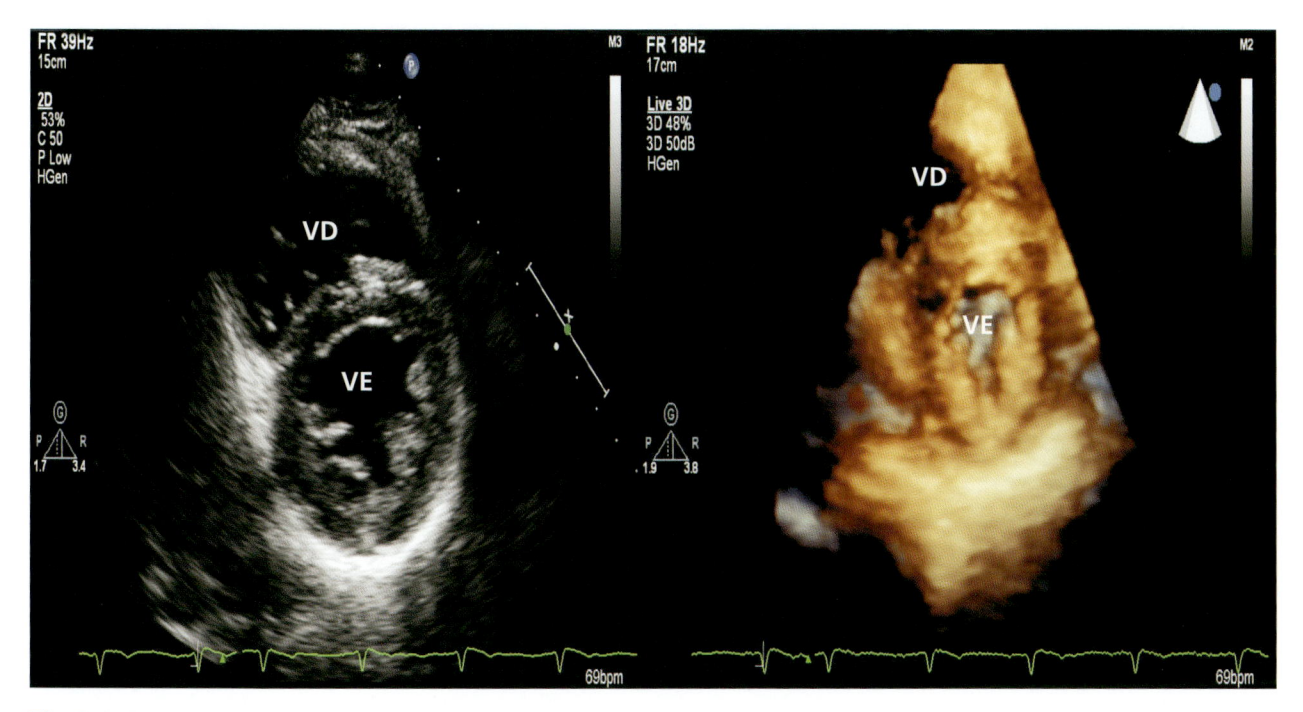

Fig. 2-6. Ecocardiografias transtorácicas bidimensional (imagem à esquerda) e tridimensional em tempo real *live* 3D (imagem à direita), projeção transversal (voluntário normal). VE = ventrículo esquerdo; VD = ventrículo direito.

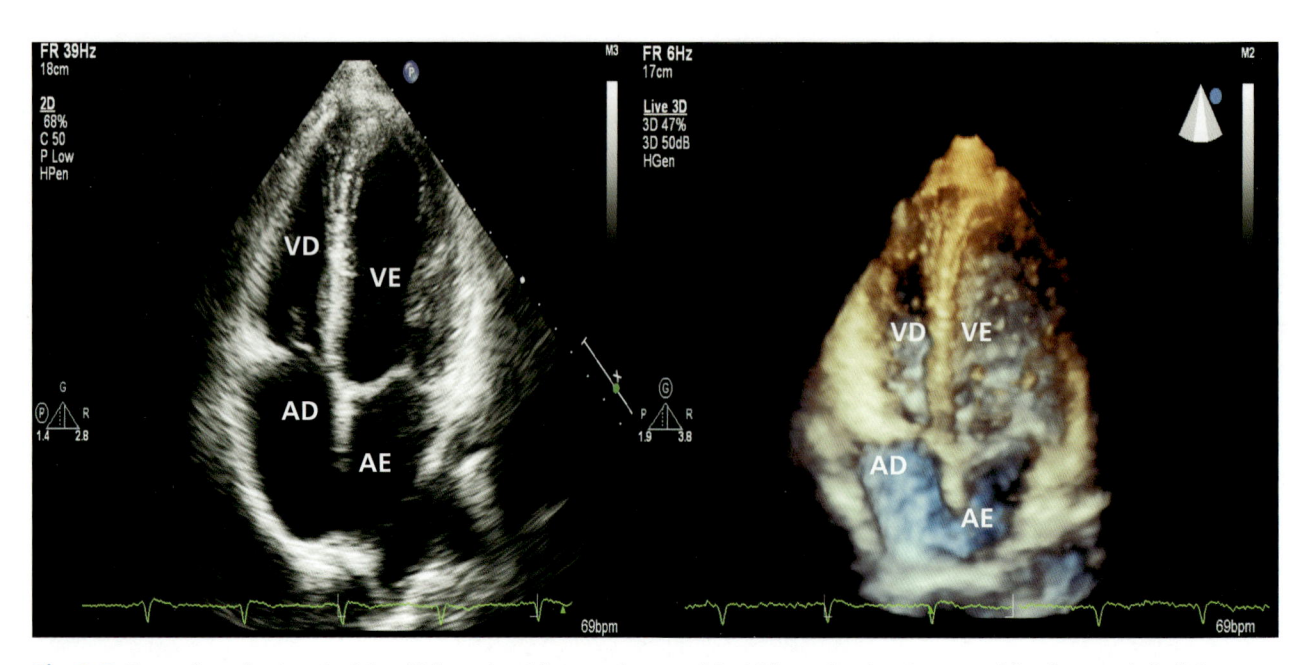

Fig. 2-7. Ecocardiografias transtorácicas bidimensional (imagem à esquerda) e tridimensional em tempo real *live* (imagem à direita), projeção apical de 4 câmaras (voluntário normal). VE = ventrículo esquerdo; VD = ventrículo direito; AD = átrio direito; AE = átrio esquerdo.

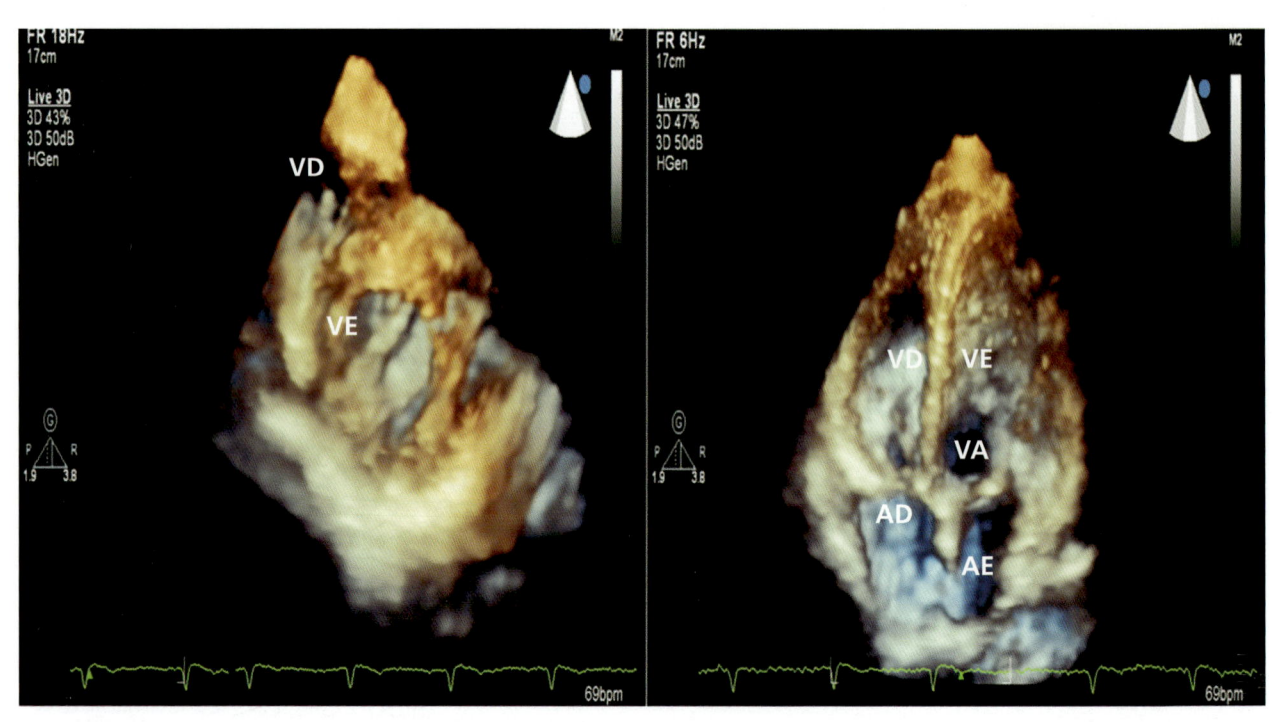

Fig. 2-8. Ecocardiografia transtorácica tridimensional em tempo real *live* 3D, projeção transversal transladada com demonstração de músculo papilar (seta) (imagem à esquerda); e ecocardiografia transtorácico tridimensional em tempo real *live* 3D, projeção apical com demonstração da valva aórtica (imagem à direita), (voluntário normal). VE = ventrículo esquerdo; VD = ventrículo direito; AD = átrio direito; AE = átrio esquerdo; VA = valva aórtica.

Princípios Físicos e Evolução

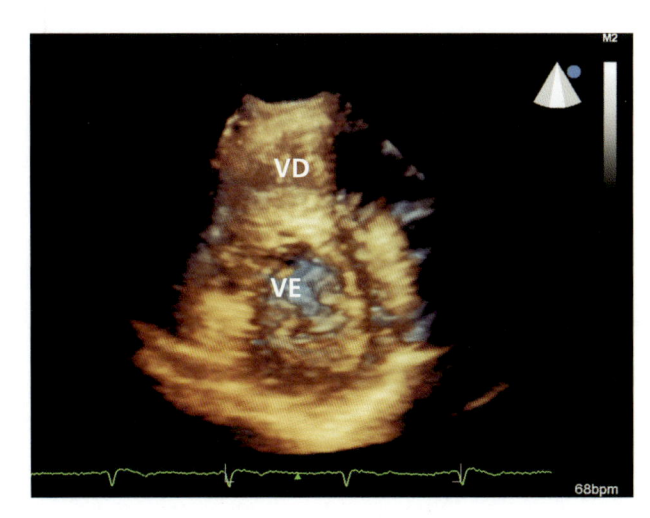

Fig. 2-9. Ecocardiografia transtorácica tridimensional em tempo real *zoom* 3D, projeção transversal (voluntário normal).
VE = ventrículo esquerdo; VD = ventrículo direito.

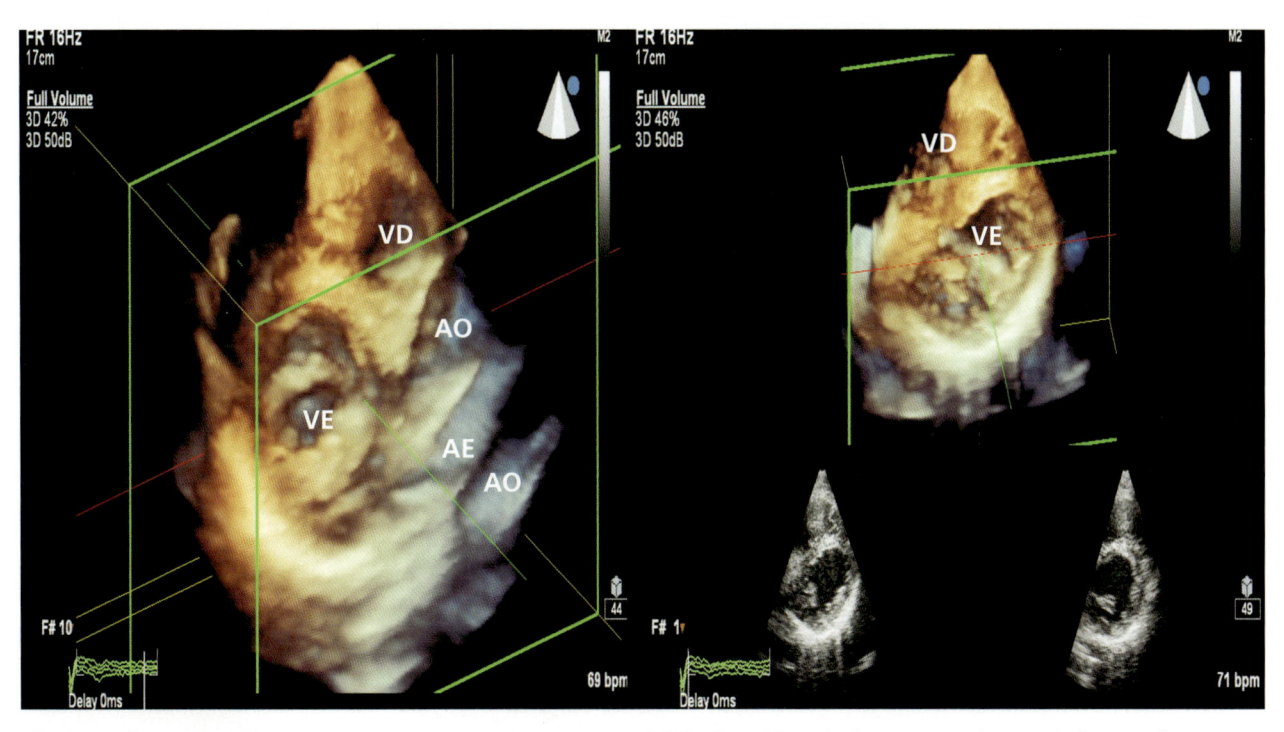

Fig. 2-10. Ecocardiografia transtorácica tridimensional em tempo real *full volume* 3D, projeção paraesternal esquerda (imagem à esquerda); projeção transversal (imagem à direita), (voluntário normal). VE = ventrículo esquerdo; VD = ventrículo direito: AE = átrio esquerdo; AO = aorta.

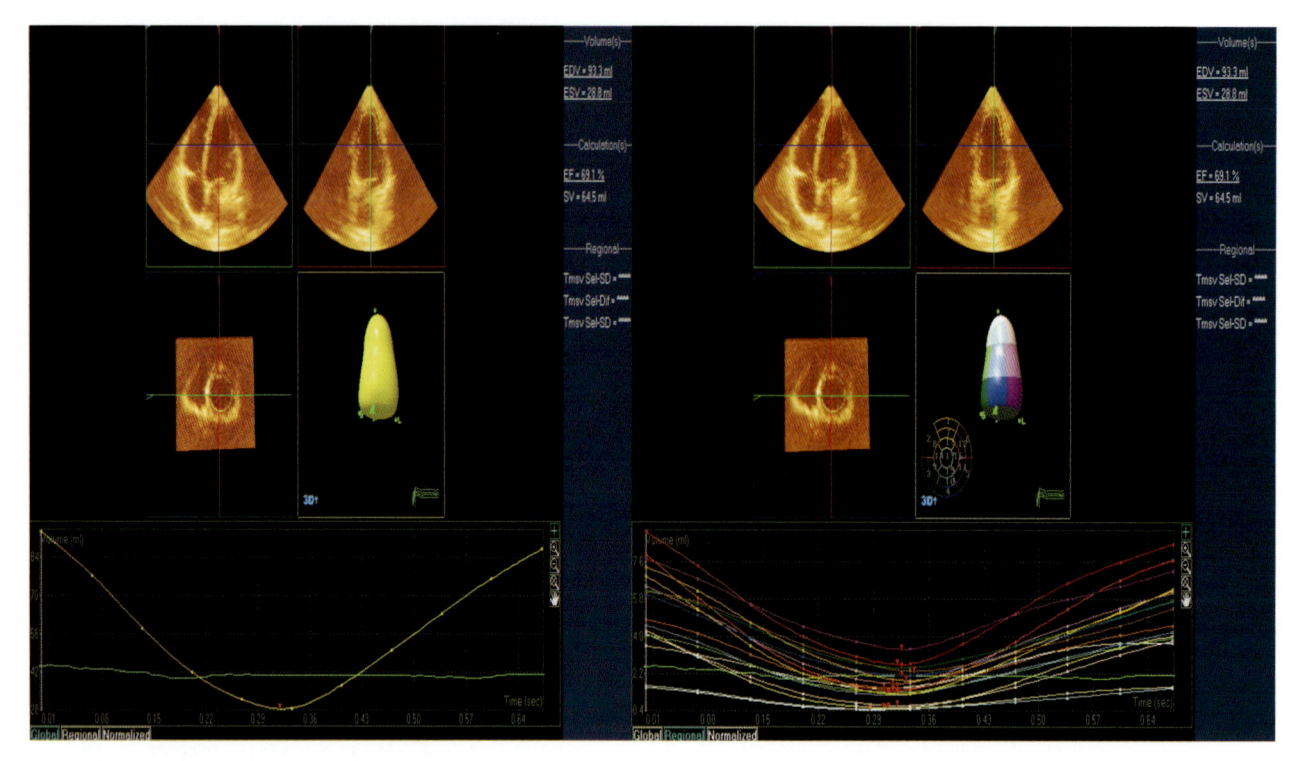

Fig. 2-11. Ecocardiografia transtorácica tridimensional em tempo real *full volume* 3D, projeções sagital, coronal, transversal para a análise global do ventrículo esquerdo (curva e imagem em amarelo) (imagem à esquerda); e para a análise segmentar do ventrículo esquerdo (imagem à direita). Este método permite a quantificação semiautomática dos volumes e da fração de ejeção do ventrículo esquerdo.

APLICABILIDADE, VANTAGENS E LIMITAÇÕES DA ECOCARDIOGRAFIA TRIDIMENSIONAL

A ecocardiografia 3D demonstra em tempo real as visões estereoscópicas e movimentações de estruturas cardíacas profundas, que não são avaliadas pela Eco 2D, fornecendo uma avaliação mais acurada e integral da anatomia e dinâmica cardíaca. Comparada à Eco 3D dinâmico, a Eco 3D em tempo real apresenta duas principais vantagens: (1) a eliminação de artefatos que ocorrem durante a reconstrução de imagens 2D e (2) a redução do tempo necessário para o pós-processamento.

Em razão da boa qualidade das imagens adquiridas pela Eco 3D, sua acurácia tem sido validada em vários estudos, justificando sua aplicação para determinar:

1. Melhor avaliação da relação espacial entre as estruturas cardíacas.
2. Melhor avaliação dos volumes e função dos átrios e ventrículos, em especial, nos casos de câmaras cardíacas com geometria irregular (p. ex., ventrículo direito e aneurismas).
3. Melhor avaliação anatômica, permitindo um planejamento cirúrgico mais adequado e preciso.
4. Avaliação intraoperatória direta e acurada dos resultados de valvoplastia mitral por balão, oclusão de defeitos septais e função de próteses valvares.
5. Avaliação qualitativa mais detalhada e integral das doenças cardíacas congênitas.
6. Melhor localização de áreas isquêmicas ou infartadas.
7. Informação espacial mais abrangente sobre fluxos sanguíneos anormais, auxiliando no entendimento de anormalidades hemodinâmicas em várias doenças.
8. Medidas volumétricas de fluxos, com o estudo Doppler colorido, em doenças cardíacas valvares e defeitos septais.
9. A possibilidade de associação a outras modalidades ecocardiográficas: ETE, estresse, DT e contraste.[42,43]

Porém, a Eco 3D ainda apresenta algumas limitações: (1) necessidade de simplificar a visualização e armazenamento das imagens; (2) a largura do transdutor dificulta seu uso em pacientes com espaços intercostais estreitos; (3) no modo 3D em tempo real, a profundidade pode não ser satisfatória, e algumas estruturas podem ser demonstradas apenas parcialmente; (4) em alguns programas de análise tridimensional, a aquisição do bloco volumétrico não é realizada em tempo real, e são necessários vários batimentos para a reconstrução de um único ciclo cardíaco; assim, neste modo podem ocorrer artefatos de movimento ou respiração, sendo que a qualidade do bloco adquirido também é muito dependente do ritmo cardíaco; (5) a imagem 3D é muito dependente da qualidade das imagens 2D; (6) medidas de distância e volumes são realizadas *off-line*; (7) a velocidade do estudo Doppler é diferente da bidimensional convencional e não pode ser medida; (8) ainda não está disponível na rotina de monitoração de procedimentos cirúrgicos ou na sala de hemodinâmica (em alguns centros a análise tridimensional já é realizada de forma rotineira).

A aquisição por via transesofágica pode melhorar a qualidade das imagens, em janelas acústicas desfavoráveis (enfisema, obesidade e espaços intercostais estreitos), porém, na maioria das vezes, o estudo transesofágico necessita sedação com aumento potencial discreto de riscos para o paciente.[22]

CONCLUSÃO E FUTURO DA ECOCARDIOGRAFIA TRIDIMENSIONAL

Desde a introdução de circuitos microeletrônicos, cuja tecnologia acomoda milhares de elementos em um transdutor matricial, imagens com alta resolução bidimensional puderam ser obtidas e combinadas com o estudo Doppler colorido, imagem harmônica e apresentadas num formato volumétrico 3D em tempo real. Em duas décadas, a Eco 3D evoluiu da ecocardiografia estática à Eco 3DTR transtorácico e transesofágico.

Pelas técnicas automáticas de detecção das bordas endocárdicas, é possível quantificar, rapidamente, os volumes ventriculares, a função sistólica biventricular e a massa miocárdica. Atualmente, imagens 3D podem ser combinadas ao estudo Doppler colorido, para avaliação e reconstrução de fluxos e, quando associadas ao Doppler tecidual colorido, podem oferecer melhor compreensão da cinética miocárdica, com análise sequencial da ativação miocárdica, permitindo avaliação de parâmetros eletrofisiológicos e da dessincronia cardíaca.

Futuros avanços na tecnologia da computação e dos transdutores serão necessários para criar um transdutor menor, capaz de adquirir imagens em tempo real, com maior resolução temporal e espacial, com amplo ângulo setorial e fluxo colorido 3D, capturadas em um único ciclo cardíaco.

Com a melhora da qualidade da imagem 3D, um único volume de aquisição poderá ser suficiente para gerar diversos planos de avaliação tridimensionais. Nos próximos anos, espera-se que a integração entre a Eco 2D, Doppler colorido e Eco 3DTR, em transdutores transtorácicos e transesofágicos, seja incorporada na rotina ecocardiográfica. Atualmente, há evidências suficientes que a Eco 3D é superior à Eco 2D convencional, justificando seu uso, especialmente, em duas situações clínicas: a) quantificação de volumes e função ventricular esquerda e b) quantificação de lesões estenóticas da valva mitral. Um número crescente de publicações recentes reflete a aceitação e incorporação desta nova metodologia dentro das opções de técnicas dirigidas à cardiologia clínica diagnóstica.[44]

REFERÊNCIAS BIBLIOGRÁFICAS

1. Xie MX, Wang XF, Cheng TO et al. Real-time 3-dimensional echocardiography: a review of the desenvolviment of the technology and its blinical application. *Prog Cardiovasc Dis* 2005 Nov.-Dec.;48(3):209-25.
2. Edler I, Hertz CH. The use of ultrasonic reflectoscope for the continuous recording of the movements of heart walls. 1954. *Clin Physiol Funct Imag* 2004;24:118-36.
3. Joyner Jr CR, Reid JM. Applications of ultrasound in cardiology and cardiovascular physiology. *Prog Cardiovasc Dis* 1963;5:482-97.
4. Feigenbaum H, Waldhausen JA, Hyde LP. Ultrasound diagnosis of pericardial effusion. *JAMA* 1965;191:711-14.
5. Tajik AJ, Seward JB, Hagler DJ et al. Two-dimensional real-time ultrasonic imaging of the heart and great vessels: technique, image orientation structure identification, and validation. *Mayo Clin Proc* 1978;53:271-303.
6. Holen J, Aaslid R, Landmark K et al. Determination of pressure gradient in mitral stenosis with a non-invasive ultrasound Doppler technique. *Acta Med Scand* 1976;199:455-60.
7. Hatle L, Brubakk A, Tromsdal A et al. Noninvasive assessment of pressure drop in mitral stenosis by Doppler ultrasound. *Br Heart J* 1978;40:131-40.
8. Omoto R, Kasai C. Physics and instrumentation of Doppler color flow mapping. *Echocardiography* 1987;4:467-83.
9. McDicken WN, Sutherland GR, Moran CM et al. Colour Doppler velocity imaging of the myocardium. *Ultrasound Med Biol* 1992;18:651-54.
10. Heimdal A, Stoylen A, Torp H et al. Real-time strain rate imaging of the left ventricle by ultrasound. *J Am Soc Echocardiogr* 1998;11:1013-19.
11. Ommen SR, Nishimura RA, Appleton CP et al. Clinical utility of Doppler echocardiography and tissue Doppler imaging in the estimation of left ventricular filling pressures: A comparative simultaneous Dopplercatheterization study. *Circulation* 2000;102:1788-94.
12. Oh JK, Tajik J. The return of cardiac time intervals: The phoenix is rising. *J Am Coll Cardiol* 2003;42:1471-74.
13. Urheim S, Edvardsen T, Torp H et al. Myocardial strain by Doppler echocardiography: Validation of a new method

13. to quantify regional myocardial function. *Circulation* 2000;102:1158-64.
14. Oh JK, Seward JB, Tajik AJ. *The Echo Manual. How to obtain a good echocardiography examination: ultrasound physics, technique an medical knowledge.* 3rd ed. Philadelphia: Lippincott Williams and Wilkins, 2006.
15. Seward JB, Khandheria BK, Oh JK et al. Transesophageal echocardiography: Technique, anatomic correlations, implementation, and clinical applications. *Mayo Clin Proc* 1988;63:649-80.
16. Zamorano J, Cordeiro P, Sugeng L et al. Real-time three-dimensional echocardiography for rheumatic mitral valve stenosis evaluation: an accurate and novel approach. *J Am Coll Cardiol* 2004;43:2091-96.
17. Kuhl HP, Schreckenberg M, Rulands D et al. High-resolution transthoracic real-time three-dimensional echocardiography: quantitation of cardiac volumes and function using semi-automatic border detection and comparison with cardiac magnetic resonance imaging. *J Am Coll Cardiol* 2004;43:2083-90.
18. Wittich CM, Montgomery SC, Neben MA et al. Teaching cardiovascular anatomy to medical students by using a handheld ultrasound device. *JAMA* 2002;288:1062-63.
19. Seward JB, Douglas PS, Erbel R et al. Hand-carried cardiac ultrasound (HCU) device: recommendations regarding new technology: a report from the echocardiography task force on new technology of the nomenclature and standards committee of the American society of echocardiography. *J Am Soc Echocardiogr* 2002;15:369-73.
20. Dekker DL, Piziali RL, Dong Jr E et al. A system for ultrasonically imaging the human heart in three dimensions. *Comput Biomed Res* 1974;7:544-53.
21. Binder T. Three-dimensional echocardiography – Principles and promises. *J Clin Basic Cardiol* 2002;5:149-52.
22. Xie MX, Wang XF, Cheng TO et al. Real-time 3-Dimensional echocardiography: a review of the development of the technology and its clinical application. *Progr Cardiovasc Dis* 2005;48:209-25.
23. Pandian NG, Roelandt J, Nanda NC et al. Dynamic three-dimensional echocardiography: methods and clinical potential. *Echocardiography* 1994;11:237-59.
24. Cheng TO, Wang XF, Zheng LH et al. Three-dimensional transesophageal echocardiography in the diagnosis of mitral valve prolapse. *Am Heart J* 1994;128:1218-24.
25. Edelman SK. (Ed.). *Understanding ultrasound physics: fundamentals and exam review,* 2nd ed. Woodlands, TX: ESP, 1994.
26. Shiota T. (Ed.). *3D echocardiography: evolution of technology and machine basics.* United Kingdom: Informa Healthcare, 2007.
27. Lozano JL. Three-dimensional echocardiography: off-line and real time. (Personal pages); RIC.UTHSCA.EDN. Lancaster/D12-projects-2004;1-9.
28. Bartel T, Muller S, Erbel R et al. Dynamic three dimensional echocardiography using parallel slicing: a promising diagnostic procedure in adults with congenital heart disease. *Cardiology* 1998;89:140-47.
29. Delabays A, Pandian NG, Cao QL et al. Transthoracic real-time three-dimensional echocardiography using a fan-like scanning approach for data acquisition: methods, strengths, problems, and initial clinical experience. *Echocardiography* 1995;12:49-59.
30. Ludomirsky A, Vermilion R, Nesser J et al. Transthoracic real-time three-dimensional echocardiography using the rotational scanning approach for data acquisition. *Echocardiography* 1994;11:599-606.
31. Roelandt JR. Three-dimensional echocardiography: the future today! *Acta Cardiol* 1998;53:323-36.
32. von Ramm OT, Smith SW. Real time volumetric ultrasound imaging system. *J Digit Imaging* 1990;3:261-66.
33. Sheikh KH, Smith SW, von Ramm OT et al. Real-time, three-dimensional echocardiography: feasibility and initial use. *Echocardiography* 1991;8:119-25.
34. Wang XF, Deng YB, Nanda NC et al. Live three dimensional echocardiography: Imaging principles and clinical application. *Echocardiography* 2003;20:593-604.
35. Wang X, Deng Y, Nanda N et al. Live three-dimensional echocardiography: imaging principles and clinical application. *Echocardiography* 2003;20:593-604.
36. Ota T, Kisslo J, Ramm OT et al. Real time, volumetric echocardiography: Usefulness of volumetric scanning for the assessment of cardiac volume and function. *J Cardiol* 2001;37(Suppl 1):93-101.
37. Quinones MA, Douglas PS, Foster E et al. American College of Cardiology, American Heart Association, American College of Physicians-American Society of InternalMedicine, American Society of Echocardiography, Society of Cardiovascular Anesthesiologists, Society of Pediatric Echocardiography. ACC/AHA clinical competence statement on echocardiography: a report of the American College of Cardiology/American Heart Association/American College of Physicians-American Society of Internal Medicine Task Force on Clinical Competence. *J Am Coll Cardiol* 2003;41:687-708.
38. Kisslo J, Firek B, Ota T et al. Real-time volumetric echocardiography: the technology and the possibilities. *Echocardiography* 2000;17:773-79.
39. Wang XF, Deng YB, Nanda NC et al. Live three-dimensional echocardiography: imaging principles and clinical application. *Echocardiography* 2003;20(7):593-604.
40. Pothineni KR, Inamdar V, Miller AP et al. Initial experience with live/real time three-dimensional transesophageal echocardiography. *Echocardiography* 2007;24(10):1099-104.
41. Sugeng L, Shernan SK, Salgo IS et al. Live 3-dimensional transesophageal echocardiography: inicial experience using the fully-sampled matrix array probe. *J Am Coll Cardiol* 2008;52:446-49.
42. Ishii M, Hashino K, Eto G et al. Quantitative assessment of severity of ventricular septal defect by three-dimensional reconstruction of color Doppler-imaged vena contracta and flow convergence region. *Circulation* 2001;103:664-69.
43. Coisne D, Erwan D, Christiaens L et al. Quantitative assessment of regurgitant flow with total digital three-dimensional reconstruction of color Doppler flow in the convergent region: In vitro validation. *J Am Soc Echocardiogr* 2002;15:233-40.
44. Suseng L, Avi-Mor V, Lang RM. Three-dimensional echocardiography: coming of age. *Heart* 2008;94:1123-25.

Doença Valvar – Estenose Valvar Mitral

3

Mercedes Maldonado Andrade
Vera Márcia Lopes Gimenes
Jorge Eduardo Assef

INTRODUÇÃO

Define-se como estenose valvar mitral a redução do orifício valvar resultante da alteração anatômica e degenerativa de seus componentes; fusão e calcificação das comissuras, espessamento e perda da mobilidade dos folhetos valvares e comprometimento do aparelho subvalvar, com consequente obstrução do fluxo sanguíneo através da mesma. Nos países desenvolvidos a etiologia adquirida da doença mudou ao longo dos anos. Até a década de 1960, a doença reumática cardíaca era a principal causa de estenose valvar mitral, a partir de então, a calcificação senil tornou-se sua principal causa. Nos países em desenvolvimento a doença reumática crônica continua sendo a principal etiologia desta valvopatia, acometendo 25 a 40% dos portadores de cardiopatias, na proporção de mulheres para homens de dois a três para um.[1] A Organização Mundial de Saúde (OMS) estima que mais de doze milhões de pessoas por ano sejam afetadas pela febre reumática do coração, com registro de mais de quatrocentas mil mortes anuais. No Brasil sua importância não tem sido menor, pois a cardiopatia reumática crônica permanece como a maior causa de doença cardíaca entre crianças e adultos jovens,[2] sendo uma das entidades que dão maiores custos para o Sistema Único de Saúde (SUS) e para a comunidade em geral, ocasionando múltiplas internações e cirurgias. Sua prevalência é reflexo do nível de cuidados preventivos primários em uma determinada comunidade.[3]

A estenose da valva mitral congênita em adolescentes e adultos jovens representa uma porcentagem menor de apresentação, caracterizando-se por folhetos valvares laminados e bordas espessadas com fusão e hipoplasia do aparelho subvalvar.[4] Outras etiologias podem ser a radiação, endocardite infecciosa e mixoma de átrio esquerdo (causa hemodinâmica).

A história natural da doença é variável e determinada pela redução da área valvar, considerando-se que a área normal varia entre 4 a 6 cm^2, sabe-se que quanto menor a área, mais grave é a estenose, e os sintomas clínicos de insuficiência cardíaca iniciam-se quando há uma redução de mais dos 50% dessa área, elevando o gradiente diastólico entre o átrio e o ventrículo esquerdos, com consequente elevação da pressão atrial esquerda e dilatação gradativa da cavidade atrial esquerda que se correlaciona com a gravidade da lesão. O grau de hipertensão arterial pulmonar depende do grau da estenose, da vasoconstrição pulmonar reativa e das mudanças morfológicas da vasculatura pulmonar. O aumento da frequência cardíaca reduz o tempo diastólico e de esvaziamento atrial, com consequente aumento de pressão atrial e congestão pulmonar. Assim, fatores como gravidez, anemia, infecções, hipertireoidismo e arritmias, principalmente fibrilação atrial aguda, pioram o quadro clínico.

ANATOMIA

O aparelho valvar mitral é uma estrutura tridimensional complexa, formada por 5 componentes diferentes e altamente integrados que são: folhetos, comissuras, cordas tendíneas, anel e músculos papilares relacionados com as respectivas paredes do ventrículo esquerdo (Fig. 3-1). A valva mitral apresenta folhetos anterior e posterior, cada um composto por 3 segmentos ou boceladuras distintas, designadas como A1, A2 e A3 para o folheto anterior, e P1, P2 e P3 para o folheto posterior (Fig. 3-2). Cada folheto recebe cordas vindas dos músculos papilares anterolateral e posteromedial, que apresentam papel central no complexo mitral. Sua competência depende da ação integrada da valva e de seu aparelho subvalvar.

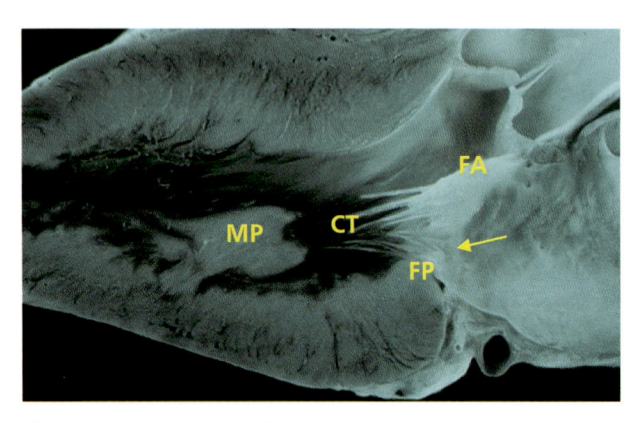

Fig. 3-1. Estudo macroscópico mostrando os componentes da valva mitral. FA = folheto anterior; FP = folheto posterior; CT = cordas tendíneas; seta = anel valvar; MP = músculo papilar.

ANÁLISE ECOCARDIOGRÁFICA

Ecocardiografia bidimensional

Os principais aspectos morfológicos e fisiopatológicos de gravidade na estenose valvar mitral são avaliados por meio da ecocardiografia Doppler, que representa na atualidade a melhor técnica não invasiva de seleção para estabelecer o diagnóstico, prognóstico e tomada de decisões clínicas e de tratamento nos pacientes com estenose valvar mitral juntamente com o estudo clínico.[5-7] A mensuração da área valvar mitral é realizada, atualmente, pela ecocardiografia bidimensional (2D), pela planimetria do orifício valvar e da avaliação hemodinâmica com a técnica Doppler.[8] A estimativa da área mitral pela planimetria é realizada no plano transversal, eixo curto do ventrículo esquerdo com orientação perpendicular do feixe ultrassônico em relação à valva mitral, apresentando limitações com relação à resolução lateral do feixe ultrassônico, sendo limitada à observação do complexo aparelho anatômico da valva mitral em orifícios distorcidos ou muito calcificados. No entanto esta técnica apresenta boa correlação com a área determinada pelo cateterismo e durante a cirurgia.

Com base nesta correlação, a evolução tecnológica deste método proporcionou um grande avanço e acréscimo de informação diagnóstica desta doença à medida que ocorria a evolução da ecocardiografia em modo M para a ecocardiografia bidimensional, transesofágica e

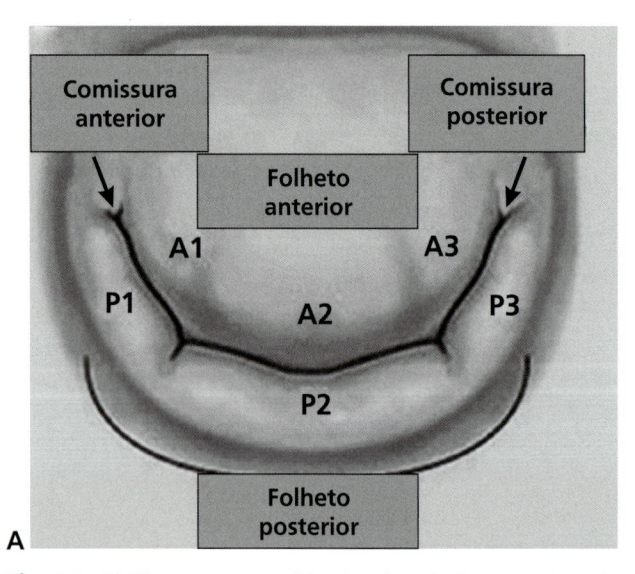

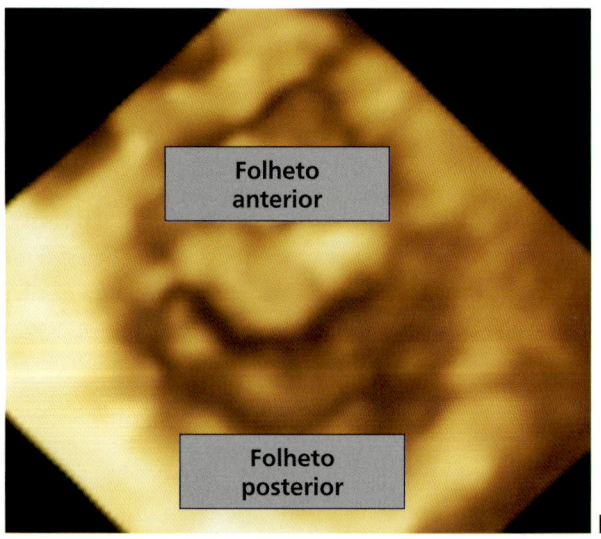

Fig. 3-2. (A) Diagrama esquemático da valva mitral mostrando os 3 componentes ou *scallops* de cada folheto (A1, A2, A3, P1, P2, P3), respectivamente, e suas comissuras anterior e posterior. **(B)** ETE 3DTR da valva mitral observada desde a fase ventricular, confirmando sua anatomia.

com o emprego do método Doppler (pulsado, contínuo, de mapeamento de fluxo em cores e tecidual). Em meados da década dos anos 1990, vários estudos surgiram demonstrando a viabilidade e a acurácia da ecocardiografia tridimensional na avaliação do coração em tempo real (3DTR). Uma das estruturas cardíacas mais estudadas tem sido a valva mitral e dentro de suas patologias a estenose valvar mitral.[9,10]

Ecocardiografia tridimensional

A Eco Tridimensional em tempo real é baseada no princípio de processamento de imagens em paralelo com o intuito de aumentar a densidade de linhas de transmissão e emissão do feixe ultrassônico.[11] O feixe ultrassônico é emitido em formato volumétrico piramidal, permitindo não somente o controle setorial de plano azimutal de observação, como na ecocardiografia 2D, mas também a elevação do plano de incidência da ultrassonografia, permitindo a identificação de um terceiro plano de observação. A imagem é composta por meio do transdutor matricial de feixe de emissão ultrassônica piramidal e não mais a partir de feixe linear, permitindo que determinada estrutura cardíaca seja estudada a partir de múltiplos planos de observação simultâneos que anteriormente não eram discriminados, dando uma visão por imagem da realidade anatômica da estrutura estudada[12] (Figs. 3-3 a 3-6).

Vários trabalhos comparando a ecocardiografia 3DTR com a ecocardiografia 2D[13,14] demonstraram que a Eco 3DTR é uma técnica rápida e precisa na valoração do orifício valvar mitral por meio da planimetria, pois nos orienta em qualquer plano de corte para achar a menor área valvar. Como na estenose valvar mitral, a valva assume um aspecto em funil, nem sempre a varredura manual com a ecocardiografia 2D consegue encontrar o verdadeiro orifício, eliminando assim, as principais limitações da Ecocardiografia 2D. A acurácia da planimetria pela Eco 3DTR é superior à do método de Gorlin, considerado método-padrão invasivo, sendo que o valor da mediana obtida por planimetria 2D, tempo de hemipressão (PHT) e método de convergência proximal de fluxo (PISA)[15] tem sido usado como método-padrão não invasivo. Sendo assim, é considerado como método quantitativo de referência.[16] Quando o orifício de fluxo medido pela Eco 3DTR foi comparado com o medido pelo PHT, o coeficiente de correlação foi de 0,98 e quando comparado como orifício medido pelo cirurgião com dilatador calibrado, este coeficiente foi de 0,95.

Valocik et al.[17] propuseram novos índices de quantificação da área valvar na estenose valvar pela Eco 3D e são: (1) o volume da convexidade mitral *doming*, formado pelos folhetos anterior e posterior da valva, e o plano do anel valvar, com valva aberta no máximo da diástole e (2) o volume da valva mitral, as imagens obtidas para a reconstrução foram adquiridas tanto no eixo longo perpendicular à abertura da valva e em eixo curto posicionado na ponta dos folhetos valvares, respectivamente, e, posteriormente, efetuando-se a planimetria

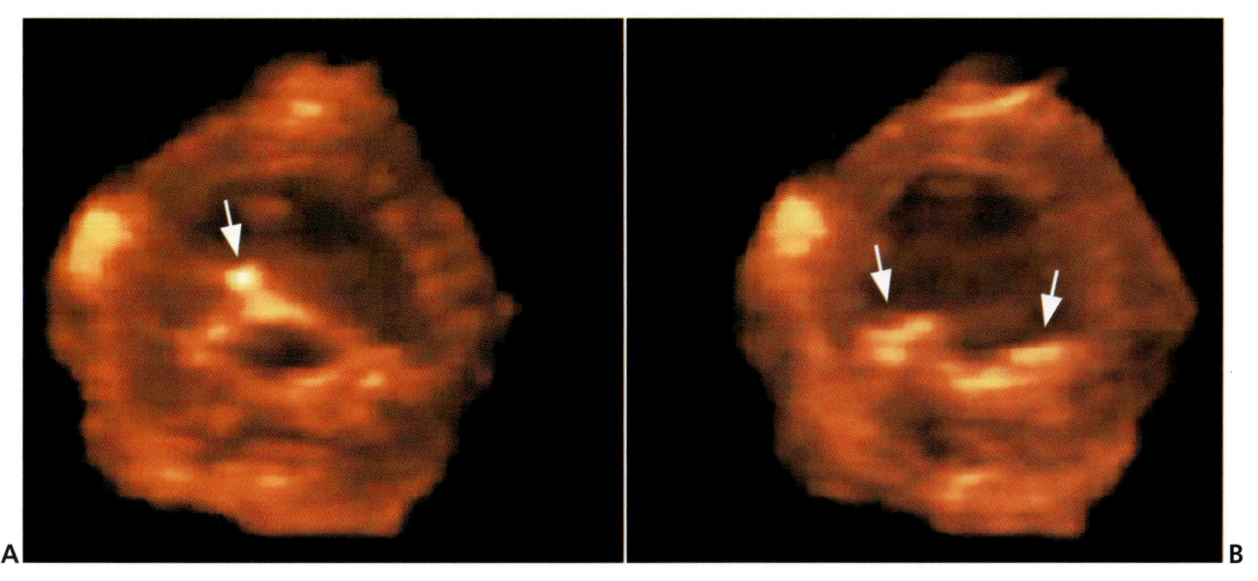

Fig. 3-3. Eco 3DTR – Plano transversal, eixo curto. (**A**) Válvula mitral estenótica com ponto de calcificação na parte média do folheto anterior (*scallop* A2). (**B**) Válvula mitral estenótica com calcificação que envolve ambas as comissuras com a válvula fechada.

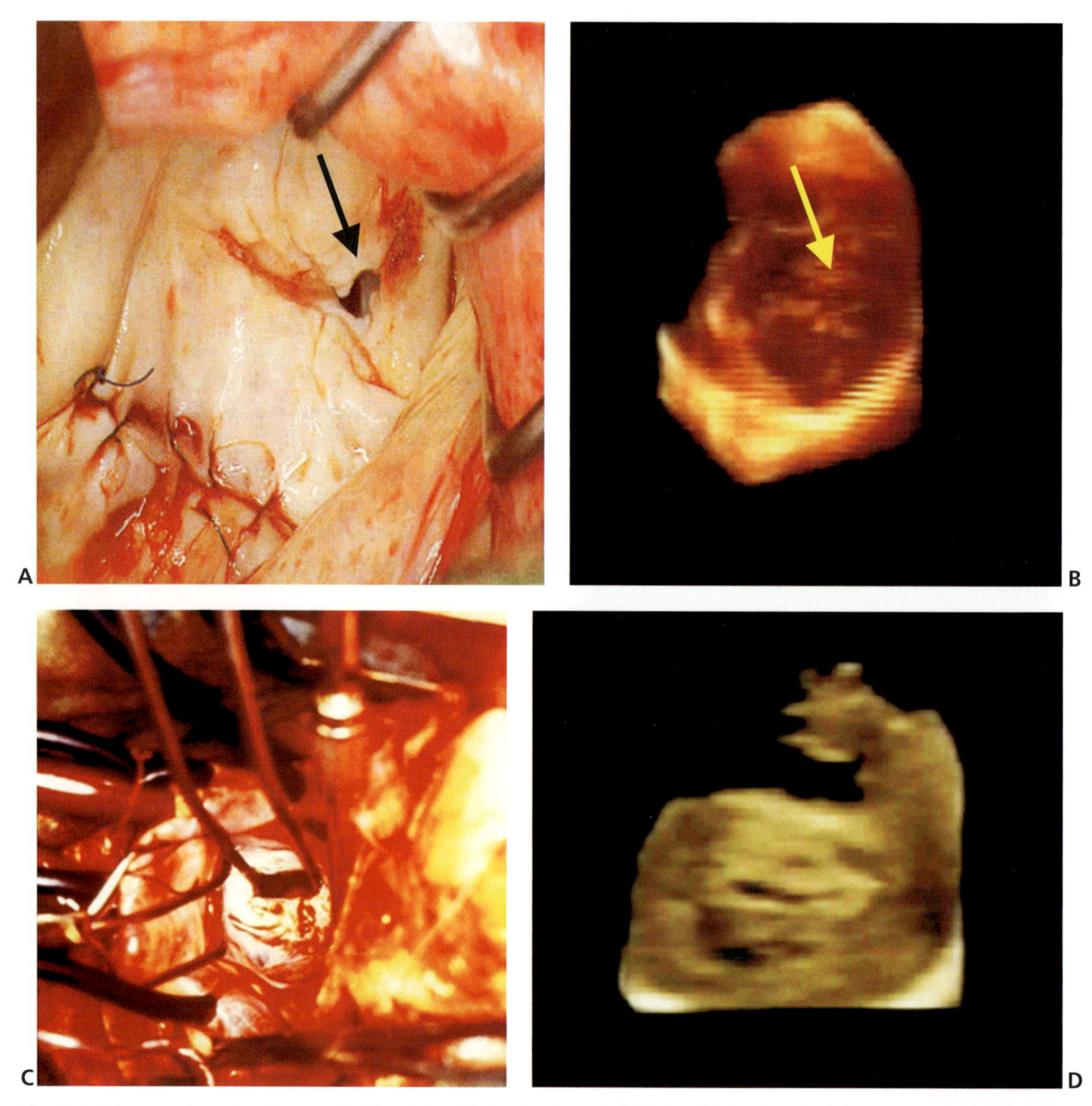

Fig. 3-4. Estenose valvar mitral importante. (**A**) Achado cirúrgico da valva mitral. (**B**) Eco 3D da valva mitral plano transversal, eixo curto. Setas mostram o orifício de fluxo da valva mitral. (**C** e **D**) Estenose valvar mitral reumática de grau importante. (**C**) Achado cirúrgico da valva mitral. (**D**) Eco 3DTR. Plano transversal, eixo curto. Eco 3D de imagem em diástole visualizada a partir do ventrículo esquerdo. Observa-se espessamento das bordas livres dos folhetos com abertura reduzida e comprometimento comissural.

de seus volumes. Ao comparar pacientes com estenose mitral crítica com área < 1 cm² com os de > 1 cm², revelou-se diferença significativa no volume da valva mitral nos casos da estenose crítica, que apresentavam maior volume mitral (3,7 ± 1,4 *vs.* 1,4 ± 0,7 mL), sem diferença no volume da convexidade. Mostraram que pacientes com valvas mitrais mais móveis e com geometria cônica têm maior probabilidade de permanecer em ritmo sinusal, e os pacientes com valvas imóveis e com geometria plana têm propensão a evoluir com fibrilação atrial. Uma inovação da Eco 3D é ser independente de variações hemodinâmicas.

Chu *et al.*[18] demonstraram o uso da Eco 3DTR na avaliação e medição da área valvar mitral em estenoses calcificadas por planimetria colorida do jato de fluxo, sendo que na estenose mitral reumática o orifício limi-

Doença Valvar – Estenose Valvar Mitral

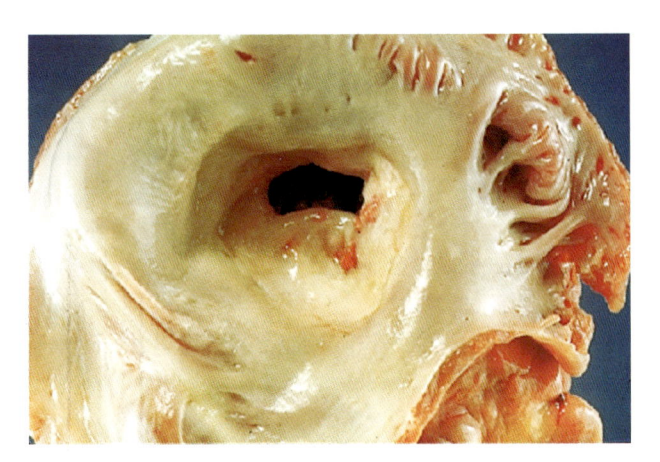

Fig. 3-5. Peça anatômica de paciente com valvopatia mitral reumática grave do tipo estenose com acometimento degenerativo importante dos folhetos e fusão comissural.

tante está na coaptação dos folhetos e na estenose valvar mitral calcificada a coaptação está perto do anel valvar.

Com o advento do transdutor matricial miniaturizado, incorporado à sonda de ecocardiografia transesofágica,[19,20] tornou-se disponível uma nova ferramenta para análise detalhada da valva mitral, a ecocardiografia transesofágica tridimensional (ETE 3D), com acréscimo recente da tecnologia em tempo real (Fig. 3-7).

Estudos demonstram que a ETE 3DTR fornece vital informação na localização do cateter balão durante o procedimento de valvotomia mitral percutânea e os graus de gravidade da insuficiência mitral durante o procedimento.[21] Gila Perk *et al.*[22] acompanharam, durante o procedimento de valvotomia mitral percutânea com ETE 3DTR, 11 pacientes bem-sucedidos guiando e otimizando a punção transeptal, visualizando a posição da ponta do cateter e a orientação espacial do balão no interior do átrio esquerdo e seu posterior posicionamento no orifício valvar mitral estenosado com a imediata observação da insuflação do balão e visualização do rompimento e separação das comissuras (Figs. 3-8 e 3-9). Applebaum *et al.*,[23] estudando 25 pacientes, observaram reconstrução completa em 10 pacientes, parcial em 9 pacientes, e em 8 pacientes houve incremento da insuficiência por rasgadura de um dos folhetos, sendo que em um deles estendia-se até o anel mitral, provocando insuficiência mitral importante. Outros autores[24-26] conseguiram obter, usando a Eco 3DTR durante a valvotomia percutânea, uma reconstrução completa da abertura comissural. Os autores concluem que a Eco 3DTR permitiu uma reconstrução geométrica valvar com ampla visualização da abertura das comissuras e a rasgadura parcial do folheto que não foram visualizados pela Eco 2D, assim como uma boa reprodutibilidade da geometria da convergência de fluxo usando o método PISA no 3DTR.

A valvotomia mitral percutânea foi descrita pela primeira vez em 1984 por Inoue *et al.*[27] os quais desenharam um balão único especificamente para este fim

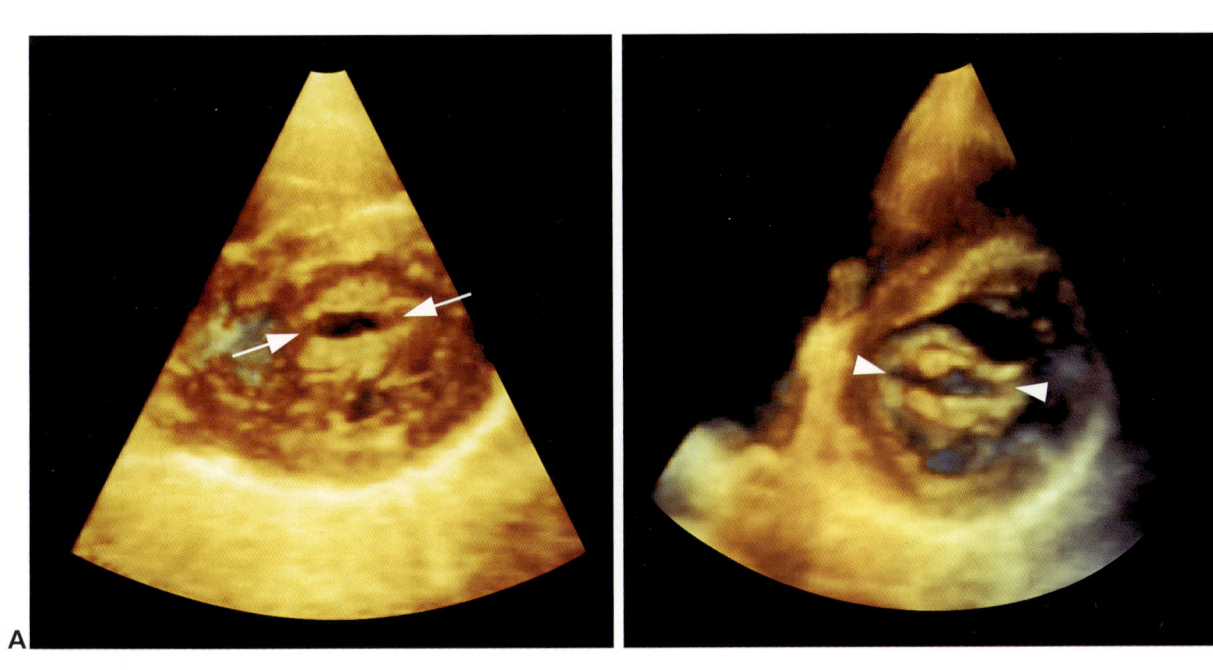

Fig. 3-6. Eco 3D – Plano transversal, eixo curto. Bordas livres dos folhetos da valva mitral. (**A**) Valva mitral antes da valvulotomia percutânea com balão de Inoue, com as comissuras ainda fusionadas. (**B**) Comissuras abertas após procedimento percutâneo, observando-se com boa definição a separação das comissuras bilateralmente.

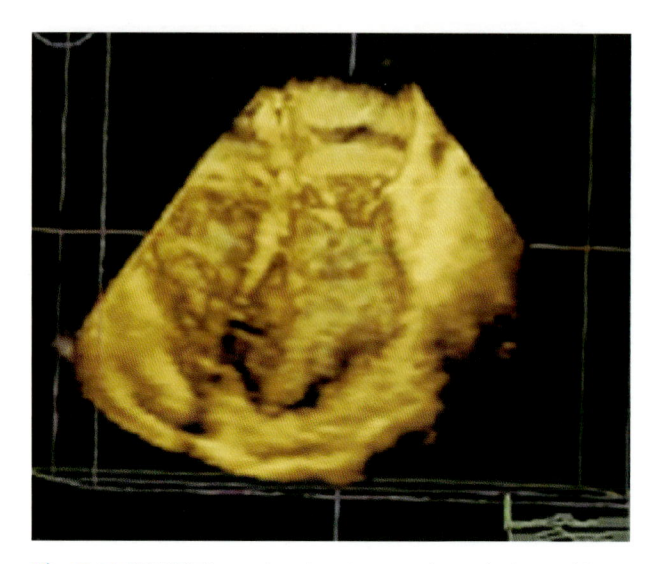

Fig. 3-7. ETE 3DTR, mostrando estenose valvar mitral reumática importante no corte apical de 4 câmaras. Observa-se espessamento de ambos os folhetos com redução da área valvar.

(Fig. 3-10). Em 1985 Lock *et al.*[28] descreveram o procedimento em crianças e adultos jovens, utilizando o balão único e punção transeptal atrial, posteriormente novas técnicas têm-se incrementado no arsenal de tratamento.

A ETE 3DTR também é útil para avaliar os resultados da Valvotomia Mitral Percutânea (VMP). Sabe-se que existem discrepâncias no período imediato pós-VMP entre as medidas da área valvar obtidas pelo PHT e aquelas obtidas invasivamente. Esta falta de acurácia relaciona-se com a criação do defeito do septo interatrial após VMP e com o fato de que o PHT assume que a complacência do átrio e do ventrículo esquerdos permanece estável. Isto não é válido no período imediato à VMP, já que ocorrem rápidas mudanças na pressão atrial esquerda e no enchimento ventricular esquerdo, e o orifício mitral torna-se muito irregular e tecnicamente difícil de ser traçado pela planimetria 2D, particularmente na presença de calcificação. A ETE 3D permite a avaliação morfológica da valva mesmo após a VMP, fato importante na avaliação do mecanismo bem-sucedido do procedimento, com a imediata observação da divisão das comissuras e das possíveis complicações do procedimento.[24,29]

Na atualidade, a VMP por cateter balão é o tratamento de escolha na estenose valvar mitral de etiologia reumática e está indicada nos pacientes com estenose mitral moderada ou importante, sintomáticos em classe funcional III-IV pela NYHA ou naqueles assintomáticos com área valvar menor ou igual a 1,5 cm^2 e com pressão sistólica da artéria pulmonar maior que 50 mmHg ou maior que 60 mmHg no pico do exercício. As valvas devem ser morfologicamente favoráveis ao procedimento, ausência de trombo em átrio esquerdo ou insuficiência mitral maior que moderada pelos critérios de Seller.[30]

A ecocardiografia tridimensional 3DTR e bidimensional (2D) são fundamentais para a avaliação morfofuncional da valva mitral reumática antes da VMP, sendo analisados a mobilidade e o espessamento dos folhetos, característica e fusão do aparelho subvalvar e presença de calcificação (Figs. 3-11 a 3-18). Estes parâmetros são graduados de um a quatro pontos e somados para obter um escore final, conforme proposto por Wilkins *et al.*[31] Estudos prospectivos demonstraram que pacientes com escore menor ou igual a 8 tiveram resultados imediatos superiores com sensibilidade em predizer bons resultados de 72% e especificidade de 73%.[32] Consideram-se critérios de sucesso do procedimento da área valvar maior que 1,5 cm^2, pressão de átrio esquerdo menor que 18 mmHg e ausência de insuficiência mitral grave.

Palacios *et al.*[33] avaliaram 879 pacientes submetidos à VMP por um período de 15 anos e concluíram que pacientes com escore menor ou igual a 8, idade menor ou igual a 45 anos, insuficiência mitral após VMP menor que 2 (critérios de Seller[34]) e ausência de história de comissurotomia cirúrgica prévia tiveram maior ganho de área valvar, 95% de sobrevida e 61% de taxa de sobrevida livre de eventos durante o período de acompanhamento. Esse estudo demonstra, ainda, que a valvotomia mitral percutânea deve ser considerada primeira escolha em pacientes com escore entre 9 e 11, na ausência de outras variáveis de risco (61% de resultado imediato bom e 39% de pacientes livres de eventos combinados em cinco anos); já pacientes com escore maior que 12 devem ser encaminhados para troca valvar (apenas 36% têm sucesso à valvotomia mitral percutânea, e 10% permanecem livres de eventos combinados).

Com os resultados imediatos e tardios, obtidos com o tratamento percutâneo, observou-se que estes eram superponíveis aos alcançados com o tratamento cirúrgico clássico, com a vantagem de índices menores de morbimortalidade.[35]

Doença Valvar – Estenose Valvar Mitral

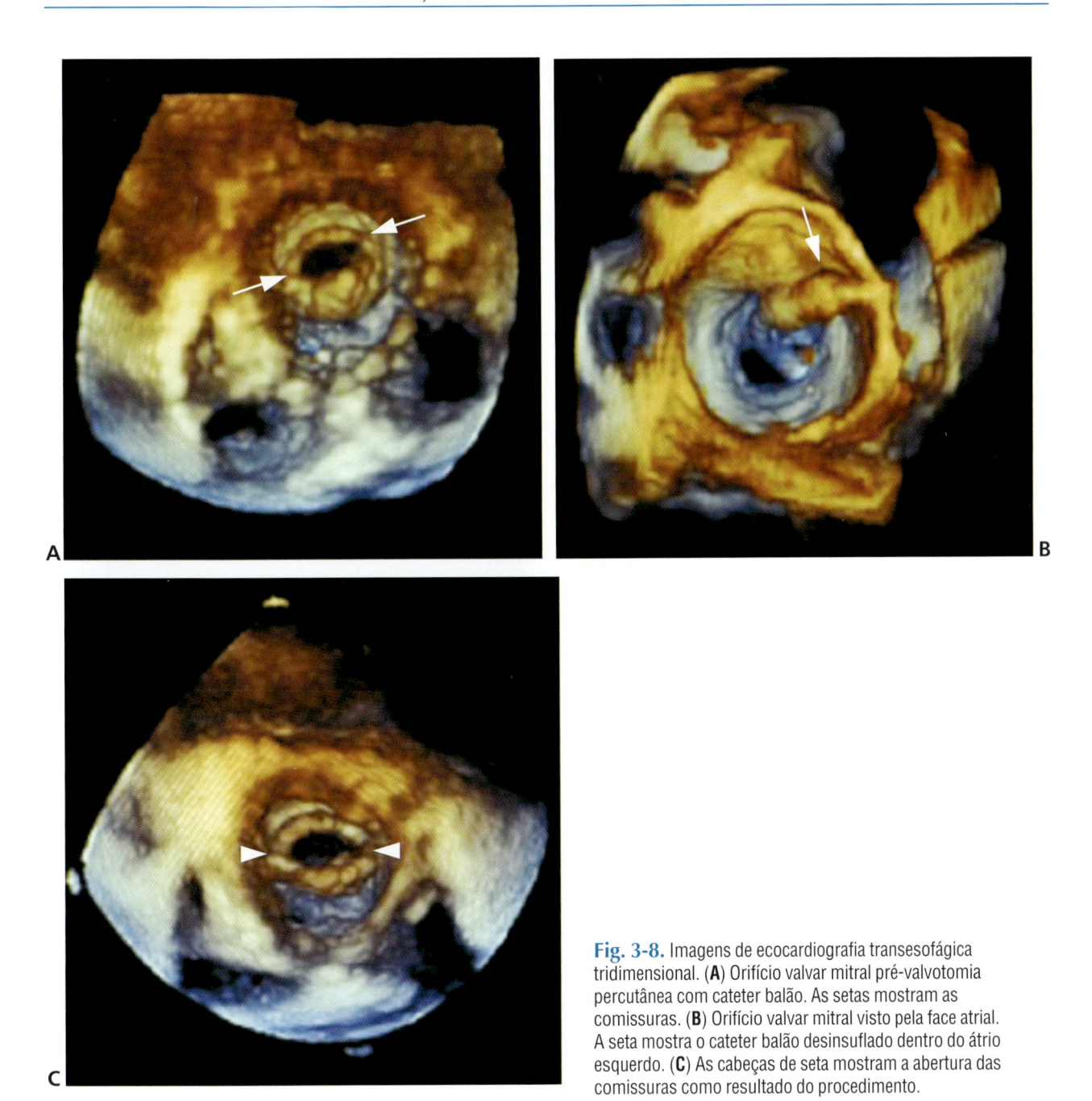

Fig. 3-8. Imagens de ecocardiografia transesofágica tridimensional. (**A**) Orifício valvar mitral pré-valvotomia percutânea com cateter balão. As setas mostram as comissuras. (**B**) Orifício valvar mitral visto pela face atrial. A seta mostra o cateter balão desinsuflado dentro do átrio esquerdo. (**C**) As cabeças de seta mostram a abertura das comissuras como resultado do procedimento.

Cateter Balão

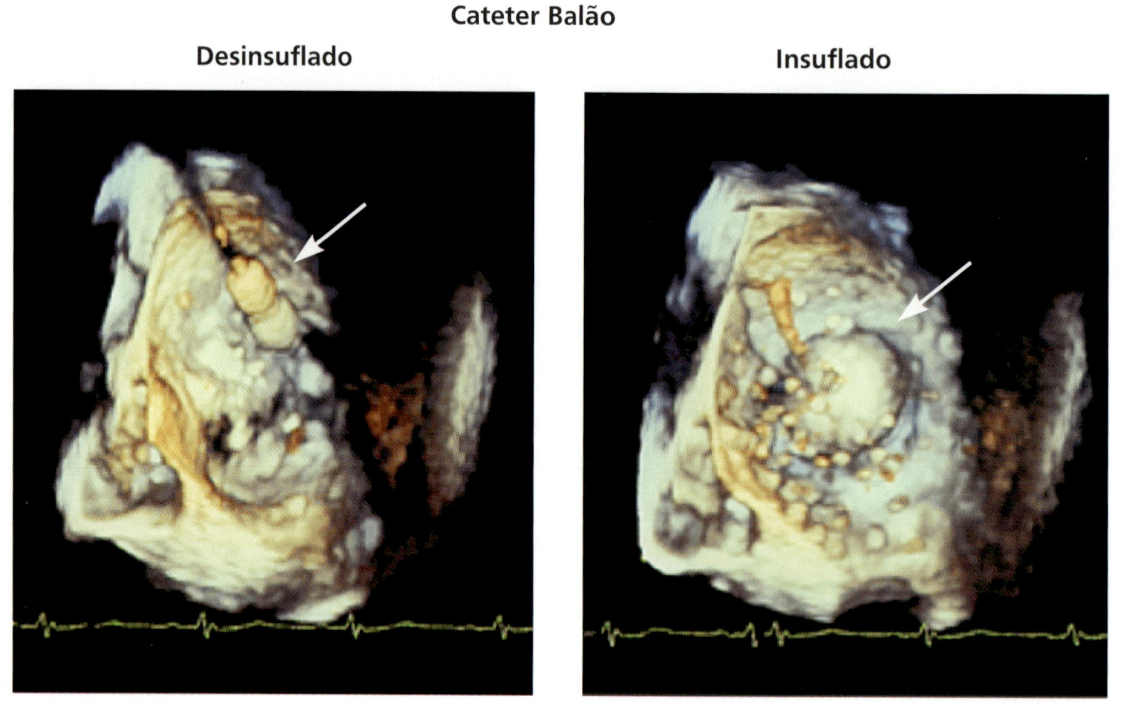

Desinsuflado | Insuflado

Fig. 3-9. ETE 3DTR. Valvotomia mitral percutânea com cateter balão. As setas mostram o cateter balão.

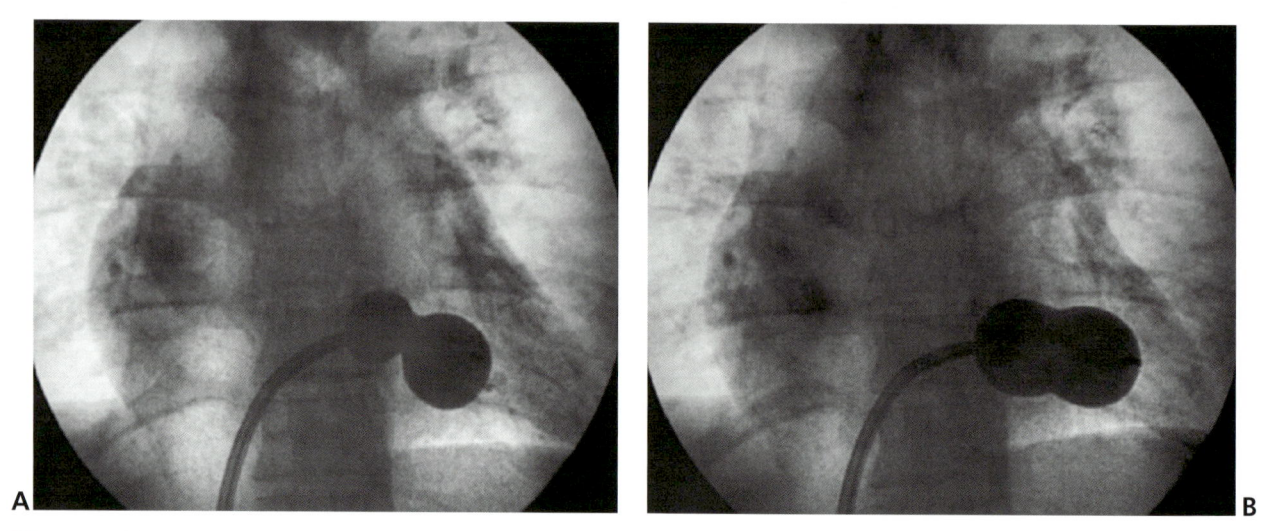

Fig. 3-10. Cinerradiografia da técnica de Inoue para valvotomia mitral percutânea por cateter balão. (**A**) Balão parcialmente insuflado criando uma forma em "haltere" com o centro posicionado precisamente na válvula. (**B**) À medida que a insuflação continua, a cintura do "haltere" começa a alargar-se. Antes da inserção, cada balão é calibrado de modo que um volume de insuflação conhecido resulte em um diâmetro conhecido da cintura. Quando totalmente insuflada, a cintura expande-se até o diâmetro de dilatação desejada, resultando na separação das comissuras e no alargamento do orifício mitral.

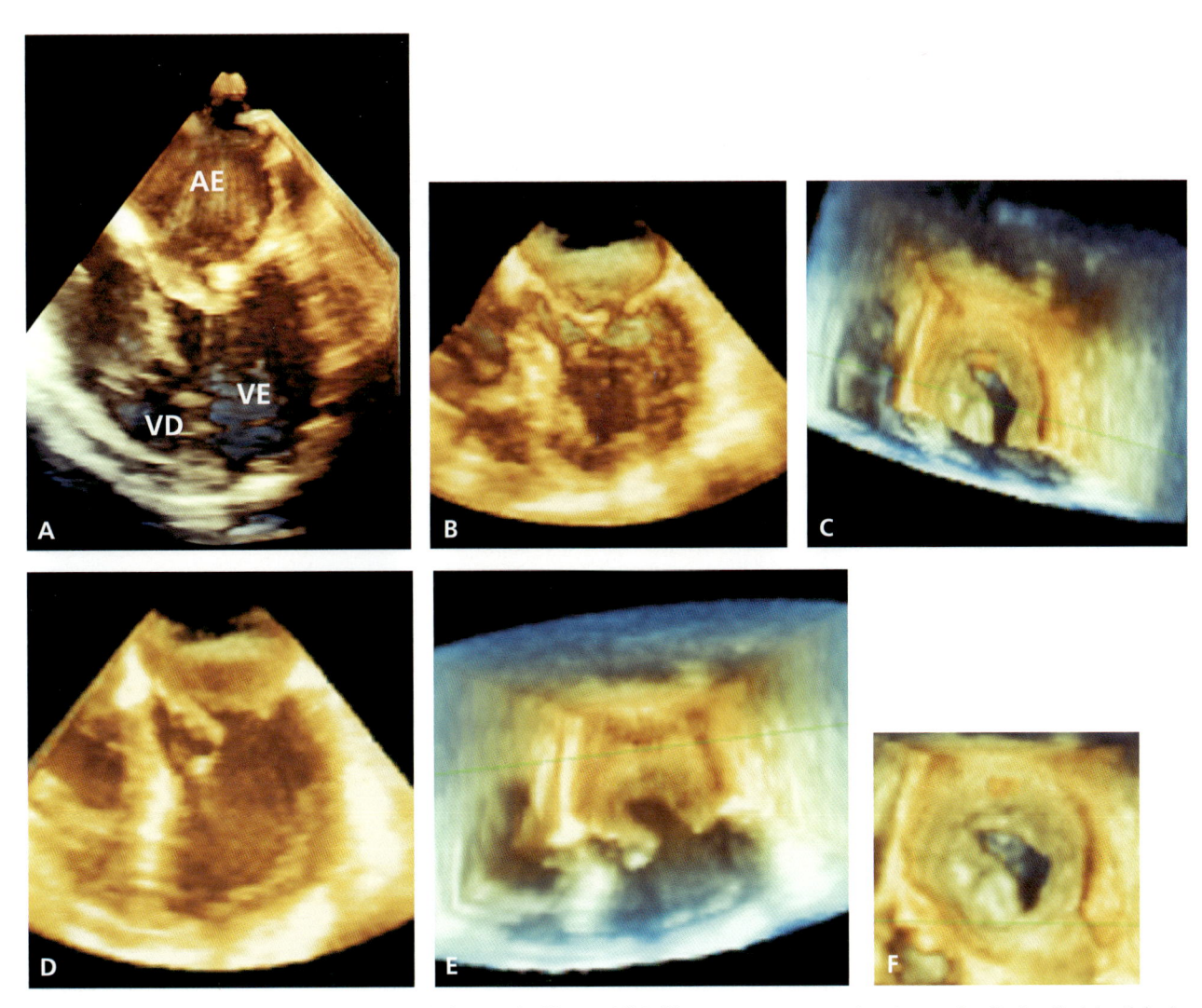

Fig. 3-11. (A) ETE 3DTR. Corte transversal de 4 câmaras (esôfago médio). Observa-se a presença de estenose da válvula mitral de etiologia reumática com orifício estenótico em diástole. Nota-se importante espessamento de ambos os folhetos, redução da abertura e mobilidade dos mesmos com formato em cúpula, características de acometimento reumático. **(B-F)** Estenose valvar mitral – ETE 3D posição apical de 4 câmaras: **(B)** Visão frontal mostrando a redução da abertura da valva mitral; **(C)** visão superior mostrando a posição do corte anterior próximo à comissura; **(D e E)** mostrando o corte no terço médio da valva; **(F)** visão superior mostrando o orifício real de abertura da valva mitral.

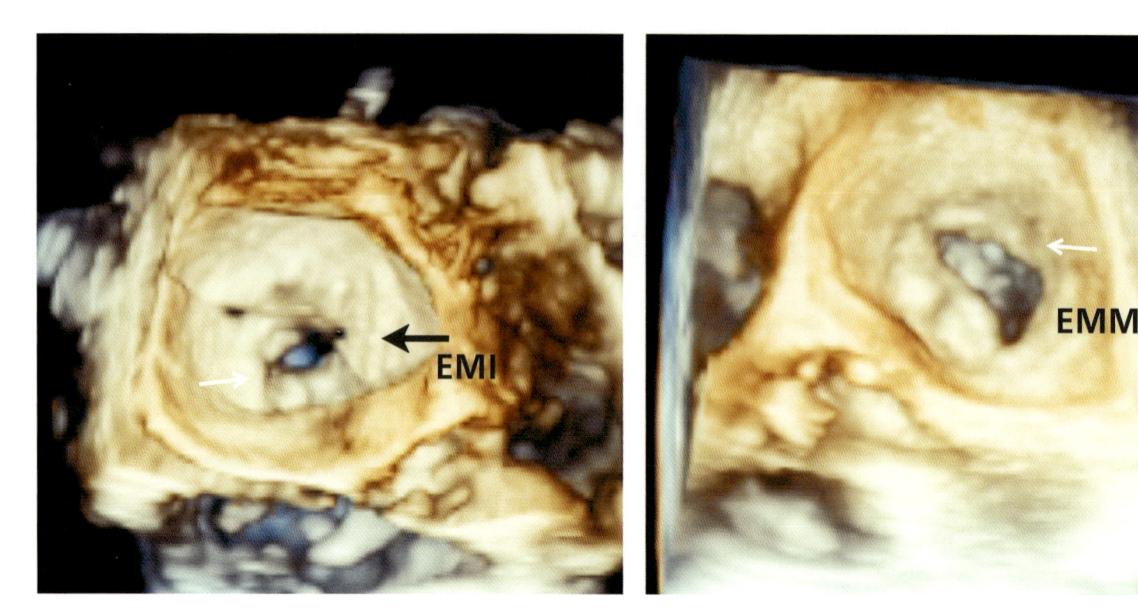

Fig. 3-12. ETE 3DTR. Vista atrial de paciente portadora de estenose valvar mitral reumática importante (EMI) e moderada (EMM). Observa-se espessamento importante dos folhetos com redução da área valvar em diástole e fusão de suas comissuras bilateral.

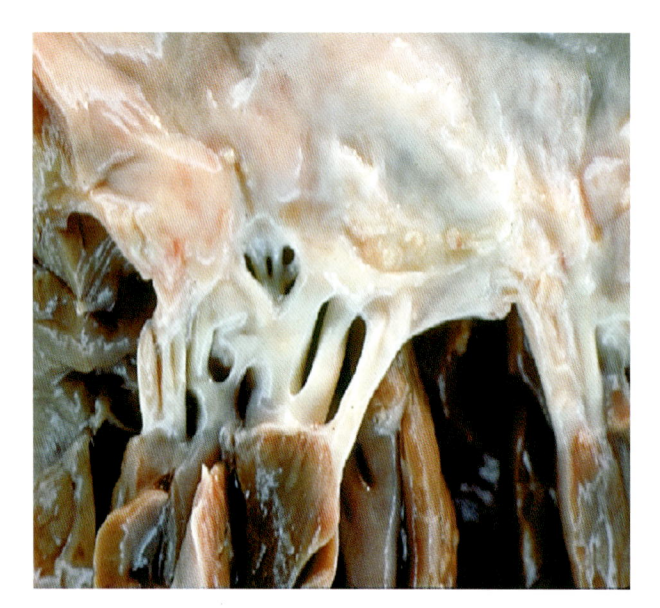

Fig. 3-13. Estudo de peça anatômica de valva mitral com estenose importante de etiologia reumática, acometendo o aparelho subvalvar (espessamento, fusão parcial e encurtamento das cordas tendíneas).

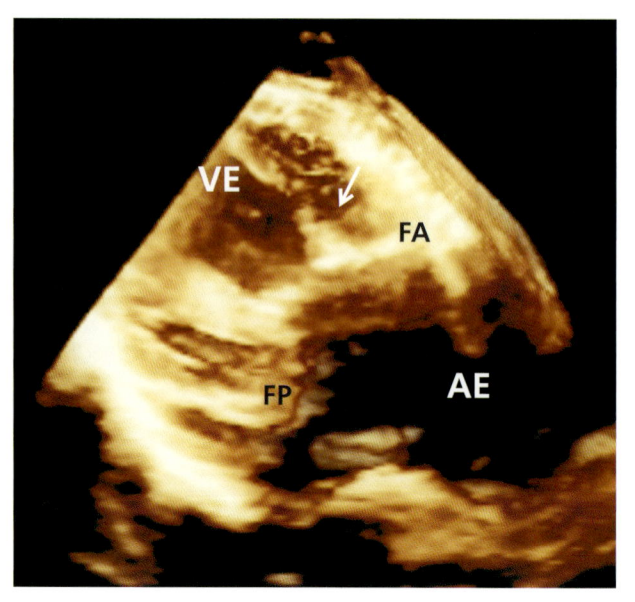

Fig. 3-14. ETE 3DTR. Vista longitudinal (plano transgástrico). Estudo do aparelho subvalvar do paciente com estenose mitral. Observa-se fusão bilateral de cordas tendíneas, sendo mais evidente o comprometimento das cordas do folheto posterior, que encontram-se espessadas e retraídas. FA = folheto anterior; FP = folheto posterior.

DOENÇA VALVAR – ESTENOSE VALVAR MITRAL

Valva mitral
Fusão da comissura anterolateral

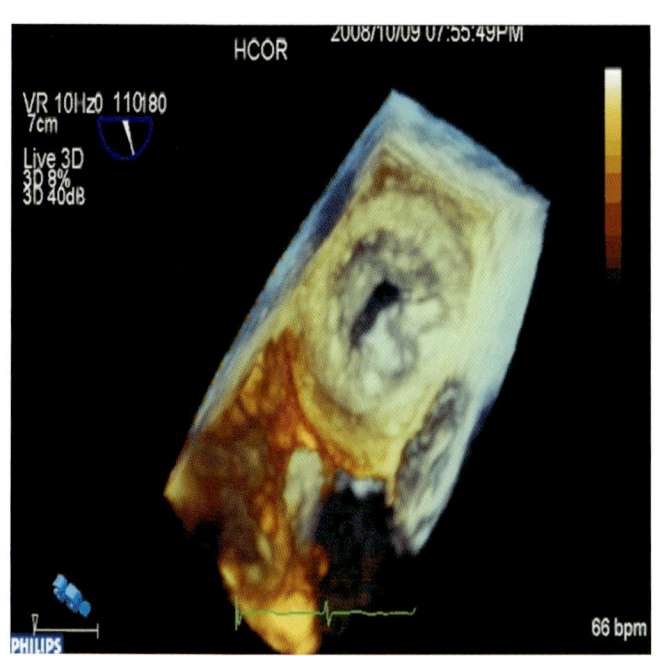

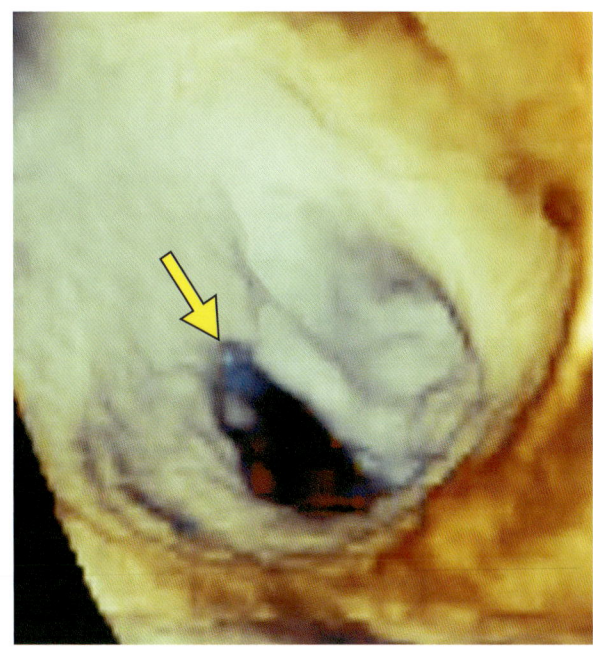

Fig. 3-15. ETE 3DTR, modo normal e *zoom*, vista desde a face atrial em diástole da estenose mitral reumática.

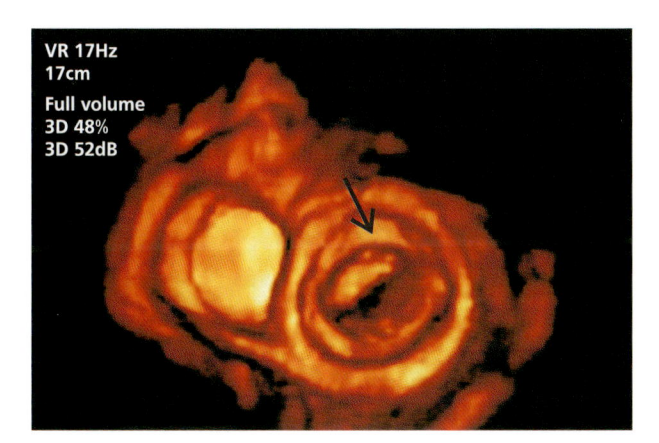

Fig. 3-16. ETE 3DTR. Estenose valvar mitral reumática, vista atrial com presença de importante espessamento de seus folhetos e pontos de calcificação no folheto anterior (seta) com consequente aumento de ecogenicidade da estrutura.

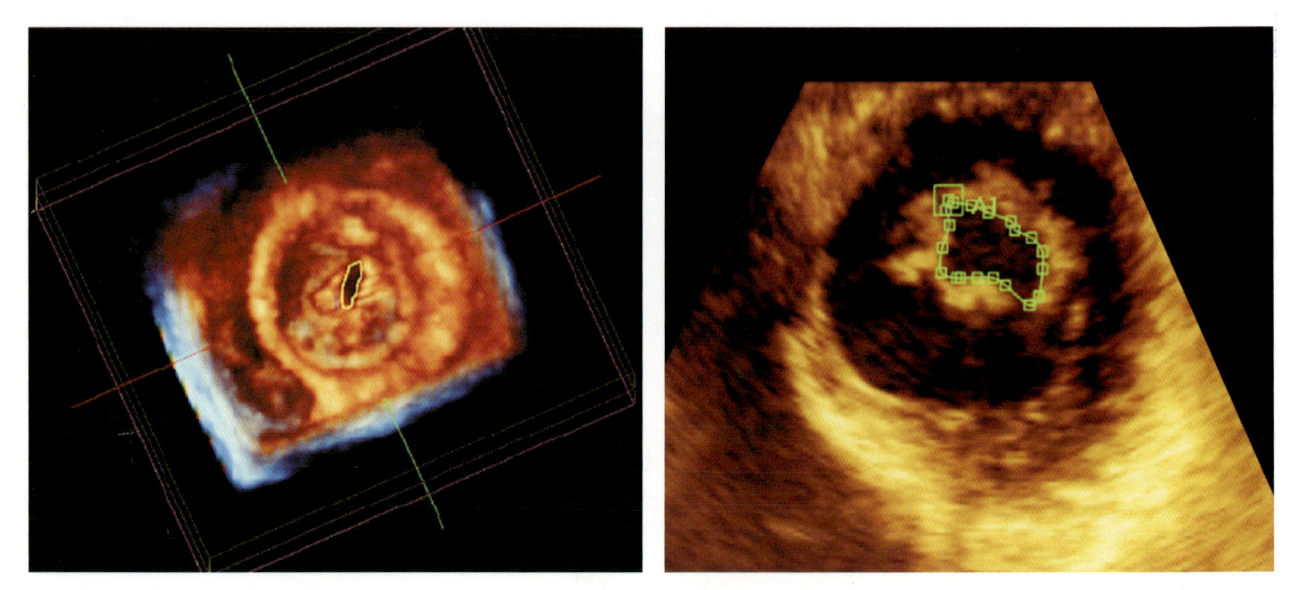

Fig. 3-17. ETE 3DTR. Imagem observada desde a projeção ventricular, trata-se de casos de estenose mitral reumática grave e moderada. Observa-se o formato em boca de peixe, por fusão de comissuras bilateral e planimetria dos orifícios de fluxo.

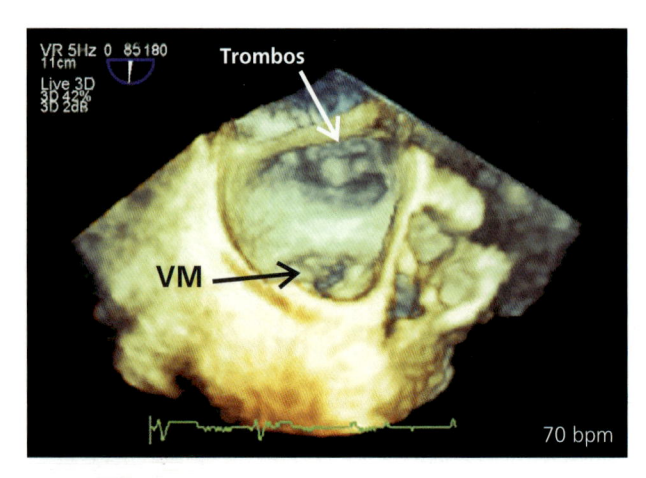

Fig. 3-18. ETE 3DTR em plano transversal de paciente portador de estenose valvar mitral reumática grave, em diástole. Observa-se aumento importante do átrio esquerdo com presença de pequenos trombos organizados no interior do apêndice atrial esquerdo.

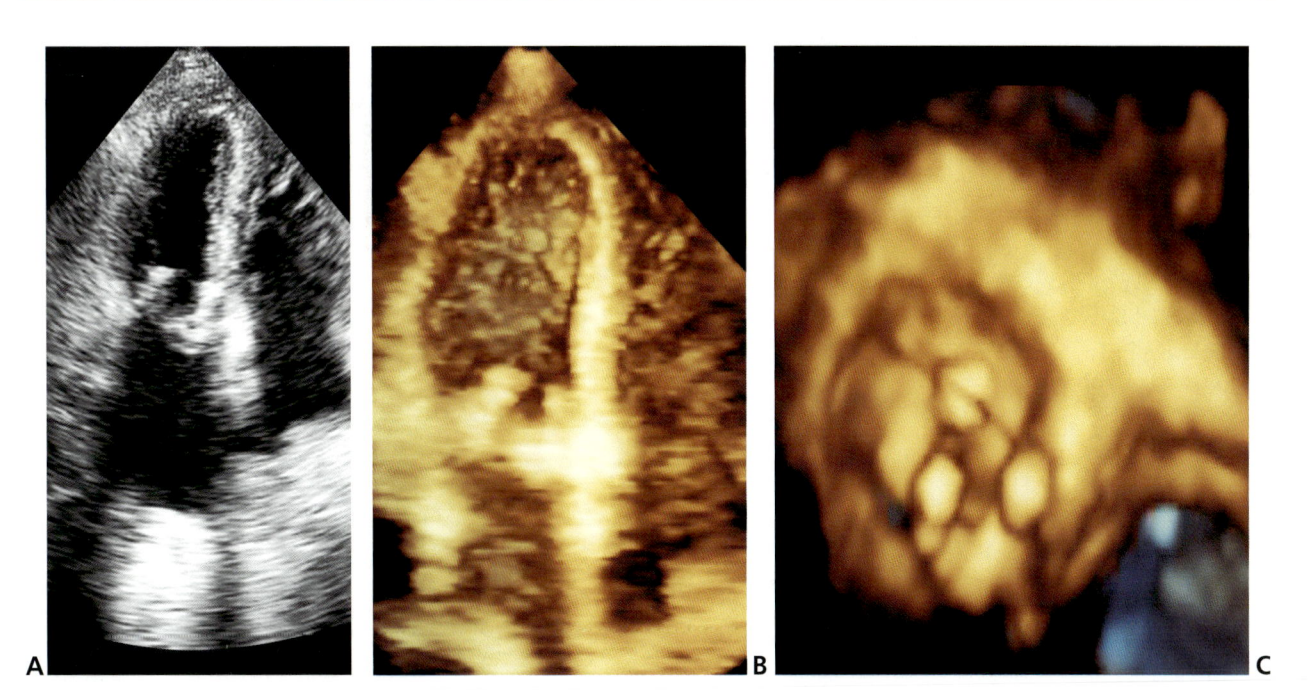

Fig. 3-19. Prótese biológica na posição mitral: **(A)** Eco 2D – corte apical de 4 câmaras (posição da haste septal duvidosa). **(B)** Eco 3D – corte apical de 4 câmaras (posição da haste septal duvidosa). **(C)** Eco 3D – corte apical de 4 câmaras visão superior (posição da haste septal comprimindo o septo e gerando gradiente na via de saída do VE de 26 mmHg e provável responsável pelo aparecimento de arritmia.

CONCLUSÃO

A ecocardiografia 3DTR com Doppler colorido é capaz de mostrar a completa anatomia da valva mitral estenosada com excelente correlação com o achado cirúrgico e com os dados hemodinâmicos. Pode-se com este método acompanhar todo o procedimento da valvotomia (avaliação pré-, durante e pós-) mostrando o resultado anatômico em detalhe do mesmo.

REFERÊNCIAS BIBLIOGRÁFICAS

1. Community contrl of rheumatic heart disease in developing countries. A major public health problem. *Who Cron* 1980;34:336.
2. Stollerman GH. Rheumatic fever. *Lancet* 1997; 349:935-42.
3. Massel B. *Rheumatic fever and streptococcal infection: unraveling the mysteries of a dread disease.* Harvard University Press, 1997.
4. Ruckman RN et al. Anatomic types of congenital mitral stenosis: report of 49 autopsy cases with considerations of diagnosis and surgical implications. *AMJ Cardiol* 1978;42:592.
5. Nakatani S, Masuyama T, Kitabatake A et al. Value and limitations of Doppler echocardiography inthe quantification of stenotic mitral valve area: comparison of the pressure half-time and the continuity equation methods. *Circulation* 1988;77:85.
6. Smith MD, Wisenbaugh T, Grayburn PA et al. Value and limitations of Doppler pressure half-time in quantifying mitral stenosis: a comparison with micromanometer catheter recordings. *Am Heart J* 1991;121:480-88.
7. Faletra F, Pezzano Jr A, Fusco R et al. Measurement of mitral valve area in mitral stenosis: four echocardiographic methods compared with direct measurement of anatomic orifices. *J Am Coll Cardiol* 1996;28:1190-97.
8. Feigenbaum H. *Echocardiography.* 5th ed. Philadelphia: Lea & Febiger, USA, 1994.
9. Lange A, Palka P, Burstow DJ et al. Three-dimensional echocardiography: historical development and current applications. *J Am Soc Echocardiography* 2001;14:403-12.
10. Sugeng L, Weinert L, Lammertin G et al. Accuracy of mitral valve area measurements using transthoracic rapid freehand 3 dimensional scanning: comparison with noninvasive and invasive methods. *J Am Soc Echocardiography* 2003;16:1292-300.
11. Ahmad M. Real-three-dimensional echocardiography in assessment of heart disease. *Echocardiography* 2001;18:73-77.
12. Kisslo J, Firek B, Takahiro O et al. Real-time volumetric echocardiography:the technology and the possibilities. *Echocardiography* 2000;17:773-79.
13. Binder TM, Rosenhek R, Porenta G et al. Improved assessment of mitral stenosis by volumetric real-time three dimensional echocardiography. *J Am Coll Cardiol* 2000;36:1355-61.
14. De Agustin JA, Nanda NC, Gill EA et al. The use of three dimensional echocardiography for the evaluation of and treatment of mitral stenosis. *Cardiol Clin* 2007;25:311-18.
15. Perez da Isla, Casanova C, Almeida C et al. Which method should be the reference to evaluate the severity of rheumatic mitral stenosis? Gorling's method versus 3D-echo. *Eur J Echocardiography* 2006; (in press).
16. Chen Q, Nosir YF, Vletter WB. Accurate assessment of mitral valve area in patients with mitral stenosis by

three-dimensional echocardiography. *J Am Soc Echocardiography* 1997;10(2):133-40.

17. Valocik G, Kamp O, Mannaerts HFJ et al. New quantitative three-dimensional echocardiographic indices of mitral valve stenosis. *Int J Cardiovasc Imaging* 2007;23:707-16.

18. Chu JW, Levine RA, Chua S et al. Assessing mitral valve area and orifice geometry in calcific mitral stenosis: a new solution by real time three-dimensional echocardiography. *J Am Soc Echocardio* 2008;21:1006-9.

19. Pothineni KR, Inamdar V, Miller AP et al. Inicial experience with live/real time three-dimensional transesophageal echocardiography. *Echocardography* 2007;24:1009-104.

20. Salcedo EE, Quaife RA, Seres T et al. A framework for systematic characterization of the mitral valve by real-time three-dimensional transesophageal echocardiopgraphy. *J Am Soc Echocardiogr* 2009;22:1087-99.

21. Dobarro D, Gomez-Rubin MC, Lopez-Fernandez T et al. Real time three-dimensional transesophageal echocardiography for guiding percutaneous mitral valvuloplasty. *Echocardiography* 2009 July;26:746-49.

22. Perk G, Lang RM, Fernandez MAG et al. Use of real time three-dimensional transesophageal echocardiography in intracardiac catheter based interventions. *J Am Soc Echocardiography* 2009;22(8):865-82.

23. Applebaum RM, Kasliwal RR, Kanogia A et al. Utility of three-dimensional echocardiography during balloon mitral valvuloplasty. *J Am Coll Cardiol* 1998;32:1405-9.

24. Applebaum RM, Kasliwal RR, Kanogia A et al. Utility of three-dimensional echocardiography during balloon mitral valvuloplasty. *J Am Coll Cardiol* 1998;32:1405-9.

25. Zamorano J, Da Isla LP, Sugeng L et al. Non invasive assessment of mitral valve area during percutaneous balloon mitral valvuloplasty: role of real-time 3D echocardiography. *Eur Heart J* 2004;25:2086-91.

26. Zamorano J, Agustín A. Three-dimensional echocardiography for assesment of mitral valve stenosis. *Current Opinion in Cardiology* 2009;24:415-19.

27. Inoue K, Owaki T, Nakamura T et al. Clinical application of transvenous mitral commissurotomy by a new balloon catheter. *J Thorac Cardiovasc Surg* 1984;87:394-402.

28. Lock JE, Khalilullah M, Shirivastava S et al. Percutaneous catheter commissurotomy in rheumatic mitral stenosis. *N Engl J Med* 1985;313:1515-18.

29. Messika-Zeitoun D, Blanc J, Iung B et al. Impact of degree of commissural opening after percutaneousmitral commissurotomy on long-term outcome. *J Am Coll Cardiol Img* 2009;2:1-7.

30. Bonow RO. ACC/AHA 2006 guidelines for the management of patients with valvular heart disease. A report of the American College of Cardiology/American Heart association task force on practice guidelines. (Writing Committee Heed to Revise the 1998 Guidelines for the Management of Patients With Valvular Heart Disease.)

31. Wilkins GT, Weyman AE, Abascal VM et al. Percutaneous balloon dilatation of the mitral valve: An analysis of echocardiography variables related to outcome and the mechanism of dilatation. *Br Heart J* 1988;60:299-308.

32. Palacios IF, Farawell to surgical mitral commissurotomy for many patients. *Circulation* 1998;97:223-26.

33. Palacios IF, Sanchez PL, Harrel LC et al. Wich patients benefit from percutaneous mitral balloon valvuloplasty variables that predict long-term outcome. *Circulation* 2002;105:1465-71.

34. Seller RD, Levi MJ, Amplatz K et al. Retrograde cardioangiography in acquired cardiac disease technique, indications and interpretation of 100 cases. *Am J Cardiol* 1964;14:437.

35. Feldman T. hemodinamic result; clinical outcomes and complications of Inoue balloon mitral valvuloplasty. *Cathet Cardiovasc Diagnost* 1994;2:2-7.

Doença Valvar – Valvopatia Mitral – Insuficiência Funcional

4

Vera Márcia Lopes Gimenes
Marcelo Luiz Campos Vieira
Márcia Liciene Gimenes Cardoso

A insuficiência valvar mitral está entre os problemas mais prevalentes e significativos das cardiopatias do mundo ocidental. Contudo, a acurada quantificação da insuficiência valvar mitral é um desafio para a cardiologia clínica. A insuficiência valvar mitral funcional pode ser uma complicação da doença isquêmica crônica ou aguda, da miocardiopatia dilatada idiopática ou hipertrófica (Fig. 4-1). Sua presença aumenta o risco de mortalidade mesmo após reparo valvar e revascularização.[1,2] Vários fatores podem causar a insuficiência valvar funcional como a dilatação do anel valvar, a alteração da fixação dos folhetos pelo deslocamento de um ou mais músculos papilares e a disfunção ventricular com redução da pressão transmitral para fechar os folhetos.[3-5] Na era da troca valvar mitral a questão mais importante para o ecocardiografista era determinar a importância da insuficiência mitral (IM) e avaliar o prognóstico. A presença da insuficiência valvar mitral funcional de grau importante que causa hipertensão pulmonar e sobrecarga de volume potencializa o remodelamento do ventrículo esquerdo e é o maior determinante da evolução da disfunção desse ventrículo e do mau prognóstico a longo prazo.[6] Com o advento da valvoplastia valvar mitral, o dado mais relevante passou a ser a determinação da importância da IM, assim como a possibilidade de reparo valvar e da escolha da técnica cirúrgica mais adequada para cada situação anatômica em particular. Dessa forma tornou-se necessária a avaliação do envolvimento comissural da evidência, não somente do prolapso de um ou dois folhetos (anterior ou posterior), mas também determinação da boceladura valvar *(scallop)* mais envolvida. A ecocardiografia bidimensional (Eco 2D) transtorácica (Eco 2DTT) ou transesofágica (Eco 2DTE) tem suas limitações na exata avaliação espacial das regiões subvalvar e comissural. A ecocardiografia tridimensional em tempo real (Eco 3DTR) tem o potencial de melhorar a avaliação da insuficiência mitral em relação à Eco 2D, facilitando a visualização da complexa anatomia valvar mitral em três dimensões. O folheto anterior é sempre mais bem visualizado que o posterior em decorrência do tamanho maior. São facilmente visíveis os folhetos, as comissuras e o orifício valvar mitral. O folheto posterior é mais bem observado no corte paraesternal, e o folheto anterior, nas projeções paraesternal e apical. A Eco 3D quantifica com maior acurácia a insuficiência mostrada pelo Doppler colorido no volume de insuficiência, a área de superfície de fluxo de convergência e a área do orifício de insuficiência.[7] Pela Eco 3DTR foram reconhecidos diferentes padrões de insuficiência excêntrica que não haviam sido descritos anteriormente na Eco 2D como forma de cilindro, língua, espiral e

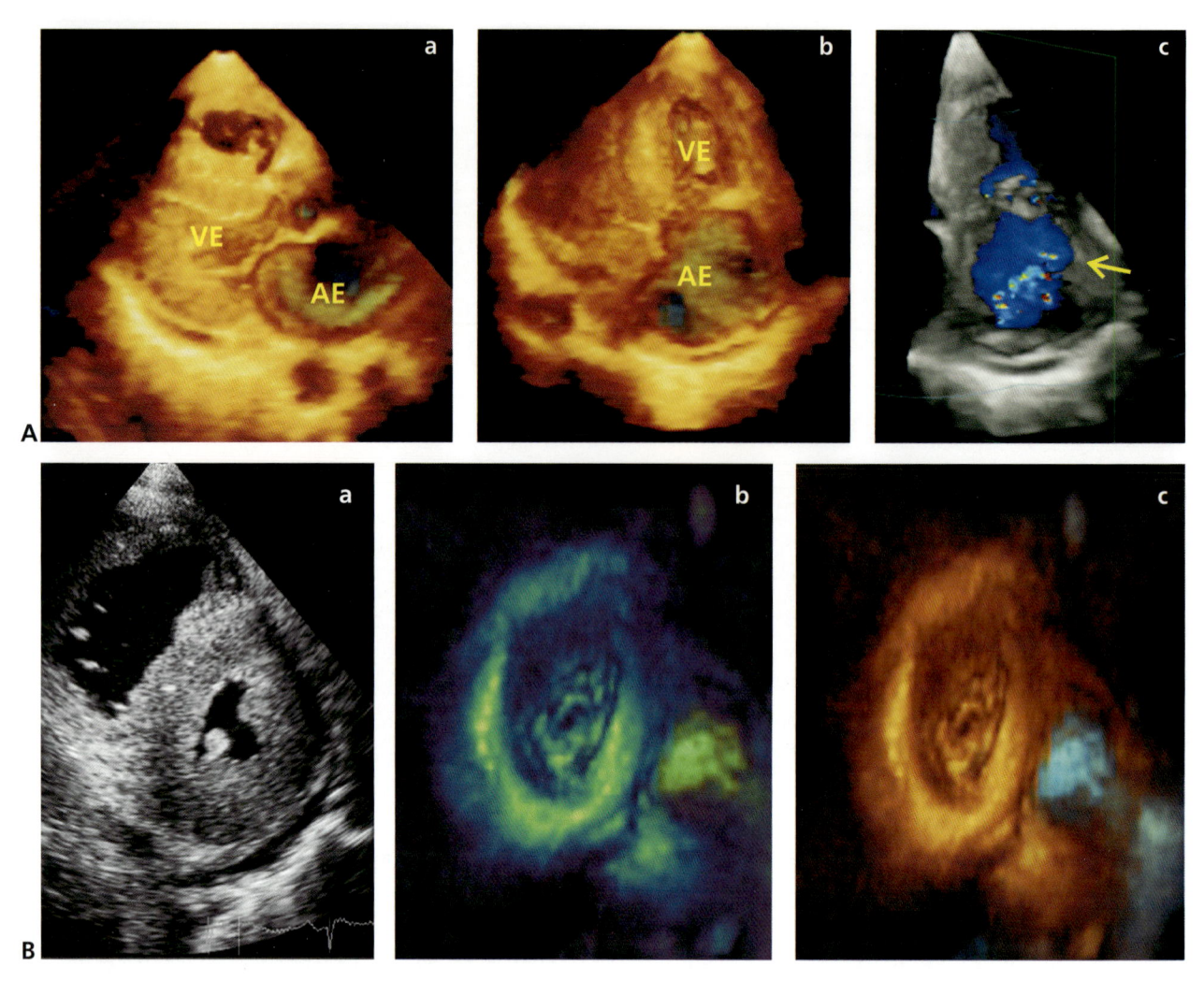

Fig. 4-1. (A) Miocardiopatia hipertrófica concêntrica (doença infiltrativa) – amiloidose – Eco 3D: (*a*) corte paraesternal longitudinal mostrando hipertrofia concêntrica do VE, dilatação do AE e derrame pericárdico; (*b*) corte apical de 4 câmaras mostrando as câmaras esquerdas; (*c*) corte apical de 4 câmaras com a seta mostrando a importante insuficiência valvar mitral central. **(B)** Miocardiopatia hipertrófica concêntrica – amiloidose – Eco 3D: (*a*) Eco 2D, corte paraesternal do eixo menor mostrando a textura anormal do miocárdio; (*b* e *c*) Eco 3D, corte paraesternal do eixo menor mostrando a textura do miocárdio com pontos ecogênicos difusos com melhor visibilidade na cor verde/azul.

colher. A mais importante dessas formas é a capacidade de quantificar o grau de insuficiência pela Eco 3DTR, mesmo nestes padrões excêntricos.

A Eco 3D define e quantifica a relação entre o aparelho valvar mitral, o número e a posição dos músculos papilares (MP), auxiliando no entendimento da fisiopatologia da IM.[8] Cada folheto apresenta uma conexão a dois músculos papilares com cordoalhas distribuídas ipsolateralmente aos folhetos. Os estudos pela Eco 3DTR na miocardiopatia isquêmica mostraram que o deslocamento dos músculos papilares medial e posterior está relacionado com o desenvolvimento da insuficiência valvar mitral funcional.[9] A estimativa precisa do grau de deslocamento dos músculos papilares auxilia no entendimento da heterogeneidade de coaptação dos folhetos da valva mitral na insuficiência funcional (Fig. 4-2).

A determinação da distância entre os músculos papilares pela Eco 2D é ecocardiográfica e não anatômica, daí sua baixa reprodutibilidade. O melhor entendimento da anatomia e geometria da valva mitral auxilia na estratégia cirúrgica. Kwan *et al.*,[6] estudando 48 pacientes com miocardiopatia isquêmica com indicação para cirurgia de DOR (exclusão cirúrgica do segmento infartado), mostraram que a insuficiência valvar mitral funcional isquêmica geralmente é por obstrução da artéria coronária direita (ACD) ou da artéria circunflexa (ACX). Tem sido descrito que a má coaptação dos folhetos, ocasionada pelo deslocamento dos músculos papilares, seria o mecanismo mais importante da IM funcional. A insuficiência funcional que ocorre pelo aumento da esfericidade do VE não tem correlação com o grau de dilatação do mesmo. A dilatação discreta a mo-

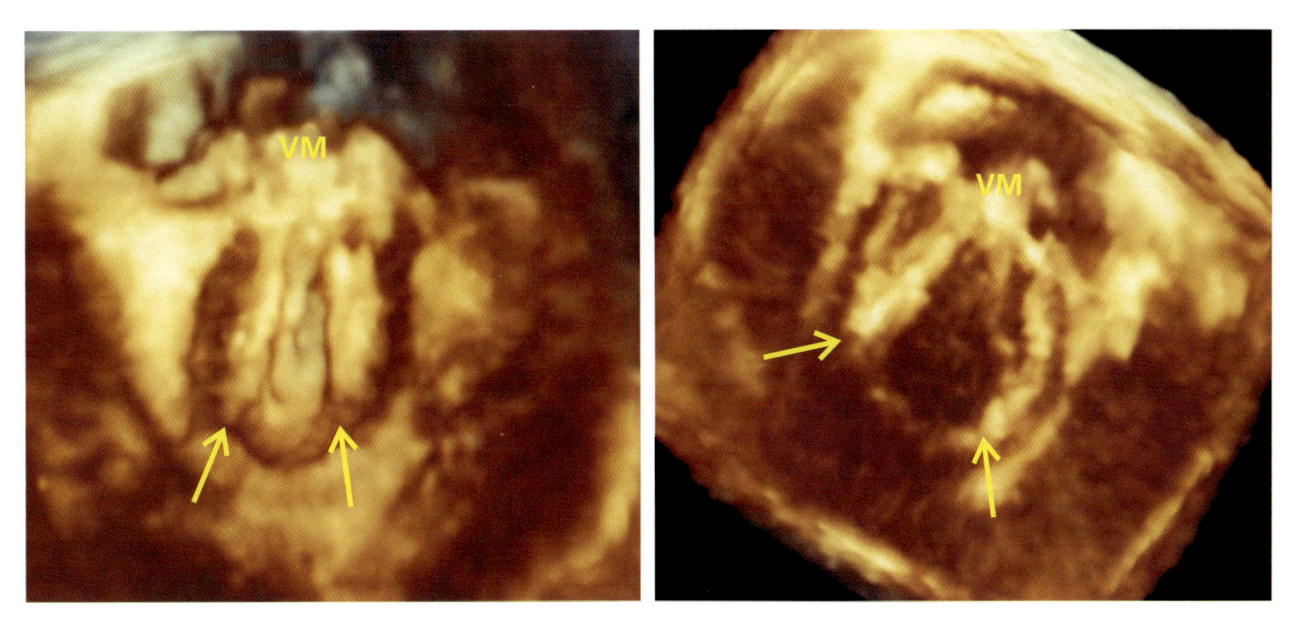

Fig. 4-2. Miocardiopatia isquêmica. Eco 3D corte paraesternal do eixo menor visão superior. As setas mostram graus menor e maior de deslocamento dos músculos papilares. VM = valva mitral.

derada isolada do ventrículo esquerdo não é capaz de produzir fechamento incompleto dos folhetos para causar IM significativa.

Qin et al.[10] observaram que na IM isquêmica, o emprego da Eco 3D conseguia mostrar o deslocamento do músculo papilar posterior no IAM inferolateral, o que levou ao desenvolvimento de modificações na técnica cirúrgica. Aproximadamente 93% dos pacientes com IM importante apresentam deslocamento do MP posteromedial. O grau de deslocamento dos músculos papilares e da angulação dos folhetos determina o grau de IM isquêmica, e não a dilatação do anel de forma isolada. Portanto, a área de coaptação da VM seria o maior determinante da importância da IM. No cálculo desta área, o ângulo Pα maior que 47° seria o preditor geométrico mais importante da IM importante na cardiopatia isquêmica (Fig. 4-3). Os autores baseados na Eco 3D concluíram que na IM importante de etiologia isquêmica, a insuficiência é excêntrica, ocorrendo maior esfericidade do VE, deslocamento assimétrico dos papilares, circulação do anel, redução da aposição dos folhetos por alongamento das cordas e Pα maior que 47°[8] (Fig. 4-4). Glasson et al.[11] mostraram que após a oclusão da ACX ocorrem dilatação e circulação da área valvar mitral, e na oclusão da ADA ocorrem dilatação e achatamento da parte posterior do anel, achados que seriam responsáveis pela presença da insuficiência valvar mitral (Fig. 4-5).

Na IM importante da miocardiopatia dilatada, a insuficiência é central, ocorrem deslocamento simétrico dos papilares, dilatação do anel, alongamentos das cordoalhas e anel com mínimo deslocamento apical na sístole (Fig. 4-6).

Kaplan et al.[12] mostraram pela Eco 3DTR que a insuficiência valvar mitral funcional está associada à dilatação do anel, à sua redução na variação cíclica, ao maior diâmetro intercomissural e ao deslocamento anular longitudinal. Comparando com os indivíduos normais, o anel está dilatado, apresenta maior área e perímetro, menor altura e excentricidade e maior distância entre os pontos mais altos do anel mitral. A Eco 3DTR mostrou que a morfologia do fluxo de convergência é mais complexa e imprevisível em sua forma.[13] Quanto ao orifício de fluxo, pode-se visualizar o orifício de insuficiência e medi-lo pela planimetria, o que apresenta boa correlação com o cálculo feito pelo método de convergência.[13] A insuficiência valvar mitral funcional pode ocorrer, também, como consequência de disfunção regional ou global do ventrículo esquerdo, apesar da valva mitral ser estruturalmente normal. Considerando que a relação entre as estruturas anatômicas seja tridimensional, a Eco 3DTR é o melhor modo para estudar o relacionamento estrutural da valva mitral.

Macnab et al.[14] em estudo com 75 pacientes mostraram que a Eco 3DTR foi superior à Eco 2DTE no completo reconhecimento dos componentes da valva mitral,

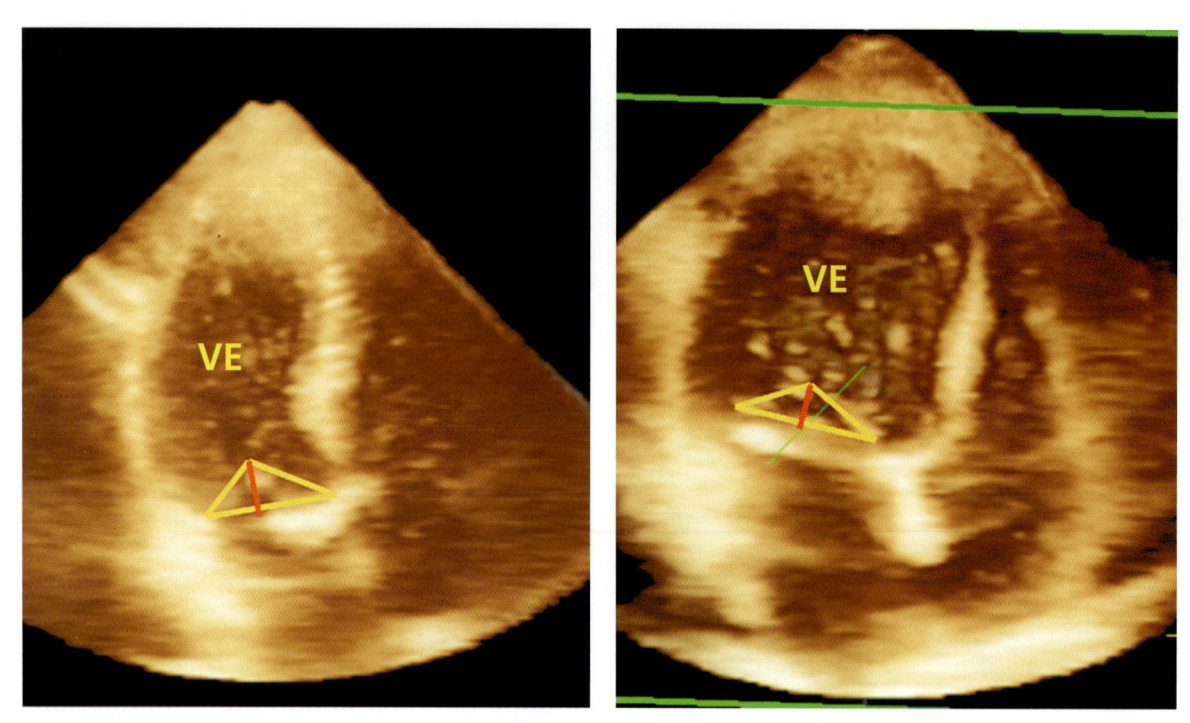

Fig. 4-3. Eco 3D posição apical de 4 câmaras. Plano de coaptação dos folhetos da valva mitral, indicado pela linha vermelha. À esquerda, VE normal com coaptação mais alta, e, à direita, VE com miocardiopatia isquêmica e plano mais baixo de coaptação dos folhetos da valva mitral. VE = ventrículo esquerdo.

principalmente das comissuras e do folheto anterior. Demonstraram também que a avaliação do folheto posterior e do segmento médio dos folhetos foi semelhante ao uso da Eco 3DTR e do Eco 2DTE. Neste estudo, foi mostrado que a Eco 2DTE foi incorreta na avaliação morfofuncional da valva mitral em 14% dos pacientes. Para disfunções mais complexas, a Eco 3DTR forneceu mais informações de maior confiabilidade e tem maior valor preditivo negativo que a Eco 2DTE. Salustri et al.[15] mostraram que a Eco 3D é superior à Eco 2DTE para a localização das estruturas patológicas, das comissuras e do padrão de abertura da valva mitral.

Watanabe et al.[16] mostraram com precisão a deformação da valva mitral, do anel valvar e da coaptação dos folhetos na insuficiência de origem isquêmica. Nestes pacientes, a insuficiência mitral importante ocorreu em cerca de 20 a 25% dos mesmos. Na isquemia, o anel valvar mitral está mais dilatado e achatado com deformação mais significativa do folheto anterior. Na miocardiopatia isquêmica, a insuficiência valvar mitral ocorre em paralelo com o remodelamento do ventrículo esquerdo e não com os distúrbios intrínsecos da valva mitral. Kwan et al.,[9] estudando 26 pacientes com miocardiopatia isquêmica e 18 pacientes com miocardiopatia dilatada idiopática, apresentando IM de grau semelhante com análise realizada com Eco 3DTR, mostraram que na miocardiopatia isquêmica a deformação da valva mitral no segmento mediolateral era assimétrica, a cavidade ventricular esquerda era menor, o anel valvar mitral menos dilatado e a insuficiência era formada por dois jatos separados: um medial central e outro lateral excêntrico. Na miocardiopatia dilatada idiopática, a deformação da valva mitral no segmento mediolateral era simétrica, a cavidade ventricular esquerda era maior e esférica, o anel valvar mitral mais dilatado e a insuficiência apresentava direcionamento central. Estas diferenças de geometria auxiliam a entender os diferentes mecanismos destes dois diferentes tipos de insuficiência funcional.

O método de PISA (área de superfície de isovelocidade proximal) calculado pelo modo bidimensional é um conceito interessante. A aceleração do fluxo no orifício da insuficiência forma uma série de conchas de isovelocidade concêntrica, cada uma com menor área de superfície e maior velocidade à medida que se aproxima do orifício. Se o orifício for um círculo muito pequeno, as conchas serão hemisféricas. Porém, a insuficiência valvar mitral funcional com muita frequência esta associada a um orifício de forma irregular, a PISA

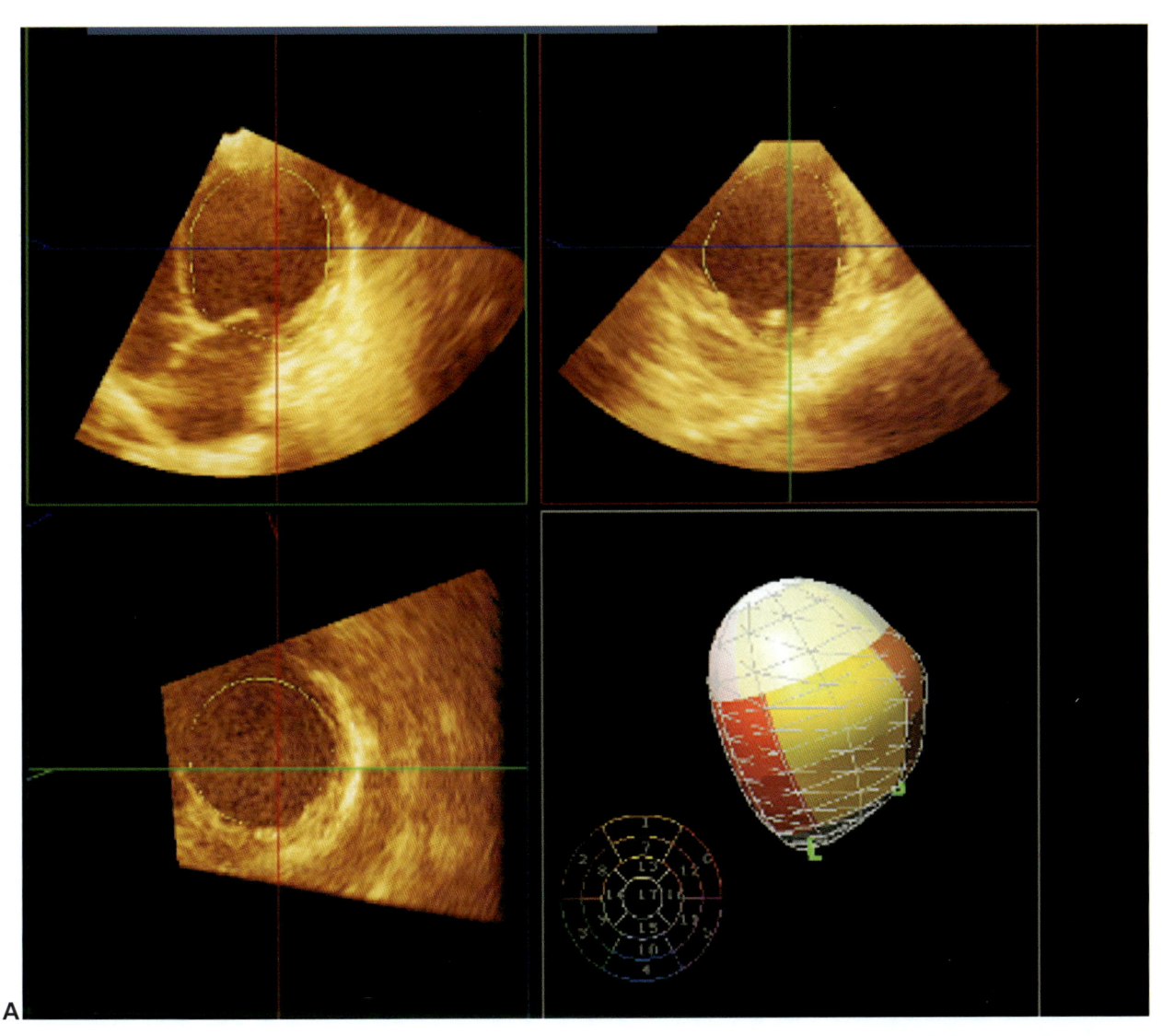

Fig. 4-4. (A) Miocardiopatia isquêmica – Eco 3D posição apical de 4 câmaras. Ventrículo esquerdo esférico. Avaliação dos volumes e da fração de ejeção. (*Continua.*)

não é hemisférica e sim hemielíptica, e a insuficiência é dinâmica durante a sístole.[17]

Baseado no princípio da dinâmica dos fluidos, a aferição da *Vena Contracta* (VC) representa o método quase ideal para definir a importância da insuficiência valvar mitral, pois independe das mudanças de fluxo e pressão, enquanto o orifício de fluxo permanece constante. O conceito de contração do fluxo explica porque a área da VC representa 65 a 85% da área real. O modo 2D superestima a área do orifício de insuficiência, porque pressupõe que o mesmo seja constante e circular. Deve-se lembrar que a etiologia e o grau de disfunção dos folhetos podem alterar profundamente a forma do orifício de insuficiência e, portanto, da área da VC.[17] Com base no conceito de que a velocidade com fluxo laminar da VC é oposta ao fluxo turbulento no jato de insuficiência, o espectro do Doppler colorido pode ter dois componentes: (1) componente não reverberante, mostrado pelo Doppler colorido na área da VC; (2) componente reverberante que pode ser desmascarado pelo Doppler contínuo. O fluxo de insuficiência seria a soma dos dois componentes. A eco 3D poderia definir com precisão a área da VC. Observa-se correlação excelente entre Eco 3D e RM na aferição da IM quando o refluxo é moderado ou importante.[18] A PISA subestima os defeitos não circulares, enquanto o emprego do Doppler superestima o volume de insuficiência na IM discreta. É necessária maior investigação nesta área para definir este conceito, visto que todos estes cálculos estão alterados na arritmia significativa e na insuficiência valvar

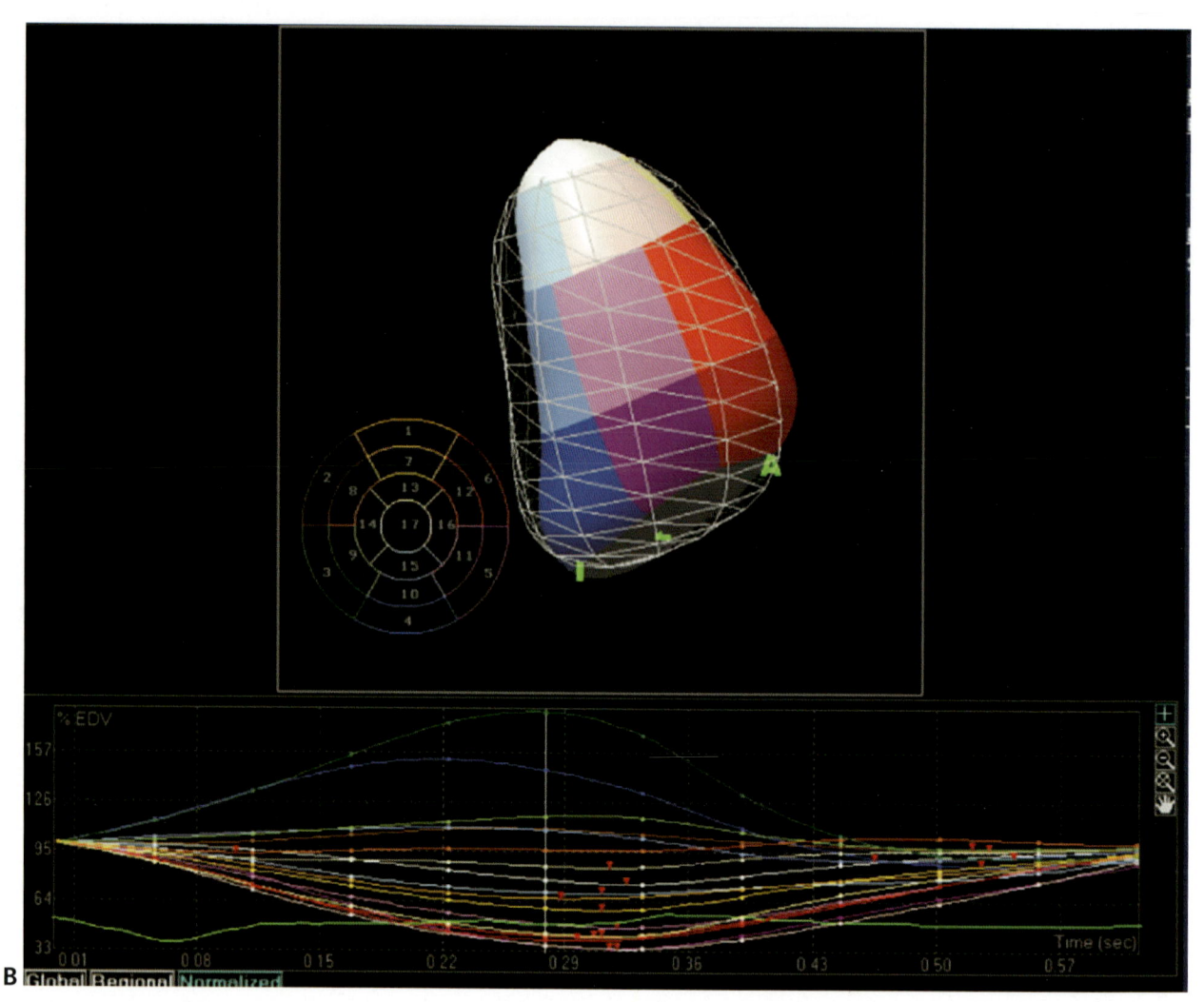

Fig. 4-4. (*Cont.*) (**B**) Miocardiopatia isquêmica – Eco 3D posição apical de 4 câmaras, em ventrículo esquerdo esférico. Avaliação dos volumes, da fração de ejeção e do dessincronismo presente neste exemplo do ventrículo esquerdo.

aórtica. De acordo com recomendações internacionais, se a VC for maior que 7 mm, a área de orifício de insuficiência maior que 0,4 cm² e o volume de insuficiência maior que 60 mL, a insuficiência valvar mitral pode ser considerada importante.[18]

Estudando modelos *in vitro* e *in vivo*, Plincht et al.[19] mostraram que o fluxo na VC quantifica a importância da IM, baseados no método de não reverberação da velocidade espectral relativamente estreita do fluxo laminar na VC. De acordo com a fórmula abaixo:

Volume de insuficiência = área da VC com *aliasing* × 3 × vel. *aliasing* + área da VC sem *aliasing* × vel. *color*

Foi considerado como volume de insuficiência de grau discreto o volume menor que 30 mL, moderado entre 30 e 59 mL e importante quando maior que 60 mL.

O diâmetro da VC como estimativa da área de orifício efetivo regurgitante é aceito como parâmetro para a quantificação da IM. Quando o orifício regurgitante não é circular ou irregular, como é comum na IM funcional, as medidas pela Eco 2D são duvidosas, e a Eco 3DTR pode auxiliar nestes casos pois avalia diretamente o tamanho e a forma da VC, eliminando as possíveis causas de erro (Fig. 4-7). Avaliando 57 pacientes com IM importante de diferentes etiologias, os autores, Kahlert et al.,[20] mostraram que a avaliação pela Eco 3D evidenciava assimetria significativa da área da VC na

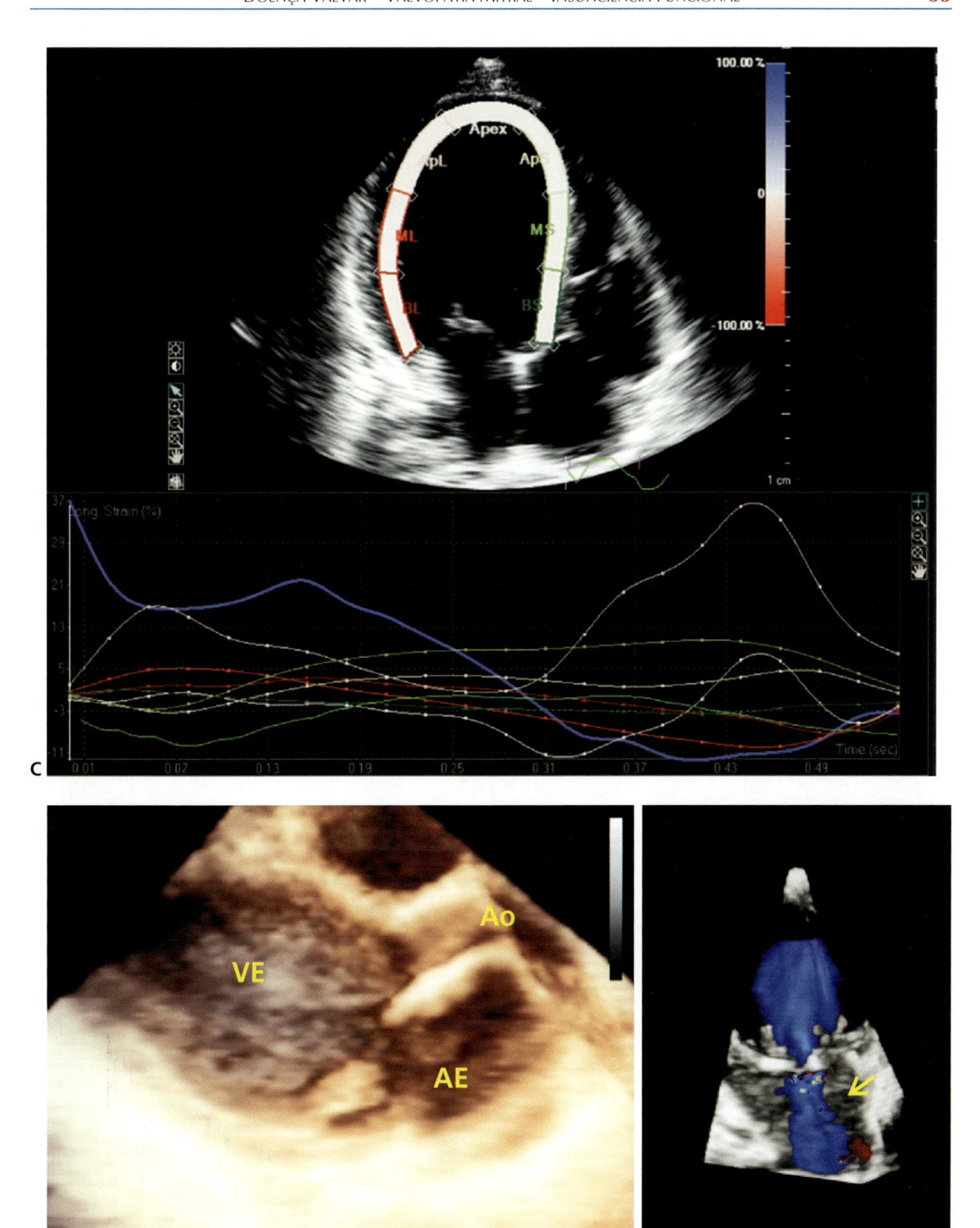

Fig. 4-4. (*Cont.*) (**C**) Miocardiopatia isquêmica – Eco 3D posição apical de 4 câmaras em ventrículo esquerdo esférico. Avaliação dos volumes, da fração de ejeção e da deformação pelo *strain* longitudinal. (**D**) Miocardiopatia isquêmica – Eco 3D posição paraesternal longitudinal com ventrículo esquerdo esférico à esquerda e Doppler colorido na posição apical de 4 câmaras mostrando o grau de insuficiência valvar mitral indicado pela seta à direita (dois jatos).

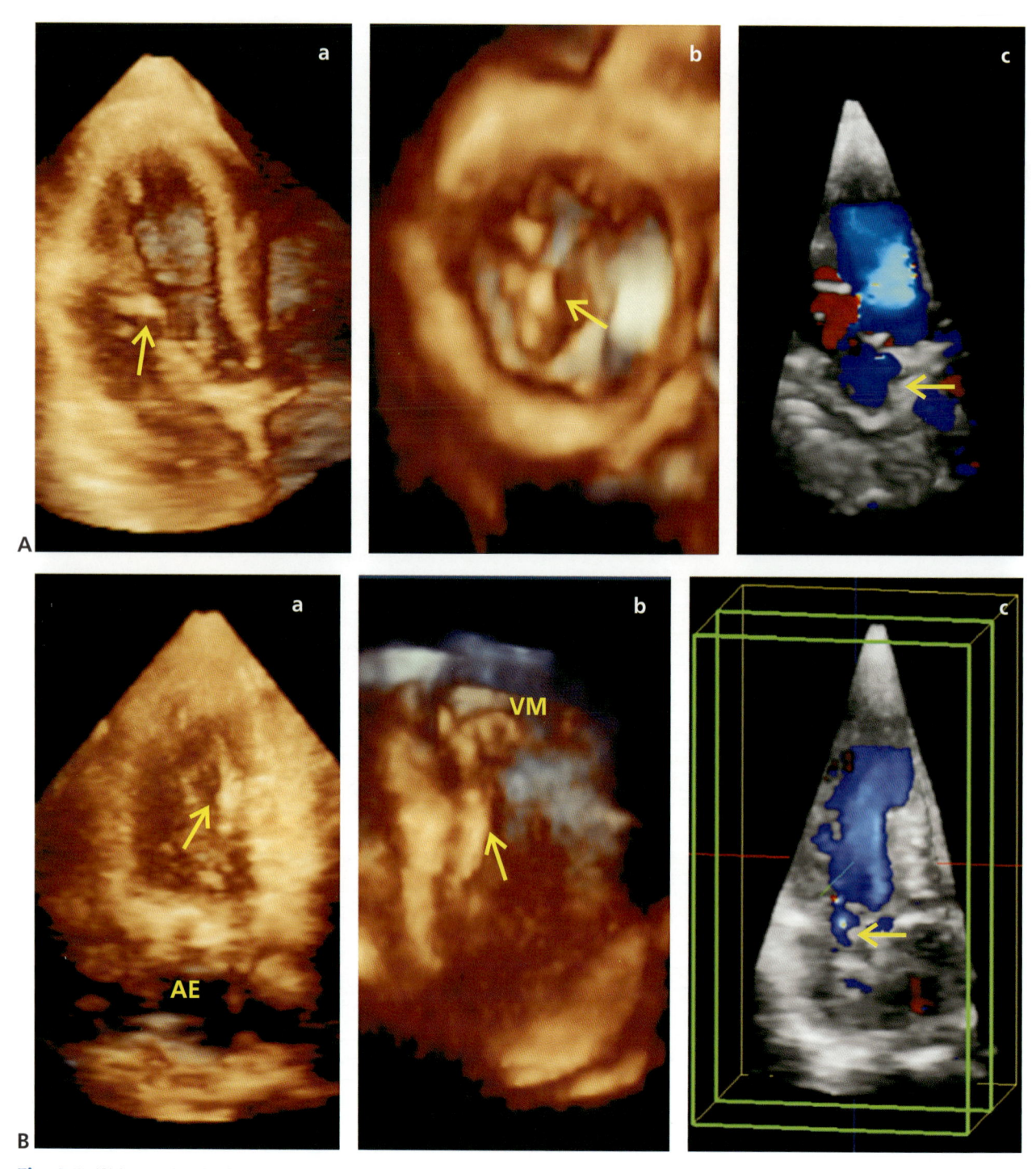

Fig. 4-5. (**A**) Isquemia miocárdica – as setas indicam a presença de calcificação de músculo papilar anterolateral em *a* e *b*: (*a*) Eco 3D – corte apical de 4 câmaras, visão frontal; (*b*) corte apical de 4 câmaras, visão superior; (*c*) Doppler colorido, posição apical de 4 câmaras, visão frontal. A seta indica a discreta insuficiência valvar mitral central (*a-c* são imagens do mesmo paciente). (**B**) Isquemia miocárdica – as setas indicam a presença de calcificação de músculo papilar posteromedial em *a* e *b*: (*a*) Eco 3D em corte apical de 2 câmaras, visão frontal; (*b*) corte de eixo menor, visão superior; (*c*) Doppler colorido posição apical de 4 câmaras, visão frontal. A seta indica a insuficiência valvar mitral mínima central (*a-c* são imagens do mesmo paciente).

IM Central

IM Excêntrica

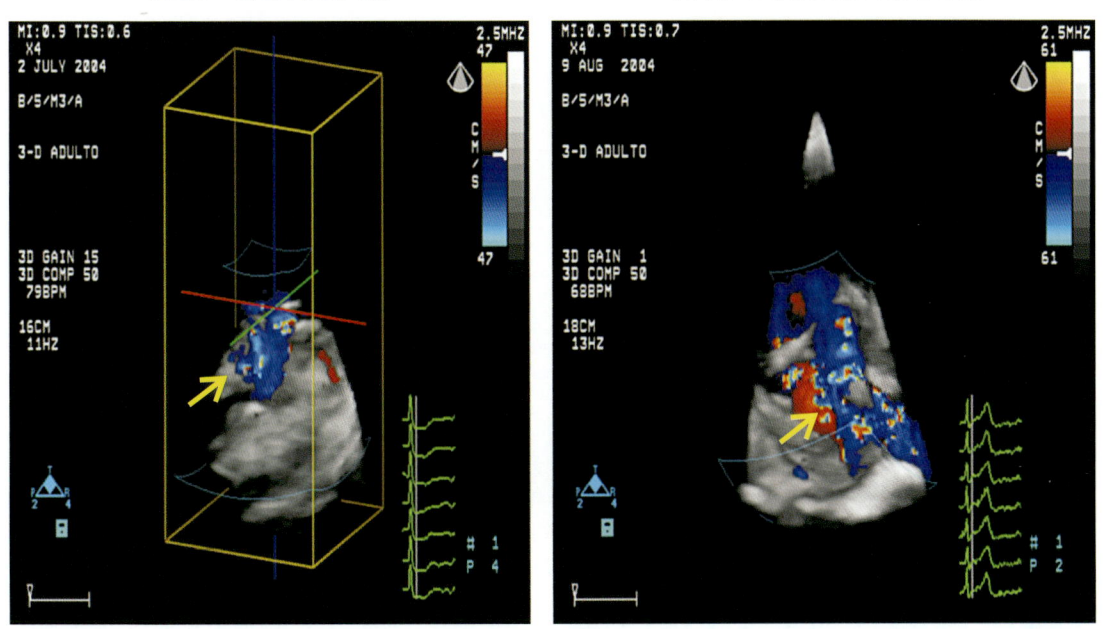

Fig. 4-6. Eco 3D-Doppler colorido, corte apical de 4 câmaras. As setas indicam a insuficiência valvar mitral central à esquerda, e excêntrica à direita. O formato da insuficiência pode ser muito variável. IM = insuficiência valvar mitral.

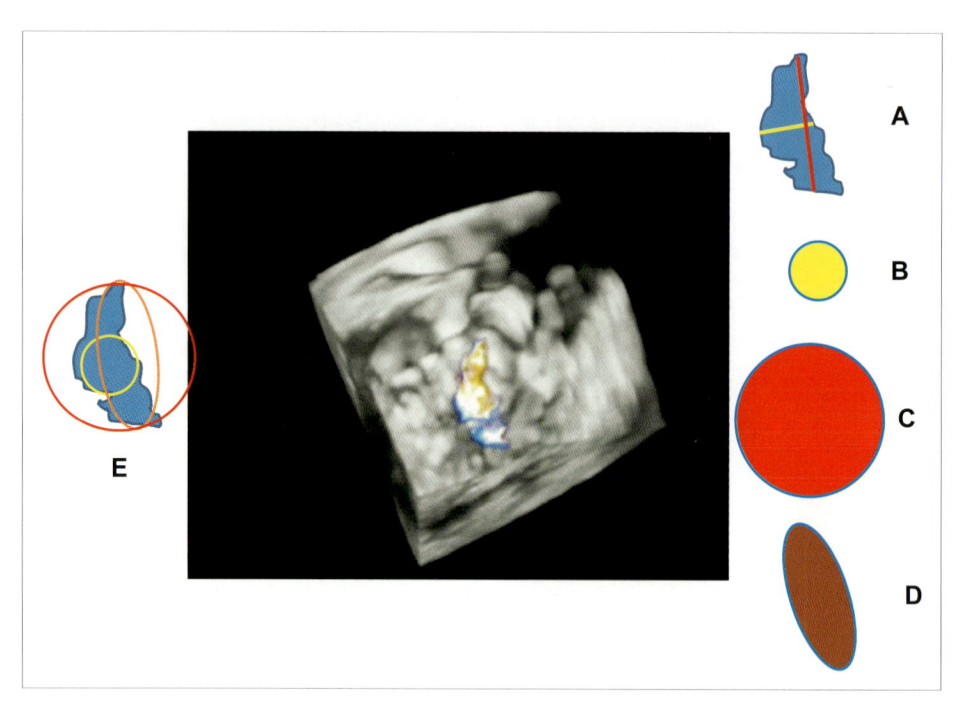

Fig. 4-7. Eco 3D – corte apical de 4 câmaras visão superior (imagem central). Tamanho e forma da *vena contracta* (VC) assimétrica na insuficiência valvar mitral: (*A*) planimetria da VC real da Eco 3D (cor azul); (*B*) planimetria circular considerando o diâmetro observado no modo bidimensional no corte apical de 4 câmaras (cor amarela); (*C*) planimetria circular considerando o diâmetro observado no modo bidimensional no corte pical de 2 câmaras (cor vermelha); (*D*) planimetria elíptica considerando os dois diâmetros anteriores (cor marrom); (*E*) comparação entre todos os diâmetros com o diâmetro real calculado pela planimetria da Eco 3D.

IM funcional quando comparada com a IM orgânica. Em vista dos recentes avanços nas técnicas de reparo da VM e seu uso para preservar a função ventricular, o diagnóstico acurado da gravidade da IM tem importância significativa para a decisão e na evolução dos pacientes.[5-8] A Eco 2D colorida tem sido o padrão-ouro para avaliação não invasiva da importância e etiologia da IM.[9] Porém, o uso da PISA (área de superfície proximal de isovelocidade ou área de orifício efetivo regurgitante) é limitado pela medida indireta dos mesmos. A abordagem prática do EROA que corresponde hemodinamicamente a área seccional da VC como a porção mais estreita do jato regurgitante proximal, assume que o EROA seja circular, o que não é verdade nos casos de IM excêntrica. Quando comparada com a aferição da área da VC pela Eco 2D e Eco 3D, a correlação é moderada. No corte apical de 4 câmaras a Eco 2D subestima a área da VC em relação à Eco 3D. No corte apical de 2 Câmaras a Eco 2D superestima a área da VC em relação à Eco 3D. Portanto, o EROA foi significativamente menor que a VC no PVM e na IM funcional, e com uma pequena diferença na IM degenerativa. Khanna *et al.*[21] demonstraram, pela primeira vez, que a Eco 3D possibilita a visão direta e permite a planimetria da VC. A Eco 3D mostrou que, na maioria dos pacientes com IM funcional e dinâmica, como no PVM, há alongamento da VC com formato semilunar e irregular com moderada assimetria determinada pelo local e grau de deslocamento de um ou dos dois folhetos. Na IM degenerativa o formato é simétrico. Os valores de corte da VC e EROA para o grau de insuficiência seriam, respectivamente: discreto: (1) VC < 0,3 cm – EROA < 0,2 cm^2; (2) moderado: VC 0,3 a 0,69 cm – EROA 0,2 a 0,39 cm^2; (3) importante: VC > 0,7 cm – EROA > 0,4 cm^2. A visão direta e a planimetria da VC em pacientes com IM demonstram a importante aplicação clínica da Eco 3D que fornece informação superior, qualitativa e quantitativa, sobre o mecanismo e importância da IM. São necessários estudos com maior número de pacientes para validar os valores da VC pela Eco 3D.

Song *et al.*,[22] estudando 52 pacientes com disfunção ventricular importante, mostraram a presença de PISA (área proximal da isovelocidade) excêntrica, e que a forma e o local da angulação do folheto anterior determinam a forma do orifício de insuficiência mitral. Assim, foram observadas PISA excêntrica (56%)e PISA central (44%) pela Eco 3DTR, e a forma do orifício de insuficiência é determinada pela configuração da angulação do folheto anterior da valva mitral. Os autores demonstraram que a quantificação da importância da insuficiência valvar mitral funcional pode ser subestimada ao ser empregado o método da PISA convencional bidimensional, porque somente parte da PISA pode ser visualizada no plano bidimensional.

Abraham et al.[23] observaram, com o emprego da Eco 3DTR transesofágica (Eco 3DTE), uma nova morfologia, a fenestração do folheto valvar em 25% dos casos de insuficiência valvar mitral que não havia sido observada na Eco 2D transesofágica (Fig. 4-8).

Na coronariopatia, o aneurisma apical de diferentes tamanhos e formas com a consequente mudança da geometria do ventrículo esquerdo torna-se evidente na presença da insuficiência valvar mitral de graus variados (Figs. 4-9 a 4-11).

As imagens do Eco 3DTR quando comparadas com as imagens da Eco 2DTE são semelhantes na acurácia para diagnosticar a presença de prolapso, mas não na precisão da anatomia. Beraud et al.[24] comparando a Eco 2DTT e a Eco 3DTR, demonstraram para a Eco 2DTT/Eco 3D TR sensibilidade de (75-96%), especificidade de (90-91%), valor preditivo positivo de (72-79%) e valor preditivo negativo de (91-98%), respectivamente, na determinação da presença de prolapso valvar mitral. Os estudos de De Castro[25] e de Agricola[26] mostram alta concordância entre a Eco 3DTE e o achado cirúrgico, o que não ocorreu com a Eco 2DTE na identificação exata do *scallop* e da comissura envolvidas no prolapso. Quanto mais complexa a disfunção valvar mitral no prolapso, maior será a contribuição da Eco 3DTR ou da Eco 3DTE em relação à Eco 2DTE.[27] Gutierrez et al.[28] em estudo com Eco 2DTE e Eco 3DTR mostraram que a concordância entre os dois modos foi próxima de 100% para o diagnóstico da presença de prolapso, sendo a melhor acurácia para os segmentos A2 e P2 (Figs. 4-12 e 4-13). Foi observado diagnóstico falso negativo nos segmentos A1 e P1 e falso positivo nos segmentos A3 e P3.

Em estudo de 91 pacientes portadores de prolapso e insuficiência valvar mitral importante, Delabays et al.[29] mostraram, com o emprego da Eco 3DTE, a localização precisa e quantificação acurada do segmento prolapsado, permitindo refinamento do planejamento cirúrgico e seleção de candidatos. Neste estudo, houve concordância de 100% na avaliação dos segmentos A1, A2, P2 e P3 quando da comparação entre a anatomia e a Eco 3DTE.

Na avaliação de pacientes com prolapso e ruptura de cordoalha pela Eco 2DTE e Eco 3DTE, Manda et al.[30] mostraram que nestes pacientes a sensibilidade da Eco 2DTE é de, aproximadamente, 100%. Porém, o diagnóstico correto do *scallop* e da ruptura de cordoalha pela 2DTE foi de 9 em 18 pacientes e na 3DTE foi de 16 em 18. Os dois casos incorretos da 3DTE foram: primeiro caso – prolapso e ruptura de cordoalha nos segmentos A3, P3 e na cirurgia, prolapso em A3, P3 com ruptura somente no A3; segundo caso – prolapso A1, A2, P1 e ruptura de cordoalha P1 e na cirurgia prolapso A1 A2 P1 com ruptura de cordoalha A1 A2 P1. Estes achados mostram a grande sensibilidade do método tridimensional[31] (Fig. 4-14). De Castro et al.[25] mostraram também excelente concordância entre a Eco 2DTE e Eco 3DTE na avaliação dos *scallops* do prolapso da valva mitral.

Nos portadores de prolapso valvar mitral com insuficiência importante, Pepi et al.,[32] avaliando 102 pacientes pelas Eco 2DTT, Eco 2DTE, Eco 3DTR e Eco 3DTE, mostraram que o incremento diagnóstico ocorreu no prolapso complexo, envolvendo ambos os folhetos e/ou comissuras com acurácia de 96%. Os exames 3D foram superiores na descrição do prolapso com informação adicional de morfologia em comparação com a técnica bidimensional. Todos os modos de eco foram comparados com os achados da cirurgia. Porém, sabe-se que, no centro cirúrgico, a avaliação do cirurgião é feita com a valva parada e coração vazio, portanto pequenas áreas de prolapso podem não ser observadas pelo mesmo.

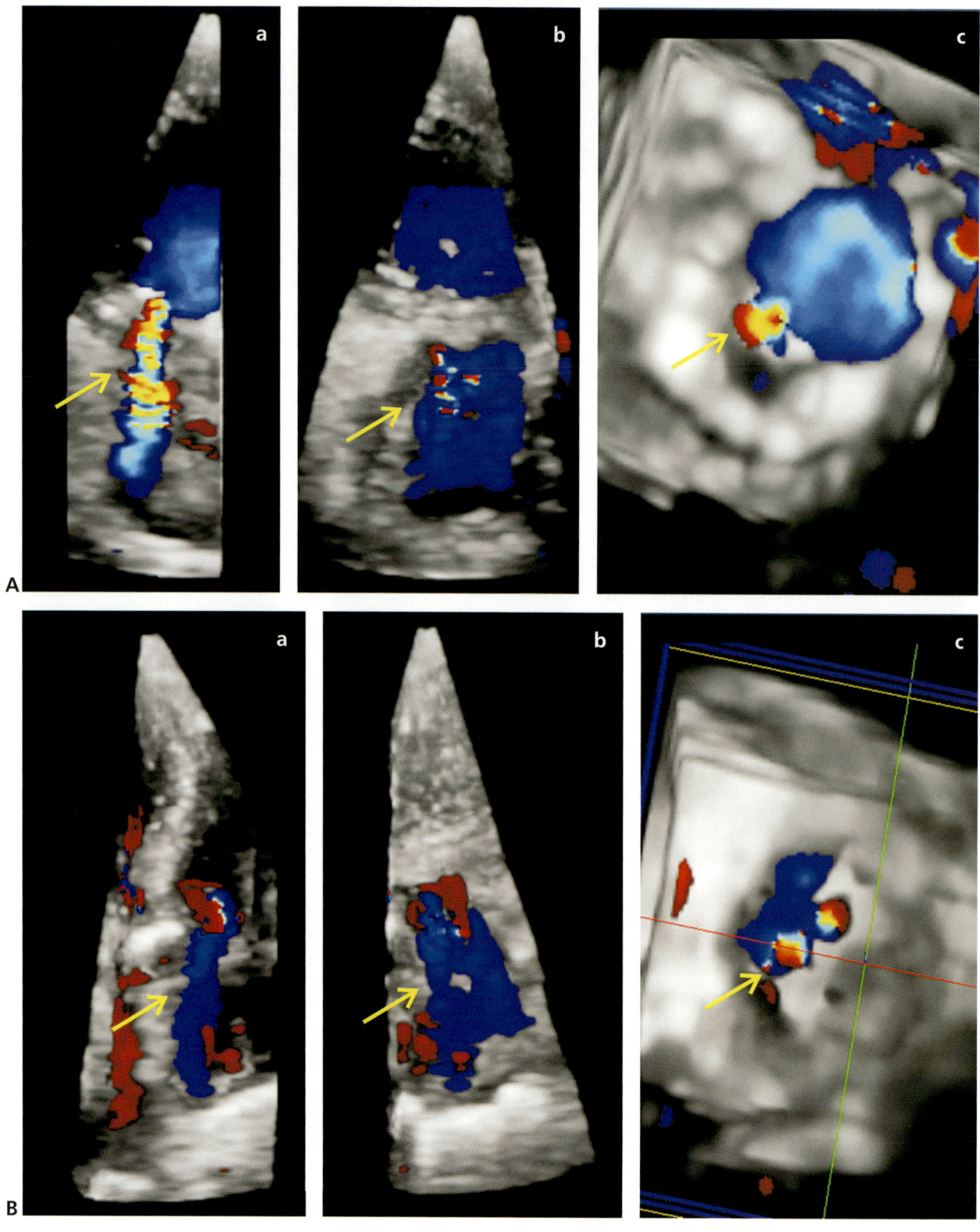

Fig. 4-8. (A) Eco 3D Doppler colorido – corte apical. As setas indicam o volume da insuficiência em *a* e *b*: (*a*) corte apical de 4 câmaras; (*b*) corte apical de 2 câmaras; (*c*) corte apical de 4 câmaras visão superior, e a seta indica a presença de um jato de insuficiência. **(B)** Eco 3D Doppler colorido – corte apical. As setas indicam o volume da insuficiência em *a* e *b*: (*a*) corte apical de 4 câmaras; (*b*) corte apical de 2 câmaras; (*c*) corte apical de 4 câmaras visão superior, e a seta indica a presença de dois jatos de insuficiência.

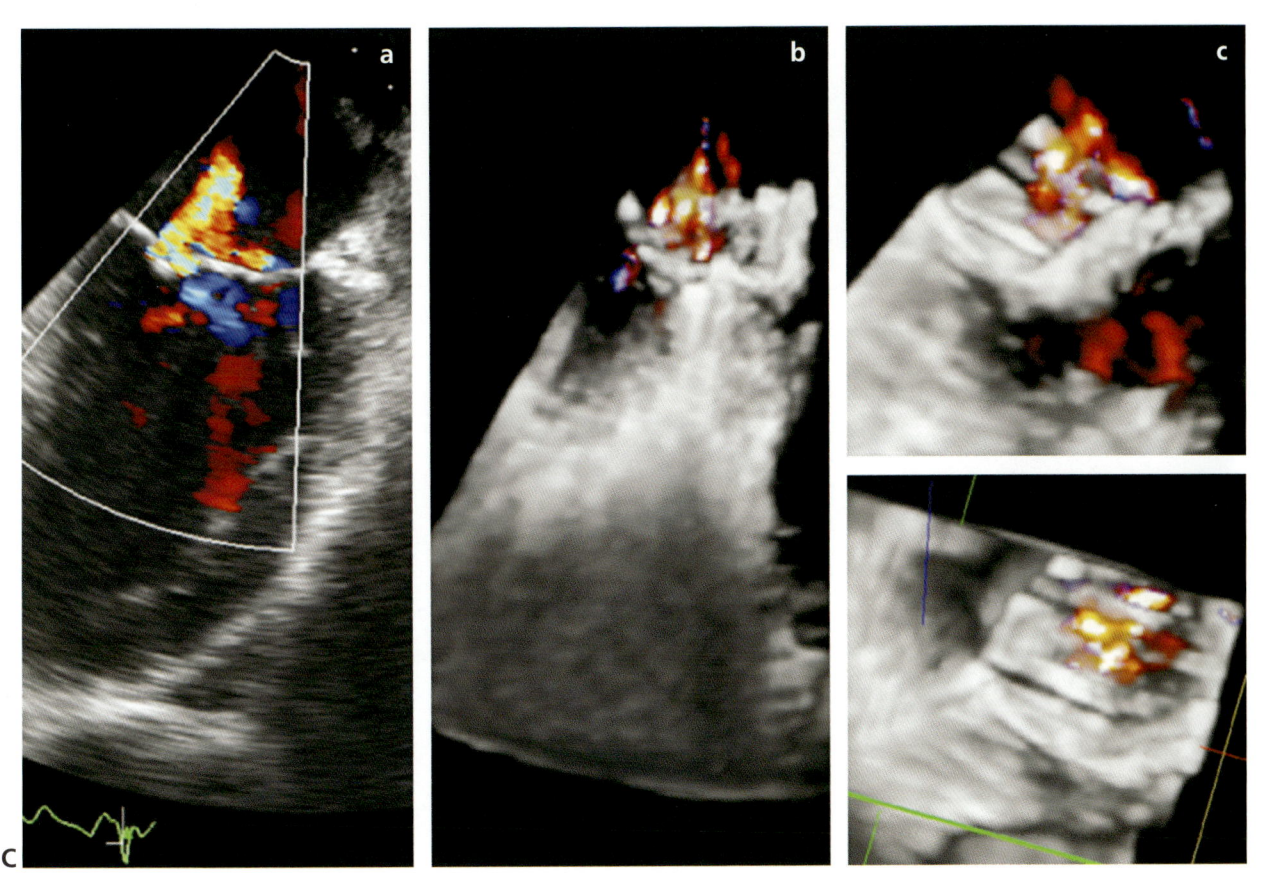

Fig. 4-8. (*Cont.*) (**C**) Ecocardiografia transesofágica de discreta insuficiência valvar mitral isquêmica: (*a*) Eco 2DTE Doppler colorido – corte apical de 2 câmaras, mostrando 2 jatos de insuficiência; (*b*) Eco 3DTE mostrando a presença de pelo menos 6 jatos de insuficiência. À direita imagens ampliadas das insuficiências (as imagens pertencem ao mesmo paciente).

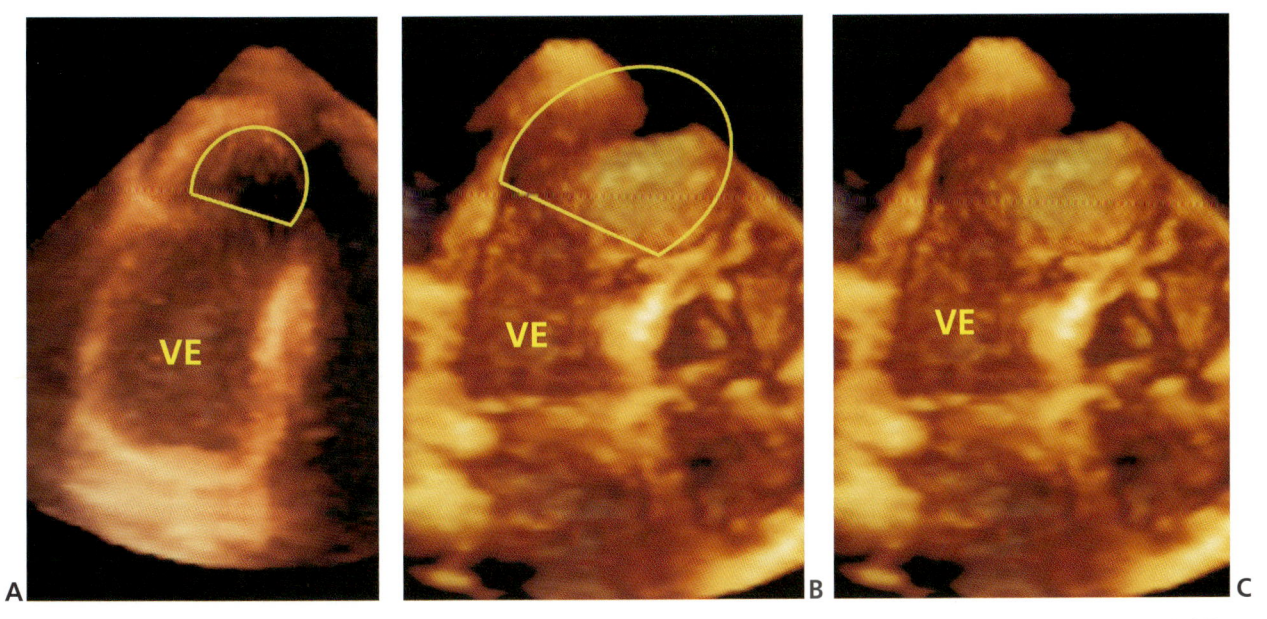

Fig. 4-9. Aneurisma apical do VE sem trombo. Eco 3D – corte apical de 4 câmaras com aneurisma apical e mudança da geometria do VE com discreta insuficiência valvar mitral: (**A**) pequeno aneurisma apical; (**B**) grande aneurisma apical com e sem contorno (**C**).

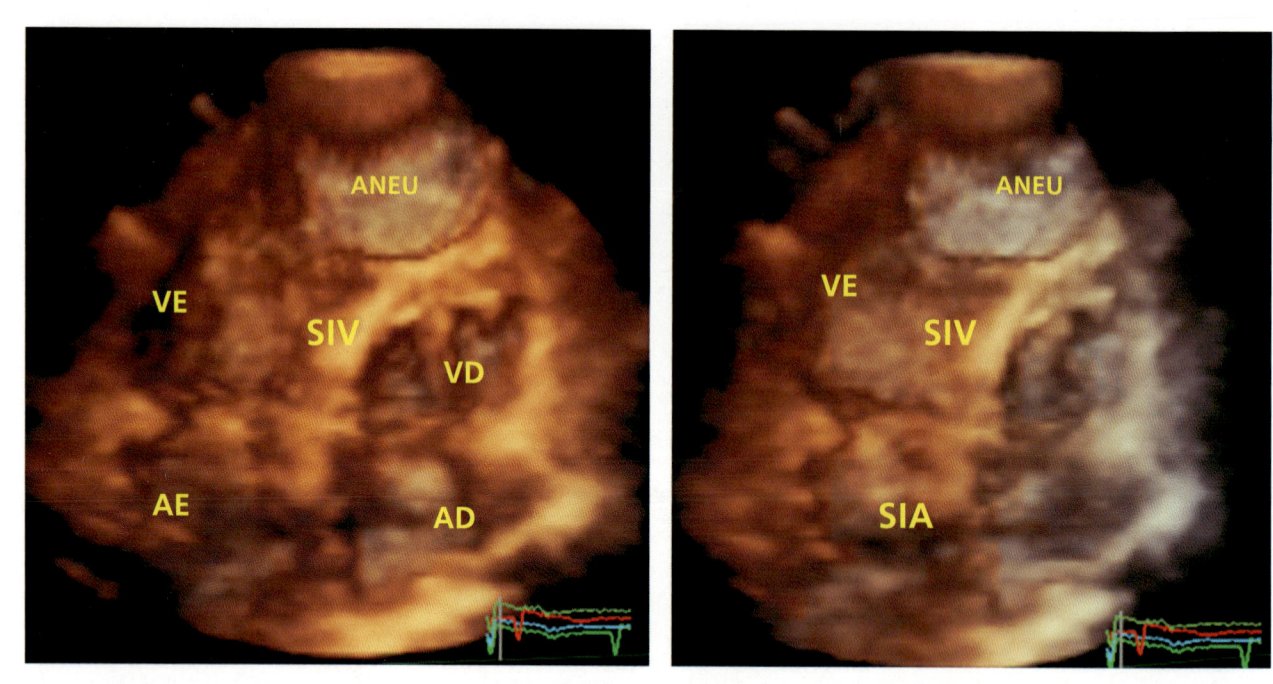

Fig. 4-10. Aneurisma apical do VE sem trombo. Eco 3D – corte apical de 4 câmaras. À esquerda com imagem frontal e à direita com imagem lateralizada. ANEU = aneurisma apical; SIV = septo interventricular; SIA = septo interatrial; VE = ventrículo esquerdo; VD = ventrículo direito; AE = átrio esquerdo; AD = átrio direito.

DESVANTAGEM DA ECO 3DTR

Comparando com a Eco 2D, apresenta baixa resolução temporal e espacial, menor ângulo de aquisição da imagem com Doppler colorido e baixa resolução temporal e espacial no campo profundo. Apresenta artefatos na presença de fibrilação atrial. A eliminação da análise *off-line* será de grande valia.

CONCLUSÃO

A Eco 3DTR permite a visibilização do coração de forma diferente da Eco 2D. De forma mais acurada mostra a morfologia, função e patologia do aparelho valvar mitral. O maior desenvolvimento da Eco 3DTR tem aumentado cada vez mais a aplicabilidade clínica desta metodologia.

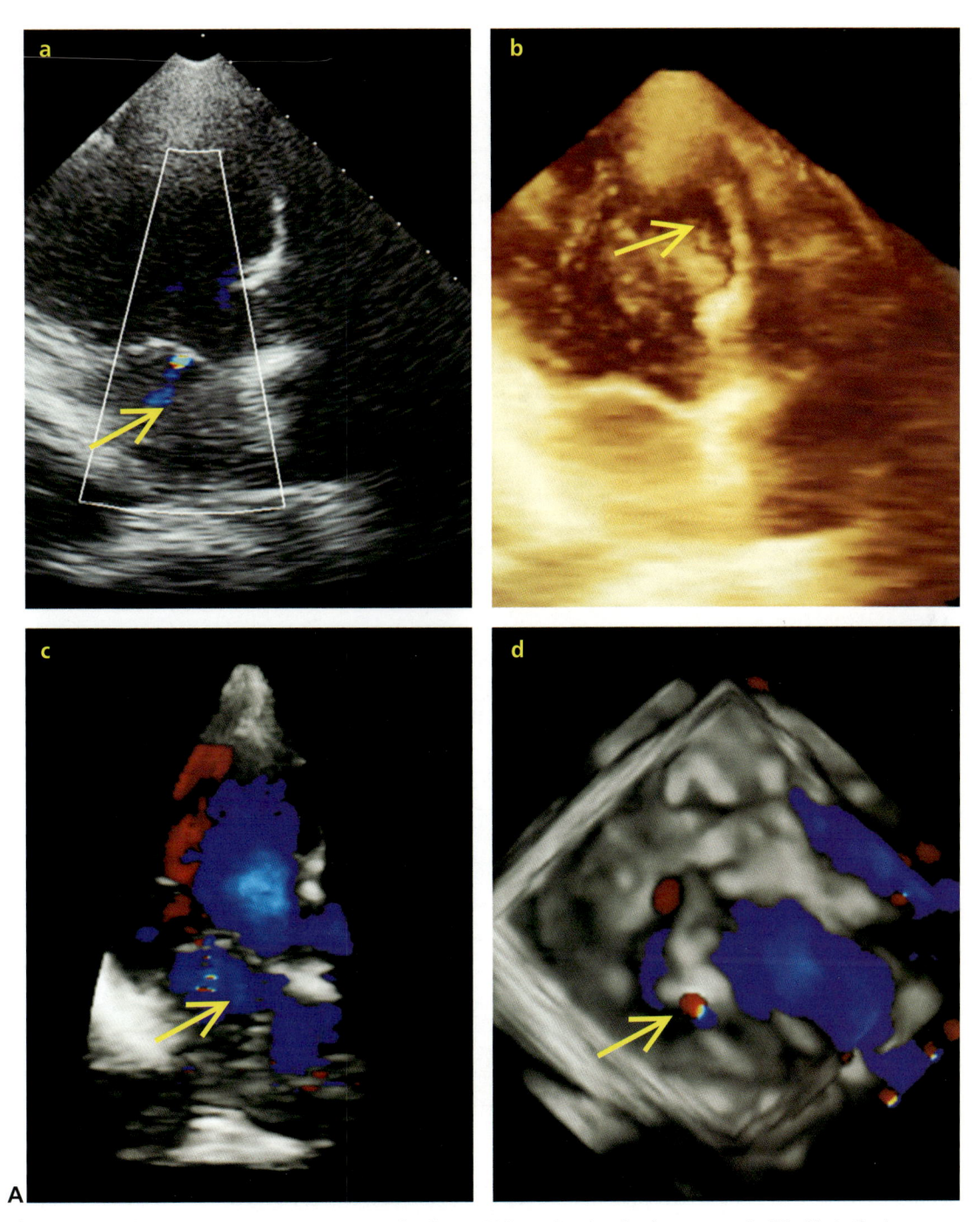

Doença Valvar – Valvopatia Mitral – Insuficiência Funcional

Fig. 4-11. (A) Grande aneurisma apical sem trombo. Exame bidimensional realizado com grande dificuldade técnica: (*a*) Eco 2D – corte apical de 4 câmaras, mostrando a mínima insuficiência valvar mitral; (*b*) Eco 3D – corte apical de 4 câmaras, a seta mostra o aneurisma; (*c*) Eco 3D Doppler colorido, a seta mostra a discreta a moderada insuficiência excêntrica; (*d*) Eco 3D Doppler colorido, a seta mostra o jato único. (*Continua.*)

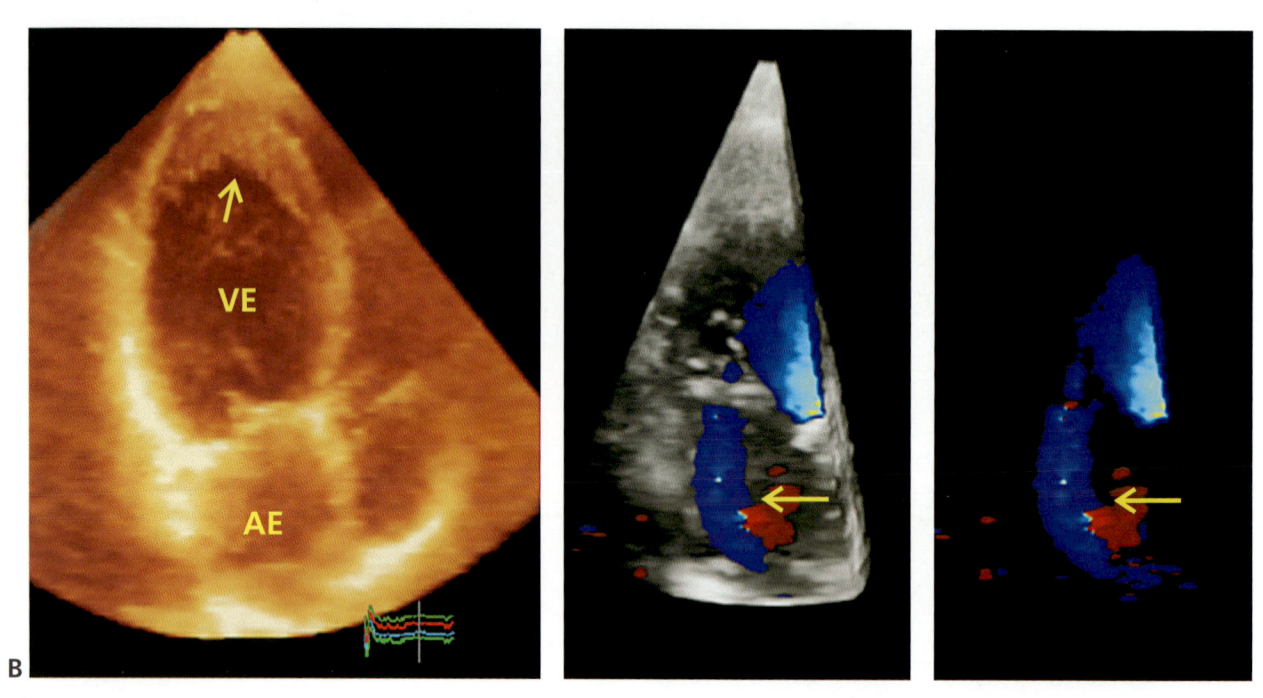

Fig. 4-11. (*Cont.*) (**B**) Dilatação aneurismática apical do VE. Eco 3D corte apical de 4 câmaras. À esquerda, dilatação aneurismática apical com trombo fixo apical indicado pela seta. À direita, Eco 3D Doppler colorido com seta mostrando o grau da insuficiência excêntrica com e sem a imagem do VE.

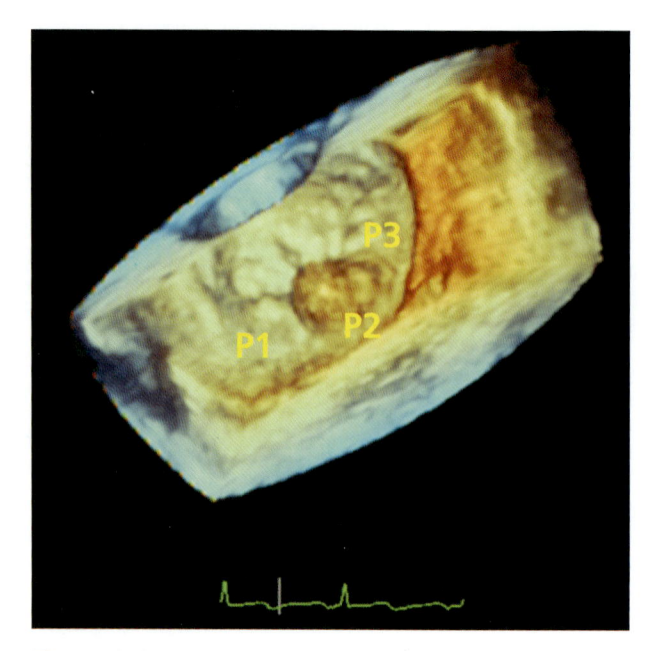

Fig. 4-12. Prolapso valvar mitral. Eco 3DTE – corte apical de 4 câmaras visão superior, mostrando a presença de prolapso do segmento P2 do folheto posterior.

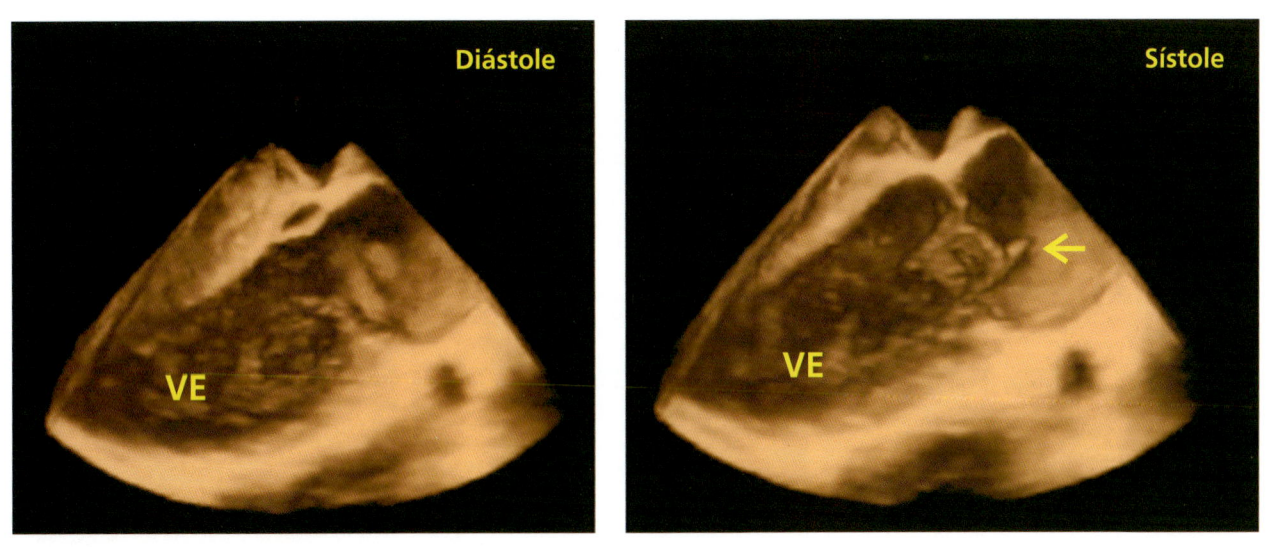

Fig. 4-13. Prolapso valvar mitral. Eco 3DTE – corte apical de 2 câmaras. Seta mostrando a presença de prolapso do segmento P2 do folheto posterior. VE = ventrículo esquerdo.

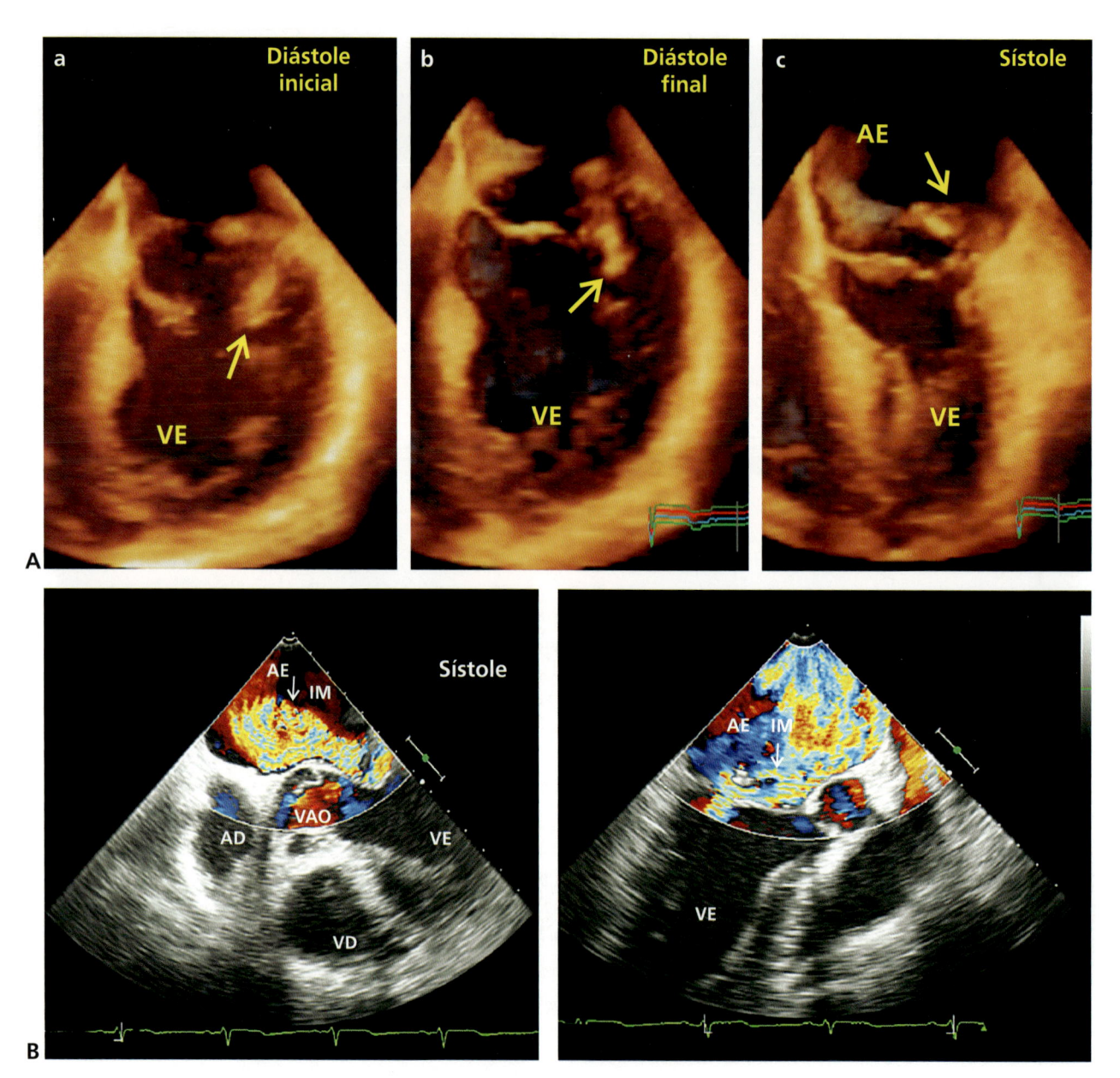

Fig. 4-14. (A) Prolapso valvar mitral com ruptura de cordoalha do folheto posterior. Eco 3DTE – A seta indica a posição do folheto posterior durante o ciclo cardíaco (*a*) diástole inicial com ambos os folhetos no interior do ventrículo esquerdo; (*b*) diástole final, o folheto posterior continua dentro do ventrículo esquerdo; (*c*) na sístole, o folheto posterior se projeta para dentro do átrio esquerdo. VE = ventrículo esquerdo; AE = átrio esquerdo. **(B)** Prolapso valvar mitral com ruptura de cordoalha do folheto posterior. Eco 2DTE mostrando a importante insuficiência excêntrica consequente à ruptura da cordoalha mostrada na Figura 4-14A.

REFERÊNCIAS BIBLIOGRÁFICAS

1. Tahta AS, Oury JH, Maxwell JM *et al*. Outcome after mitral valve repair for functional ischemic mitral regurgitation. *J Heart Valve Dis* 2002;11:11-18.
2. Tomita T, Nakatani S, Eishi K *et al*. Effectiveness of surgical repair of mitral regurgitation concomitant with dildted cardiomyopathy. *J Cardiol* 1998;32:391-96.
3. Kaul S, Spotnitz WD, Glasheen WP *et al*. Mechanism of ischemic mitral regurgitation: an experimental evaluation. *Circulation* 1991;84:2167-80.
4. Kono T, Sabbah HN, Rosman H *et al*. Left ventricular shape is the primary determinant of functional mitral regurgitation in heart failure. *J Am Coll Cardiol* 1992;20:1594-98.
5. Van Dantzig JM, Delemarre BJ, Koster RW *et al*. Pathogenesis of mitral regurgitation in acute myocardial infarction: importance of changes in left ventricular shape and regional function. *Am Heart J* 1996;131:865-71.
6. Kwan J, Gillinov MA, Thomas JD *et al*. Geometric predictor of significant mitral regurgitation in patients with severe ischemic cardiomyopathy, undergoing dor

procedure: a real-time 3D echocardiographic study. *Eur J Echocardiography* 2007;8:195-203.
7. Aikat S, Lewis JF. Role of echocardiography in the diagnosis and prognosis of patients with mitral regurgitation. *Curr Opin Cardiol* 2003;18:334-39.
8. Mor-Avi V, Lang RM, Sugeng L. Three-dimensional echocardiography. *Eur J Echocardiogr* 2009;10:287-311.
9. Kwan J, Shiota T, Agler DA *et al*. Geometric differences of the mitral apparatus between ischemic and dilated cardiomyopathy with significant mitral regurgitation: real time three-dimensional echocardiography study. *Circulation* 2003;107:1135-40.
10. Qin JX, Shiota T, McCarthy PM *et al*. Importance of mitral valve repair associated with left ventricular reconstruction for patients with ischemic cardiomyopathy: a real time three-dimensional echocardiographic study. *Circulation* 2003;108(Suppl 1):II241-46.
11. Glasson JR, Komeda M, Daughters GT *et al*. Early systolic mitral leaflet "loitering" during acute ischemic mitral regurgitation. *J Thorac Cardiovasc Surg* 1998;116:193-205.
12. Kaplan SR, Bashein G, Sheeehan FH *et al*. Three-dimensional echocardiographic assessment of annular shape changes in the normal and regurgitant mitral valve. *Am heart J* 2000;139:378-87.
13. Valocik G, Kamp O, Visser CA. Three-dimensional echocardiography in mitral valve disease. *Eur J Echocardiography* 2005;6:443-54.
14. Macnab A, Jenkins NP, Bridgewater BJM *et al*. Three-dimensional echocardiography is superior to multiplane transesophageal echo in the assessment of regurgitant mitral valve morphology. *Eur J Echocardiography* 2004;5:212-22.
15. Salustri A, Becker AE, van Herwerden L *et al*. Three-dimensional echocardiography of normal and pathologic mitral valve: a comparison with two-dimensional transesophageal echocardiography. *J Am Coll Cardiol* 1996;27:1502-10.
16. Watanabe N, Ogasawara Y, Yamaura Y *et al*. Quantitation of mitral valve tenting in ischemic mitral regurgitation by transthoracic real-time three-dimensional echocardiography. *J Am Coll Cardiol* 2005;45:763-69.
17. Little SH. Quantifying mitral valve regurgitation: new solutions from the 3rd dimension. *J Am Soc Ecocardiogr* 2010;23:9-12.
18. Skaug TR, Hergum T, Amundsen BH *et al*. Quantification of mitral regurgitation using high pulse repetition frequency three-dimensional color Doppler. *J Am Soc Ecocardiogr* 2010;23:1-8.
19. Plicht B, Kahlert P, Goldwasser R *et al*. Direct quantification of mitral regurgitant flow volume by real-time three-dimensional echocardiography using dealiasing of color Doppler flow at the vena contracta. *J Am Soc Echocardiogr* 2008;21:1337-46.
20. Kahlert P, Plicht B, Schenk IM *et al*. Direct assessment of size and shape of noncircular vena contracta area in functional versus organic mitral regurgitation using real-time three-dimensional echocardiography. *J Am Soc Echocardiogr* 2008;21:912-21.
21. Khanna D, Vengala S, Miller AP *et al*. Quantification of mitral regurgitation by live three-dimensional transthoracic echocardiographic measurements of vena contracta area. *Echocardiography* 2004;21:737-43.
22. Song JM, Kim MJ, Kim YJ *et al*. Three-dimensional characteristics of functional mitral regurgitation in patients with severe left ventricular dysfunction: a real-time three-dimensional color Doppler echocardiography study. *Heart* 2008;94:590-96.
23. Abraham T, Warner JG, Kon ND *et al*. Feasibility, accuracy and incremental value of intraoperative three-dimensional transesophageal echocarsdiography in valve surgery. *Am J Cardiol* 1997;80:1577-82.
24. Beraud AS, Schnittger I, Miller C *et al*. Multiplanar reconstruction of three-dimensional transthoracic echocardiography improves the presurgical assessment of mitral prolapse. *J Am Soc Echocardiogr* 2009;22:907-13.
25. De Castro S, Salandin V, Cartoni D *et al*. Qualitative and quantitative evaluation of mitral morphology by intraoperative volume-rendered three-dimensional echocardiography. *J Heart Valve Dis* 2002;11:173-80.
26. Agricola E, Oppizzi M, Pisani M *et al*. Accuracy of real time 3D echocardiography in the evaluation of functional anatomy of mitral regurgitation. *Int J Cardiol* 2008;127:342-49.
27. Muller S, Muller L, Lauter G *et al*. Echocardiography for preoperative evaluation in mitral valve prolapse. *Am J Cardiol* 2006;98:243-48.
28. Gutierrez-Chico JL, Gomez JLZ, Rodrigo-Lopez JL *et al*. Accuracy of real-time 3-dimensional echocardiography in the assessment of mitral prolapse. Is transesophageal echocardiography still mandatory? *Am Heart J* 2008;155:694-98.
29. Delabays A, Jeanrenaud X, Chasssot PG *et al*. Localization and quantification of mitral valve prolapse using three-dimensional echocardiography. *Eur J Echocardiogr* 2004;5:422-29.
30. Manda J, Kesanolla SK, Hsuing MC *et al*. Comparison of real time two-dimensional with live/real time three-dimensional transesophageal echocardiography in the evaluation of mitral valve prolapse and chordae rupture. *Echocardiography* 2008;25:1131-37.
31. Hozumi T, Yoshikawa J, Yoshida K *et al*. Direct visualization of ruptured chordae tendinae by transesophageal two-dimensional echocardiography. *J Am Coll Cardiol* 1990;16:1315-19.
32. Pepi M, Tamborini G, Maltagliati A *et al*. Head-to-head comparison of two and three-dimensional transthoracic and transesophageal echocardiography in the localization of mitral valve prolapse. *J Am Coll Cardiol* 2006;48:2524-30.

Prolapso da Valva Mitral e Análise do Anel Valvar

5

Mirian Magalhães Pardi
Marcelo Luiz Campos Vieira

INTRODUÇÃO

O prolapso valvar caracteriza-se como doença degenerativa prevalente da valva mitral, sendo a causa mais comum de insuficiência valvar mitral crônica em países desenvolvidos. O prolapso da valva mitral é definido como o deslocamento sistólico de algum segmento, de uma ou de ambas as cúspides da valva em direção ao átrio esquerdo. Estima-se que sua prevalência na população em geral seja de 2,5%,[1-4] e que mais de 150 milhões de pessoas no mundo sejam acometidas por esta alteração.[2] A prevalência do prolapso da valva mitral no Brasil segue as estatísticas mundiais.

O prolapso valvar mitral apresenta tanto a forma congênita quanto a adquirida. Vários *locus* de cromossomas para prolapso da valva mitral do tipo autossômico dominante foram identificados.[5-9] Apesar de o prolapso valvar ser mais comum em mulheres, o tratamento cirúrgico ocorre mais comumente no sexo masculino, o que talvez possa refletir diferentes características morfológicas e da evolução natural entre os sexos.[4]

A história natural do prolapso mitral é variável e grandemente determinada pelo grau da insuficiência mitral presente. Embora a maioria dos pacientes permaneça assintomática, aproximadamente 5 a 10% apresentam piora progressiva da regurgitação mitral,[10,11] com desenvolvimento de sintomas limitantes decorrentes da sobrecarga de volume no ventrículo esquerdo, comprometimento da *performance* contrátil dos ventrículos esquerdo e direito, desenvolvimento de hipertensão pulmonar e fibrilação atrial. Complicações graves, como ruptura de cordas tendíneas com consequente início ou piora da falência cardíaca, endocardite infecciosa e acidente vascular cerebral podem ocorrer. A taxa de mortalidade de paciente portador de prolapso da valva mitral com insuficiência mitral importante é de 6 a 7% ao ano.[12,13]

O prolapso da valva mitral caracteriza-se, fundamentalmente, pela presença de degeneração mixomatosa, que é variável em sua apresentação e intensidade. Em pacientes mais jovens, como na síndrome de Barlow, ocorre uma forma extrema de degeneração mixomatosa com cúspides acentuadamente redundantes, enquanto pacientes de maior idade podem apresentar entidade conhecida como deficiência fibroelástica, onde se observa menor excesso de tecido valvar.[14] Ambas as formas representam o espectro da doença degenerativa que levam ao aparecimento de prolapso valvar, alongamento ou ruptura de cordas, fechamento incompleto da valva e consequente regurgitação valvar.

Pacientes com insuficiência mitral discreta a moderada tendem a permanecer assintomáticos e sem repercussão hemodinâmica por muitos anos. No entanto, o aumento do grau de regurgitação mitral, mesmo em pacientes assintomáticos, leva à sobrecarga de volume do ventrículo esquerdo, que, se sustentada por muito tempo, resulta em dilatação e hipertrofia ventricular, ativação neuro-humoral e insuficiência cardíaca. Além disso, o aumento da pressão atrial esquerda leva à dilatação do átrio esquerdo, fibrilação atrial, congestão pulmonar e hipertensão pulmonar.[15]

ANATOMIA

A valva mitral é uma estrutura tridimensional complexa, mais bem denominada como aparato valvar mitral, que compreende cinco componentes distintos. Esses componentes estão altamente integrados e são compostos por: cúspides, comissuras, cordas tendíneas, anel e músculos papilares relacionados com as respectivas paredes do ventrículo esquerdo. A valva mitral apresenta cúspides anterior e posterior, cada uma composta por 3 segmentos ou boceladuras distintas, designadas como A1, A2 e A3 para a cúspide anterior, e P1, P2 e P3 para a cúspide posterior. Cada cúspide recebe cordas vindas dos músculos papilares anterolateral e posteromedial, que apresentam papel central no complexo mitral. A competência mitral depende da ação integrada da valva e de seu aparato subvalvar. Durante a sístole, os músculos papilares contraem, aumentando a tensão das cordas, o que impede a eversão das cúspides em direção ao átrio esquerdo.

TRATAMENTO CIRÚRGICO

O tratamento cirúrgico cujo objetivo é restabelecer a competência da valva mitral pode ser realizado por troca ou plástica valvar. A troca valvar apresenta várias desvantagens como necessidade de anticoagulação em caso de prótese mecânica, degeneração precoce em situações de implante de prótese biológica, risco maior de endocardite infecciosa e tromboembolismo pulmonar, e deterioração da função ventricular esquerda causada por perda do arcabouço estrutural espacial do aparato subvalvar.[15]

A plástica valvar mitral é a intervenção terapêutica de escolha no tratamento de pacientes com insuficiência mitral importante.[16,17] Desde que Merendino et al.,[18] em 1959, descreveram a anuloplastia posteromedial e McGoon et al.,[19] em 1960, descreveram a primeira reconstrução mitral em pacientes com ruptura de cordas, extensa experiência mundial com a plástica da valva mitral tem sido documentada. Sem dúvida, os esforços de Carpentier et al.[20] e Duran et al.[21] fizeram ressurgir o interesse pelas plásticas da valva mitral. Yacoub et al.[22] mostraram superioridade da plástica mitral sem anuloplastia protética sobre a troca valvar em pacientes na análise de evolução tardia (94% dos pacientes do grupo da plástica em CF I NYHA contra 77% do grupo da troca). Alvarez et al.,[23] analisando a evolução de 15 anos de 155 pacientes submetidos à reconstrução valvar com ressecção quadrangular da cúspide posterior e sutura borda a borda, mostraram que 85,3% dos pacientes apresentavam-se em classe funcional I e 12,4% em CF II, com estimativa de sobrevida livre de reoperação de 90,1% em 10 anos, e 84,9% em 15 anos. Suri et al. demonstraram, em 1.400 pacientes, que a plástica valvar mitral é superior à troca valvar em relação à sobrevida, e ambas as técnicas são semelhantes quanto à durabilidade.[24] No Instituto do Coração da Faculdade de Medicina da Universidade de São Paulo, Pomerantzeff et al. desenvolveram a técnica denominada técnica de Duplo Teflon, que consiste em uma ressecção quadrangular da cúspide posterior, plicatura do anel correspondente, utilizando-se fios com *pledgets* sobre retalho de Teflon e sutura borda a borda das cúspides.[25] A técnica reparadora, diferentemente da substituição valvar, tem permitido a intervenção cirúrgica precoce em pacientes selecionados oligossintomáticos com insuficiência mitral importante, antes do aparecimento de dilatação e disfunção ventricular esquerda.[26]

ANÁLISE ECOCARDIOGRÁFICA

Ecocardiografia bidimensional

A ecocardiografia tem sido o método diagnóstico de escolha para o estudo da morfologia e da funcionalidade da valva mitral.[27] Desde as suas aplicações clínicas iniciais, há cerca de 50 anos, a ecocardiografia evoluiu desde a análise em modo unidimensional, seguida da ecocardiografia bidimensional e das várias modalidades de análise de fluxo sanguíneo com a técnica Doppler.[27] O advento da ecocardiografia transesofágica bidimensional trouxe, ainda, maior detalhamento anatômico e acrescentou informação diagnóstica quando comparada com a investigação ecocardiográfica transtorácica.[28] A ecocardiografia transesofágica bidimensional (ETE 2D) está bem estabelecida como um método útil na descrição da doença valvar mitral[29-34] e ainda é considerado o padrão-ouro para avaliação pré-operatória da valva mitral, bem como para a avaliação pós-operatória imediata do resultado cirúrgico.[33,34] A ETE 2D intraoperatória fornece avaliação detalhada da valva mitral antes do procedimento cirúrgico dentro da sala de cirurgia, que é essencial não somente para determinar a exequibilidade da reconstrução da valva mitral, como também para otimizar a abordagem cirúrgica para o reparo mitral. Além disso, o estudo transesofágico completo antes da cirurgia pode revelar novas patologias da valva mitral e disfunções valvares associadas, com consequente alteração do planejamento cirúrgico e da evolução do paciente. Contudo, a ETE 2D pode levar tempo para fornecer as informações morfofuncionais e, por vezes, pode ser imprecisa para descrever o acometimento segmentar da valva mitral, pois a acurácia do método depende da experiência do observador. A sensibilidade e a especificidade do método tendem a cair, quanto maior o número de segmentos, maior a complexidade do acometimento das cúspides.[33,34]

A ecocardiografia bidimensional apresenta, também, limitações na observação da anatomia e na quantificação do grau de regurgitação mitral e de suas repercussões hemodinâmicas. Essas limitações são decorrentes das inferências geométricas assumidas para análise estrutural cardíaca, levando-se em consideração limitado número de planos de observação.[35,36]

Ecocardiografia tridimensional

A ecocardiografia tridimensional foi desenvolvida na década de 1970 para a aferição dos volumes do ventrículo esquerdo.[36] Nesta época, as imagens não apresentavam qualidade adequada para a interpretação precisa das estruturas cardíacas, além de demandarem muitas horas para a sua aquisição, formatação e reanálise, o que inviabilizava a aplicação clínica rotineira. A técnica evoluiu com o advento do progresso da captura e interpretação digital e da computação, ocasionando progressiva melhora da qualidade das imagens.[35,36]

Atualmente há a possibilidade da realização da ecocardiografia tridimensional em tempo real. O sistema tridimensional em tempo real baseia-se no princípio de processamento de imagens em paralelo e no aumento da densidade de linhas de transmissão e emissão do feixe ultrassônico.[35,36] Este é emitido em formato volumétrico piramidal, ocasionando o controle setorial do plano azimutal de observação e também do plano de elevação do ultrassom (plano z ou plano de profundidade). Os transdutores de terceira geração de ecocardiografia tridimensional permitem a obtenção da imagem a partir de batimento cardíaco único, o que traz potencial de aplicação em situações de grande irregularidade do ritmo cardíaco.

Com o advento do transdutor matricial miniaturizado, incorporado à sonda de ecocardiografia transesofágica,[37-42] disponibilizou-se uma nova ferramenta para análise detalhada da valva mitral, a ecocardiografia transesofágica tridimensional (ETE 3D), com o acréscimo, mais recentemente, da tecnologia em tempo real.

A ETE 3D fornece uma representação mais anatômica e autêntica da estrutura, função e patologia da valva mitral, além de permitir melhor compreensão de sua relação espacial com as demais estruturas cardíacas.[37-42] A maioria dos estudos mostra que os dados da ETE 3D apresenta correlação satisfatória com os achados cirúrgicos, oferecendo uma descrição anatômica exata entre 90 a 95% dos segmentos da valva examinados,[39] enquanto a ETE 2D tem mostrado menor acurácia diagnóstica, sobretudo quando há envolvimento das duas cúspides e da cúspide anterior. Estudos têm mostrado que esta nova modalidade ecocardiográfica tem fornecido imagens de excelente qualidade do anel valvar mitral e do aparato valvar mitral, podendo, assim, tornar-se o método de escolha para o planejamento da cirurgia da valva mitral.[37-43] A análise ecocardiográfica transesofágica tridimensional do anel valvar mitral fornece informações quanto a medidas da perimetria do anel valvar, da sua superfície, da aferição do hemianel anterior e posterior, da distância intercomissural e entre os hemianéis, da medida da angulação entre as valvas aórtica e mitral e da medida da altura dos elementos em sela do anel, além de demonstrar a disposição espacial do anel, a sua relação com o apêndice atrial e detalhamento da cordoalha mitral e dos músculos papilares (Figs. 5-1 a 5-27).

Dessa forma, o emprego da ecocardiografia transesofágica tridimensional representa grande avanço ao diagnóstico por imagem da valva mitral, do anel valvar e do aparato subvalvar mitral.

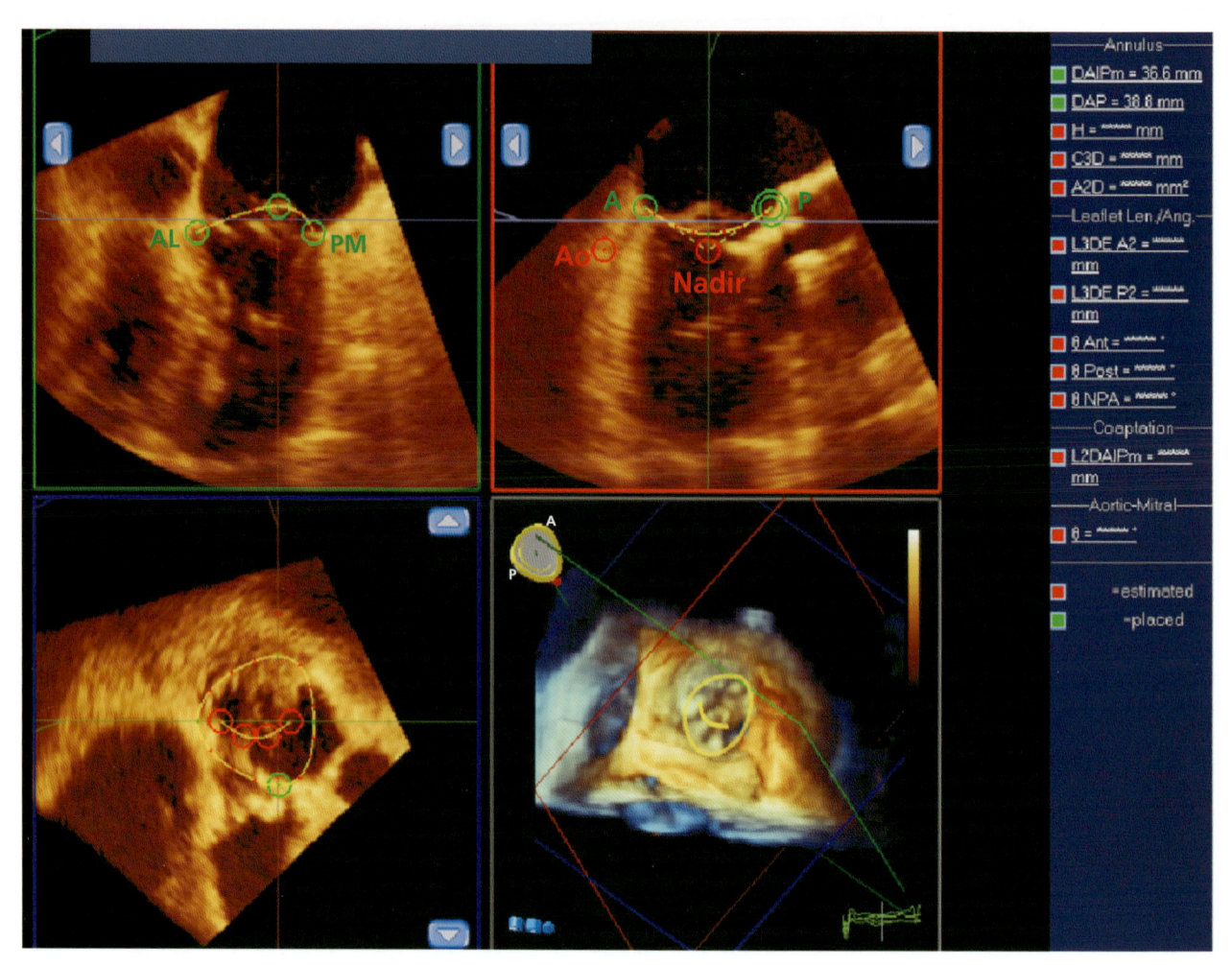

Fig. 5-1. Modelo ecocardiográfico transesofágico tridimensional da valva mitral nos planos coronal, sagital e transversal.

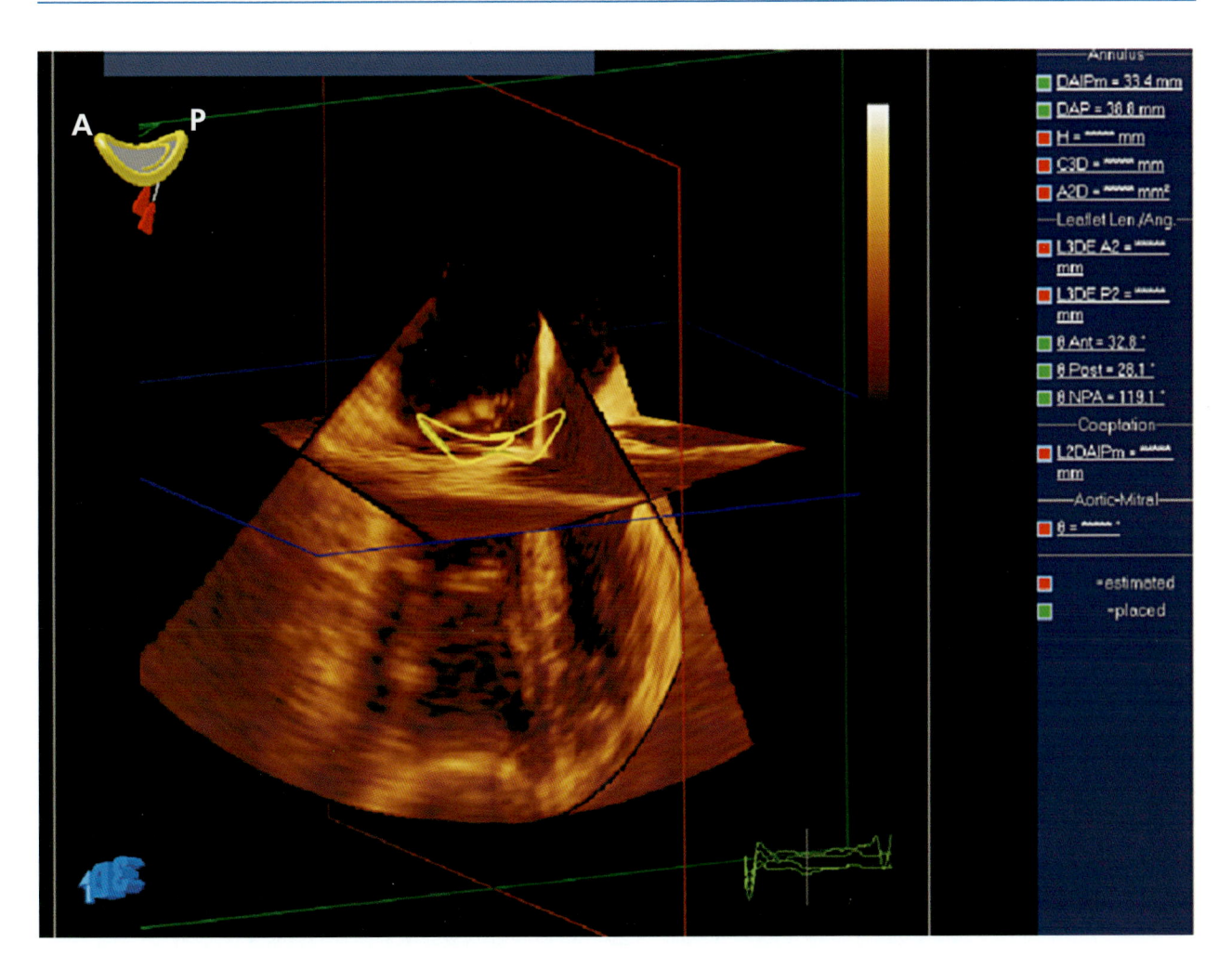

Fig. 5-2. Modelo ecocardiográfico transesofágico tridimensional da valva mitral (projeção apical de 4 câmaras).

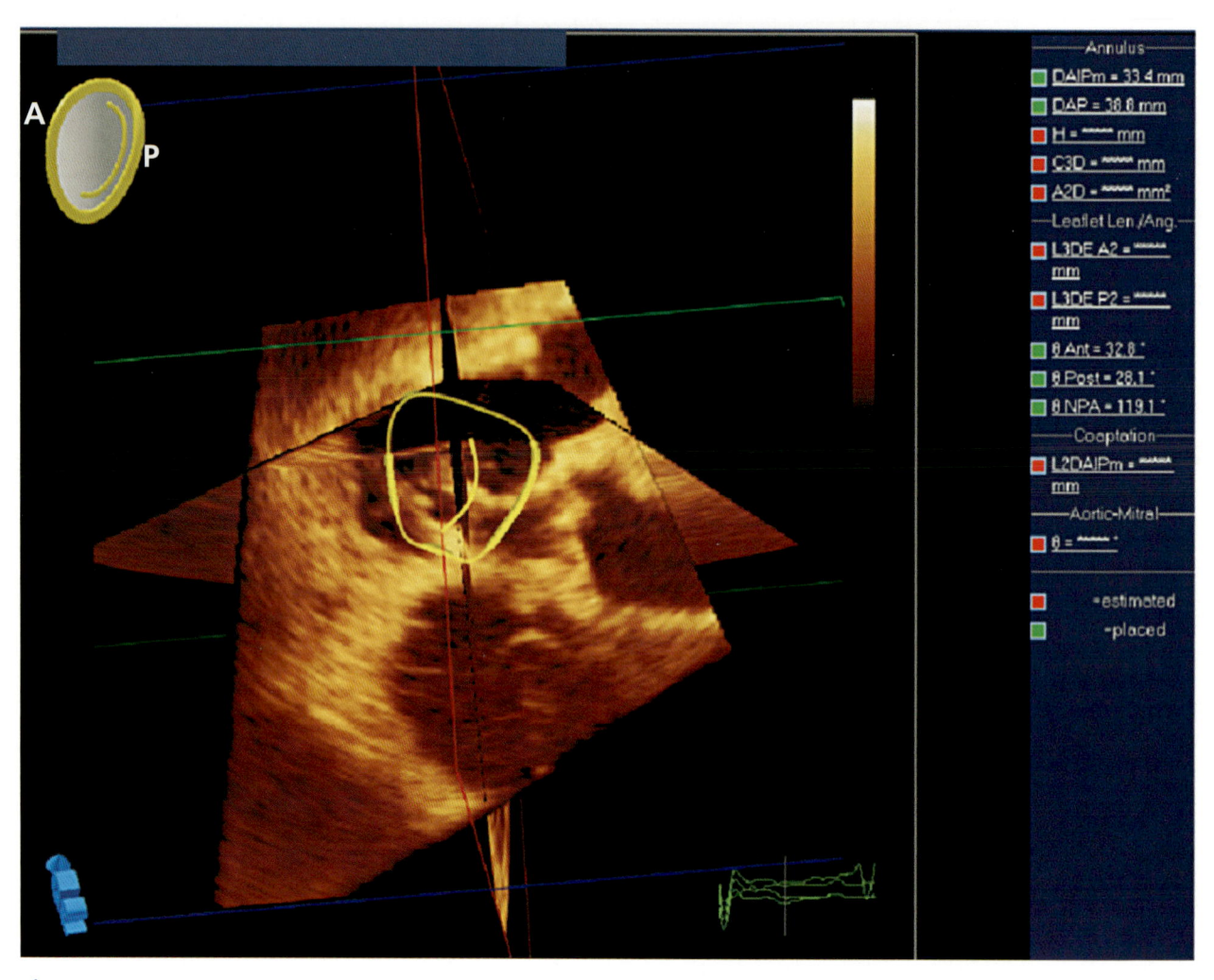

Fig. 5-3. Modelo ecocardiográfico transesofágico tridimensional da valva mitral (projeção transversal oblíqua a partir do átrio esquerdo).

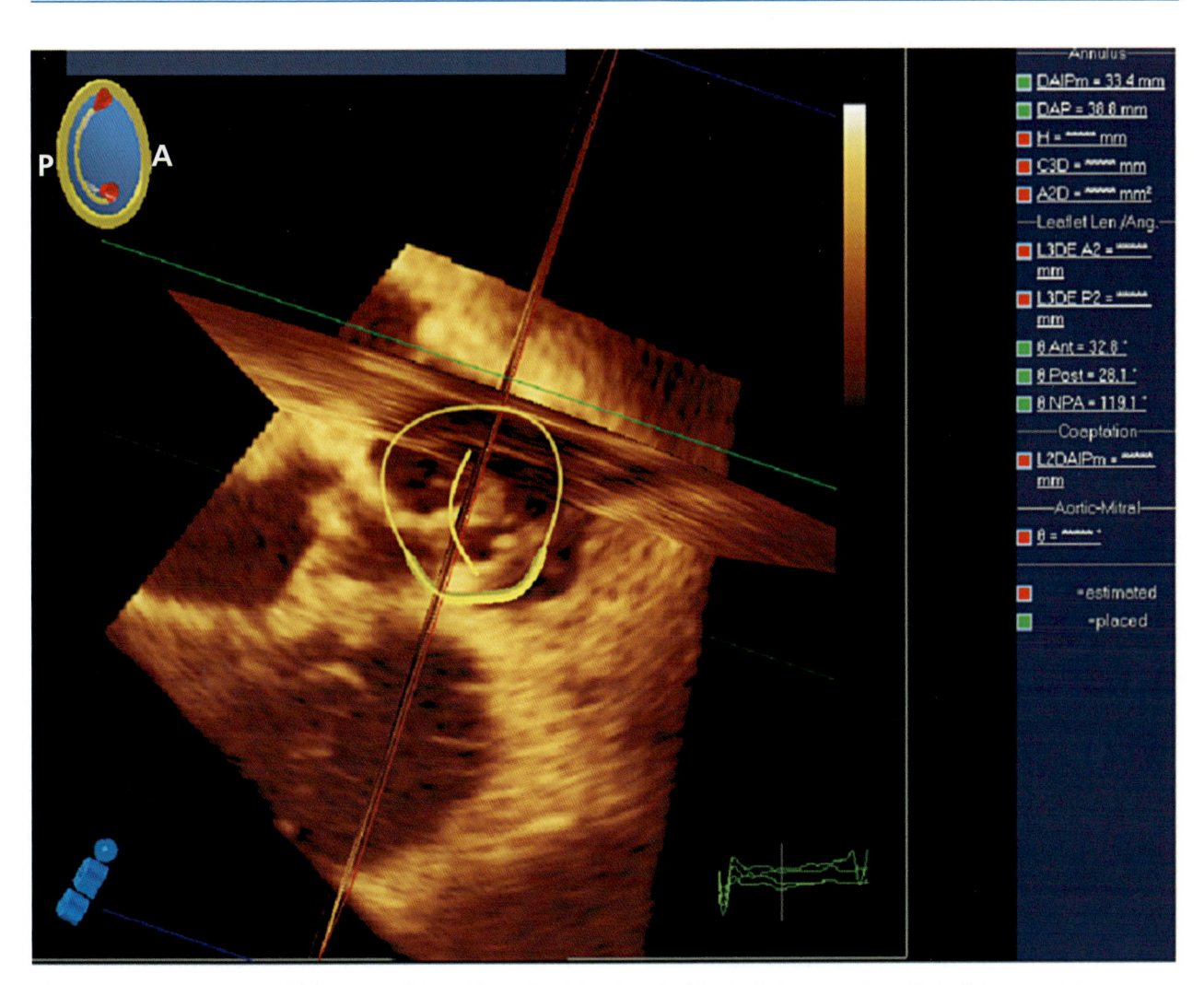

Fig. 5-4. Modelo ecocardiográfico transesofágico tridimensional da valva mitral (projeção transversal a partir do átrio esquerdo).

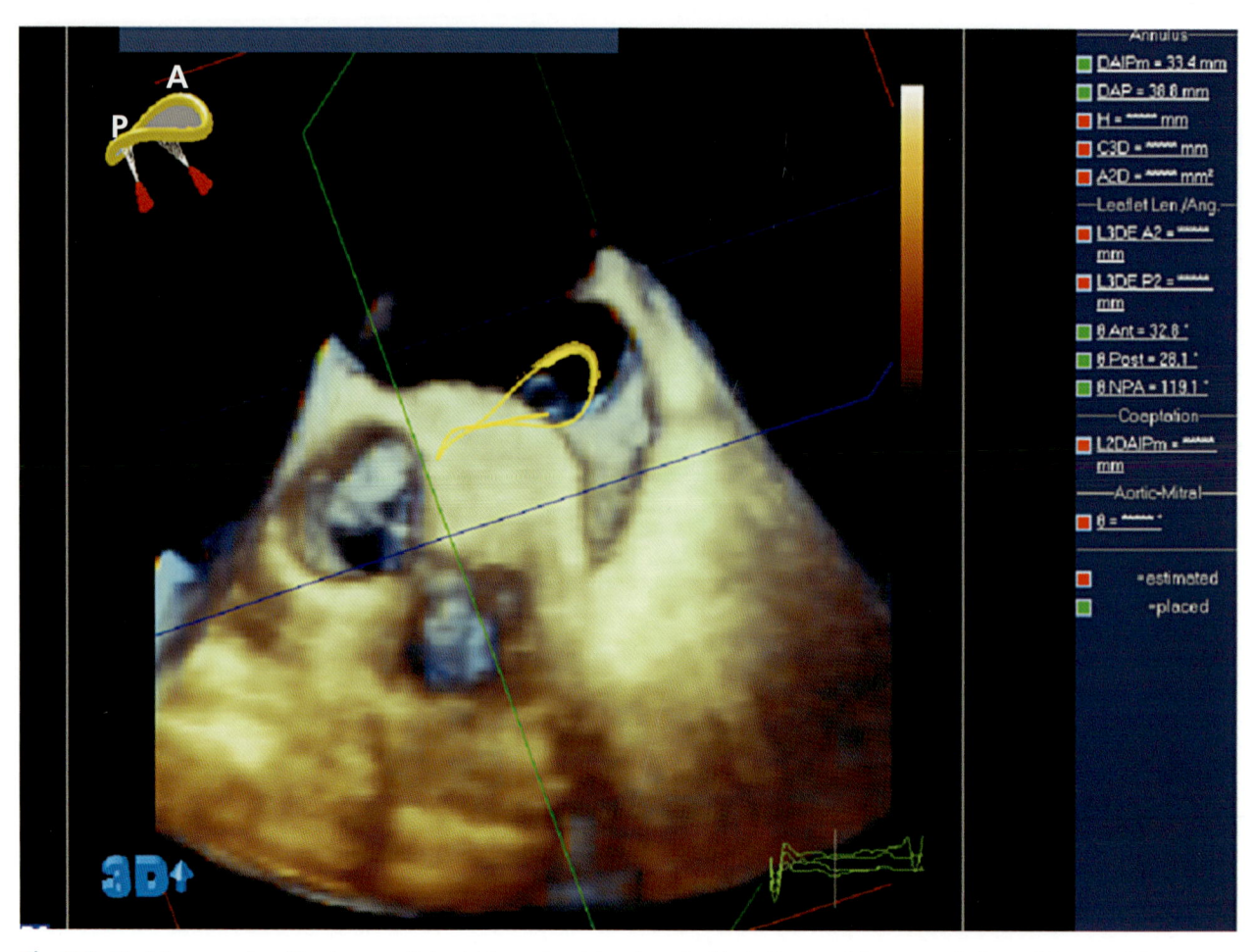

Fig. 5-5. Modelo ecocardiográfico transesofágico tridimensional da valva mitral (relação espacial com o apêndice atrial esquerdo).

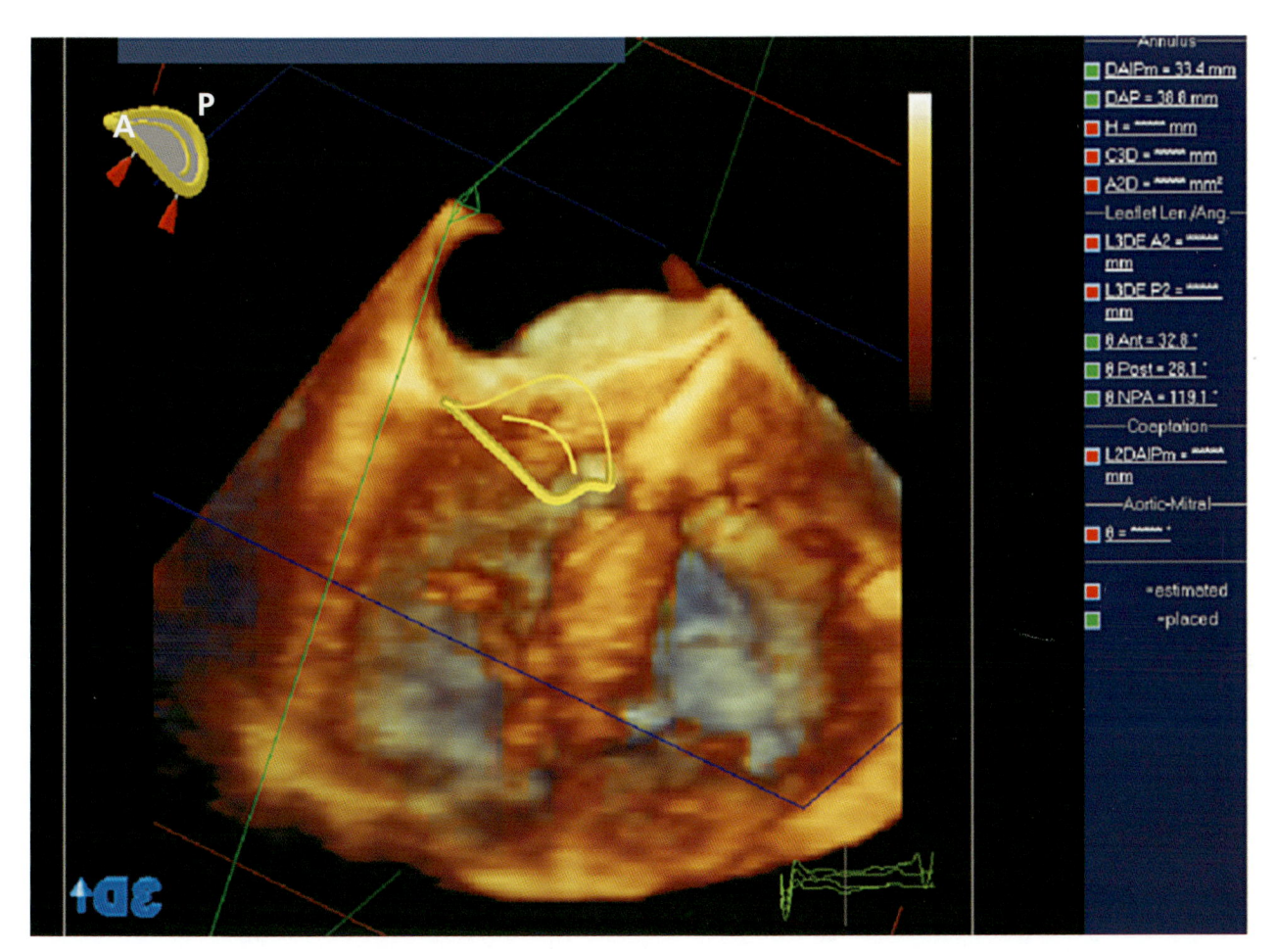

Fig. 5-6. Modelo ecocardiográfico transesofágico tridimensional da valva mitral (relação com o ventrículo esquerdo).

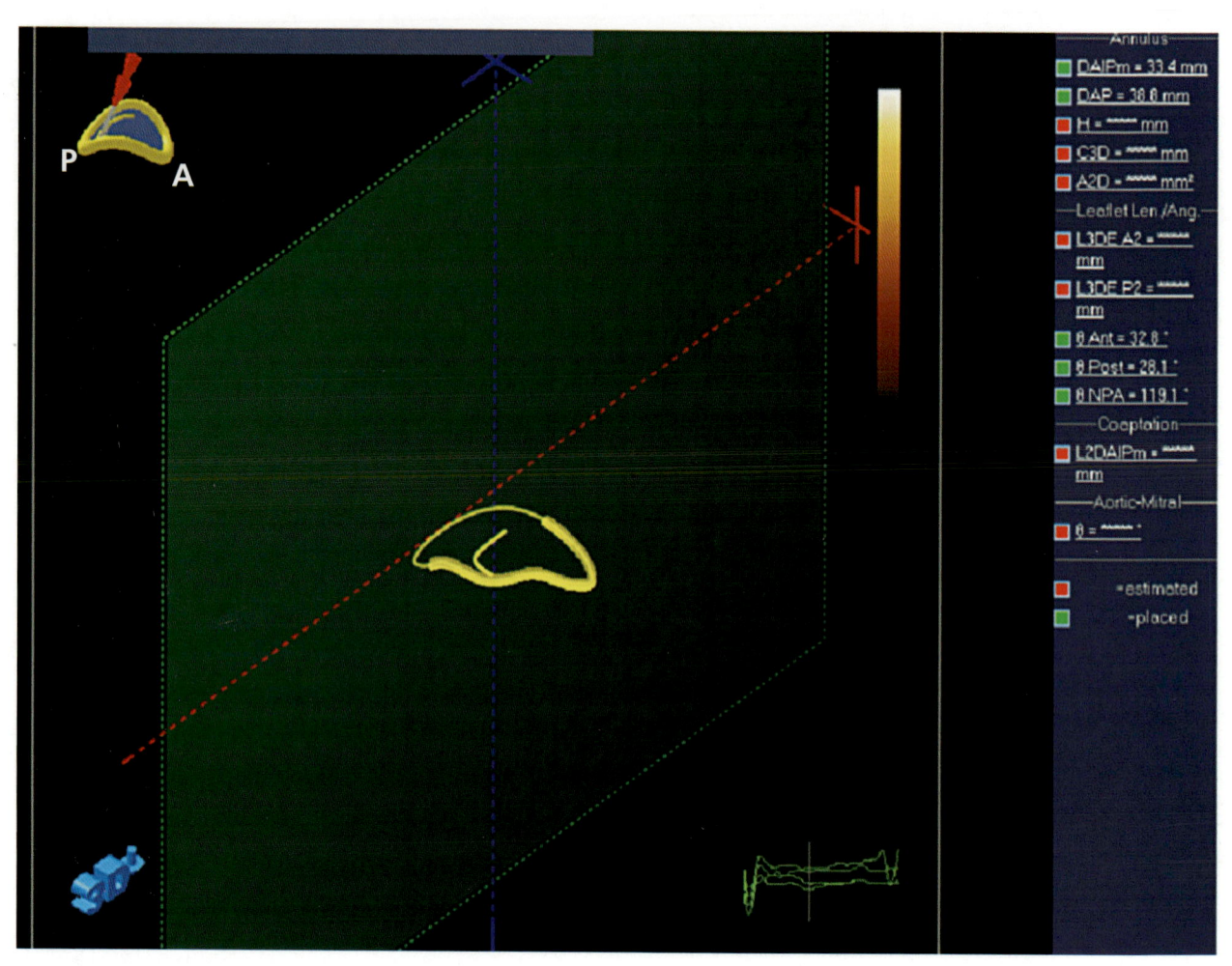

Fig. 5-7. Modelo ecocardiográfico transesofágico tridimensional da valva mitral (relação espacial com planos inferossuperior, mediolateral e anteroposterior).

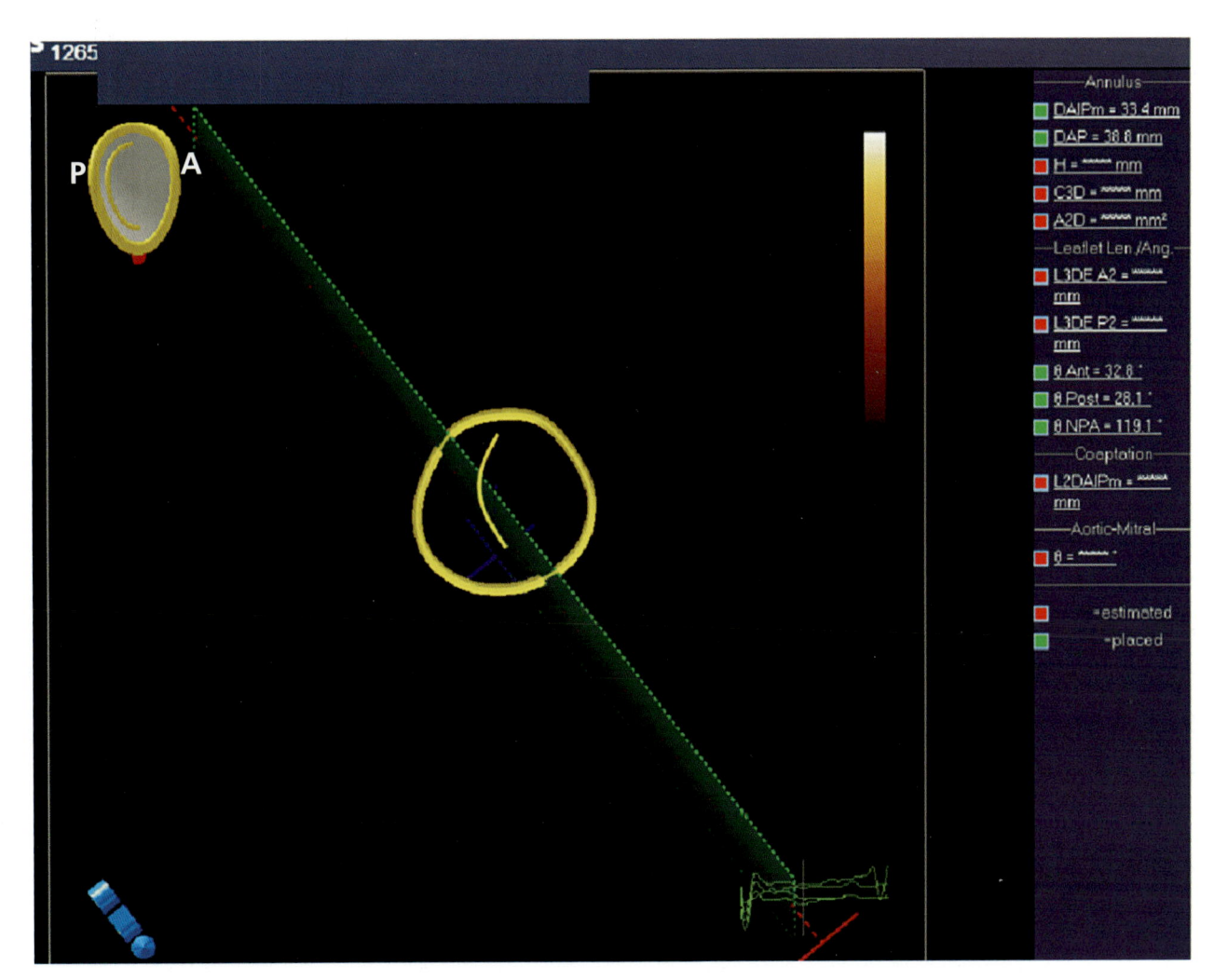

Fig. 5-8. Modelo ecocardiográfico transesofágico tridimensional da valva mitral (relação espacial anteroposterior do anel valvar).

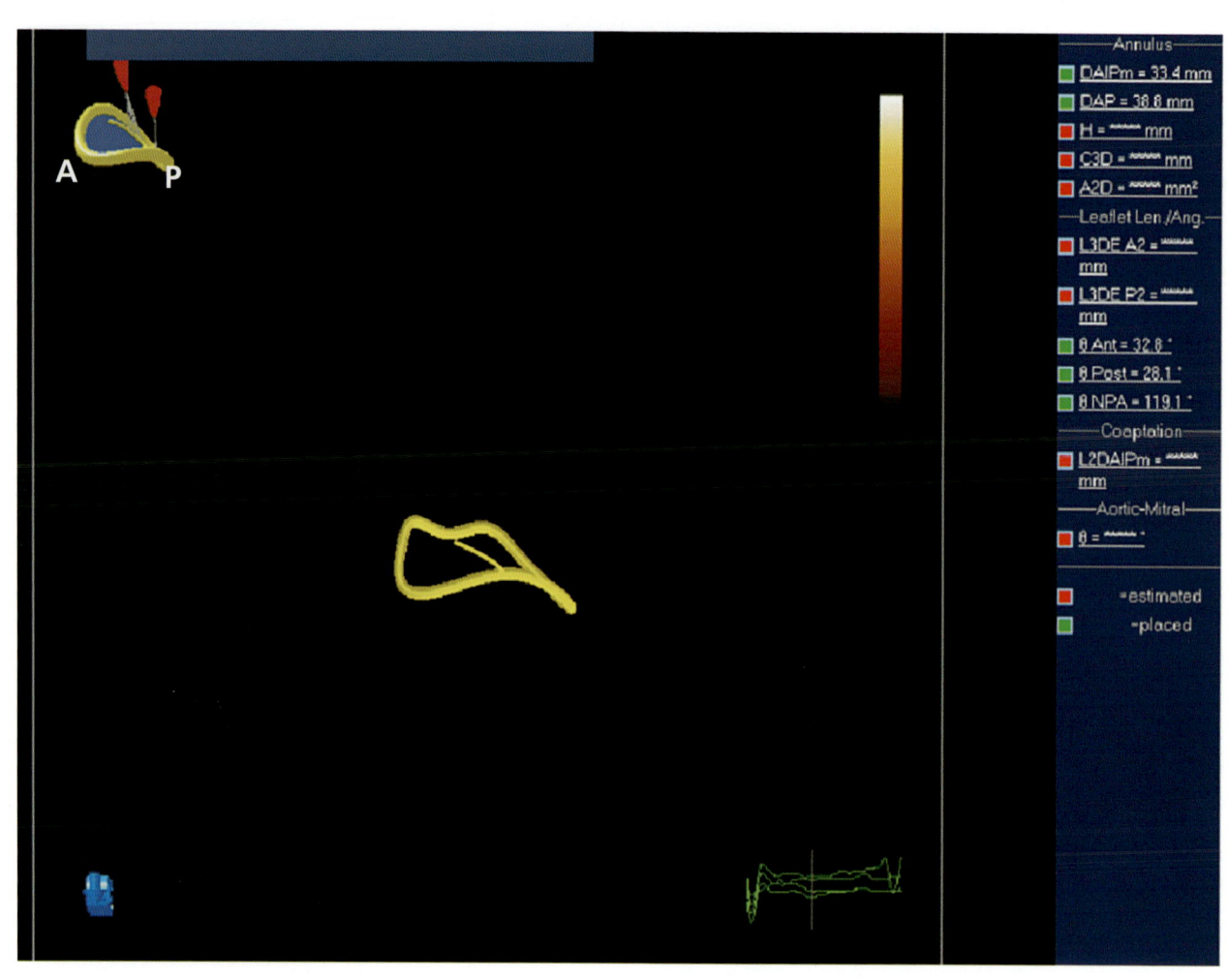

Fig. 5-9. Modelo ecocardiográfico transesofágico tridimensional da valva mitral no espaço.

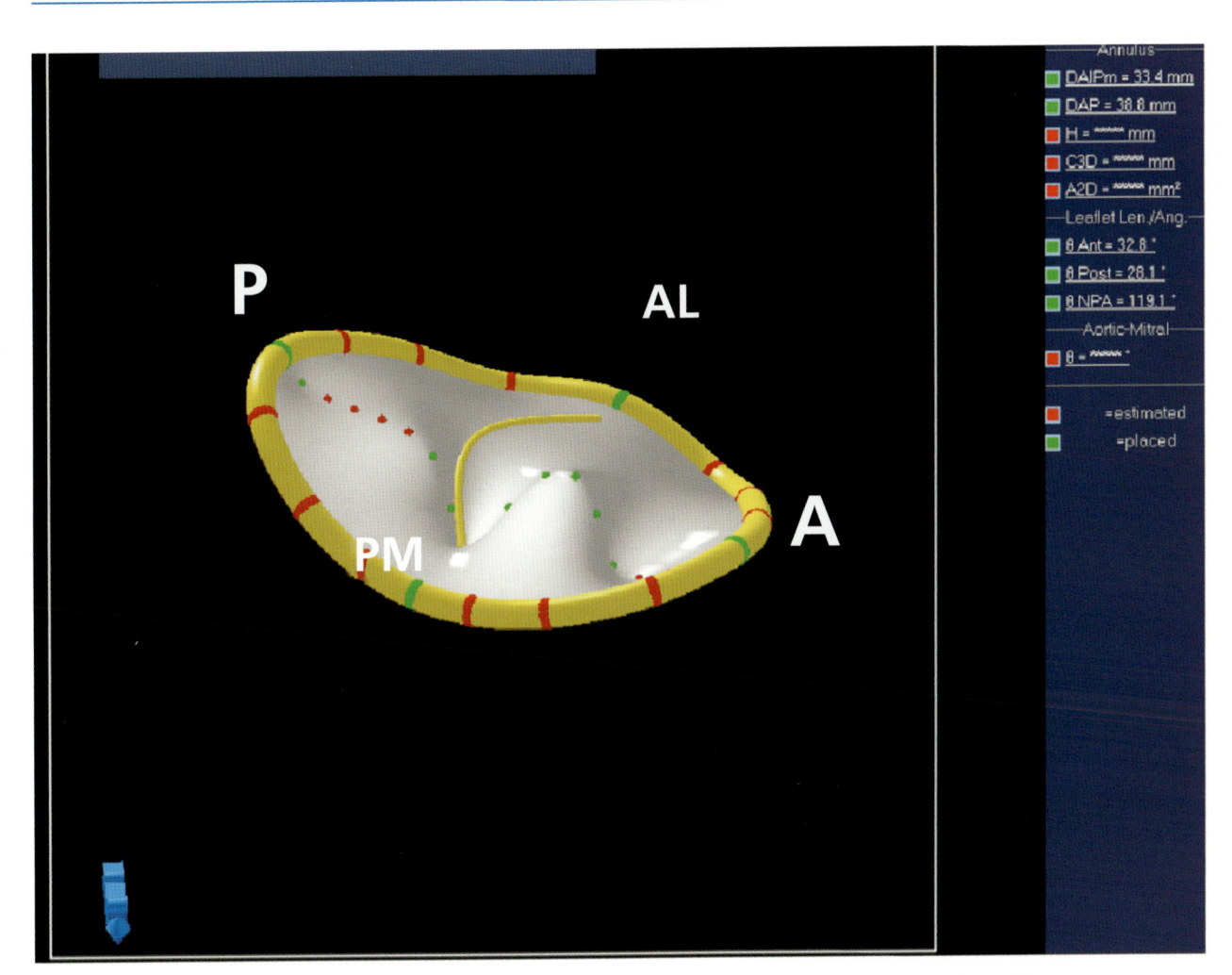

Fig. 5-10. Modelo ecocardiográfico transesofágico tridimensional do anel valvar mitral no espaço (imagem planar). PM = comissura posteromedial; AL = comissura anterolateral; P = hemianel posterior; A = hemianel anterior.

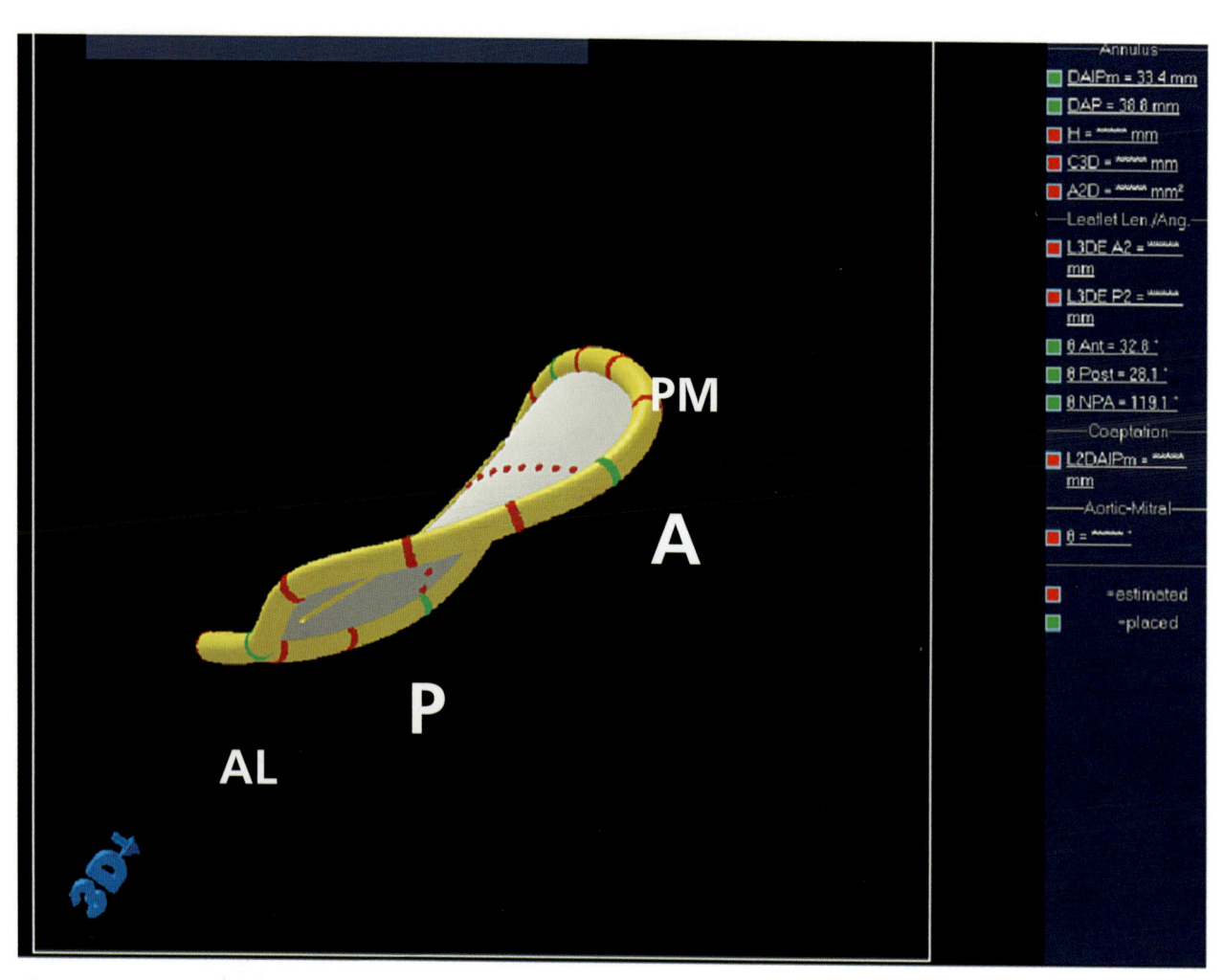

Fig. 5-11. Modelo ecocardiográfico transesofágico tridimensional do anel valvar mitral no espaço (plano oblíquo).

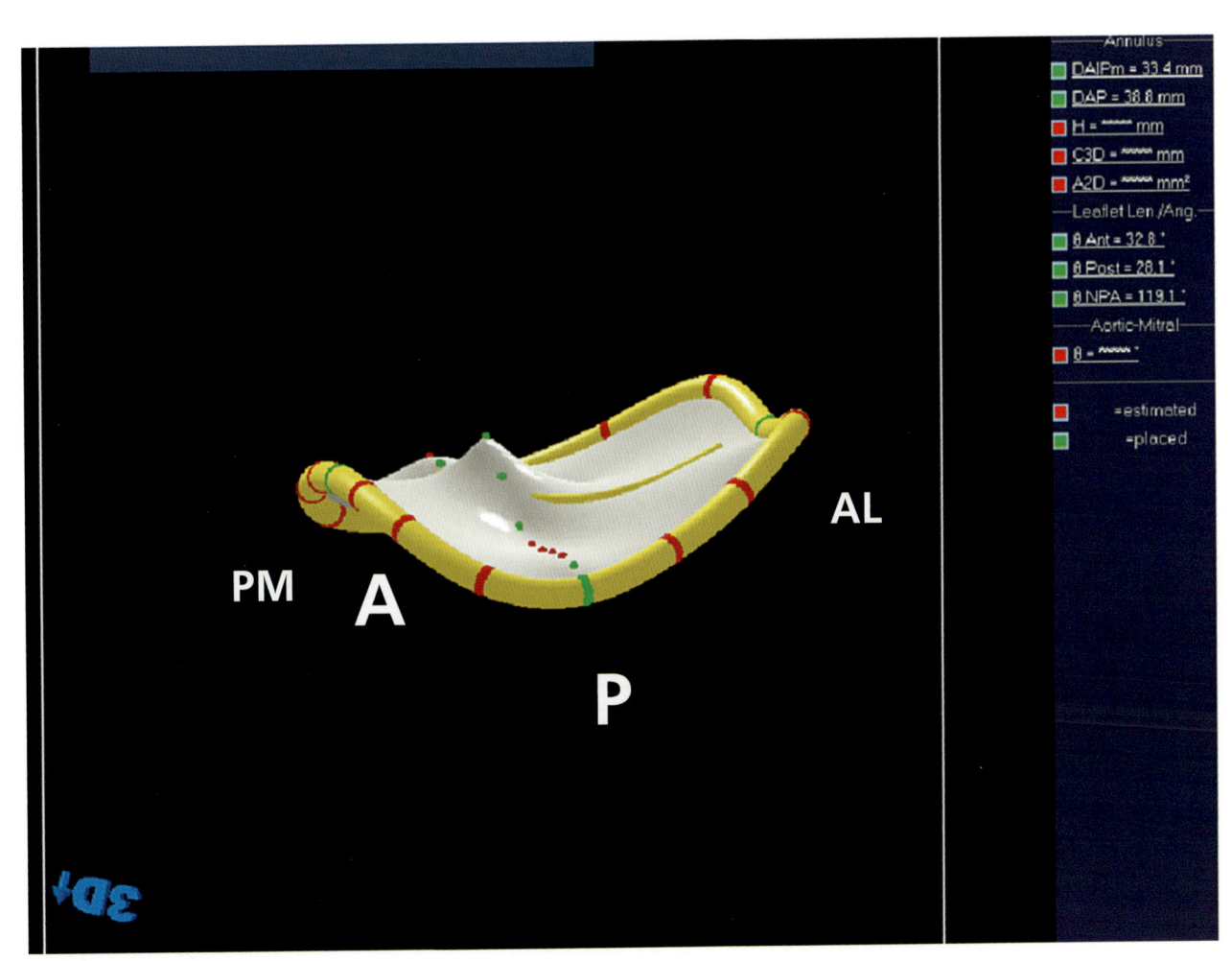

Fig. 5-12. Modelo ecocardiográfico transesofágico tridimensional do anel valvar mitral no espaço (plano oblíquo com demonstração de boceladura valvar).

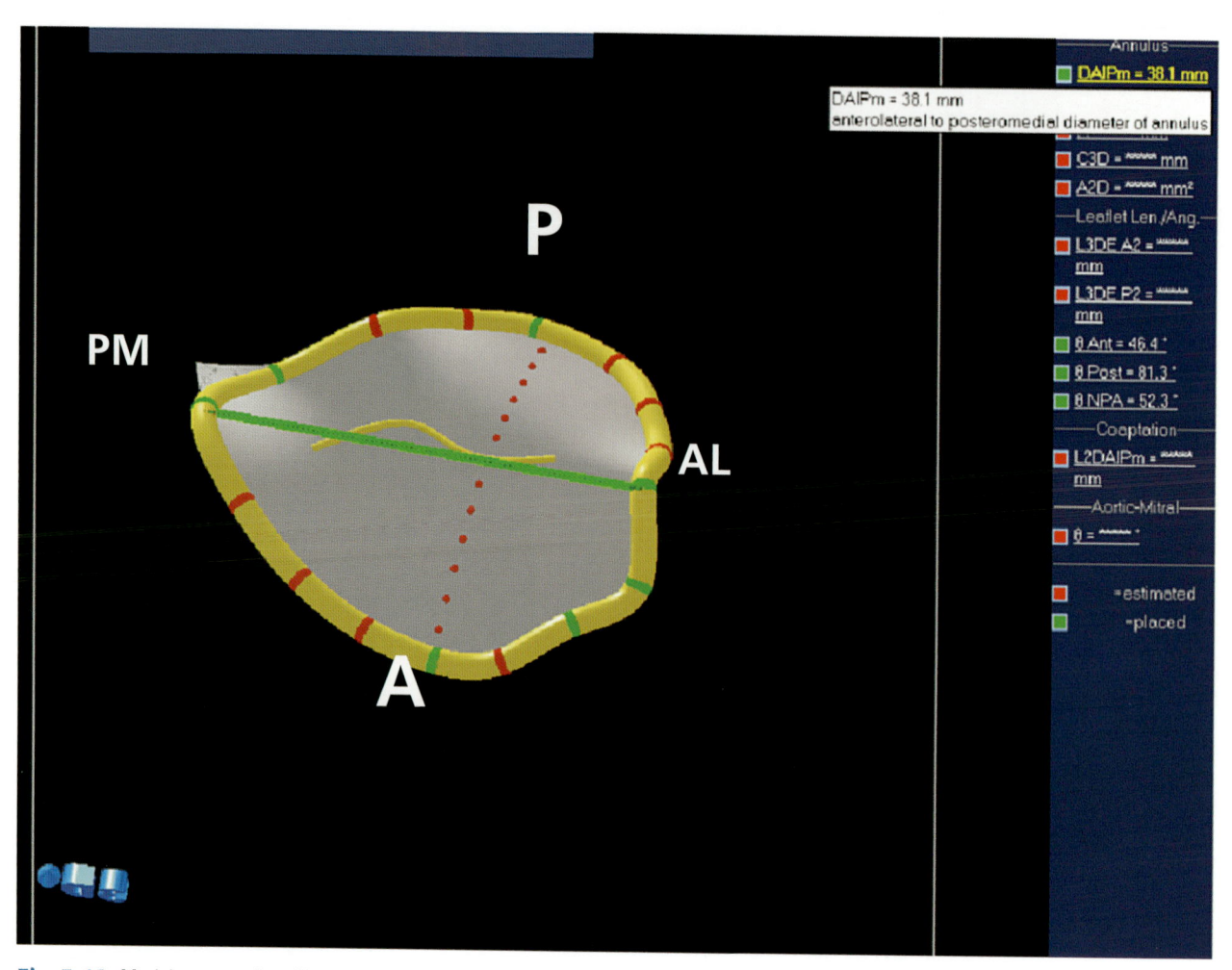

Fig. 5-13. Modelo ecocardiográfico transesofágico tridimensional do anel valvar mitral no espaço (imagem planar) com demonstração do diâmetro anteroposterior do anel valvar.

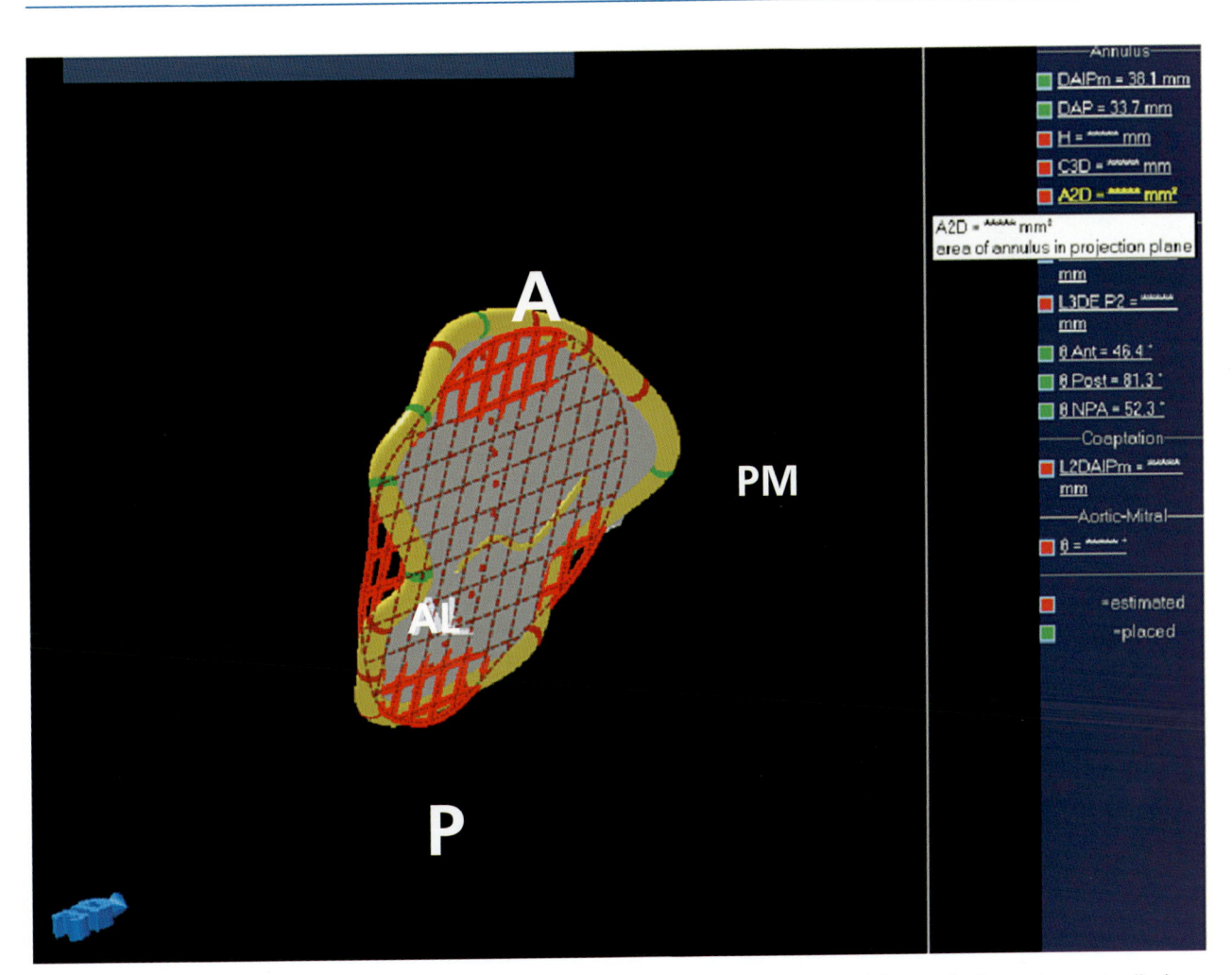

Fig. 5-14. Modelo ecocardiográfico transesofágico tridimensional do anel valvar mitral no espaço (plano vertical) com demonstração da superfície do anel valvar.

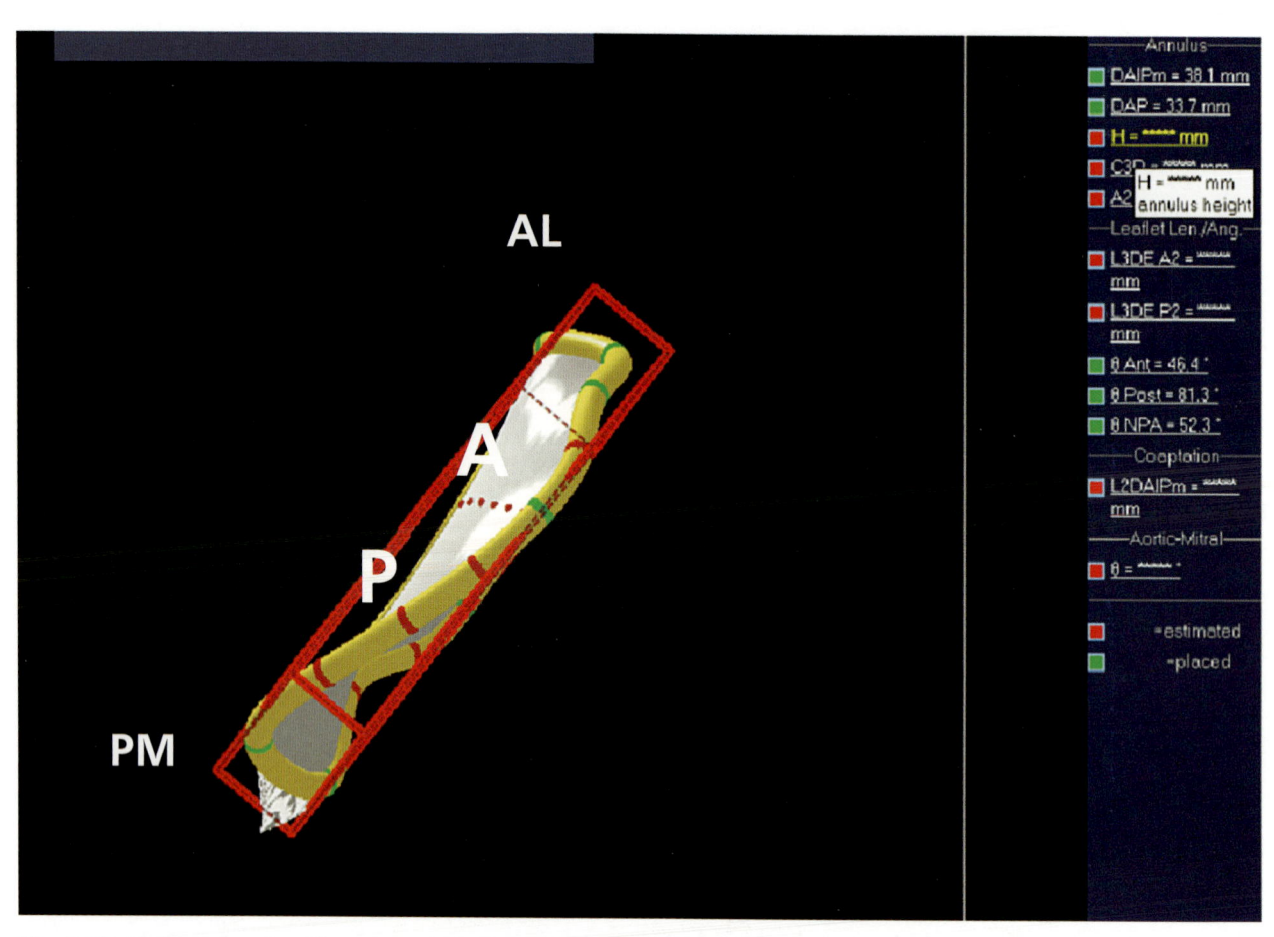

Fig. 5-15. Modelo ecocardiográfico transesofágico tridimensional do anel valvar mitral no espaço (plano oblíquo) com demonstração da altura do anel valvar.

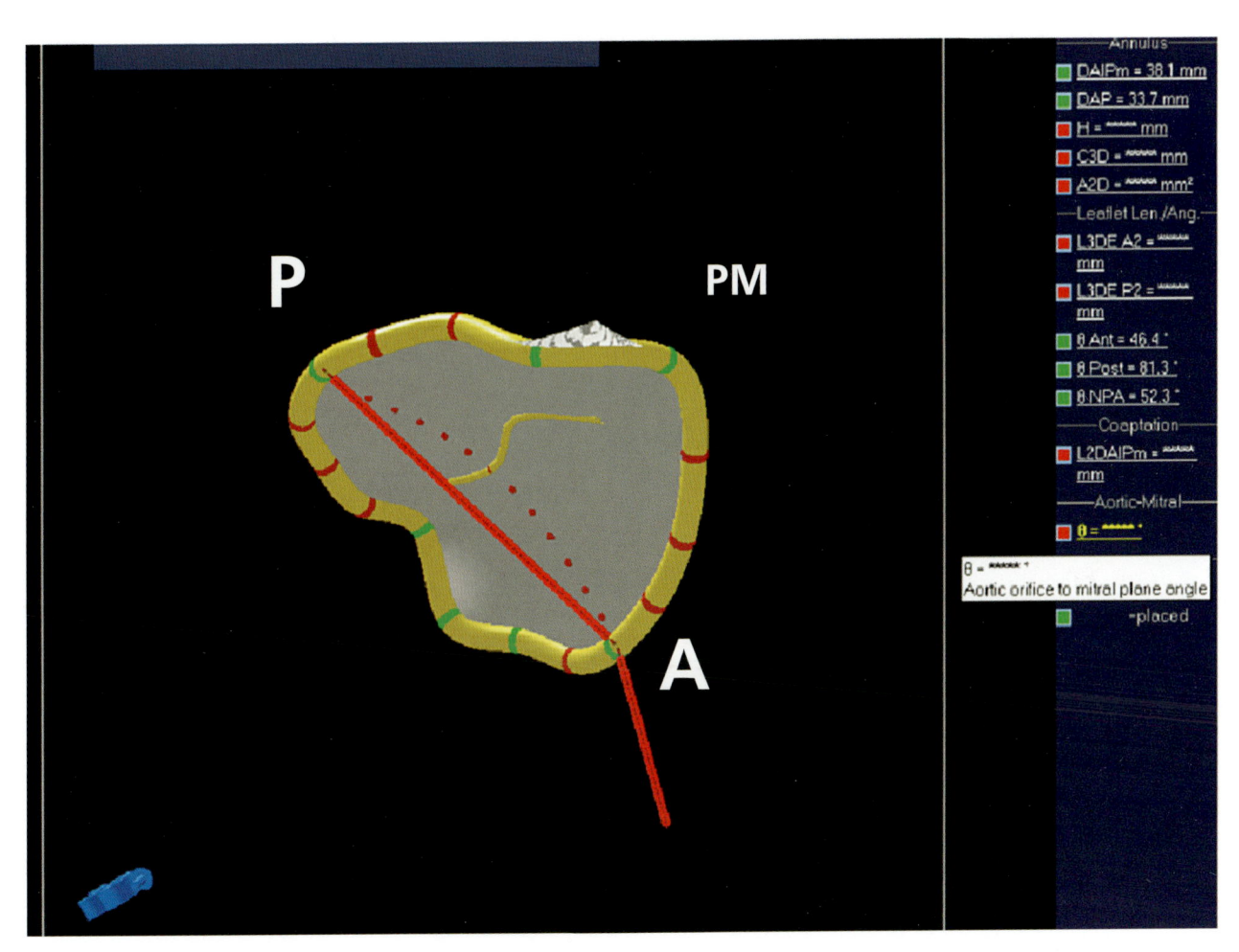

Fig. 5-16. Modelo ecocardiográfico transesofágico tridimensional do anel valvar mitral no espaço (plano atrial esquerdo vertical) com demonstração de ângulo intercomissural do anel valvar.

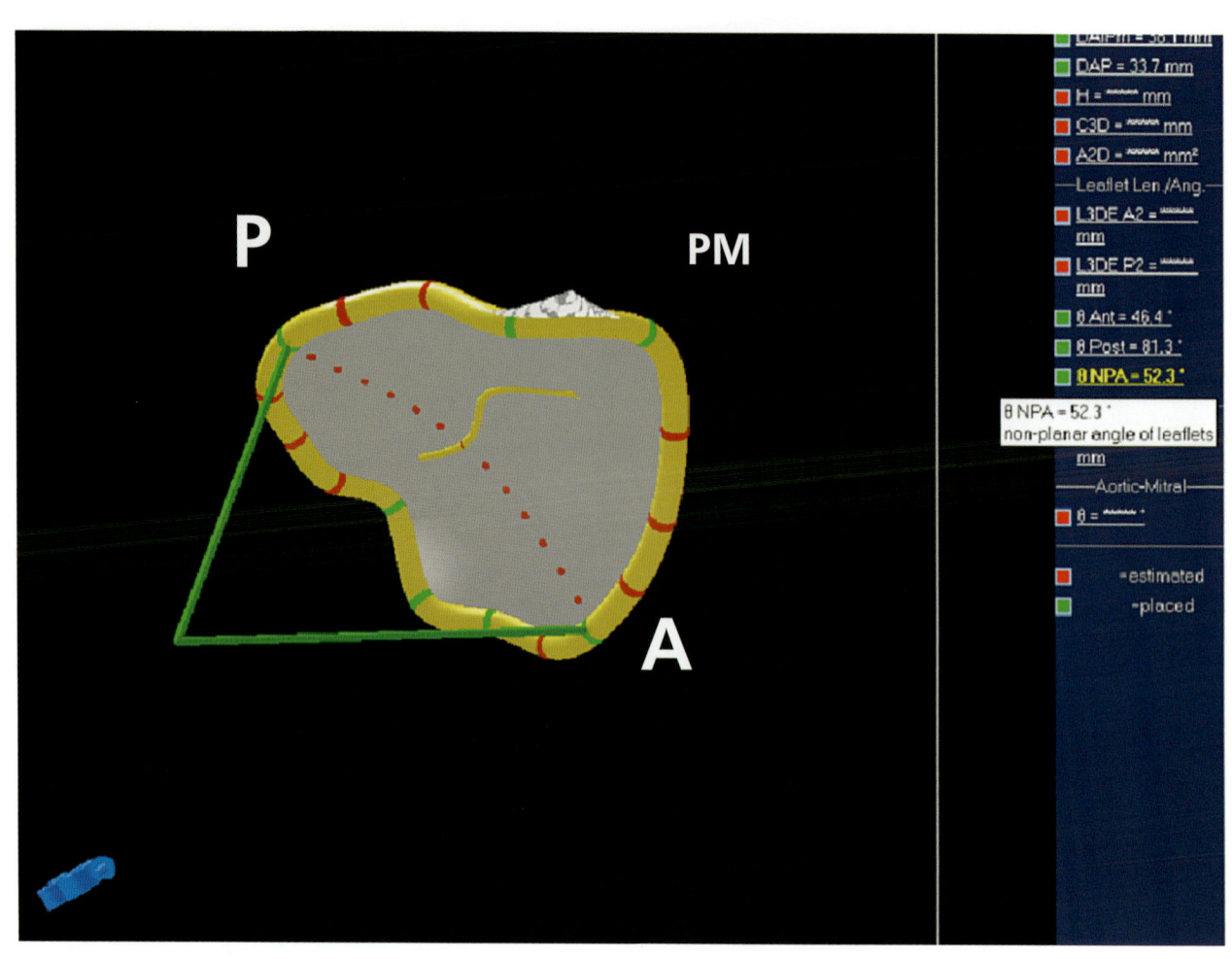

Fig. 5-17. Modelo ecocardiográfico transesofágico tridimensional do anel valvar mitral no espaço (plano atrial I esquerdo vertical) com demonstração de ângulo não planar do anel valvar.

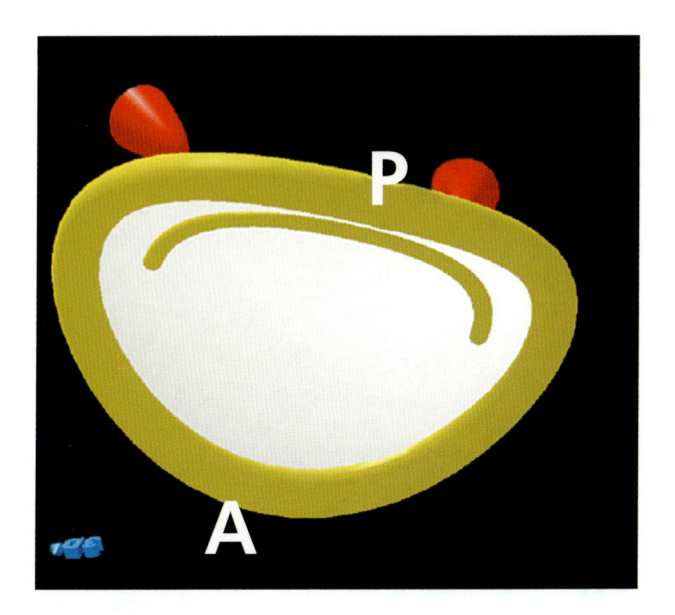

Fig. 5-18. Modelo ecocardiográfico transesofágico tridimensional do anel valvar mitral no espaço (modelo espacial).

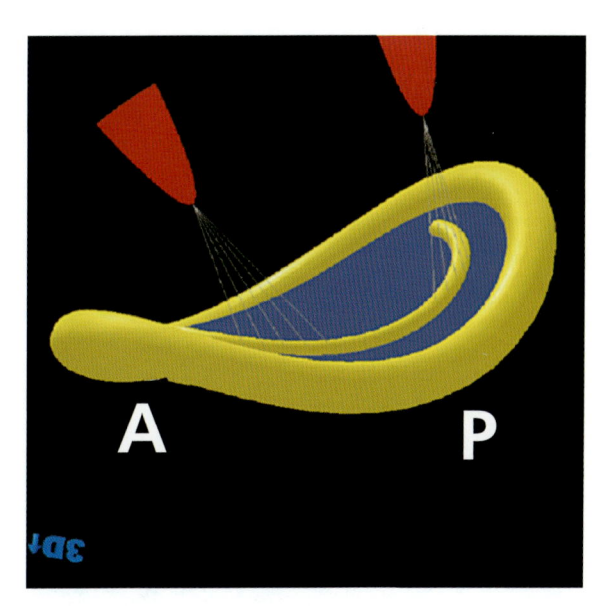

Fig. 5-19. Modelo ecocardiográfico transesofágico tridimensional do anel valvar mitral no espaço (modelo espacial) com demonstração dos músculos papilares e da cordoalha tendínea.

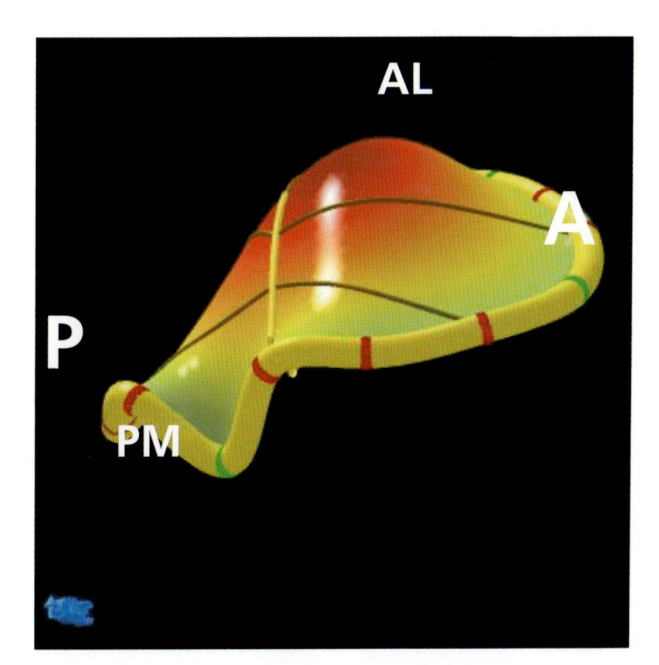

Fig. 5-20. Modelo ecocardiográfico transesofágico tridimensional do anel valvar mitral no espaço (modelo espacial) com demonstração de prolapso valvar mitral (imagem em vermelho, projeção lateral). PM = comissura posteromedial; AL = comissura anterolateral; P = hemianel posterior; A = hemianel anterior.

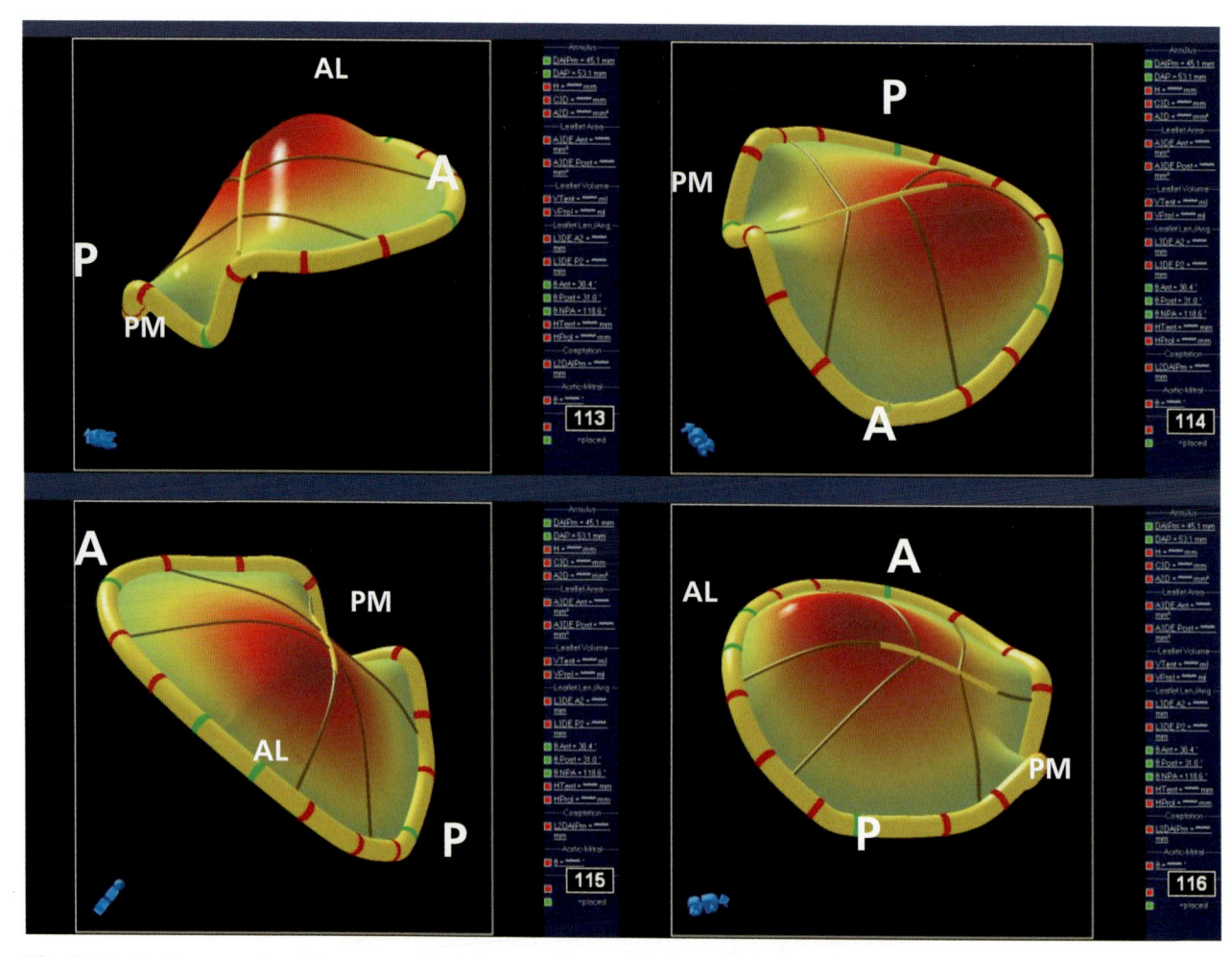

Fig. 5-21. Modelo ecocardiográfico transesofágico tridimensional do anel valvar mitral no espaço (modelo espacial) com demonstração de prolapso valvar mitral (imagem em vermelho, múltiplas projeções). PM = comissura posteromedial; AL = comissura anterolateral; P = hemianel posterior; A = hemianel anterior.

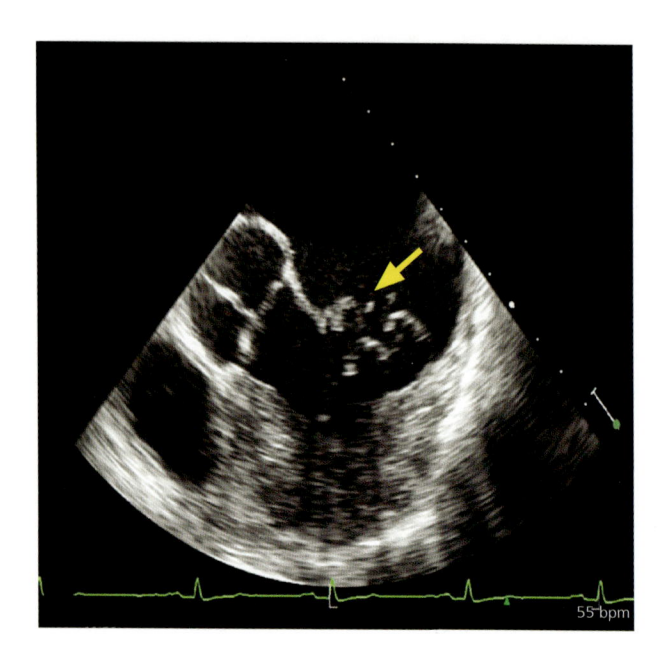

Fig. 5-22. Ecocardiografia transesofágica bidimensional com demonstração de prolapso valvar observado nas imagens 20 e 21. A seta indica o prolapso valvar mitral.

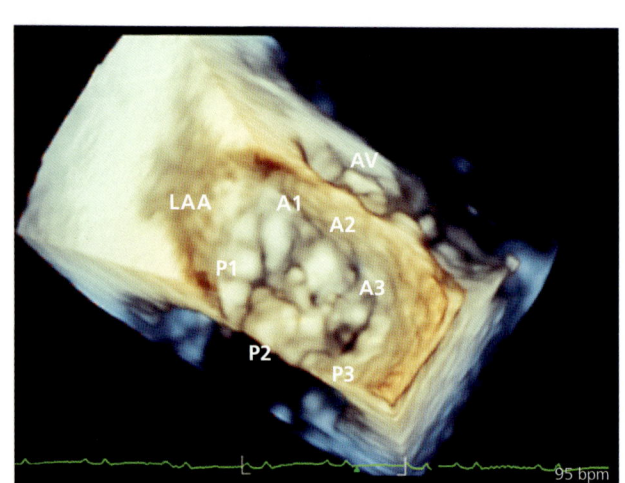

Fig. 5-23. Ecocardiografia transesofágica tridimensional de paciente apresentando prolapso das boceladuras A1, A2, A3. LAA = apêndice atrial esquerdo; AV = valva aórtica.

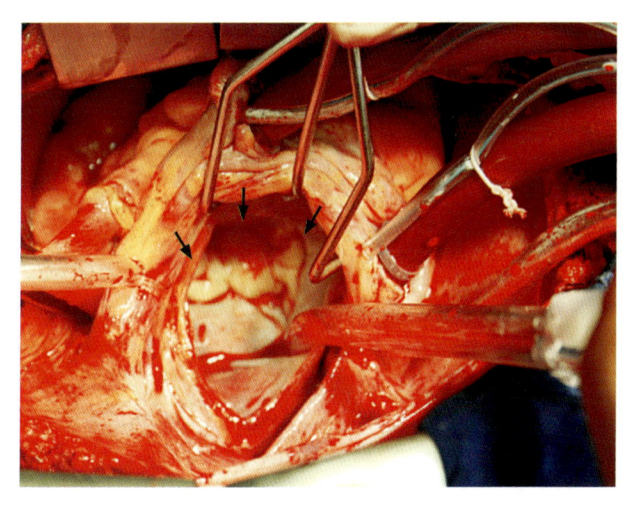

Fig. 5-24. Achado cirúrgico do paciente da Figura 5-23. Evidência de prolapso das boceladuras A1, A2, A3 da valva mitral (setas).

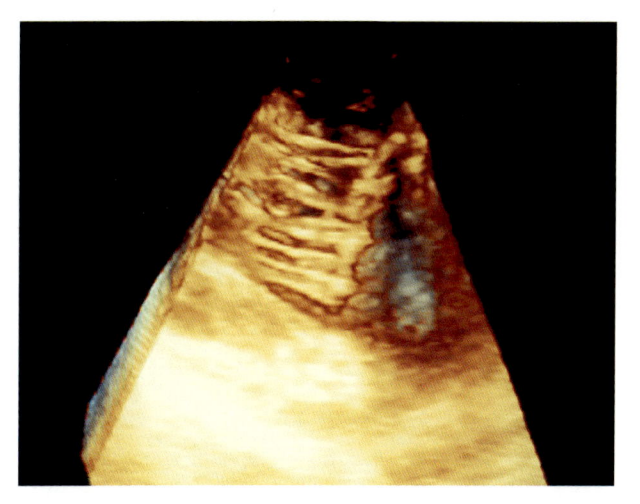

Fig. 5-25. Ecocardiografia transesofágica tridimensional para demonstração das cordas da valva mitral (anatomia normal).

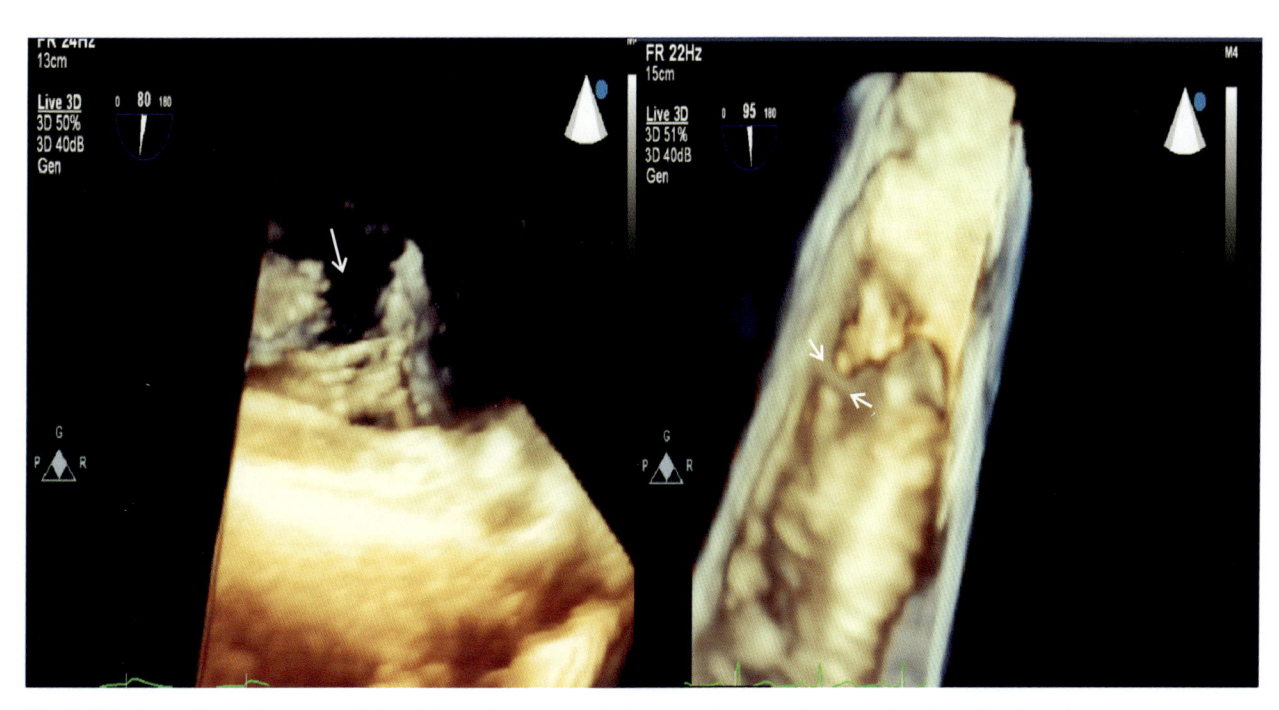

Fig. 5-26. Ecocardiografia transesofágica tridimensional em paciente apresentando ruptura de músculo papilar (setas).

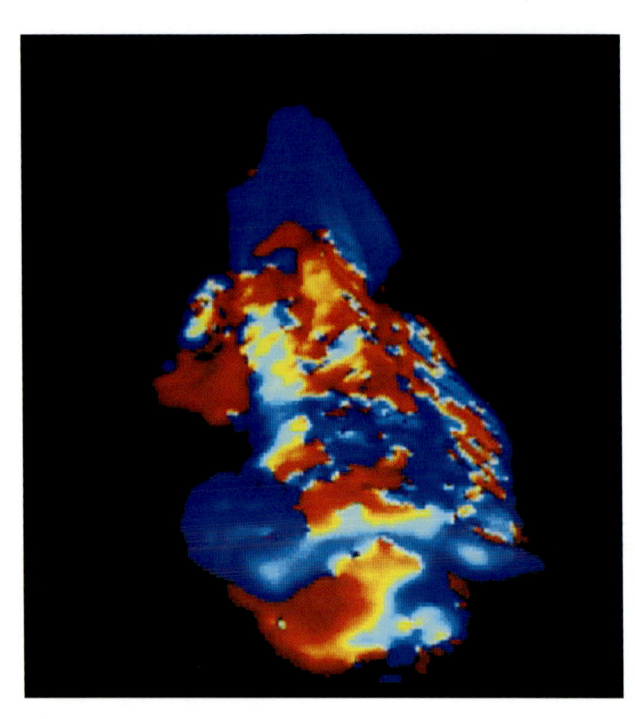

Fig. 5-27. Ecocardiografia transesofágica tridimensional para a demonstração de insuficiência mitral em paciente portador de prolapso valvar mitral.

REFERÊNCIAS BIBLIOGRÁFICAS

1. Freed LA, Levy D, Levine RA et al. Prevalence and clinical outcome of mitralvalve prolapse. *N Engl J Med* 1999;341:1-7.
2. The changing spectrum of valvular heart disease pathology. In: Braunwald E (Ed.) *Harrison's advances in cardiology*. New York: McGraw-Hill, 2002. p. 317-23.
3. Hayek E, Gring CN, Griffin BP. Mitral valve prolapse. *Lancet* 2005;365:507-18.
4. Avierinos JF, Inamo J, Grigioni F et al. Sex differences in morphology and outcomes of mitral valve prolapse. *Ann Intern Med* 2008;149:787-95.
5. Shell WE, Walton JA, Clifford ME et al. The familial occurrence of the syndrome of mid-late systolic clickand late systolic murmur. *Circulation* 1969;39:327-37.
6. Devereux RB, Brown WT, Kramer-Fox R et al. Inheritance of mitral valve prolapse: effect of age and sex on gene expression. *Ann Intern Med* 1982;97:826-32.
7. Disse S, Abergel E, Berrebi A et al. Mapping of a first locus for autosomal dominant myxomatous mitral-valve prolapse to chromosome 16p11.2-p12.1. *Am J Hum Genet* 1999;65:1242-51.
8. Freed LA, Acierno Jr JS, Dai D et al. A locus for autosomal dominant mitral valve prolapse on chromosome 11p15.4. *Am J Hum Genet* 2003;72:1551-59.
9. Nesta F, Leyne M, Yosefy C et al. Newlocus for autosomal dominant mitral valve prolapse on chromosome 13: clinical insights from genetic studies. *Circulation* 2005;112:2022-30.
10. Barlow JB, Pocock WA. Mitral valve prolapse, the specific billowing mitral leaflet syndrome, or an insignificant nonejection systolic click. *Am Heart J* 1979;97:277-85.
11. Abrams J. Mitral valve prolapse: a plea for unanimity. *Am Heart J* 1976;92:413-15.
12. Ling LH, Enriquez-Sarano M, Seward JB et al. Clinical outcome of mitral regurgitation due to flail leaflet. *N Engl J Med* 1996;335:1417-23.
13. Rosen SE, Borer JS, Hochreiter C et al. Natural history of the asymptomatic/minimally symptomatic patient with severe mitral regurgitation secondary to mitral valve prolapse and normal right and left ventricular performance. *Am J Cardiol* 1994;74:374-80.
14. Filsoufi F, Salzberg SP, Aklog L et al. Acquired disease of the mitral valve. In: Selke F, Swanson S, del Nido P (Eds.). *Sabiston and Spencer surgery of the chest.* 7th ed. Philadelphia: Elsevier Saunders, 2005. p. 1299-333.
15. Verma S, Mesana TG. Mitral-valve repair for mitral-valve prolapse. *N Engl J Med* 2009;361:2261-69.
16. Carabello BA. The mitral valve apparatus: is there still room to doubt the importance of its preservation? *J Heart Valve Dis* 1993;2:250-52.
17. Hansen DE, Sarris GE, Niczyporuk MA et al. Physiologic role of the mitral apparatus in left ventricular regional mechanics, contraction synergy, and global systolic performance. *J Thorac Cardiovasc Surg* 1989;97:521-33.
18. Merendino KA, Thomas GI, Jesseph JE et al. The open correction of rheumatic mitral regurgitation and or stenosis: with special reference to regurgitation treated by posteromedial annuloplasty utilizing a pump-oxygenator. *Ann Surg* 1959;150(1):5-22.
19. McGoon DC. Repair of mitral insufficiency due to ruptured chordae tendineae. *J Thorac Cardiovasc Surg* 1959;39(3):357-62.
20. Carpentier A. Cardiac valve surgery - the "French correction". *J Thorac Cardiovasc Surg* 1983;83(3):323-37.
21. Duran CG, Pomar JL, Revuelta JM et al. Conservative operation for mitral insufficiency: critical analysis supported by postoperative hemodynamic studies of 72 patients. *J Thorac Cardiovasc Surg* 1980;79(3):326-37.
22. Yacoub M, Halim M, Radley-Smith R et al. Surgical treatment of mitral regurgitation caused by floppy valves: repair versus replacement. *Circulation* 1981;64(Suppl II):210-16.
23. Alvarez JM, Deal CW, Loveridge K et al. Repairing the degenerative mitral valve: ten to fifteen-year follow-up. *J Thorac Cardiovasc Surg* 1996;112:238-47.
24. Suri RM, Schaff HV, Dearani JA et al. Survival advantage and improved durability of mitral repair for leaflet prolapse subsets in the current era. *Ann Thorac Surg* 2006;82:819-27.
25. Pomerantzeff PMA, Brandão CMA, Rossi EG et al. Quadrangular resection without ring annuloplasty in mitral valve repair. *Cardiovasc Eng* 1997;2(4):271-73.
26. Enriquez-Sarano M, Freeman WK, Tribouilloy CM et al. Functional anatomy of mitral regurgitation: accuracy and outcome implications of transesophageal echocardiography. *J Am Coll Cardiol* 1999;34:1129-36.
27. Feigenbaum H. Evolution of echocardiography. *Circulation* 1996;93:1321-27.
28. Ahmad M. Real-time three-dimensional echocardiography in assessment of heart disease. *Echocardiography* 2001;18(1):73-77.
29. Stewart WJ, Griffin B, Thomas JD. Multiplane transesophageal echocardiograhic evaluation of mitral disease. *Am J Card Imaging* 1995;9:121-28.

30. Lambert AS, Miller JP, Merrick SH *et al.* Improved evaluation of the location and mechanism of mitral valve regurgitation with a systematic transesophageal echocardiography examination. *Anesth Analg* 1999;88:1205-12.
31. Jungwirth B, Mackensen B. Real-time 3-dimensional echocardiography in the operating room. *Sem Card Vascular Anesthesia* 2008;12:247-64.
32. Practice guidelines for perioperative transesophageal echocardiography. A report by the American society of anesthesiologists and the society of cardiovascular anesthesiologists task force on transesophageal echocardiography. *Anesthesiology* 1996;84:986-1006.
33. Grewal J, Mankad S, Freeman W *et al.* Real-time three-dimensional transesophageal echocardiography in the intraoperative assessment of mitral valve disease. *J Am Soc Echocardiogr* 2009;22:34-41.
34. Macnab A, Jenkins NP, Anber H *et al.* A method for the morphologic analysis of the regurgitant mitral valve using three-dimensional echocardiography. *Heart* 2004;90:771-76.
35. Kisslo J, Firek B, Takahiro O *et al.* Real-time volumetric echocardiography: the technology and the possibilities. *Echocardiography* 2000;17:773-79.
36. Roelandt JRT, Yao J, Karsprazak JD. Three-dimensional echocardiography. *Curr Opin Cardiol* 1998;13:386-98.
37. Pothineni KR, Inamdar V, Miller AP *et al.* Inicial experience with live/real time three-dimensional transesophageal echocardiography. *Echocardiography* 2007;24:1099-104.
38. Sugeng L, Shernan SK, Weinert L *et al.* Real-time transesophageal echocardiography in valve disease: comparision with surgical findings and evaluation of prosthetic valves. *J Am Soc Echocardiogr* 2008;21:1347-54.
39. Grewal J, Mankad S, Freeman W *et al.* Real-time three-dimensional transesophageal echocardiography in the intraoperative assessment of mitral valve disease. *J Am Soc Echocardiogr* 2009;22:34-41.
40. Garcia-Orta R, Moreno E, Vidal M *et al.* Three-dimensional versus two-dimensional transesophageal echocardiography in mitral valve repair. *J Am Soc Echocardiography* 2007;20:4-12.
41. Lengerveld J, Valocik G, Plokker HW *et al.* Additional value of three-dimensional transesophageal echocardiography for patients with mitral stenosis undergoing balloon valvopalsty. *J Am Soc Echocardiogr* 2003;16:841-49.
42. Salcedo EE, Quaife RA, Seres T *et al.* A framework for systematic characterization of the mitral valve by real-time three-dimensional transesophageal echocardiography. *J Am Soc Echocardiogr* 2009;22:1087-99.
43. Mor-Avi V, Sunseng L, Lang R. Real-time 3-dimensional echocardiography. An integral componente of the routine echocardiographic examination in adult patients? *Circulation* 2009;119:314-29.

Doença Valvar – Valvopatia Aórtica

6

Edgar B. Lira Filho
Laíse A. Guimarães
Alexandre F. Cury
Marcelo Luiz Campos Vieira

ANATOMIA DA VIA DE SAÍDA DO VENTRÍCULO ESQUERDO

A via de saída do ventrículo esquerdo (VE) pode ser considerada como o prolongamento da borda livre da valva mitral, no sentido da valva aórtica. De forma didática, pode ser dividida em três porções: a valva aórtica e suas estruturas de suporte, a porção cilíndrica da aorta e a região cônica, que forma a região subvalvar.

A valva aórtica apresenta três folhetos (válvulas) de aspecto semilunar, cuja função está relacionada com sua relação espacial com o anel valvar aórtico. O aspecto dos folhetos se assemelha à meia-lua, de onde é derivada a denominação de valva semilunar. Variações podem existir nas dimensões de cada folheto, incluindo o comprimento, largura e área de superfície, bem como o suporte nos seios de Valsalva.[1] Cada um dos três folhetos apresenta uma margem livre e outra conectada à raiz aórtica. Os folhetos abrem na sístole ventricular em direção aos respectivos seios de Valsalva, sem que ocorra, no entanto, oclusão dos óstios coronarianos. As bordas semilunares dos folhetos adjacentes unem-se ao nível da junção sinotubular, formando as comissuras. A espessura dos folhetos não é uniforme, sendo discretamente mais espessados em direção às suas bordas livres. A face ventricular, zona de aposição dos folhetos, é chamada de *lunule* e ocupa cerca de um terço da profundidade dos folhetos. Nesta região ocorre a junção dos folhetos durante o fechamento da valva aórtica. Na porção média do *lunule* pode ser observado espessamento na sua superfície, conhecido como nódulo de Arantius, que, com o passar dos anos, tende a se tornar mais proeminente. Pequenas fenestrações nos folhetos podem ser vistas, principalmente nos indivíduos idosos, o que não leva, no entanto, ao comprometimento do fechamento valvar.[2] A área total das válvulas excede em 40% a área do orifício da aorta, e, quando fechada, a borda livre da valva excede 2 a 3 mm do plano de fechamento. Esta característica anatômica propicia o perfeito fechamento da valva, além de permitir o adequado enchimento das artérias coronárias durante a diástole ventricular. A valva normal possui três válvulas e três comissuras, porém esta relação pode estar modificada na vigência de malformações congênitas. A porção cilíndrica da via de saída se inicia imediatamente acima do plano superior da inserção das válvulas à parede do vaso, justamente na porção onde termina o seio aórtico, denominada junção sinotubular. Nesta região podem ser observadas membranas, ocasionando estenose supravalvar, dificultando, dessa forma, o esvaziamento ventricular adequado.

A região cônica da via de saída, localizada na face ventricular da valva aórtica, pode apresentar espículas fibrosas que funcionam como área de restrição ao escoamento do débito cardíaco.

ESTENOSE VALVAR AÓRTICA

A estenose valvar aórtica é causa frequente e de alta prevalência para a morbimortalidade cardiovascular em todo o mundo. O ecocardiograma se consolidou como o método de escolha no diagnóstico e acompanhamento da estenose aórtica, auxiliando o clínico na tomada de decisão terapêutica. O emprego da ecocardiografia tridimensional tem ampliado a possibilidade da melhor correlação entre os achados dos métodos de imagem e a realidade anatômica.[3] Dessa forma, recomendações internacionais (Sociedade Americana de Ecocardiografia) têm orientado que para o tratamento da estenose aórtica deva ser considerada a correlação clínico-ecocardiográfica, estando a investigação hemodinâmica invasiva restrita aos casos em que exista divergência entre os achados clínicos e ecocardiográficos ou nas situações em que ocorra a necessidade da investigação anatômica das artérias coronárias.[4]

A ecocardiografia tridimensional em tempo real é modalidade ecocardiográfica que apresenta maior acurácia, quando comparada com o estudo bidimensional na quantificação dos volumes e avaliação funcional das câmaras cardíacas.[4] A análise ecocardiográfica tridimensional apresenta também validação de resultados em relação à investigação invasiva hemodinâmica, à ressonância magnética e à tomografia ultrarrápida de 64 canais.[4,5]

Em relação à quantificação das estenoses valvares, e em particular na estenose valvar aórtica, observam-se também maior acurácia e maior proximidade anatômica, quando a análise é realizada com o emprego da ecocardiografia tridimensional em tempo real. A possibilidade de maior proximidade anatômica na aferição da via de saída do ventrículo esquerdo tem permitido minimizar as distorções, que anteriormente ocorriam ao ser atribuída a esta região o formato circular. O estudo tridimensional tem demonstrado a interferência da hipertrofia septal, modificando o formato da via de saída do ventrículo esquerdo, levando a significativas diferenças de mensuração entre os métodos bi e tridimensional, quando comparados com a investigação hemodinâmica invasiva.[6]

Os métodos para quantificação da estenose aórtica pela ecocardiografia tridimensional em tempo real são:

- Área valvar pela mensuração do volume sistólico tridimensional.
- Equação de continuidade com mensuração do diâmetro da via de saída do ventrículo esquerdo pela ecocardiografia tridimensional, associado ao Doppler colorido.
- Medida direta da área valvar aórtica com o emprego da planimetria das bordas dos folhetos (à semelhança da ecocardiografia bidimensional).

Para a quantificação da área valvar aórtica, empregando-se o volume ejetado do VE *(stroke volume)*, utilizam-se como parâmetros de aferição:

1. O volume sistólico do VE aferido com o ecocardiograma tridimensional.
2. A integral da velocidade e tempo (VTI) do fluxo da valva aórtica aferida com o Doppler contínuo, como a seguir:

$$\text{Área valvar aórtica:}$$
$$\text{Volume sistólico (cm}^3\text{)/ VTI (valva aórtica) (cm)}$$

Este método de quantificação da área valvar aórtica, utilizando-se a fórmula de mensuração do volume sistólico tridimensional, apresenta melhor correlação linear com a medida por métodos invasivos (equação de Gorlin), quando comparada com os métodos bidimensionais de aferição da área valvar aórtica.[4]

A aferição da área valvar aórtica, empregando-se a mensuração da via de saída do ventrículo esquerdo pelo ecocardiograma tridimensional e o Doppler colorido, baseia-se na influência da hipertrofia basal do septo ventricular sobre o formato da via de saída do VE, que adquire aspecto elipsoide. Quando comparada com o método bidimensional, pode ocorrer discrepância significativa entre os dois métodos ao ser aplicada a equação de continuidade. Este método apresenta apenas uma modesta correlação entre a ecocardiografia bidimensional e a tridimensional em tempo real no cálculo de área valvar. Na presença de hipertrofia septal esta discrepância é ainda maior, demonstrando que o formato da via de saída do ventrículo esquerdo interfere de forma significativa na mensuração da área valvar, o que torna o estudo tridimensional mais adequado.[4,6]

Com o advento da ecocardiografia tridimensional, novos índices de observação da valva aórtica têm sido apresentados à prática clínica. Dessa forma, há a possibilidade de aferir o índice de circunferência (geometria de círculo tridimensional) da via de saída do VE (medida como a relação entre os eixos longo e curto da via de saída do VE).[7] Em estudo realizado em 2008 por Pérez de Isla *et al.* em 40 pacientes (22 apresentando estenose valvar aórtica), observou-se pequena correlação entre o índice de circunferência e a graduação da estenose valvar aórtica, utilizando-se tanto a ecocardiografia bidimensional quanto a tridimensional. No entanto, a concordância intra e interobservador para a aferição da via de saída do VE foi melhor com o ecocardiograma tridimensional. O emprego do ecocardiograma tridimensional possibilitou também a visualização do formato elíptico da via de saída do VE.[7] Outros índices derivados da análise tridimensional do VE são os índices de esfericidade e de conicidade tridimensionais. Estes índices são utilizados para a avaliação do remodelamento positivo (dilatação) do ventrículo esquerdo durante a evolução da estenose ou insuficiência valvar aórtica.

Baseado no princípio da dinâmica dos fluidos, as valvas côncavas possuem orifício efetivo menor que as valvas planas; consequentemente, a implicação hemodinâmica com relação aos gradientes de pressão através das valvas com aspecto em *domus* é maior do que nas valvas com abertura plana. O emprego da ecocardiografia tridimensional também tem acrescentado informações com relação a estes aspectos de interação anatômica e pressórica relacionados com a valva aórtica. Em pacientes com imagem ecocardiográfica de grande qualidade para a observação da valva aórtica, observou-se a relação entre o formato da valva aórtica e a aferição do orifício efetivo da valva, com o emprego associado da ecocardiografia tridimensional e da esterolitografia.[8] Observou-se que a análise do formato da valva aórtica acrescenta informações à aferição da área do orifício da valva para a determinação da repercussão hemodinâmica da estenose valvar.[8]

INSUFICIÊNCIA VALVAR AÓRTICA

A história natural da insuficiência valvar aórtica demonstra, em casos avançados, deterioração importante da qualidade de vida, assim como redução da expectativa de vida. Dessa forma, torna-se importante a aferição precisa da gravidade desta patologia.

A avaliação ecocardiográfica da gravidade da regurgitação aórtica tem sido realizada, utilizando-se vários métodos quantitativos e qualitativos da Doppler-ecocardiografia.[9,10] Análises quantitativas por cálculos volumétricos e métodos de convergência do fluxo proximal têm sido usadas, mas, no entanto, são limitadas, pois assumem inferências espaciais inadequadas.[9,10] A medida da largura do jato proximal ou da *vena contracta* apresenta boa correlação com o método invasivo angiográfico e com o cálculo do orifício regurgitante.[10,11] O cálculo do tamanho e da forma da *vena contracta*, bem como do volume regurgitante, é adequadamente realizado, utilizando-se o estudo Doppler. Entretanto, apenas uma dimensão da área da regurgitação aórtica torna-se visível nas projeções paraesternal e apical. Além disso, asssume-se a área da *vena contracta* como sendo circular ou elíptica, o que é, na maioria das vezes, incorreto.[12,13] A imagem obtida no eixo curto ao nível dos folhetos aórticos pode ser usada para delinear a *vena contracta* com o Doppler em cores. No entanto, a sua obtenção acurada pode não ser factível em decorrência do movimento cardíaco. Associa-se a esta dificuldade a incerteza do paralelismo do eixo curto em relação à *vena contracta*. Este aspecto é particularmente facilitado com o emprego da ecocardiografia tridimensional, em decorrência da aquisição tridimensional piramidal das imagens, do ajuste dos planos ortogonais e diagonais e do *cropping* das estruturas cardíacas. Estas possibilidades de modificação na aquisição de imagens permitem a otimização do alinhamento entre o eixo curto e a *vena contracta*. Portanto, a ecocardiografia tridimensional apresenta-se não somente como um complemento à ecocardiografia bidimensional, como também uma ferramenta que supera as limitações desta modalidade.[14,15] O cálculo da *vena contracta* tridimensional é realizado a partir da aquisição tridimensional da imagem no plano paraesternal do eixo longo. A seguir, deve ser realizado *cropping* posteroanterior da imagem e rodá-la no sentido da visualização da face aórtica da *vena contracta* imediatamente abaixo dos folhetos aórticos, realizando-se, então, a sua medida. Deve-se ter a certeza que esta imagem esteja o mais perpendicular possível ao jato regurgitante aórtico. A planimetria da *vena contracta* pode também ser realizada, utilizando-se recursos de mensurações *off-line*. A medida da área da *vena contracta* tridimensional correlaciona-se adequadamente com a gravidade da insuficiência aórtica.[15-17]

Ecocardiografia tridimensional transesofágica em tempo real

A ecocardiografia transesofágica tridimensional em tempo real apresenta-se hoje como técnica de investigação diagnóstica por imagem com grande potencial de aplicação à prática clínica e cirúrgica nos mais variados cenários médicos. Com relação à estenose valvar aórtica, acrescentam-se realidade e proximidade geométrica à informação anatômica, permitindo o melhor planejamento do tratamento cirúrgico das doenças da valva aórtica e das aortopatias associadas.

A técnica de realização da ecocardiografia transesofágica tridimensional assemelha-se à técnica ecocardiográfica transesofágica bidimensional, a partir de aplicação de programa de computação específico para a observação de imagens tridimensionais transesofágicas. Cuidado especial deve haver em relação à necessidade de pequena variação respiratória do paciente durante a aquisição das imagens, estabilidade do ritmo cardíaco, assim como estabilidade hemodinâmica e da menor movimentação possível da sonda transesofágica (para que seja minimizada a ocorrência de artefatos durante a aquisição das imagens). A análise anatômica pode ser mais bem realizada com a técnica da ampliação da imagem *(zoom)*, enquanto a análise quantitativa pode ser mais bem efetuada com o método do volume completo *(full volume)*. A ecocardiografia tridimensional também pode acrescentar informações com relação ao implante de prótese aórtica por via percutânea em sala de hemodinâmica e, ainda, com relação à presença de doença aterosclerótica da aorta torácica. Não há dúvidas de que, em um futuro próximo, a ecocardiografia transesofágica tridimensional será o método de escolha para a análise da correção cirúrgica e percutânea da valvopatia aórtica.

A observação das aplicações da ecocardiografia tridimensional e algumas comparações com a ecocardiografia bidimensional em relação às valvopatias aórticas estão demonstradas nas Figuras 6-1 a 6-20.

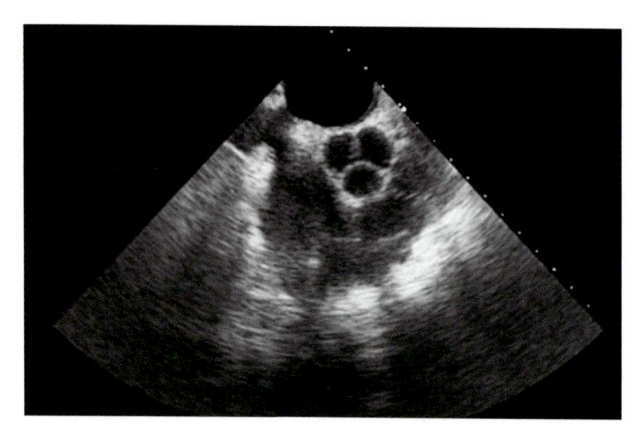

Fig. 6-1. Ecocardiografia transesofágica bidimensional (século 21). Imagem de valva aórtica fechada (indivíduo normal).

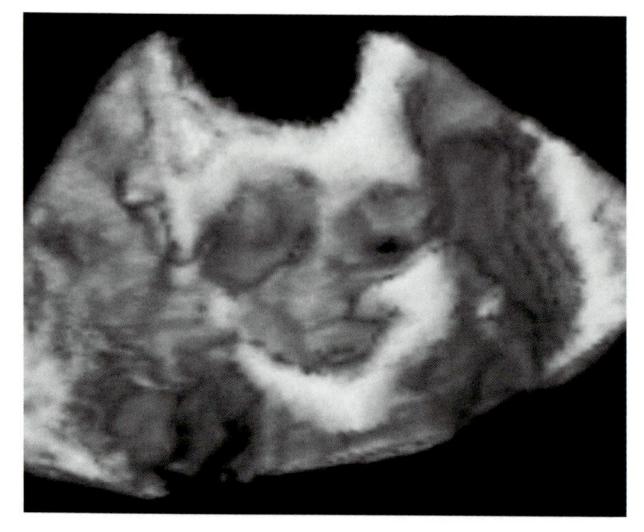

Fig. 6-2. Ecocardiografia transesofágica tridimensional (década de 1990). Imagem de valva aórtica fechada (indivíduo normal).

Doença Valvar – Valvopatia Aórtica

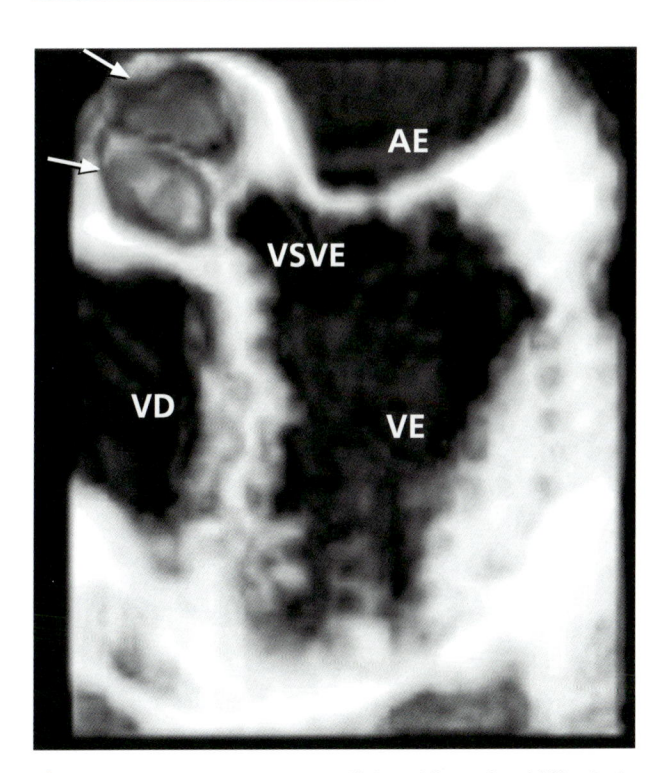

Fig. 6-3. Ecocardiografia transesofágica tridimensional (década de 1990). Imagem da valva aórtica e seios de Valsalva (setas) em plano longitudinal (indivíduo normal). AE = átrio esquerdo; VE = ventrículo esquerdo; VD = ventrículo direito; VSVE = via de saída do ventrículo esquerdo.

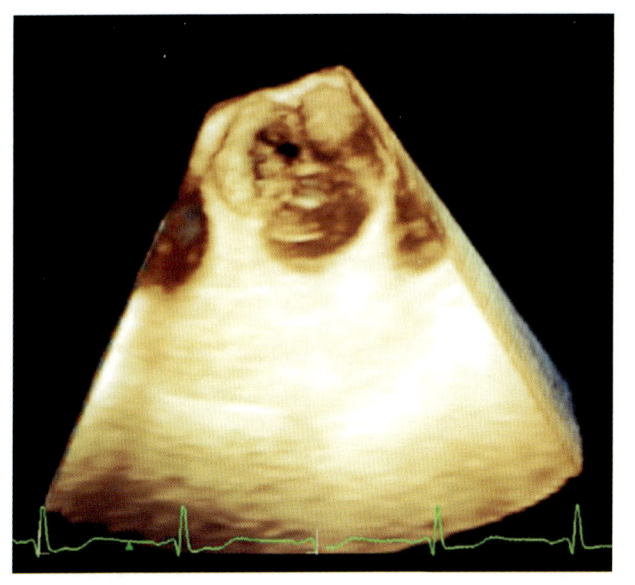

Fig. 6-5. Ecocardiografia transesofágica tridimensional (século 21). Imagem de valva aórtica fechada (indivíduo normal).

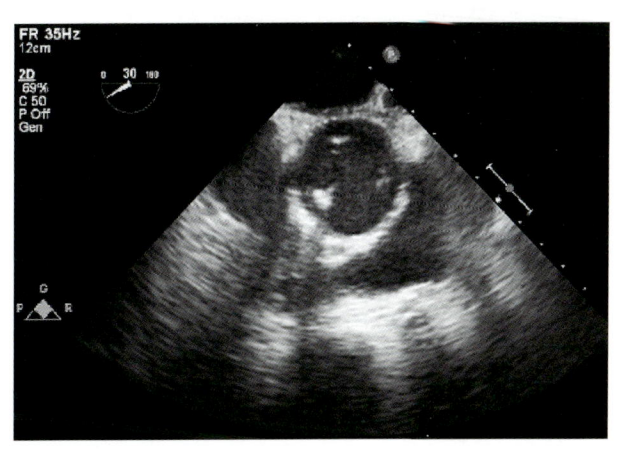

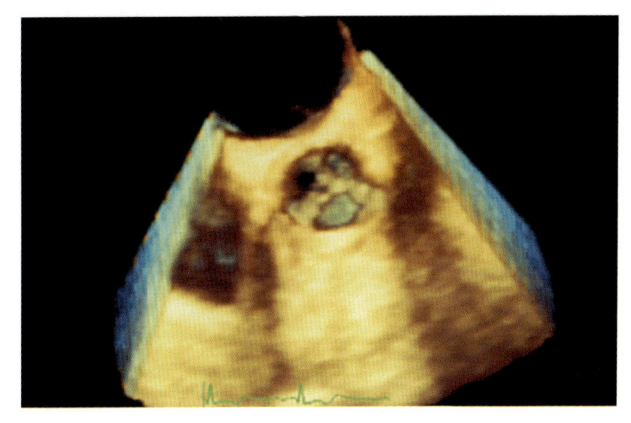

Fig. 6-6. Ecocardiografia transesofágica bidimensional (século 21). Imagem de prótese biológica em posição aórtica normofuncionante.

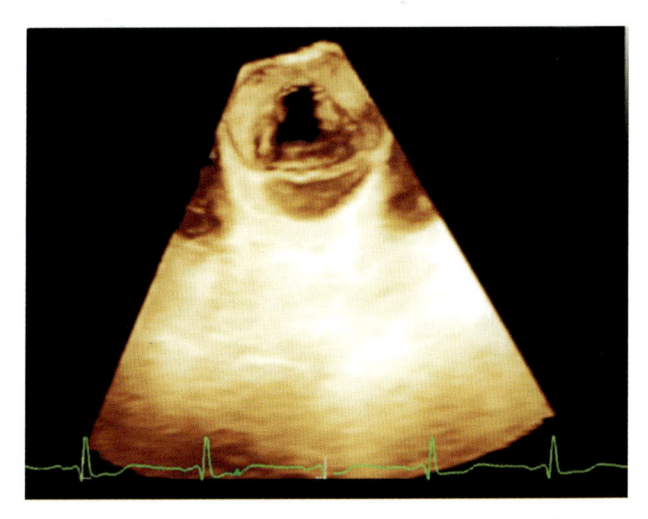

Fig. 6-4. Ecocardiografia transesofágica tridimensional (século 21). Imagem de valva aórtica aberta (indivíduo normal).

Fig. 6-7. Ecocardiografia transesofágica tridimensional (século 21). Imagem de prótese biológica em posição aórtica normofuncionante.

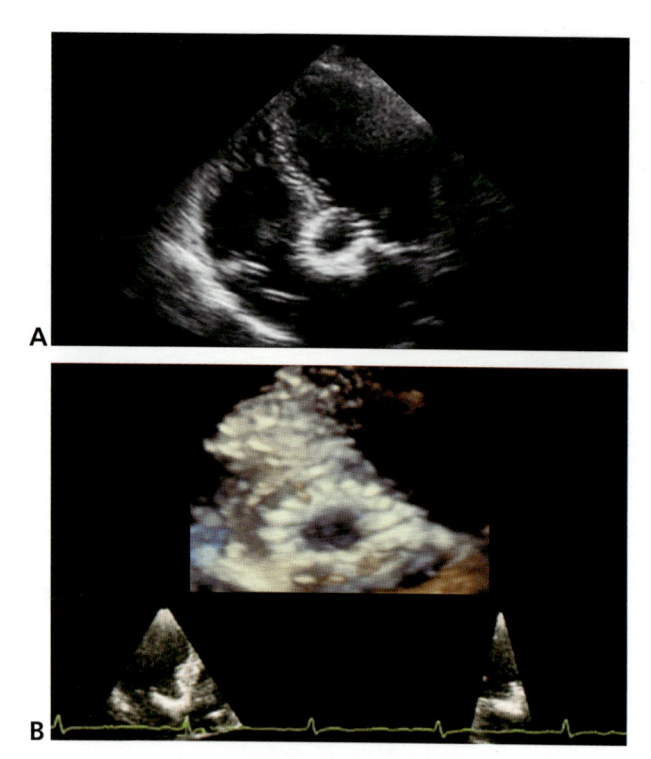

Fig. 6-8. (**A**) Ecocardiografia transtorácica bidimensional e (**B**) transtorácica tridimensional de prótese biológica em posição aórtica normofuncionante (século 21).

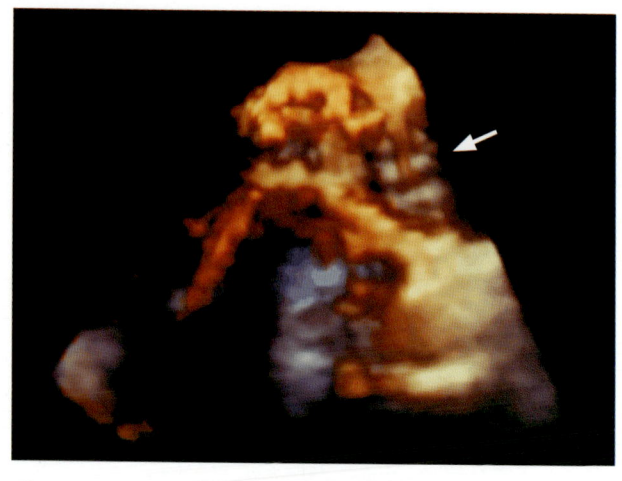

Fig. 6-10. Ecocardiografia transesofágica tridimensional de prótese biológica em posição aórtica normofuncionante, implantada por via percutânea (visão longitudinal com demonstração da malha do *stent* da prótese).

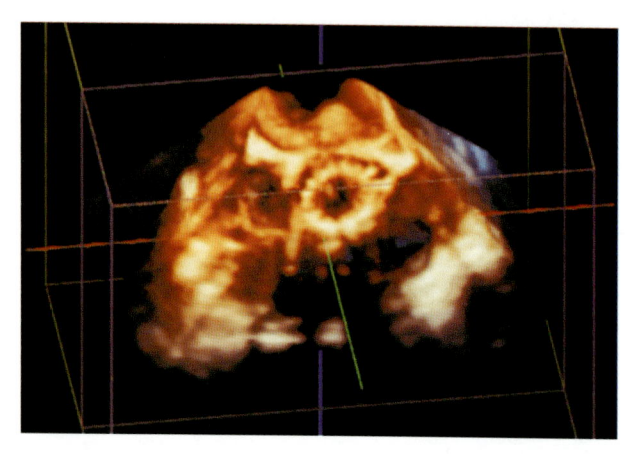

Fig. 6-9. Ecocardiografia transesofágica tridimensional de prótese biológica em posição aórtica normofuncionante, implantada por via percutânea (visão a partir da via de saída do ventrículo esquerdo).

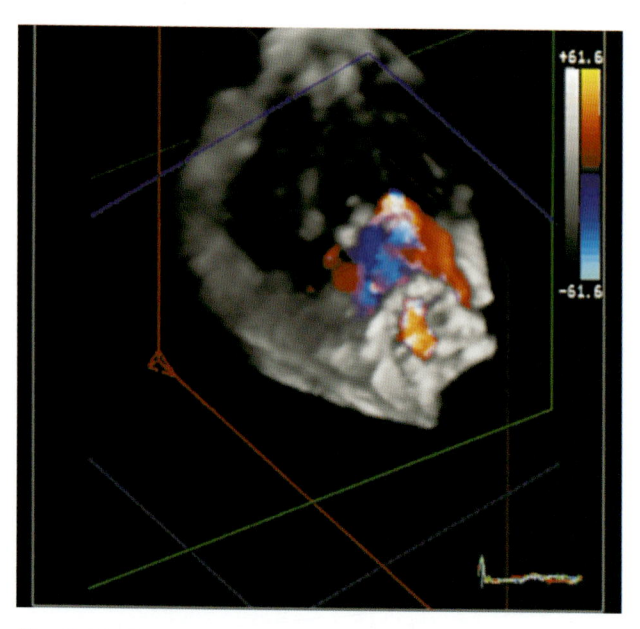

Fig. 6-11. Ecocardiografia transesofágica tridimensional de prótese biológica em posição aórtica, implantada por via percutânea (visão longitudinal com demonstração de insuficiência central discreta).

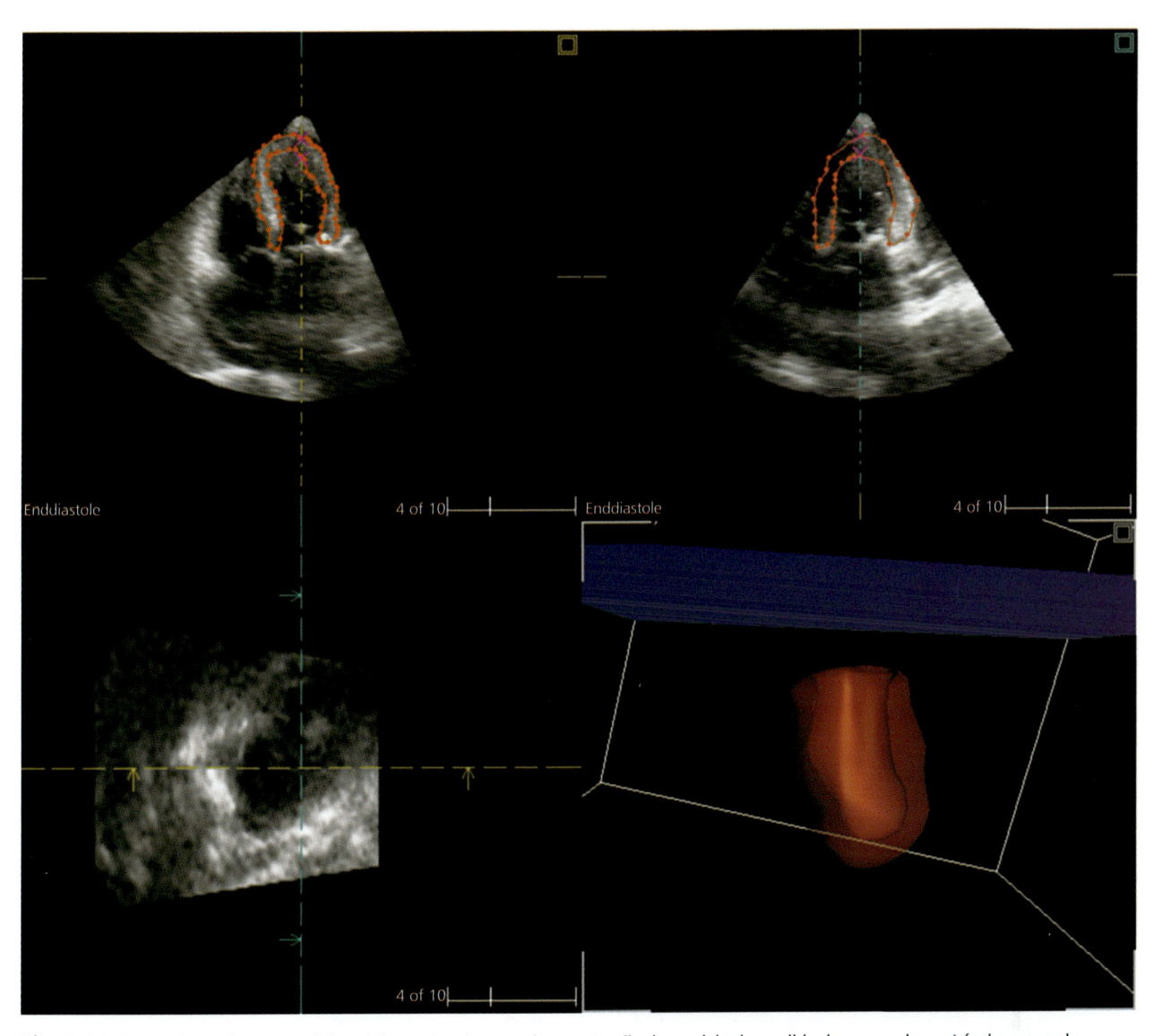

Fig. 6-12. Ecocardiografia transtorácica tridimensional com a demonstração do modelo de medida da massa do ventrículo esquerdo.

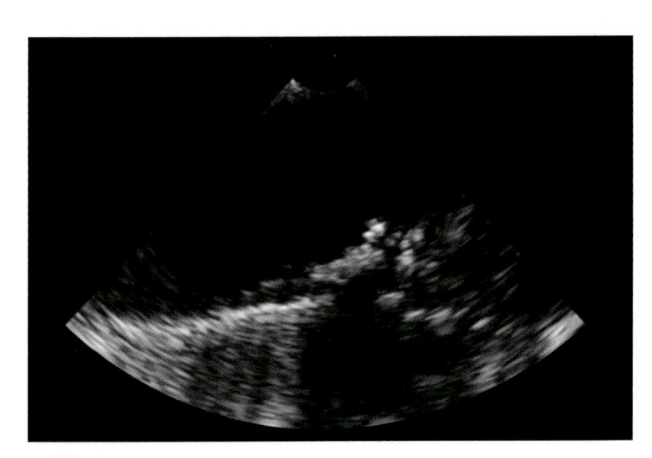

Fig. 6-13. Ecocardiografia transesofágica bidimensional com demonstração de placa com sombra acústica posterior (cálcio) localizada em arco aórtico.

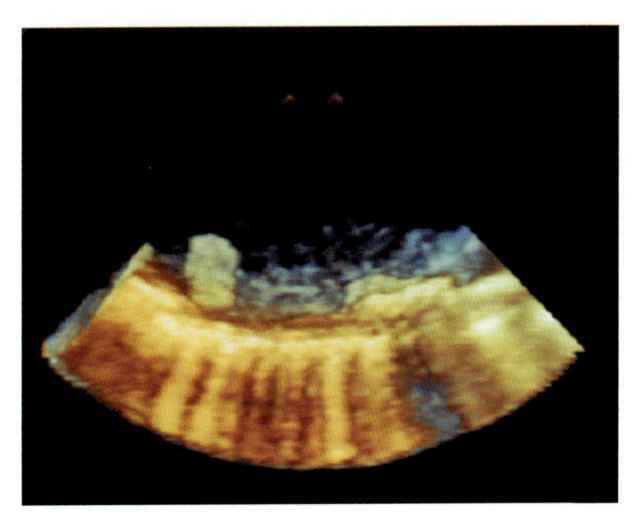

Fig. 6-14. Ecocardiografia transesofágica tridimensional com demonstração de placa com sombra acústica posterior (cálcio) localizada em arco aórtico.

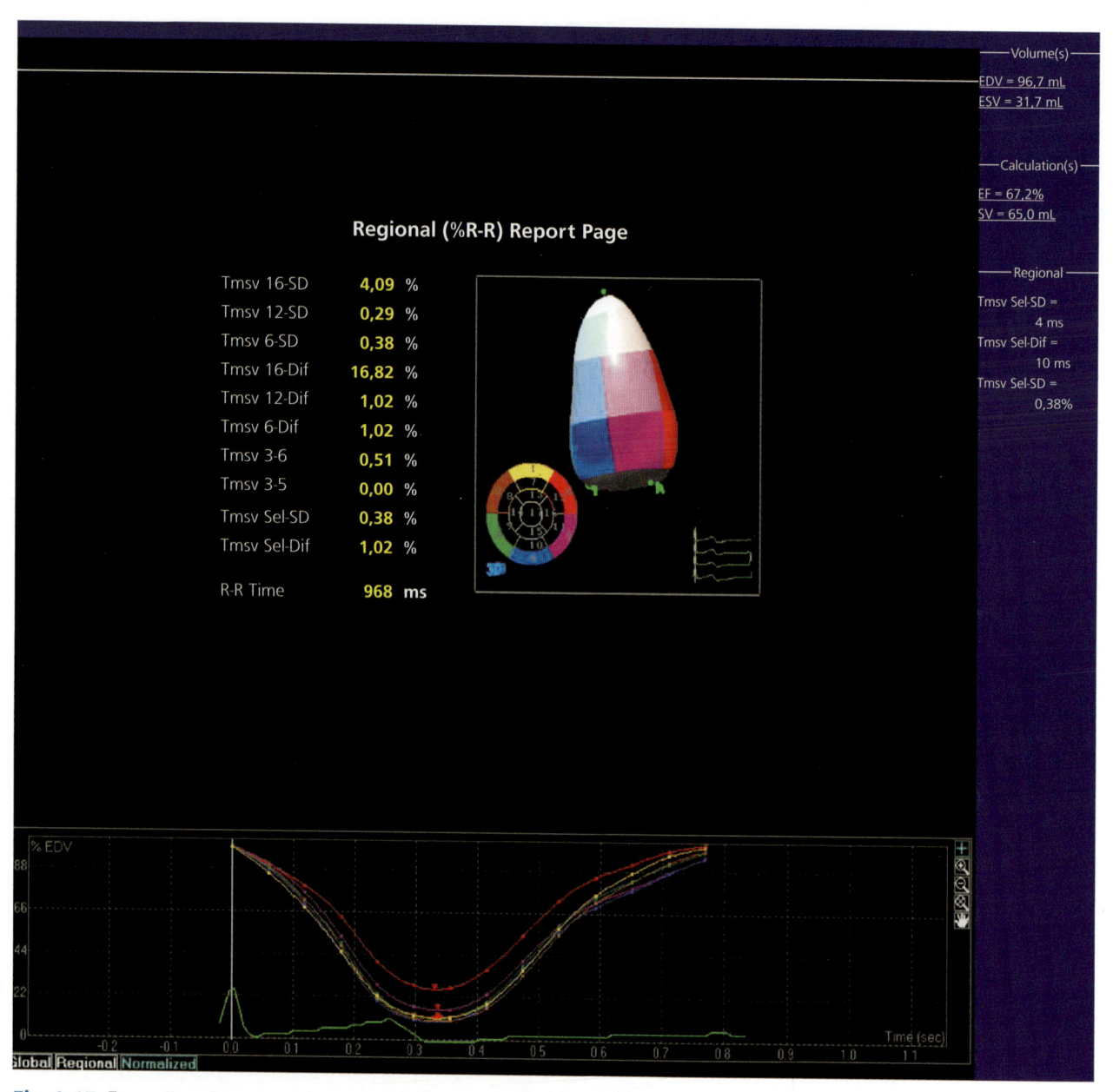

Fig. 6-15. Ecocardiografia transtorácica tridimensional para a aferição do volume sistólico ejetado *(stroke volume)*, no caso SV: 65 mL. Este parâmetro é aplicado à fórmula abaixo para aferição da área da valva aórtica: área valvar aórtica: volume sistólico (cm^3)/VTI (valva aórtica) (cm).

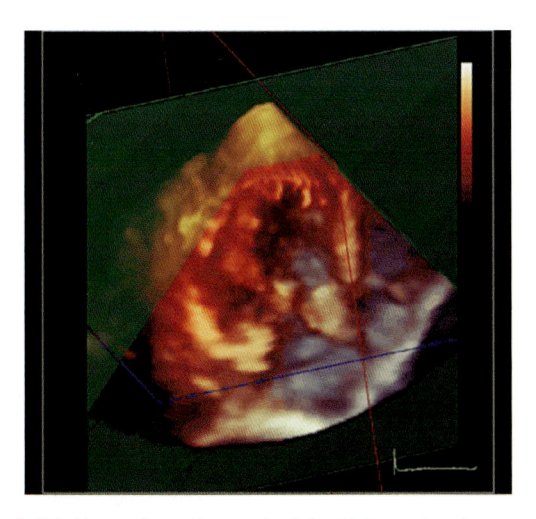

Fig. 6-16. Ecocardiografia transtorácica tridimensional com demonstração de hipertrofia ventricular esquerda secundária à estenose valvar aórtica.

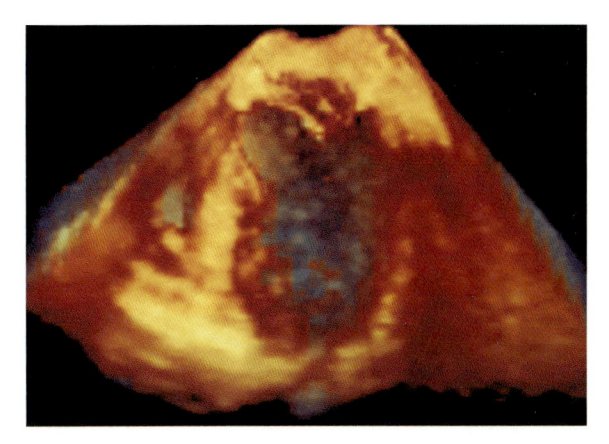

Fig. 6-17. Ecocardiografia transesofágica tridimensional com demonstração de hipertrofia ventricular esquerda secundária à estenose valvar aórtica.

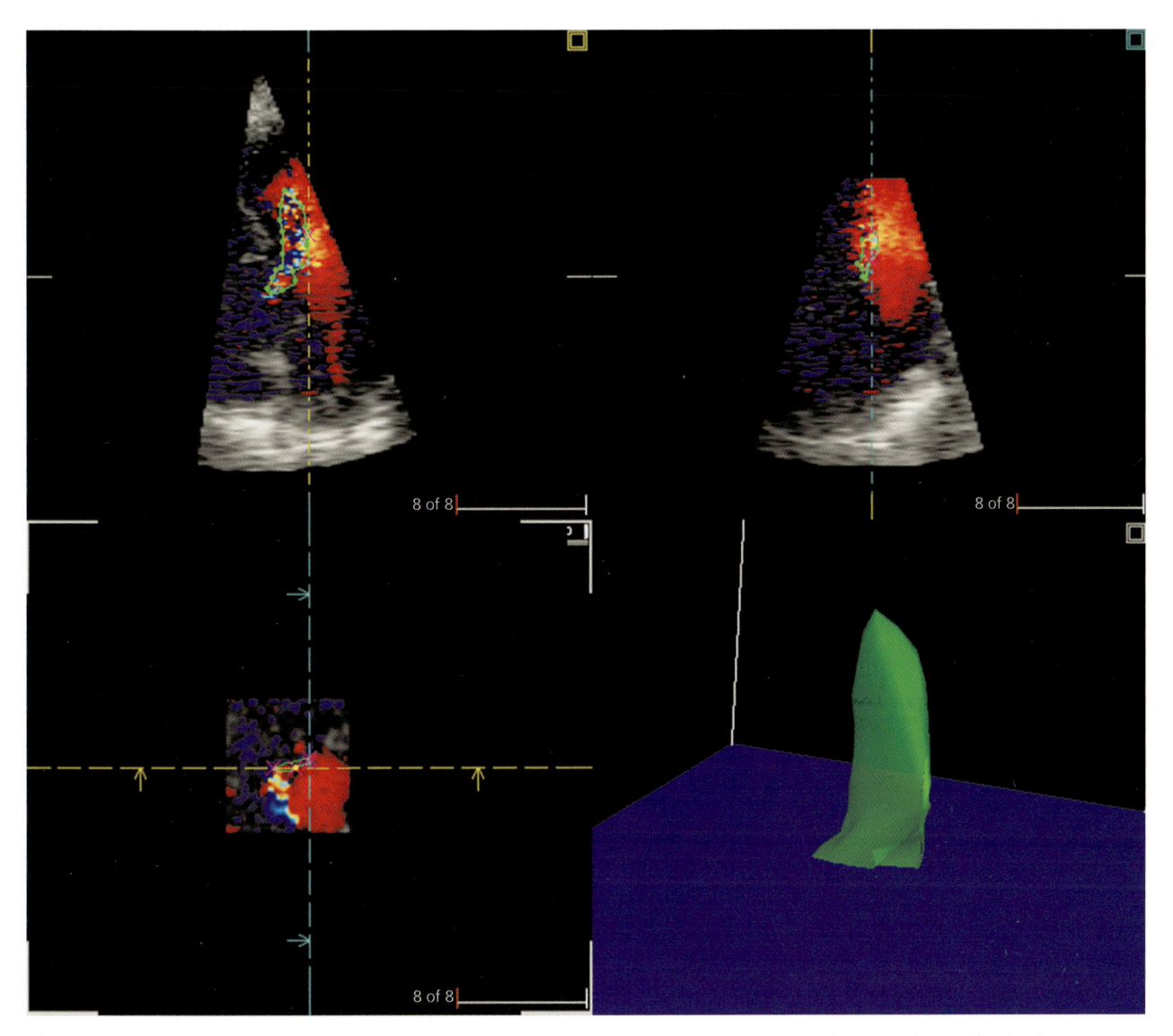

Fig. 6-18. Ecocardiografia transtorácica tridimensional com demonstração de insuficiência valvar aórtica com jato excêntrico (imagem em verde).

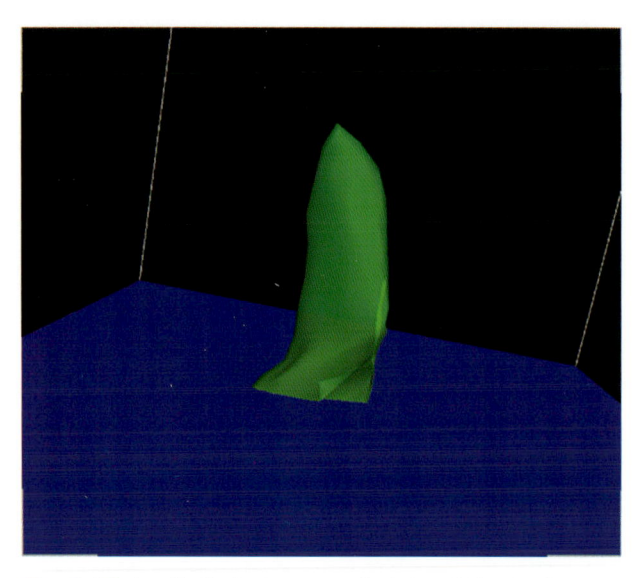

Fig. 6-19. Ampliação da demonstração de insuficiência valvar aórtica com jato excêntrico (volume regurgitante: 11 mL).

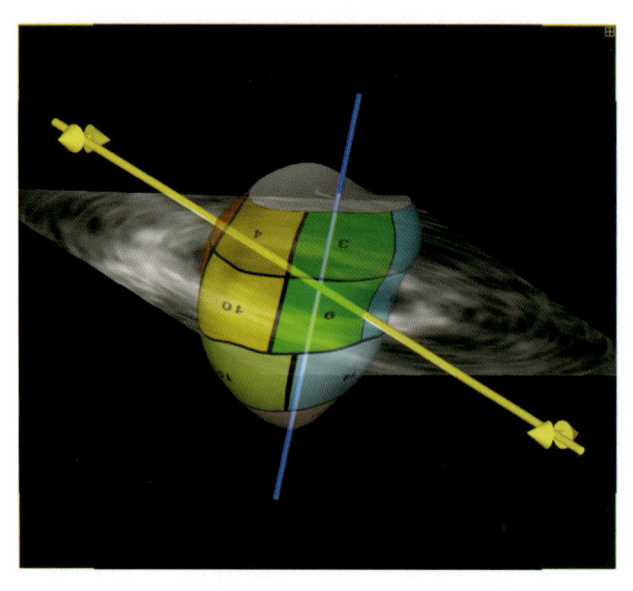

Fig. 6-20. Ecocardiografia transtorácica tridimensional em tempo real (a partir de batimento cardíaco único) com demonstração de dilatação do ventrículo esquerdo (remodelamento ventricular positivo), secundária à insuficiência valvar aórtica.

REFERÊNCIAS BIBLIOGRÁFICAS

1. Sanders SP, Morris Simonds H, Jameson SM. Noninvasive evaluation of aortic valve anatomy. *Echocardiography* 1996;13:315-24.
2. Piazza N, de Jaegere P, Schultz C et al. Anatomy of the aortic valvar complex and its implications for transcatheter implantation of the aortic valve. *Circ Cardiovasc Interv* 2008;1:74-81.
3. Poh KK, Levine RA, Solis J et al. Assessing aortic valve area in aortic stenosis by continuity equation: a novel approach using real-time three-dimensional echocardiography. *Eur Heart J* 2008;29:2526-35.
4. Lang RM, Bierig M, Devereux RB et al. American society of echocardiography's nomenclature and standards committee; task force on chamber quantification; American College of Cardiology Echocardiography Committee; American Heart Association; European Association of Echocardiography, European Society of Cardiology. Recommendations for chamber quantification. *Eur J Echocardiogr* 2006 Mar.;7(2):79-108.
5. Vieira ML, Nomura CH, Tranchesi Jr B et al. Real-time three-dimensional echocardiographic left ventricular systolic assessment: side-by-side comparison with 64-slice multi-detector cardiac computed tomography. *Eur J Echocardiogr* 2010;11(3):257-63.
6. Gutierrez-Chico JL, Zamorano JL, Prieto-Moriche E et al. Real-time three-dimensional echocardiography in aortic stenosis: a novel, simple, and reliable method to improve accuracy in area calculation. *Eur Heart J* 2008;29:1296-306.
7. Perez de Isla L, Zamorano J, Perez de la Yglesia R et al. Quantification of aortic valve area using three-dimensional echocardiography. *Rev Esp Cardiol* 2008;61:494-500.
8. Gilon D, Cape EG, Handschumacher MD et al. Effect of three-dimensional valve shape on the hemodynamics of aortic stenosis: three-dimensional echocardiographic stereolithography and patient studies. *J Am Coll Cardiol* 2002;40:1479-86.
9. Zoghbi WA, Enriquez-Sarano M, Foster E et al. Recommendations for evaluation of the severity of native valvular regurgitation with two-dimensional and Doppler echocardiography. *J Am Soc Echocardiogr* 2003;16:777-802.
10. Perry GJ, Helmcke F, Nanda NC et al. Evaluation of aortic insufficiency by Doppler color flow mapping. *J Am Coll Cardiol* 1987;9:952-59.
11. Tribouilloy CM, Enriquez-Sarano M, Fett SL et al. Application of the proximal flow convergence method to calculate the effective regurgitant orifice area in aortic regurgitation. *J Am Coll Cardiol* 1998;32:1032-39.
12. Enriquez-Sarano M, Bailey KR, Seward JB et al. Quantitative Doppler assessment of valvular regurgitation. *Circulation* 1993;87:841-48.
13. Enriquez-Sarano M, Seward JB, Bailey KR et al. Effective regurgitant orifice area: a noninvasive Doppler development of an old hemodynamic concept. *J Am Coll Cardiol* 1994;23:443-51.
14. Shiota T, Jones M, Delabays A et al. Direct measurement of three-dimensionally reconstructed flow convergence surface area and regurgitant flow in aortic regurgitation: in vitro and chronic animal model studies. *Circulation* 1997;96:3687-95.
15. Fang L, Hsiung MC, Miller AP et al. Assessment of aortic regurgitation by live three-dimensional transthoracic echocardiographic measurements of vena contracta area: usefulness and validation. *Echocardiography* 2005;22:775-81.
16. Chin CH, Chen CH, Lo HS. The correlation between three-dimensional vena contracta area and aortic regurgitation index in patients with aortic regurgitation. *Echocardiography* 2010;27:161-66.
17. Mallavarapu RK, Nanda NC. Three-dimensional transthoracic echocardiographic assessment of aortic stenosis and regurgitation. *Cardiol Clin* 2007;25:327-34.

Doença Valvar – Valvopatia Tricúspide

Vera Demarchi Aielo
Tamara Cortez Martins
Vera Márcia Lopes Gimenes

ANATOMIA DA VALVA TRICÚSPIDE

A valva tricúspide normal guarnece a junção atrioventricular direita. É a valva com maior diâmetro dentre todas as valvas cardíacas, sendo composta por três válvulas ou folhetos, cada uma recebendo nome de acordo com sua posição espacial: anterossuperior, septal e posteroinferior (Fig. 7-1). De acordo com a comissão internacional de terminologia anatômica (Terminologia Anatômica, 2001), o termo "cúspide", utilizado, em geral, para denominar cada uma das válvulas, é impróprio para designar cada um dos folhetos, por significar "extremidade aguda, ponta ou vértice", dando preferência à utilização do nome "válvula".

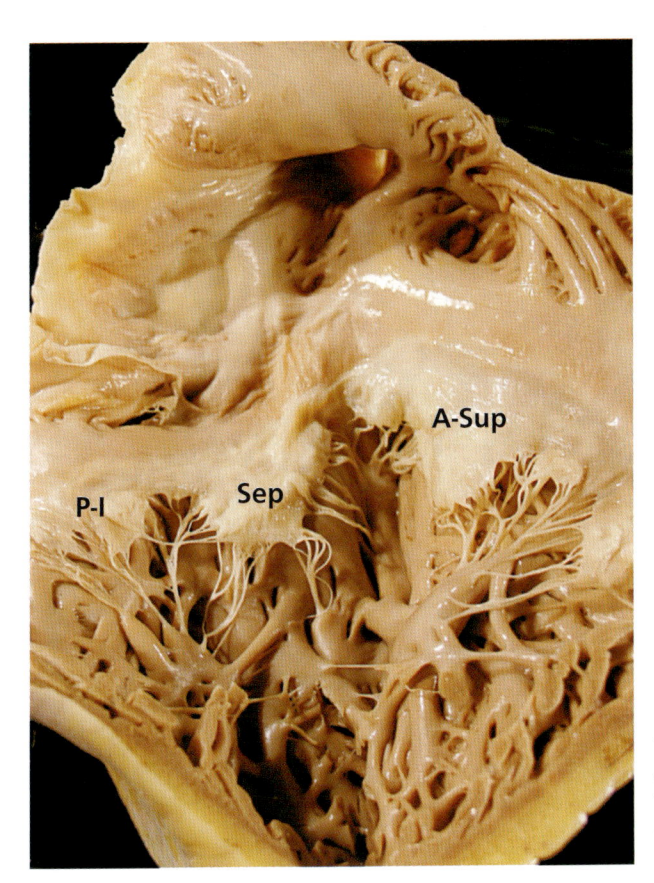

Fig. 7-1. Coração com átrio e ventrículo direitos abertos, exibindo a valva tricúspide com suas três válvulas ou folhetos, em posição anterossuperior (A-sup), septal (Sep) e posteroinferior (P-I).

Assim como na valva mitral, podemos identificar na valva tricúspide a face atrial e a ventricular. A oclusão valvar não se faz na borda livre das válvulas, e sim na chamada linha de fechamento, situada a alguns milímetros dessa borda, na face atrial.

As cordas valvares são de quatro categorias: as da borda livre, as da zona rugosa, as de sustentação e as comissurais. As mais abundantes são as da zona rugosa, que se implantam na face ventricular de cada válvula. Já as de sustentação são mais espessas e se implantam mais no centro de cada válvula. Na transição entre uma válvula e outra encontramos as cordas comissurais, que apresentam aspecto em leque, com uma corda mais espessa central e as demais se abrindo a partir daí (Fig. 7-2). Já a inserção ventricular das cordas da tricúspide pode ocorrer diretamente no endocárdio mural ou em músculos papilares, que são de número variável no ventrículo direito. O mais constante é o músculo papilar anterior, sendo também descritos o músculo papilar medial (ou de Lancisi) e outros menores na parede inferior e septo. Esse padrão de inserção de cordas é uma das características anatômicas mais constantes da valva tricúspide, visto que a mitral, pelo contrário, mostra inserção cordal exclusivamente em músculos papilares.

A valva tricúspide acompanha sempre o ventrículo anatomicamente direito, qualquer que seja a sua posição espacial, por vezes alterada em defeitos cardíacos congênitos. Seu anel tem forma oval e seu maior diâmetro mede cerca de 3 a 3,5 cm no adulto normal.

O plano do anel valvar tricúspide na junção atrioventricular direita é mais apical do que o da valva mitral na junção atrioventricular esquerda, resultando na existência de uma característica importante da anatomia cardíaca, que é o septo atrioventricular (Fig. 7-3).

Do ponto de vista histológico, a valva tricúspide apresenta quatro camadas, a saber: atrial, esponjosa, fibrosa e ventricular. Estruturalmente elas diferem quanto à quantidade de colágeno e de fibras elásticas. Na superfície, as válvulas são recobertas por células endocárdicas (endocárdio valvar).

A valva tricúspide possui um anel fibroso descontínuo ao longo da transição atrioventricular direita. Este anel é focalmente contíguo ao corpo fibroso central (trígono fibroso direito).

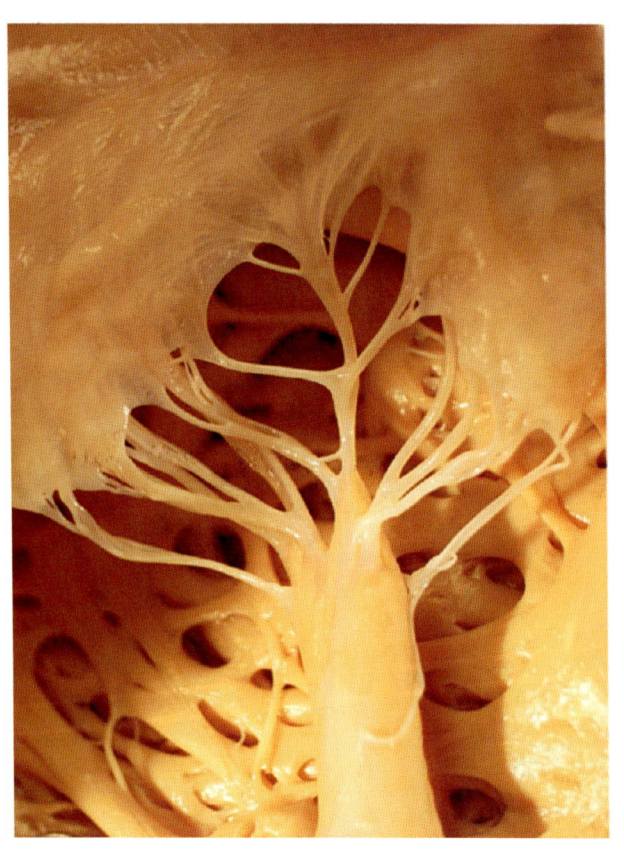

Fig. 7-2. Detalhe de região comissural da valva tricúspide, onde se observam cordas abrindo-se, caracteristicamente, "em leque".

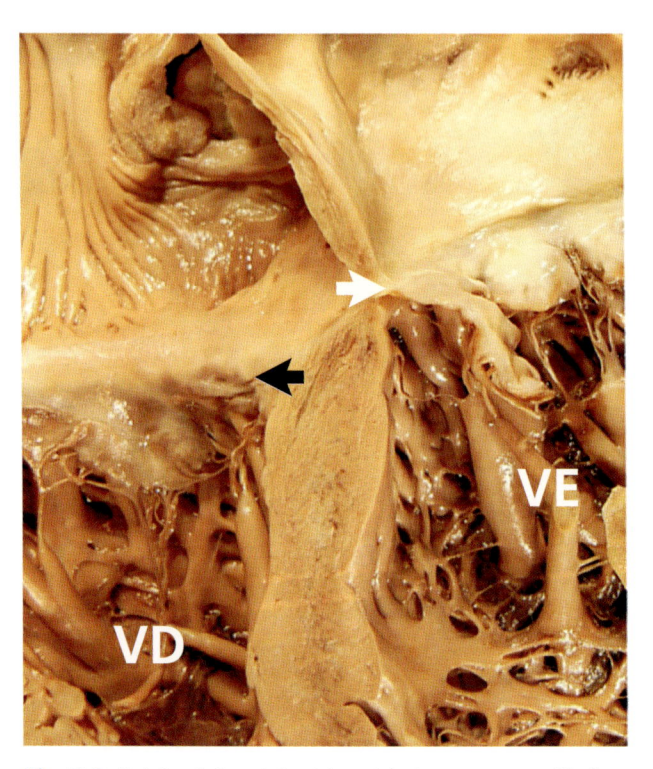

Fig. 7-3. Detalhe da transição atrioventricular em peça anatômica mostrando níveis diferentes de implantação da valva tricúspide (seta preta) e da valva mitral (seta branca). VD = ventrículo direito; VE = ventrículo esquerdo.

A ecocardiografia tem sido a técnica diagnóstica de eleição para avaliação anatômica e funcional das estruturas cardíacas em função de sua elevada correspondência anatômica, facilidade de execução, disponibilidade e baixo custo.

Este método diagnóstico tem evoluído do ponto de vista tecnológico, o que lhe permitiu avançar de uma representação unidimensional para bidimensional e, mais recentemente, tridimensional. A técnica tridimensional em tempo real foi introduzida nos anos 1990, por Von Ramm et al.,[1] e tem, igualmente, tido várias evoluções. Até 2007 estava limitada à técnica transtorácica e, desde então, está disponível a sonda transesofágica com capacidade para obter imagens em tempo real e visualização on line de imagens tridimensionais.

A valva tricúspide é complexa tanto na anatomia como na movimentação, e múltiplos cortes são necessários para análise mais adequada, tanto anatômica como funcional da mesma. À ecocardiografia bidimensional, os cortes paraesternal em eixo menor em nível da valva aórtica e apical de quatro câmaras permitem a análise dos folhetos septal e anterior. Para a visualização do folheto posterior é necessário angular medialmente o transdutor no corte paraesternal na via de entrada do ventrículo direito. Na ecocardiografia bidimensional é muito difícil visibilizar os três folhetos em um único corte, sendo necessária a reconstrução mental da valva tricúspide por vários cortes ecocardiográficos.

Recentemente a ecocardiografia tridimensional em tempo real (Eco 3DTR) permitiu a obtenção de imagens mais reais da geometria da valva tricúspide em comparação com as obtidas pela ecocardiografia bidimensional. Na Eco 3DTR os três folhetos da valva tricúspide são bem visibilizados; são eles: sua implantação no anel, dilatação do anel, sua relação com o septo interventricular e a perda de coaptação dos folhetos.

Um dado novo que se observou na Eco 3DTR da valva tricúspide foi o ângulo que esta apresenta em relação à valva mitral (Fig. 7-4).

DOENÇAS DA VALVA TRICÚSPIDE

Podemos dividir as doenças da valva tricúspide em congênitas e adquiridas. Dentre as afecções congênitas, citamos como mais frequentes a displasia valvar, que em geral acompanha outros defeitos cardiovasculares congênitos, e a doença de Ebstein, que pode ser considerada uma forma extrema de displasia. Já entre as adquiridas citamos seu comprometimento primário ou secundário na doença reumática crônica, além do prolapso valvar, cujos achados morfológicos são semelhantes aos do comprometimento da valva mitral, como será descrito adiante. A endocardite infecciosa também será descrita.

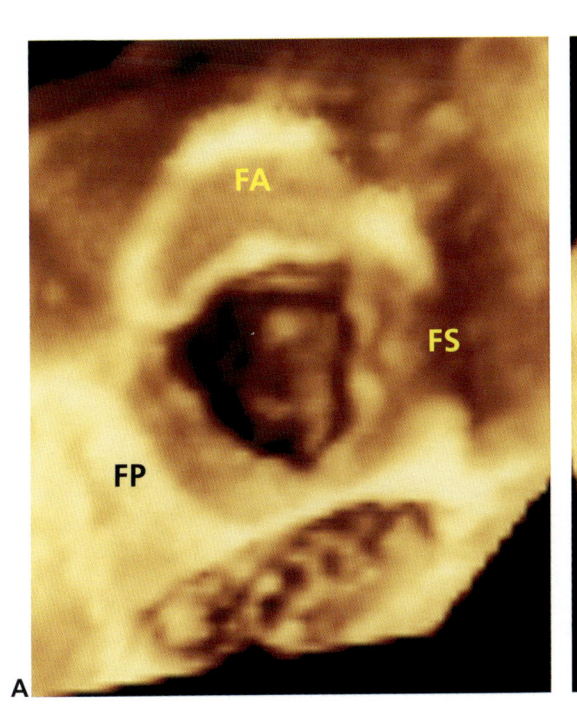

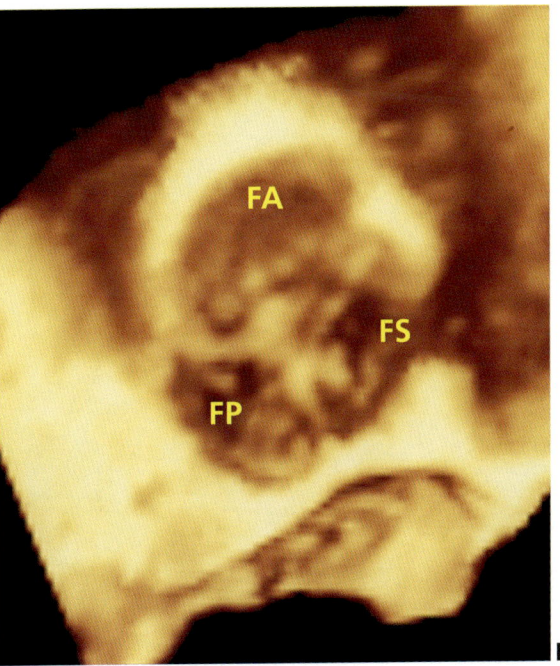

Fig. 7-4. Valva tricúspide normal – Eco 3DTE – corte apical de 4 câmaras de visão superior: (**A**) valva tricúspide em diástole; (**B**) valva tricúspide em sístole. FA = folheto anterior; FP = folheto posterior; FS = folheto septal.

Em estudo da insuficiência funcional da valva tricúspide, a ecocardiografia tridimensional mostrou o anel com forma circular pela dilatação do mesmo nas direções septal para lateral e posteroseptal para anterolateral. Quanto mais importante era o grau da insuficiência, mais planar era o anel. O segmento mais alto do anel é o anteroseptal, e o mais baixo, o posterolateral. Neste estudo ficou demonstrado que o anel valvar tricúspide não tem o mesmo formato do anel valvar mitral.[2]

ANOMALIAS CONGÊNITAS

Displasia

Chamamos displasia valvar a uma lesão que inclui espessamento não inflamatório, nodular ou homogêneo, difuso ou focal das válvulas, em geral acompanhado por espessamento de cordas. Além disso, o número de cordas pode estar reduzido e o padrão de sua implantação pode estar alterado (Fig. 7-5). Essa anomalia pode aparecer isoladamente, mas, em geral, ocorre em associação a outros defeitos cardíacos congênitos. Está quase invariavelmente presente, em diferentes graus, na atresia pulmonar com septo ventricular intacto, quando também o diâmetro do anel valvar se encontra reduzido e diretamente correlacionado com o comprimento da via de entrada do ventrículo direito. O tipo de disfunção nas displasias da valva tricúspide depende de muitos fatores envolvendo cada um dos componentes: o anel, as válvulas ou folhetos, e as cordas. Ocasionalmente, espessamentos nodulares de valvas displásicas podem ser confundidos com vegetações de endocardite infecciosa em exames de imagem (Fig. 7-6). Microscopicamente a valva mostra acúmulos irregulares de material de aspecto mucoide, que correspondem ao depósito de proteoglicanos. O miocárdio geralmente é normal, com prognóstico favorável. Na malformação de Uhl as valvas tricúspide e pulmonar são normais. A característica desta malformação é a ausência do miocárdio parietal.[3]

Doença de Ebstein

Como anteriormente citado, a doença de Ebstein pode ser considerada um grau extremo de displasia valvar. Foi descrita em 1866 em um paciente com 19 anos de idade. Morfologicamente, caracteriza-se por deslocamento no nível de implantação das válvulas septal e inferior da valva tricúspide (Fig. 7-7). Essa característica tem sido descrita, também, como "acolamento" dessas válvulas ou folhetos à parede da via de entrada do ventrículo direito. Esta última descrição nos parece inapropriada, pois o termo "acola-

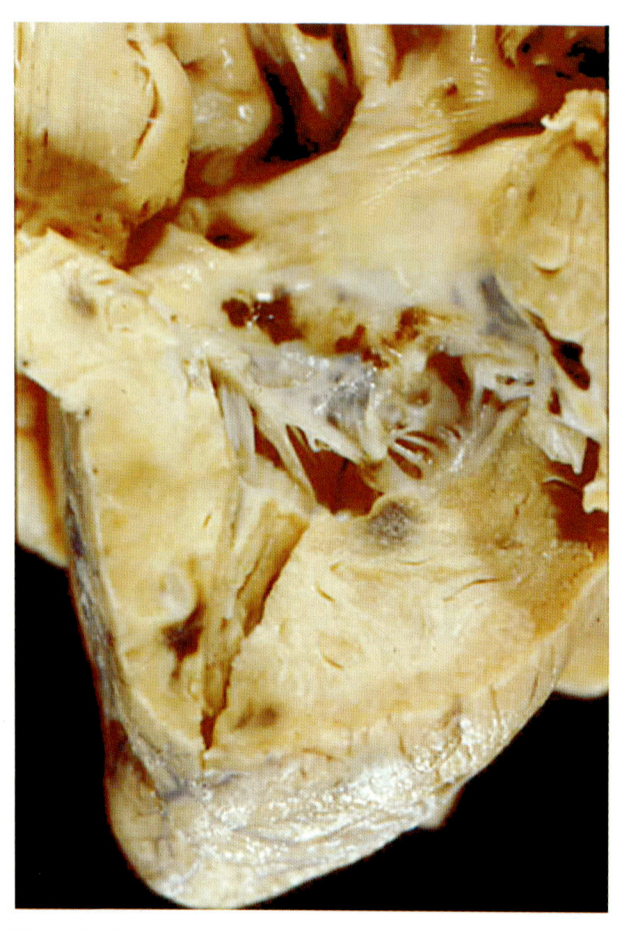

Fig. 7-5. Detalhe de valva tricúspide displásica em caso de atresia pulmonar com septo ventricular íntegro. Notam-se cordas curtas e em número reduzido, além de espessamento das válvulas.

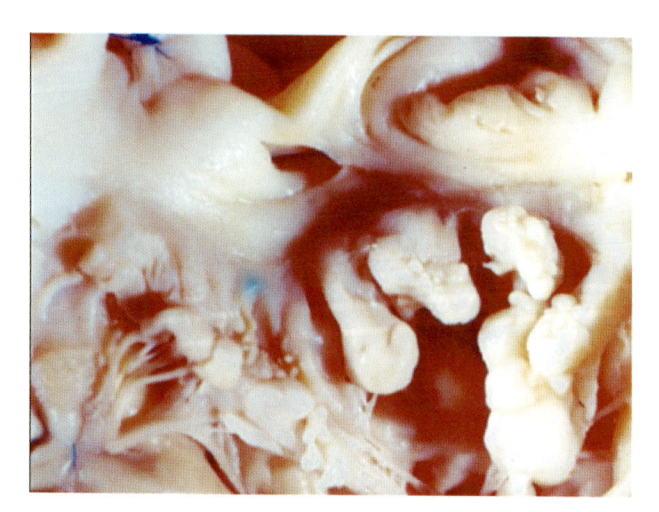

Fig. 7-6. Valva tricúspide displásica com múltiplos espessamentos nodulares difusamente distribuídos na face atrial das válvulas.

DOENÇA VALVAR – VALVOPATIA TRICÚSPIDE

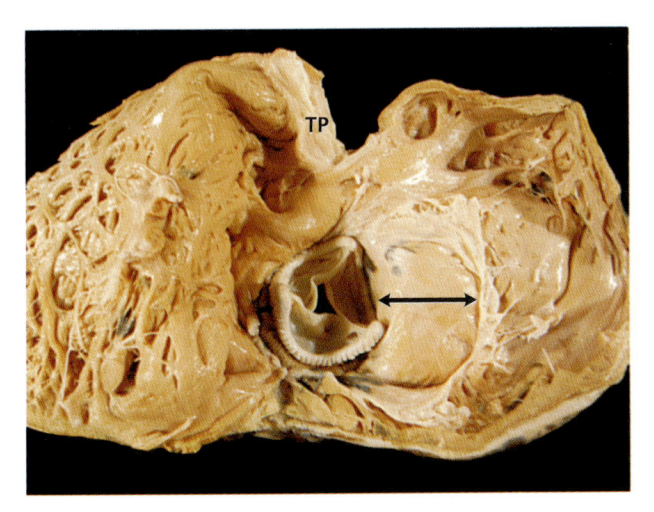

Fig. 7-7. Coração explantado de paciente que recebeu transplante e que previamente havia sido submetido à colocação de prótese valvar em posição tricúspide. O ventrículo direito, extremamente dilatado, está aberto e, a partir da sua ponta, observam-se as válvulas septal e inferior implantadas anomalamente, longe do anel atrioventricular (distância demarcada pela seta dupla). Esses achados caracterizam a anomalia de Ebstein. O folheto anterior havia sido previamente ressecado.

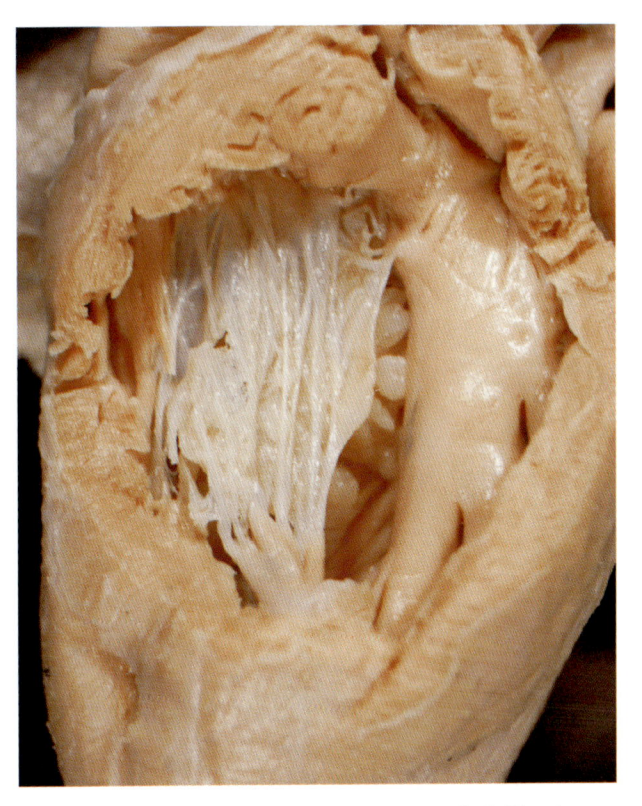

Fig. 7-8. Coração de recém-nascido com anomalia de Ebstein, aberto pela parede anterior do ventrículo direito. Nota-se o folheto anterior da valva tricúspide, amplo, displásico e com espaços intercordais obliterados.

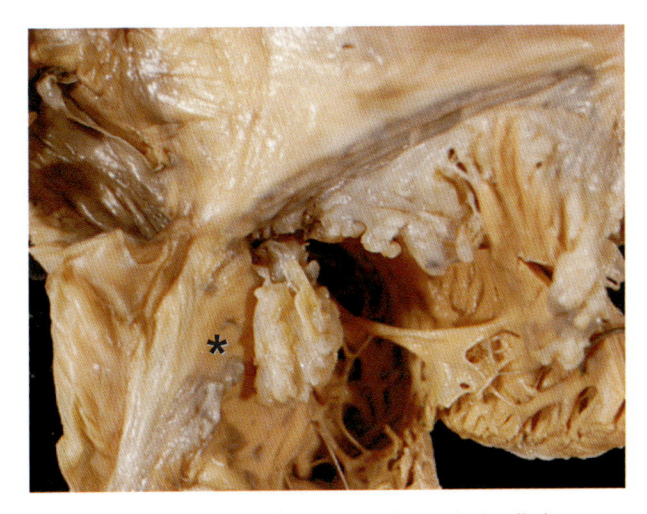

Fig. 7-9. Coração aberto na transição atrioventricular direita para mostrar valva tricúspide com anomalia de Ebstein. A válvula septal tem implantação anômala na parede ventricular, definindo área de atrialização na via de entrada (asterisco). Todos os folhetos são displásicos, com nódulos irregulares espessados.

mento" dá a impressão de que as estruturas já estiveram descoladas da parede ventricular, o que não é verdadeiro. Essa inserção anômala dentro do ventrículo e longe do verdadeiro anel atrioventricular resulta na existência de uma porção "atrializada" da câmara ventricular, que, caracteristicamente, apresenta paredes afiladas.

Além da característica descrita anteriormente, as válvulas exibem outras alterações em sua estrutura: são mais espessas, têm número reduzido de cordas e os espaços intercordais estão obliterados, apresentando aspecto em "membrana de pé de pato" (Fig. 7-8).

A válvula anterior costuma ser redundante, bastante extensa, chegando, algumas vezes, a causar obstrução na via de saída do ventrículo direito.

Todos os aspectos morfológicos descritos resultam em disfunção predominantemente do tipo insuficiência, mas também com algum grau de estenose.

O diâmetro do anel valvar é aumentado, assim como o ventrículo direito, que mostra dilatação de diferentes graus.

Como nos outros tipos de displasia valvar, a doença ou anomalia de Ebstein tem apresentação morfológica dentro de um espectro, desde casos com alteração mínima no nível de implantação até casos onde as válvulas acometidas são praticamente inexistentes.[4] O espessamento dos folhetos, o grau de dilatação do anel e o afilamento das paredes ventriculares também se apresentam como um espectro anatômico (Fig. 7-9). Combinações dessas características morfológicas foram utilizadas em uma classificação cirúrgica da anomalia de Ebstein, proposta por Carpentier *et al*.[5]

Em casos de conexão atrioventricular discordante cuja apresentação mais frequente seja a transposição corrigida das grandes artérias, a valva tricúspide colocada à esquerda é sede usual de displasia e de doença de Ebstein. Admite-se que quase todas essas valvas apresentem algum grau de displasia. Defeitos associados a aumento importante do ventrículo direito, mas com valva anatomicamente normal, não devem ser confundidos com a anomalia de Ebstein. Esta anomalia tem apresentado história natural extremamente variável, dependendo do grau de anormalidade do ventrículo direito e da valva tricúspide.

A ecocardiografia tem-se tornado o exame de escolha para o diagnóstico e acompanhamento dos pacientes com esse defeito congênito. No corte apical de 4 câmaras, a cruz *cordis* e os componentes anormais da valva tricúspide e do ventrículo direito são identificados (Fig. 7-10).

O achado ecocardiográfico mais específico é o deslocamento do nível de implantação das valvas septal e inferior da valva tricúspide. Este deslocamento é mais bem analisado quando se compara com a inserção da valva mitral. Nos corações normais a inserção da valva tricúspide é mais baixa do que a da valva mitral. Porém, nesta anomalia, este deslocamento é exagerado. A distância entre os pontos de inserção dos folhetos pode ser medida (Fig. 7-11).

Esta medida, quando dividida pela superfície corpórea em m², é conhecida como índice de deslocamento. Este índice maior que 8 mm/m² distingue corações com a anomalia de Ebstein daqueles com outras

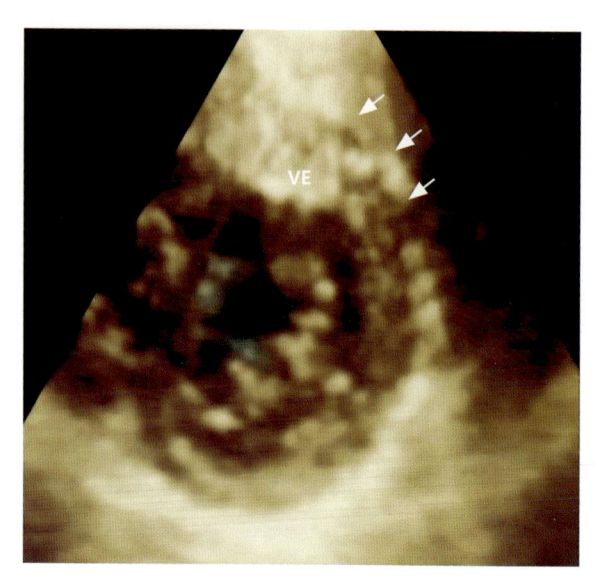

Fig. 7-10. Anomalia de Ebstein – Eco 3D transtorácica – corte paraesternal de eixo menor. As setas indicam o aspecto do ventrículo esquerdo.

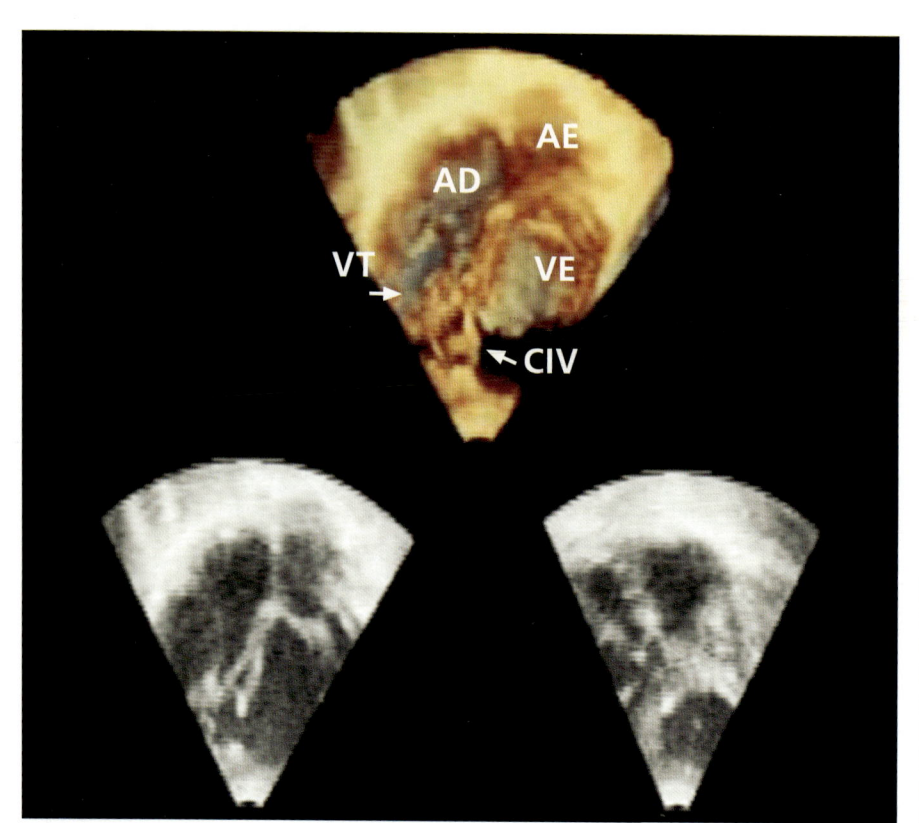

Fig. 7-11. Anomalia de Ebstein – Eco 3D transtorácica – corte apical de 4 câmaras. As setas mostram a implantação baixa da valva tricúspide e a presença do CIV apical.
CIV = comunicação interventricular; VT = valva tricúspide; VE = ventrículo esquerdo; AE = átrio esquerdo; AD = átrio direito.

anomalias associadas a aumento de ventrículo direito.[6] Outros achados anatômicos que ajudam no diagnóstico são: alongamento do folheto anterior que pode ser extenso e causar obstrução da via de saída do ventrículo direito, ausência dos folhetos septal ou mural, fenestração dos folhetos e aumento do diâmetro do anel valvar.

A ecocardiografia também é utilizada para definir o reparo valvar, os defeitos associados e a função miocárdica. A mobilidade do folheto anterior, especialmente de suas bordas, é fator determinante na duração do reparo. Este aspecto pode ser avaliado nos cortes de via de saída do ventrículo direito e no apical de 4 câmaras. A aderência de mais de 50% do folheto anterior ao miocárdio ventricular dificulta o reparo cirúrgico. Um único jato central de insuficiência é mais fácil de ser eliminado do que múltiplos.[6]

O impacto funcional desta malformação no ventrículo direito, como o aumento do átrio e do ventrículo direitos e na função miocárdica, devem ser avaliados.[7] Outros achados importantes incluem o grau de dilatação da via de saída do ventrículo direito, a presença de comunicação interatrial e o grau de insuficiência tricúspide.[7]

O miocárdio do ventrículo esquerdo é normal na maioria dos pacientes com este defeito,[8] e a não compactação tem sido descrita.[9] Defeitos como comunicação interventricular e estenose valvar pulmonar também têm sido descritos. A Figura 7-12 é um exemplo de associação de anomalia de Ebstein com comunicação interventricular e não compactação do ventrículo esquerdo.

O diagnóstico na vida fetal pode ser realizado pela ecocardiografia. Características que podem ser identificadas como de alta mortalidade neonatal são o aumento importante do ventrículo direito, deslocamento importante do folheto anterior, compressão do ventrículo esquerdo e lesões associadas como a atresia pulmonar. A hipoplasia pulmonar se desenvolve secundariamente à cardiomegalia e hidropisia com derrame pleural e pericárdico.

O diagnóstico de distúrbio de ritmo, como taquicardia supraventricular, deve ser realizado na ecocardiografia fetal.

Em avaliação prognóstica, no corte apical de 4 câmaras em diástole, o cálculo da relação entre a área do átrio direito (AD) e da porção atrializada do ventrículo direito (VDa), comparada com a do ventrículo direito (VD) e das cavidades esquerdas (AE + VE) como (AD + VDa)/(VD + AE + VE) maior ou igual a 1, está associado a péssimo prognóstico, tanto na evolução intrauterina, como na vida neonatal.[10]

Imperfuração valvar

Essa entidade, embora se comporte clínica e fisiologicamente como "atresia tricúspide", deve ser distinguida, morfologicamente, da forma clássica que é repre-

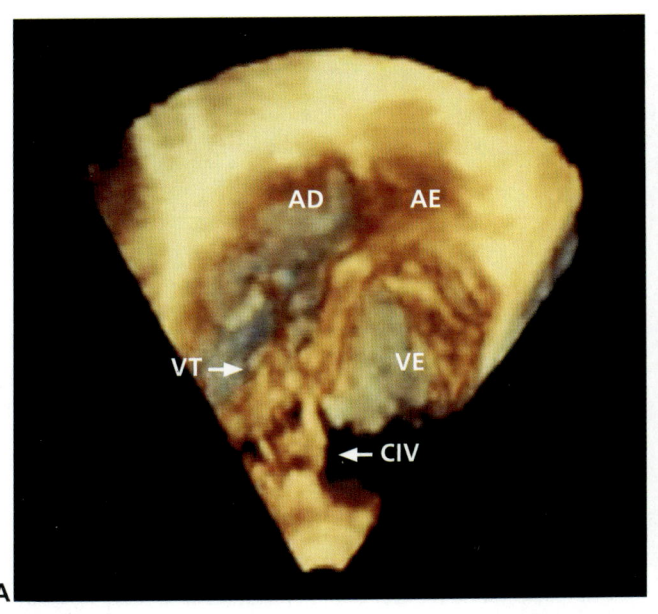

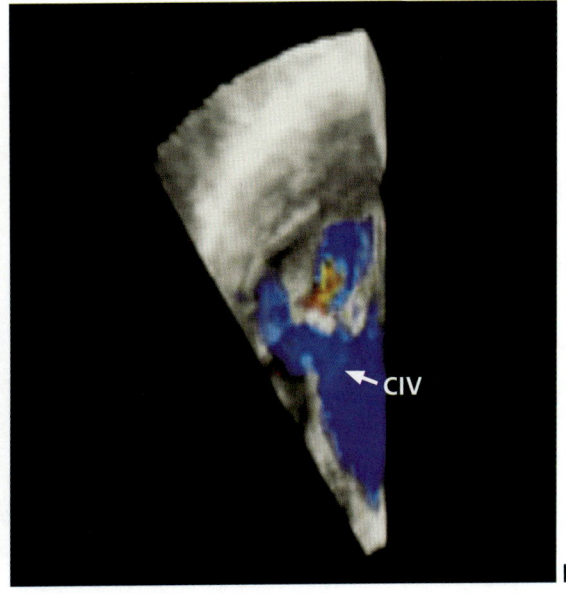

Fig. 7-12. Anomalia de Ebstein com CIV. (**A**) Eco 3D transtorácica – projeção apical de 4 câmaras. (**B**) Eco 3D colorida mostrando a presença do fluxo interventricular. CIV = comunicação interventricular.

sentada pelo que conhecemos como "ausência de conexão atrioventricular à direita".

Na imperfuração valvar, tanto a valva como a conexão atrioventricular estão presentes, embora com diâmetro reduzido, os folhetos fundidos são espessos e o aparelho subvalvar hipoplásico (Fig. 7-13). Ao contrário, na ausência de conexão o soalho do átrio direito é muscular, não há resquício de formação valvar e existe desalinhamento do septo ventricular em sua porção mais inferior, não atingindo a *crux cordis*.

Valvas imperfuradas são raras e em geral se acompanham de outros defeitos congênitos do coração direito, incluindo estenose ou atresia pulmonar.

Cavalgamento e inserção anômala de cordas (straddling)

A valva tricúspide pode cavalgar o septo ventricular de entrada sobre uma comunicação interventricular (Fig. 7-14). Esta anomalia deve ser diferenciada do "defeito do septo atrioventricular". Na verdade, resulta de um desalinhamento entre os septos atrial e ventricular. A porcentagem da área do anel valvar relacionado com o ventrículo esquerdo é variável e determina o tipo de conexão atrioventricular, se concordante ou de dupla via de entrada.

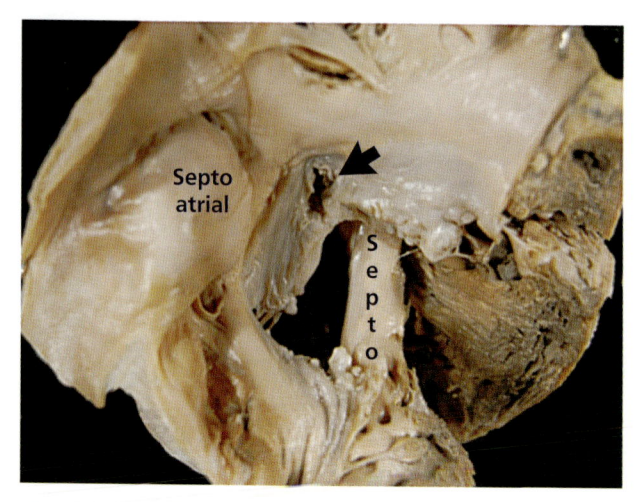

Fig. 7-14. Coração aberto pelo átrio direito, para mostrar valva tricúspide que cavalga o septo ventricular e se relaciona com os dois ventrículos. Nota-se, ainda, desalinhamento entre os septos atrial e ventricular, além de um orifício valvar acessório (seta).

As cordas das válvulas relacionadas com o ventrículo esquerdo inserem-se neste último, na face medial do septo ventricular ou, então, em músculo papilar da parede livre.

Como consequência do desalinhamento entre os septos, o nó atrioventricular do sistema de condução do estímulo elétrico cardíaco está posicionado, anomalamente, na parede inferior do átrio direito, na projeção da linha do septo ventricular, e deve receber atenção especial durante a correção cirúrgica, sob risco de lesão e bloqueio atrioventricular total.

A inserção anormal e biventricular de cordas recebe, na literatura de língua inglesa, o nome de *straddling valvar*. Como no cavalgamento, a presença de comunicação interventricular é condição básica para a sua existência, pois as cordas passam por esse defeito septal. Todavia, não necessariamente coexiste cavalgamento do anel valvar, que pode estar inteiramente relacionado com o ventrículo anatomicamente direito. Classicamente as inserções anômalas são divididas de acordo com o local de implantação das cordas.[11] No tipo A, as cordas implantam-se ao topo do septo ventricular, no tipo B inserem-se na face contralateral do septo ventricular, e no tipo C implantam-se na parede livre do ventrículo contralateral. A presença de cordas passando pela comunicação interventricular é informação importante, pois tem implicações na técnica de correção cirúrgica de defeito e pode trazer limitações ao fluxo pela comunicação interventricular.

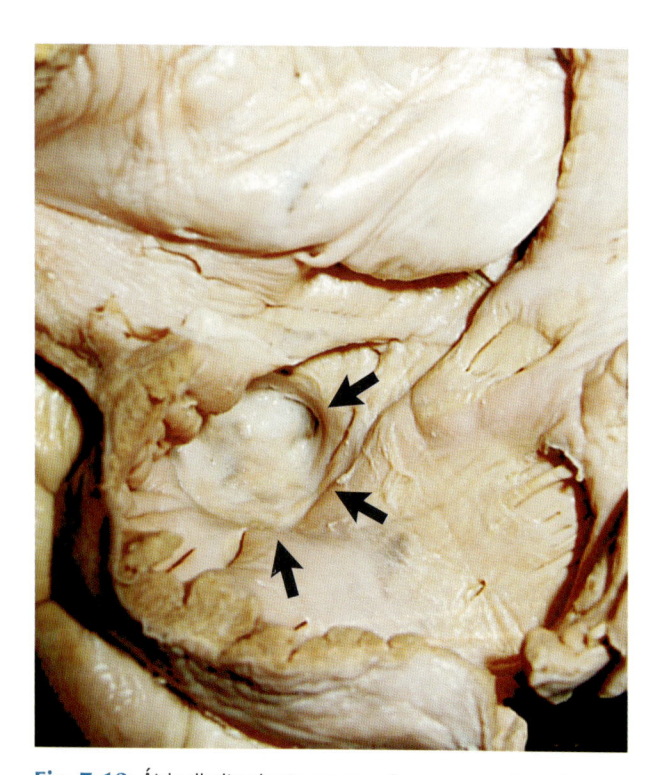

Fig. 7-13. Átrio direito aberto mostrando em seu soalho valva tricúspide imperfurada, com hipoplasia do anel (setas) e fusão dos folhetos.

Orifício tricúspide desguarnecido

É uma situação rara, onde não existem resquícios dos folhetos valvares e o orifício tricúspide está completamente desguarnecido. Esta anomalia em geral associa-se à atresia pulmonar com septo ventricular íntegro.

Sob este nome também são descritos alguns casos considerados como "Ebstein imperfurado" (Fig. 7-15) em que os folhetos valvares displásicos e anormalmente inseridos se fundem entre si, não permitindo o enchimento da porção mais distal da câmara ventricular. Dessa forma, a via de entrada é atrializada e não existe mecanismo de valva no plano do anel tricúspide.

Duplo orifício valvar e tecido valvar acessório

O duplo orifício valvar é uma malformação rara, que pode ou não estar acompanhada de duplicação do aparelho subvalvar tricúspide. Costuma apresentar pequena relevância clínica por não ocasionar disfunção.

Tecido valvar acessório pode originar-se de qualquer uma das válvulas ou folhetos, assumindo forma sacular, por vezes aderida à borda de uma comunicação interventricular. Podem cursar sem sintomatologia ou causar obstrução dinâmica na via de saída ventricular.

DOENÇAS ADQUIRIDAS

Um levantamento feito nos laudos de patologia cirúrgica do Laboratório de Anatomia Patológica do Instituto do Coração do Hospital das Clínicas da FMUSP mostrou que, de 175 valvas tricúspides cirurgicamente retiradas, os diagnósticos mais frequentes aparecendo em proporções semelhantes foram alterações inespecíficas, como fibrose e degeneração mixomatosa, endocardite infecciosa, lesões congênitas e lesões inflamatórias crônicas.

Doença reumática crônica

Em geral o comprometimento da valva tricúspide na doença reumática crônica é secundário à dilatação do ventrículo direito em decorrência da congestão passiva crônica e de hipertensão pulmonar passiva que ocorrem nos casos de estenose ou insuficiência da valva mitral. Neste contexto, ocorre dilatação ventricular direita, incluindo o anel valvar, e a valva tricúspide torna-se insuficiente.

Raramente existe lesão tricúspide crônica primária, consequência do acometimento pela própria doença reumática, com espessamento de válvulas, fusão de comissuras e encurtamento de cordas. Nessa situação a dupla disfunção é a mais frequente (Fig. 7-16). A estenose da valva tricúspide de origem reumática ocorre em aproximadamente 10% dos adultos com doença reumática e, geralmente, em associação à estenose mitral.

Endocardite infecciosa

Classicamente, a endocardite infecciosa que acomete a valva tricúspide está relacionada com o uso de drogas ilí-

Fig. 7-15. Coração aberto pelo átrio direito. Não há folhetos valvares implantados no anel atrioventricular (linha pontilhada). A via de entrada do ventrículo direito termina em fundo cego. Uma interpretação possível é tratar-se de anomalia de Ebstein em sua forma imperfurada.

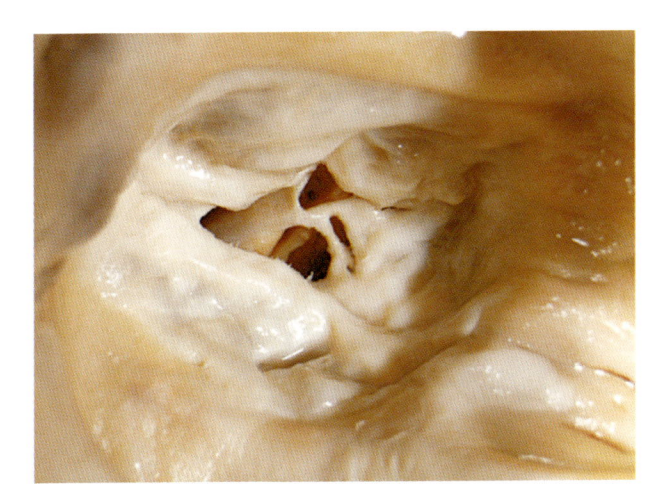

Fig. 7-16. Detalhe da valva tricúspide em coração de paciente portador de doença reumática crônica. Observa-se fusão de comissuras e espessamento difuso das válvulas, ocasionando dupla disfunção.

citas injetáveis e também com a permanência prolongada de cateteres venosos em pacientes hospitalizados.

As vegetações costumam localizar-se na face atrial dos folhetos e são compostas por aglomerados de fibrina, leucócitos e colônias bacterianas. Podem ser pequenas ou alcançar grandes proporções, ocupando grande parte da área do orifício valvar, promovendo dificuldade no enchimento ventricular. Com a progressão da infecção poderão ocorrer perfuração dos folhetos acometidos e ruptura de cordas (Fig. 7-17).

A ecocardiografia tridimensional nos mostra a presença das vegetações na valva tricúspide com aspecto muito semelhante ao achado anatômico, como se vê na Figura 7-18.

Prolapso valvar

Mais da metade dos pacientes com diagnóstico ecocardiográfico de prolapso da valva tricúspide apresentam, concomitantemente, prolapso da valva mitral[12] e, nestes casos, o substrato anatômico é semelhante nas duas valvas. Define-se como um abaulamento de um ou mais folhetos acima do plano do anel valvar, em direção ao átrio, além de falta de coaptação entre eles e alongamento de cordas, ocasionando insuficiência (Fig. 7-19). Histologicamente, o tecido valvar tem acúmulo de tecido conectivo fibroso e de glicosaminoglicanos, o que confere aspecto mixomatoso ou frouxo, conhecido, geralmente, como degeneração mixoide do estroma.

Em necropsias o achado de folhetos abaulados é comum em indivíduos idosos (acima da sétima década de vida), porém, na maioria das vezes, não há correspondente clínico de disfunção valvar. Na ecocardiografia tridimensional, o corte para melhor visualização do prolapso da valva tricúspide é o de 4 câmaras, imagem superior como mostra a Figura 7-20.

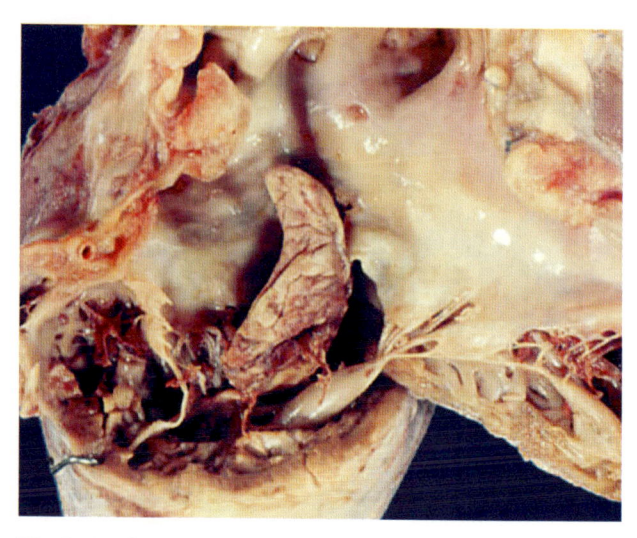

Fig. 7-17. Coração aberto pelas câmaras da direita, expondo grande vegetação digitiforme de endocardite infecciosa aderida à valva tricúspide.

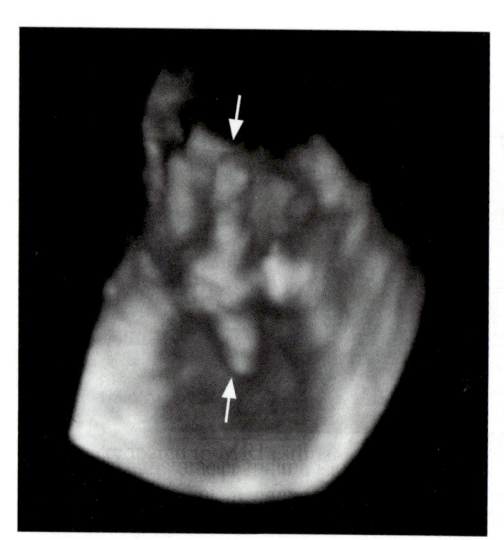

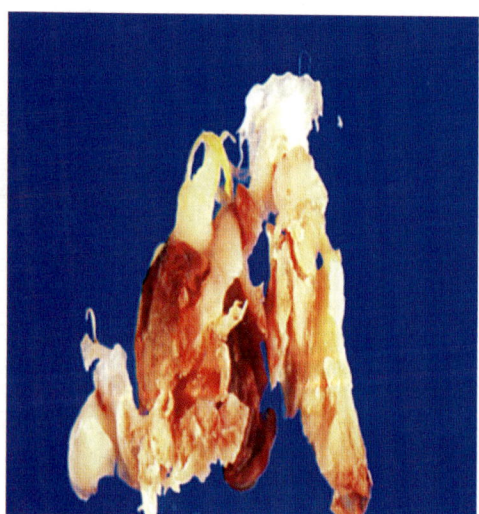

Fig. 7-18. Eco 3D transtorácica de paciente portador de endocardite infecciosa por *Staphylococos aureus* em valva tricúspide (imagem à esquerda, setas demonstrando imagens de vegetações justapostas às válvulas da valva tricúspide). A imagem à direita demonstra o achado intraoperatório (vegetações e grande acometimento da valva tricúspide).

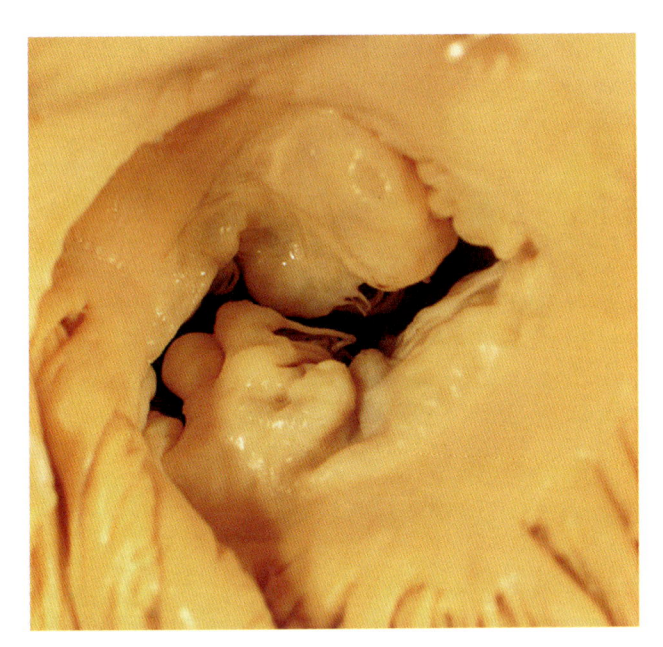

Fig. 7-19. Detalhe de valva tricúspide com abaulamento de parte de dois folhetos para o interior do átrio (prolapso).

Comprometimento valvar secundário à síndrome carcinoide e na toxicidade por substâncias inibidoras do apetite (fenfluramina e fentermina)

A síndrome carcinoide ocorre secundariamente à presença de tumores neuroendócrinos originários de células enterocromafins que secretam 5-hidroxi-triptamina (serotonina), taquicininas e prostaglandinas, substâncias que são inativadas pelo fígado. Quando há metástases hepáticas, a síndrome aparece porque as substâncias atingem o coração e a circulação sistêmica.

Cerca de 20% dos pacientes com síndrome carcinoide apresentam envolvimento cardíaco. A patogênese das lesões valvares parece estar ligada à serotonina, e é semelhante ao que ocorre nas lesões induzidas por substâncias inibidoras do apetite (fenfluramina e fentermina), que apresentam ação sinérgica à da serotonina.[13] Esta induz o aumento da síntese de TGFβ nos tecidos, estimulando a produção de colágeno pelas células intersticiais do estroma valvar. As lesões são caracterizadas por placas espessas compostas por células musculares lisas e fibrose na superfície endocárdica do átrio e ventrículo direitos, valva tricúspide (superfície ventricular, com acoplamento ao endocárdio da via de entrada) (Fig. 7-21) e valva pulmonar (face arterial). Constrição do anel tricúspide e da raiz do tronco pulmonar pode resultar em lesões estenóticas. Pode acontecer fusão comissural, retração de cordas e envolvimento de músculos papilares.

As ecocardiografias bi e tridimensional mostram aumento das câmaras direitas com disfunção sistólica do ventrículo direito. Os folhetos da valva tricúspide e pulmonar são espessados, com diminuição da sua mobilidade e retraídos. Usando a técnica tridimensional,

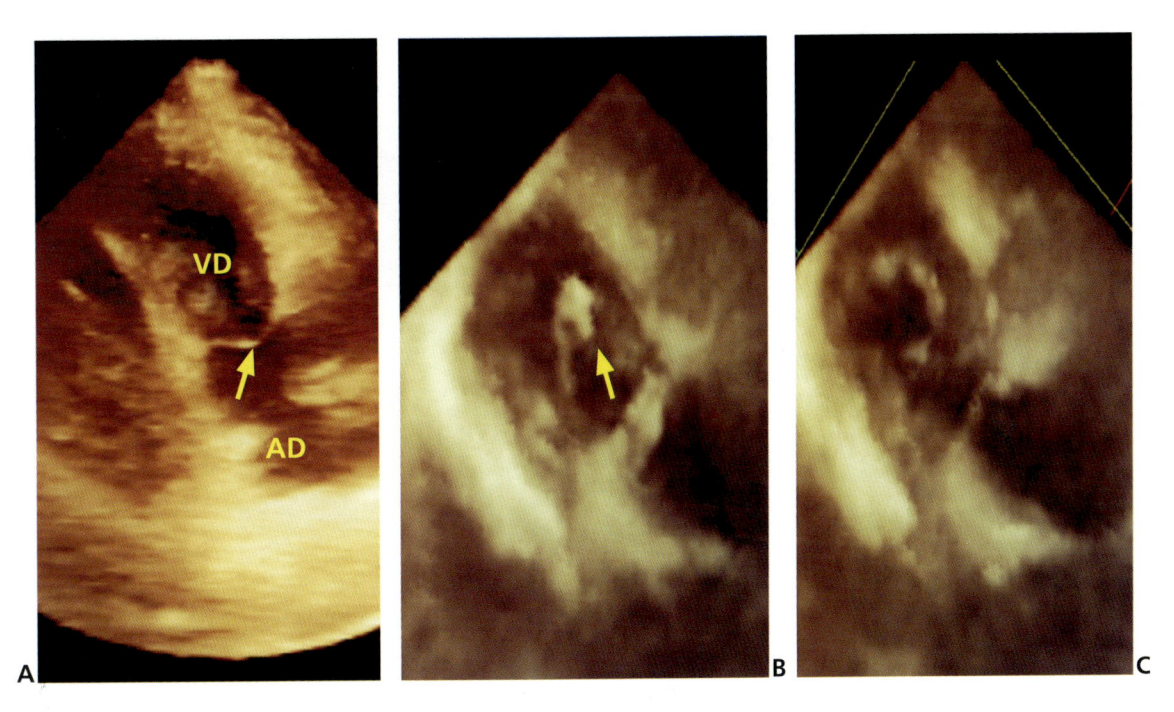

Fig. 7-20. Prolapso da valva tricúspide. Eco 3D, corte apical de 4 câmaras: (**A**) visão frontal; (**B**) visão superior em sístole; (**C**) visão superior em diástole. As setas indicam o prolapso do folheto septal para o átrio esquerdo.

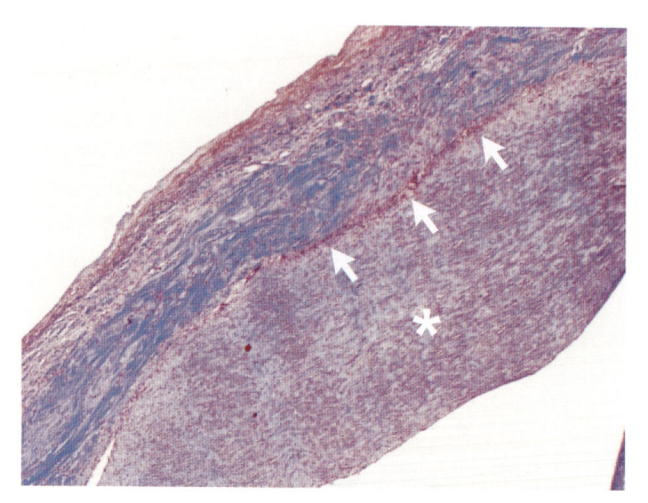

Fig. 7-21. Fotomicrografia de valva tricúspide retirada cirurgicamente de paciente com síndrome carcinoide. As setas indicam a linha que delimita a placa fibrosa (asterisco) depositada na superfície da valva tricúspide. Coloração pelo tricrômico de Masson, aumento da objetiva 2,5×.

Lee et al.[14] mostraram, no corte em face da valva tricúspide, que os folhetos eram espessados e fixados em posição semiaberta, o que resultava em grande área de não coaptação, como fica demonstrado nas Figuras 7-22 e 7-23.

Tumores

Crescimentos neoplásicos geralmente benignos podem aparecer nos folhetos ou no aparelho subvalvar tricúspide. Têm sido descritos mixomas, fibroelastomas papilíferos, lipomas[15] (Fig. 7-24) e cistos sanguíneos.

CONCLUSÃO

Na avaliação das cardiopatias com o envolvimento da valva tricúspide, a técnica tridimensional em tempo real tem demonstrado sua superioridade na avaliação da anatomia desta valva pela análise dos três folhetos em um único corte (em face) e sua relação com as estruturas anatômicas, principalmente com o septo interventricular.

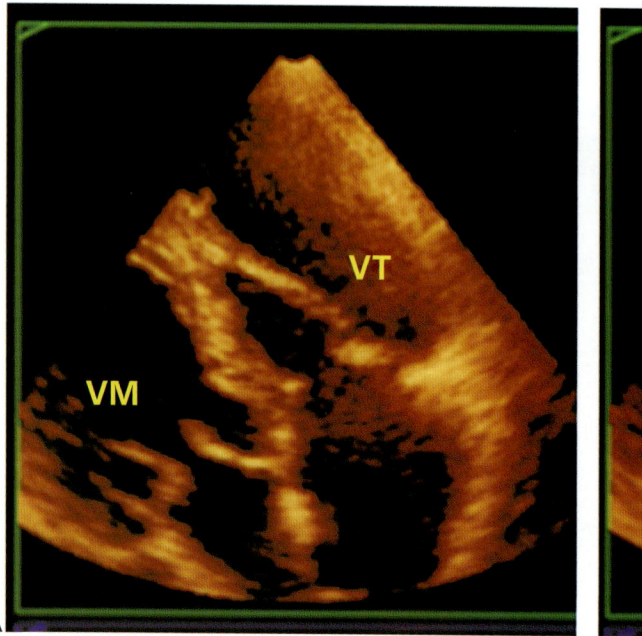

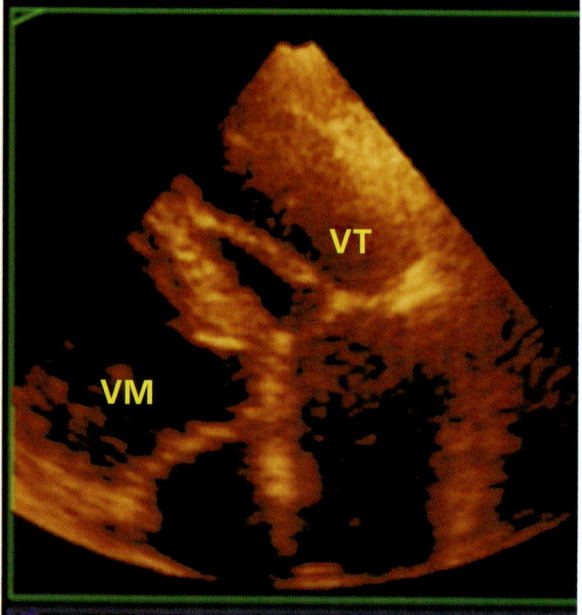

Fig. 7-22. Síndrome carcinoide – Eco 3D transtorácica – corte apical de 4 câmaras, visão frontal. (**A**) Em diástole: valvas mitral e tricúspide abertas; (**B**) em sístole: valva mitral fechada e tricúspide aberta. VM = valva mitral; VT = valva tricúspide.

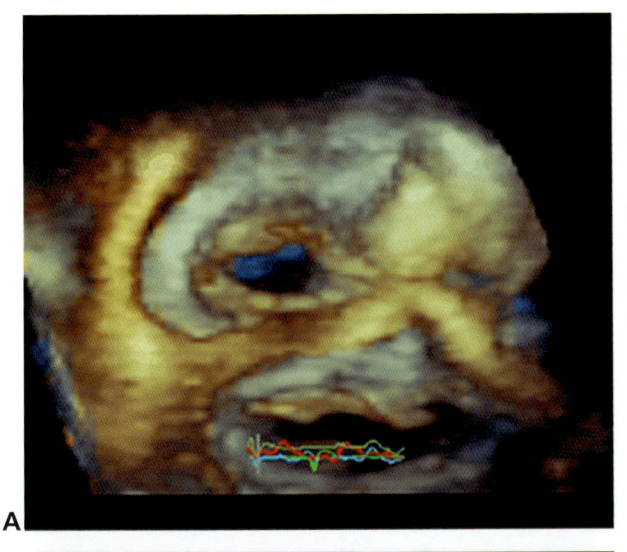

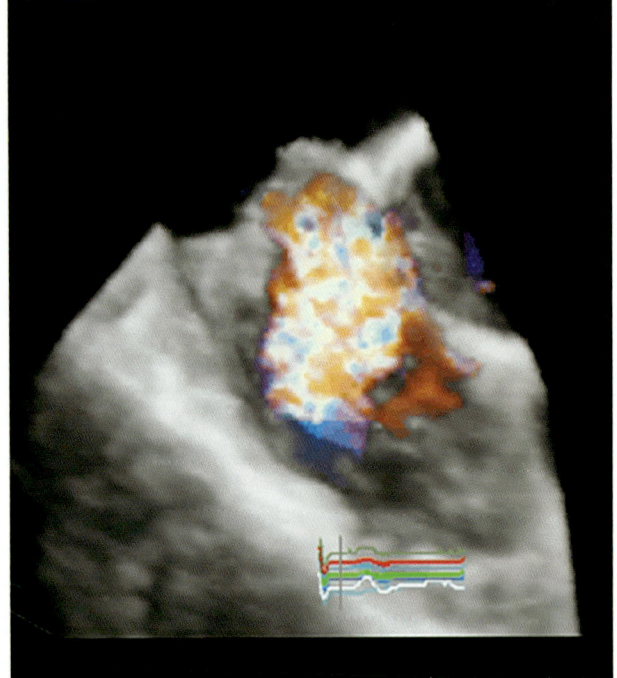

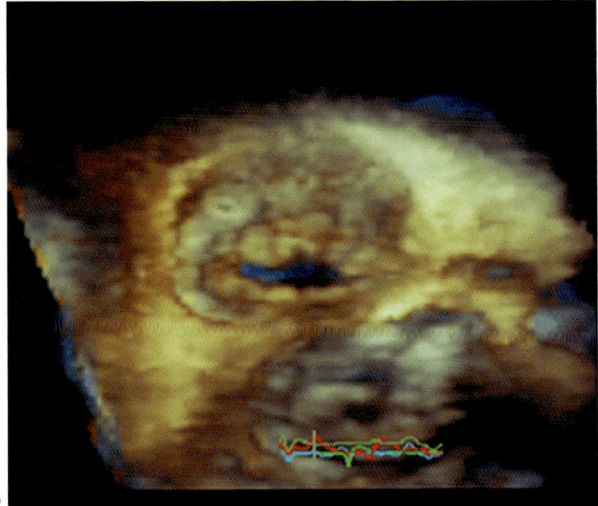

Fig. 7-23. Síndrome carcinoide – Eco 3DTE – corte apical de 4 câmaras, visão superior com valva tricúspide sempre aberta. (**A**) Em diástole; (**B**) em sístole; (**C**) mapeamento de fluxo em cores demonstra a insuficiência valvar tricúspide importante.

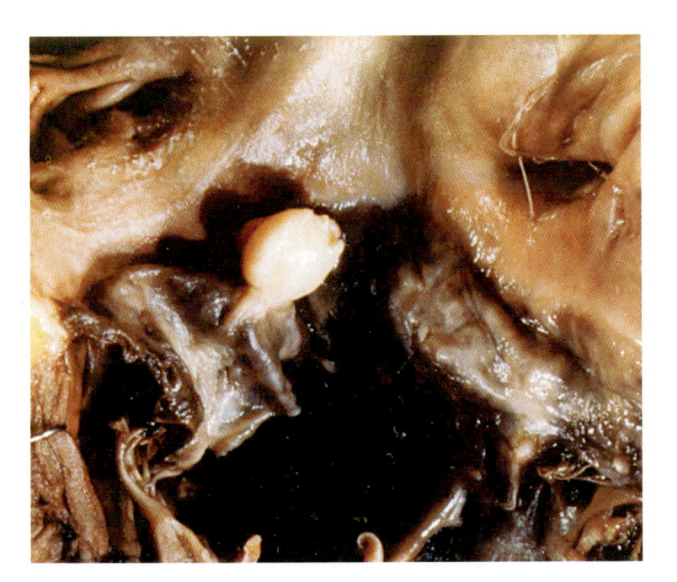

Fig. 7-24. Valva tricúspide aberta exibindo lesão pediculada amarelada (lipoma).

REFERÊNCIAS BIBLIOGRÁFICAS

1. Von Ramm OT, Smith SW. Real-time volumetric ultrasound imaging system. *J Diag Imaging* 1990;3:261-66.
2. Fukuda S, Saracino G, Matsumura Y *et al.* Three-dimensional geometry of the tricuspid annulus in healthy subjects and in patients with functional tricuspid regurgitation: areal-time, 3-dimensional echocardiographic study. *Circulation* 2006;114(Suppl I):I-492-98.
3. Gerlis L, Schmidt-Ott S, Ho S *et al.* Dysplastic conditions of the right ventricular myocardium: Uhl's anomaly vs arrhythmogenic right ventricular dysplasia. *Br Heart J* 1993;69:142-50.
4. Anderson KR, Zuberbuhler JR, Anderson RH *et al.* Morphologic spectrum of Ebstein's anomaly of the heart: a review. *Mayo Clin Proc* 1979;54(3):174-80.
5. Carpentier A, Chauvaud S, Macé L *et al.* A new reconstructive operation for Ebstein's anomaly of the tricuspid valve. *J Thorac Cardiovasc Surg* 1988;96:92-101.
6. Shiina A, Seward J, Edwards W. Two-dimensional echocardiographic spectrum of Ebstein's anomaly: detailed anatomic assesssment. *J Am Coll Cardiol* 1984;3:356-70.

7. Eidem B, Tei C, O'leary P *et al.* Nongeometric quantitative assessment of right and left ventricular function: myocardial performance index in normal children and patients with Ebstein anomaly. *J Am Soc Echocardiogr* 1998;11:849-56.
8. Celermajer D, Cullen S, Sullivan I *et al.* Outcome in neonates with Ebstein's anomaly. *J Am Coll Cardiol* 1992;19:1041-46.
9. Attenhofer Jost CH, Connolly HM, Warnes CA *et al.* Noncompacted myocardial in Ebstein's anomaly: initial description in three patients. *J Am Soc Echocardiogr* 2004;17:677-80.
10. Yetman A, Freedom R, Mc Guindle B. Right-sided maze procedure for right atrial arrhythmias in congenital heart disease. *J Am Coll Casrdiol* 1989;14:1300-7.
11. Rice MJ, Seward JB, Edwards WD *et al.* Straddling atrioventricular valve: two-dimensional echocardiographic diagnosis, classification and surgical implications. *Am J Cardiol* 1985;55(5):505-13.
12. Mardelli TJ, Morganroth J, Chen CC *et al.* Tricuspid valve prolapse diagnosed by cross-sectional echocardiography. *Chest* 1981;79(2):201-5.
13. Pritchett AM, Morrison JF, Edwards WD *et al.* Valvular heart disease in patients taking pergolide. *Mayo Clin Proc* 2002;77(12):1280-86.
14. Lee KJ, Connolly HM, Pellikka PA. Carcinoid pulmonary valvulopathy evaluated by real-time 3-dimensional transthoracic echocardiography. *J Am Soc Echocardiogr* 2008;21(4):407-501.
15. Benvenuti LA, Mansur AJ, Lopes DO *et al.* Primary lipomatous tumors of the cardiac valves. *South Med J* 1996;89(10):1018-20. Review.

Avaliação Estrutural e Funcional do Átrio Esquerdo

8

Orlando Campos Filho
Wercules A. Alves de Oliveira
Marcelo Luiz Campos Vieira

INTRODUÇÃO

A multiplicidade de variáveis ligadas ao risco cardiovascular tem gerado um crescente interesse no desenvolvimento de tecnologias para a detecção precoce de preditores subclínicos que estejam relacionados com a maior frequência de eventos cardiovasculares, que ainda constituem importante causa de morte em nosso meio.[1] Neste sentido, o átrio esquerdo (AE) vem sendo reconhecido como importante elemento prognóstico em diversas situações clínicas.

Estudos epidemiológicos têm mostrado significativa associação entre o aumento das dimensões AE e uma maior incidência de arritmias, acidente vascular cerebral e morte.[2] Segundo dados do estudo de Framinghan, o diâmetro atrial esquerdo é um preditor independente para eventos cardiovasculares e poderia ser usado na estimativa de risco global na população em geral.[3]

São várias as técnicas ecocardiográficas para avaliação das dimensões e da função do AE. Estudos preliminares, baseando-se na técnica unidimensional (ecocardiografia modo M), já demonstravam a relação direta do diâmetro anteroposterior do AE com incidência de eventos cardiovasculares.[4] Por meio da ecocardiografia bidimensional (Eco bi), o volume do AE pode ser inferido com o uso de fórmulas matemáticas pelos métodos dos discos biplanares de Simpson, área-comprimento biplanar e da elipse prolata. No entanto, os resultados são controversos quando avaliam acurácia e concordância entre estes métodos.[5]

Nesse sentido, a ecocardiografia tridimensional (Eco 3D) tem demonstrado elevada precisão e acurácia superior em relação à Eco bidimensional na avaliação volumétrica cardíaca. Do mesmo modo, a análise volumétrica do AE por meio da tecnologia tridimensional foi validada como marcador prognóstico de eventos cardíacos e parece promissora quanto à praticidade e reprodutibilidade.[6]

AVALIAÇÃO VOLUMÉTRICA DO AE

Embora a medida do diâmetro anteroposterior pelo modo M ou Eco bidimensional tenha sido utilizada como padrão para estimativa do tamanho do AE, sabe-se que o aumento atrial ocorre de forma excêntrica, o que reduz a acurácia da medida linear. Dessa forma, estudos têm sugerido que o volume atrial esquerdo estimado pela Eco bidimensional é um índice superior em termos de associação a eventos clínicos quando comparado com o modo M.[5] Apesar de o volume do AE estimado por Eco bi constituir medida mais acurada de suas dimensões que o diâmetro anteroposterior e que a área atrial planimetrada, a inferência geométrica desta câmara permanece uma limitação desta metodologia.[7,8]

O recente desenvolvimento de transdutores matriciais para aquisição de amostras piramidais tridimensionais, em tempo real e a elaboração de algoritmos automáticos ou semiautomáticos têm possibilitado medir volumes intracavitários sem inferências geométricas. Com isto, a avaliação tridimensional volumétrica e funcional do AE tem ganhado espaço na clínica como metodologia de fácil aplicação. Além do mais, esse método apresenta alta correlação e elevada reprodutibilidade com a ressonância magnética, considerada o padrão-ouro na avaliação volumétrica das câmaras cardíacas.[9]

Estudos iniciais envolvendo a medida do volume do AE pela Eco 3D foram realizados, por meio da reconstrução digital de imagens adquiridas, a partir de transdutores bidimensionais. Ainda assim, houve significativa correlação com a estimativa da ressonância magnética. No entanto, o processamento *off-line* levava 6-10 minutos para a medida do volume atrial, o que tornava essa abordagem de difícil aplicabilidade clínica.[10] A aplicação da tecnologia de reconstrução tridimensional em tempo real foi utilizada por Jenkins *et al.* na avaliação do AE em 106 pacientes. Nessa análise, foram utilizados diferentes algoritmos para reconstrução digital (Tomtec Gmbh, Unterschlesshei, Germany) e apesar do tempo relativamente longo de processamento (7 minutos), a quantificação do volume do AE apresentou alta concordância com aquela realizada pela ressonância. Atualmente, outros *softwares* de reconstrução tridimensional têm sido utilizados, e apresentando concordância e tempo de processamento clinicamente factíveis na reconstrução digital atrial.[11]

A técnica para a aquisição e processamento do volume do AE varia de acordo com o algoritmo e *softwares* utilizados. De forma geral, após aquisição do bloco piramidal *full volume*, contendo o AE, é necessária a identificação de pontos anatômicos de referência para a definição da superfície endocárdica atrial. A maioria dos estudos utilizou pontos localizados na superfíce atrial do ânulo mitral septal, lateral, anterior, posterior e o teto do AE. Também recomenda-se a exclusão automática ou manual das veias pulmonares e o apêndice atrial esquerdo[12] (Fig. 8-1).

Não existe ainda padronização em grandes séries populacionais quanto ao valor normal do volume máximo do AE no final da sístole ventricular. Assim como acontece na Eco 2D e na ressonância magnética, acredita-se que haja considerável influência da superfície corpórea na dimensão atrial esquerda pela análise tridimensional. Portanto, a indexação desse volume é uma opção interessante com o objetivo de corrigir possíveis variações individuais. Não há, até o presente momento, estudos controlados que demonstrem qualquer interferência do gênero no volume do AE. Oliveira *et al.*, em uma série com 106 casos, compararam volume e função atrial do AE em pacientes com apneia obstrutiva do sono com controles não apneicos.[13] Nesse estudo, o grupo-controle, representado pela população adulta hígida (idade entre 29 e 70 anos), apresentou volume atrial esquerdo máximo de 18,5 ± 5,5 mL/m². Murata

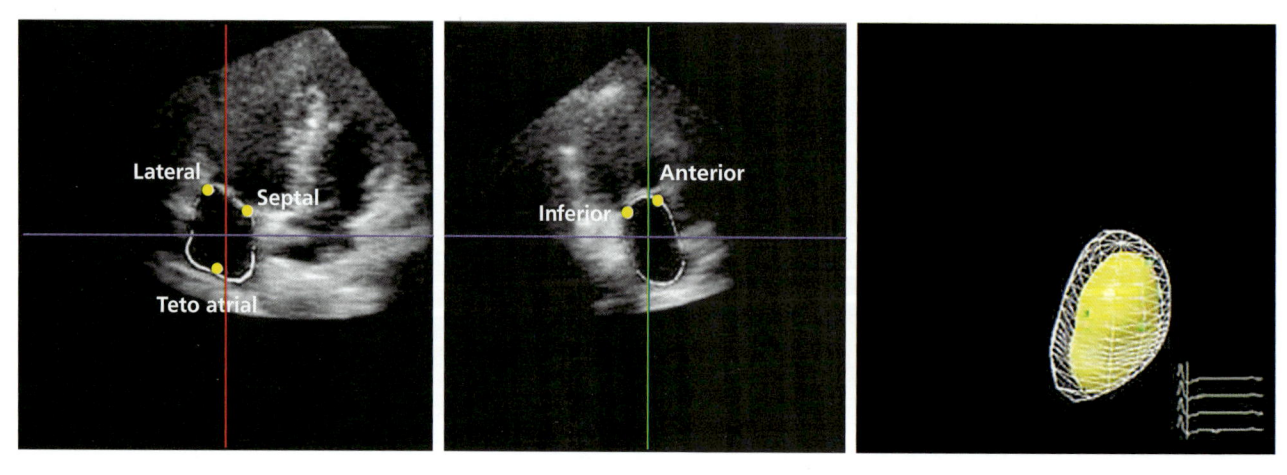

Fig. 8-1. Pontos anatômicos de referência para reconstrução digital do átrio esquerdo, com o resultado da reconstrução dos volumes atriais à direita.

et al. definiram como normalidade um volume do AE máximo de 19 ± 6,2 mL.[14] Um recente estudo com 166 voluntários normais (26 a 79 anos), de ambos os sexos, descreveu maiores valores de limite superior da normalidade para os volumes máximo e mínimo do AE indexados, respectivamente, de 41 mL/m^2 e de 19 mL/m^2. Portanto, é necessário aguardar resultados de estudos mais amplos, com maior número de indivíduos, para estabelecer os valores de referência dos volumes do AE indexados.

REMODELAMENTO DO AE AVALIADO PELA ECO 3D

Já está bem estabelecido por estudos com a Eco 2D que a dilatação do AE ocorre na disfunção diastólica do ventrículo esquerdo, na ausência de refluxo mitral. O remodelamento atrial esquerdo também tem sido caracterizado em estudos utilizando a Eco 3D. Observou-se que o volume máximo do AE correlaciona-se positivamente com a idade, massa ventricular esquerda, relação E/e' e gravidade da disfunção diastólica; e inversamente com a fração de ejeção do ventrículo esquerdo.[15]

Diferentes tipos de remodelamento atrial esquerdo foram descritos com base em um índice de esfericidade do AE obtido com a Eco 3D, em função da presença de sobrecarga de pressão ou de volume imposta a esta câmara. O padrão de AE alongado foi mais observado em pacientes com disfunção diastólica; o AE esférico foi relacionado com a ocorrência de insuficiência mitral e de fibrilação atrial. Assim, alterações estruturais do AE com padrões geométricos diversos podem diferenciar grupos com maior prevalência de fibrilação atrial e maior risco cardiovascular.[16]

Os volumes do AE parecem ter valor prognóstico intrínseco. Um estudo identificou o volume do AE mínimo derivado da Eco 3D, dentre diversas variáveis ecocardiográficas, como o melhor preditor independente de eventos cardiovasculares adversos (morte, infarto do miocárdio e acidente vascular cerebral) em uma coorte de 178 pacientes acompanhados por cerca de 2 anos.[17]

AVALIAÇÃO DA FUNÇÃO ATRIAL ESQUERDA

De forma geral, a variação volumétrica atrial esquerda ao longo do ciclo cardíaco está intimamente relacionada com as pressões de enchimento do ventrículo esquerdo. A primeira fase do acoplamento hemodinâmico atrioventricular inicia-se imediatamente ao final do período de relaxamento isovolumétrico, quando a pressão intraventricular cai a níveis abaixo dos encontrados no átrio, ocasionando a abertura da valva mitral. Essa fase é conhecida como enchimento ventricular precoce ou rápido e, em condições fisiológicas, equivale à maior parte da diástole ventricular. Como as pressões do átrio e ventrículo esquerdos equalizam, a velocidade do influxo atrioventricular sofre um alentecimento, fase do ciclo que é conhecida como *diastasis*. A retomada do enchimento ventricular requer um novo gradiente de pressão entre as câmaras esquerdas, o que é obtido por meio da contração atrial. Essa fase corresponde a um importante componente do volume cardíaco total nas situações em que há um comprometimento da fase de enchimento ventricular inicial, como nas disfunções diastólicas.[18]

Com o advento da Eco 3D, é possível avaliar de forma dinâmica, os diversos momentos do conteúdo atrial ao longo do ciclo cardíaco. Por meio da estimativa dos volumes máximo (Volmáx AE), mínimo (Volmin AE) e volume imediatamente antes da contração atrial (Volpre AAE), podemos definir com precisão os volumes de esvaziamento atrial (Fig. 8-2). A partir desses volumes fundamentais, as variáveis relacionadas com a função atrial esquerda podem ser calculadas da seguinte forma:

- Volume de esvaziamento total do AE (VETAE): Volmax AE – VolminAE.
- Fração de esvaziamento total do AE (FETAE): (VETAE/Volmáx × AE) × 100.
- Volume de esvaziamento ativo do AE (VEAAE): Volpre AAE – Volmin AE.
- Fração de esvaziamento ativo do AE (FEAAE): (VEAAE/Volpre AAE) × 100.
- Volume de esvaziamento passivo do AE (VEPAE): Volmax AE – Volpre AAE.
- Fração de esvaziamento passivo do AE (FEPAE): (VEPAE/Volmáx AE) × 100.

Há uma importante variação individual nos valores absolutos dos volumes de esvaziamento total, passivo e ativo do AE, que são principalmente dependentes do volume máximo inicial. No entanto, as frações de esvaziamento apresentam determinada constância quando não há alteração do relaxamento ou da complacência ventricular esquerda.[19,20] Em situações fisiológicas, a fração de esvaziamento atrial esquerda total varia normalmente de 45 a 75%, a fração de esvaziamento ativo de 30 a 45% e a passiva de 35 a 60%, sendo que valores mais altos podem ser encontrados em situações de alto débito.[12-14]

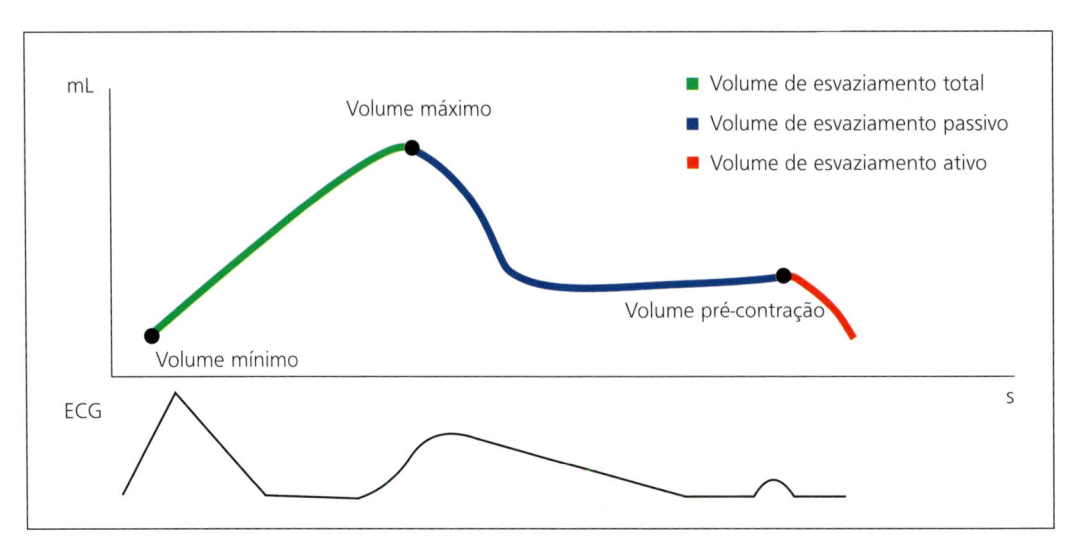

Fig. 8-2. Variação do volume atrial esquerdo ao longo do ciclo cardíaco

DISFUNÇÃO DIASTÓLICA VENTRICULAR ESQUERDA E REPERCUSSÕES NA *PERFORMANCE* ATRIAL

A função diastólica do ventrículo esquerdo tem um impacto direto na relação entre as frações de esvaziamento atrial ativa e passiva. Essa associação é baseada, fundamentalmente, na lei de Frank-Starling, que preconiza, em termos gerais, a propriedade da fibra miocárdica de aumentar a força e velocidade de encurtamento, quando ocorre um incremento funcional no seu estiramento. De acordo com esse princípio, o aumento da pressão diastólica final do ventrículo esquerdo levaria a uma limitação ao esvaziamento atrial passivo e a um maior volume residual pré-contração atrial. Com o aumento do estiramento da fibra miocárdica atrial nesta condição, a contração desta câmara se tornaria mais vigorosa em razão das maiores velocidade e força de encurtamento da fibra miocárdica. Esse mecanismo, apesar de inicialmente observado em situações de aumento da pós-carga ventricular esquerda,[21] também foi observado no AE em condições em que há aumento da resistência ao seu esvaziamento,[22] o que confere uma conotação específica relacionada com a fibra miocárdica.

A força de contração da fibra atrial pode ser calculada por meio da aplicação da Eco 3D com base na segunda lei de Newton, que preconiza que força é diretamente proporcional ao produto da massa por sua aceleração no espaço. Dessa forma, a força de ejeção atrial esquerda pode ser calculada por dedução através da fórmula:

$$\text{Força de contração atrial (kdyne)} = 0,5 \times 1,06 \times \text{AAM (cm}^2\text{)} \times V^2 \text{ (cm/s)}$$

onde: AAM = área do ânulo mitral e V = velocidade de pico da onda A mitral.

As alterações no desempenho mecânico atrial na disfunção diastólica do ventrículo esquerdo foram demonstradas em um estudo com identificação planimétrica tridimensional da área anular mitral em pacientes com miocardiopatia hipertrófica e disfunção diastólica (Fig. 8-3). Nesse estudo foi observada uma força maior de contração atrial nos pacientes com aumento da massa miocárdica, quando comparados aos controles (21,5 kdyne ± 16,3 *vs.* 5,0 kdyne ± 2,1, p < 0,01).[23]

Pacientes com diferentes graus de disfunção diastólica (normal, alteração de relaxamento, pseudonormal e padrão restritivo) apresentam volumes de AE crescentes conforme a gravidade da disfunção, com valores diminuídos de fração de esvaziamento total do AE derivada da Eco 3D. Neste grupo de pacientes, a fração de esvaziamento total do AE correlacionou-se inversamente com a relação E/e' (r = -0.68, p < 0,0001), indicando a interdependência da função atrial esquerda com condições de carga e pressão de enchimento ventricular esquerdo.[14]

Outra evidência da estreita relação entre contração atrial e pressões de enchimento ventricular foi demonstrada num estudo com a Eco 3D em tempo real em pacientes com função diastólica alterada associada à apneia do sono. Após 24 semanas de tratamento com dis-

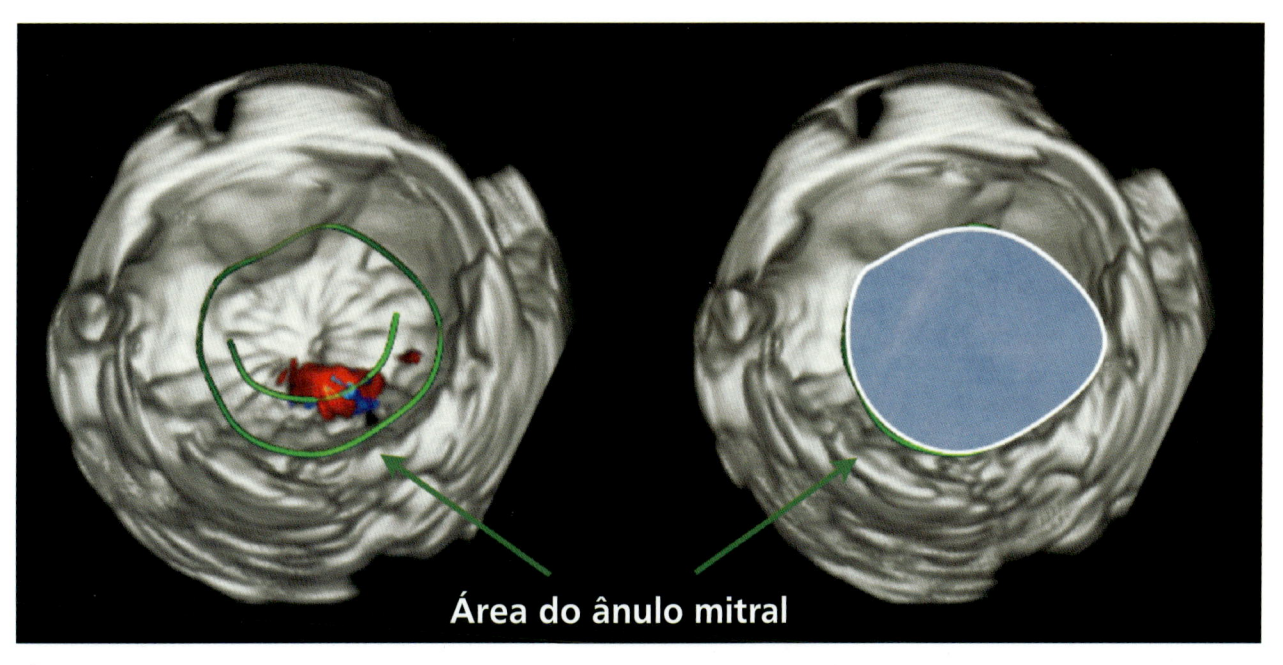

Fig. 8-3. Medida da área do ânulo mitral pelo ecocardiograma tridimensional em tempo real.

positivo de pressão positiva, foi observada uma significativa correlação linear entre a melhora da função diastólica e a redução do volume de esvaziamento atrial esquerdo ativo (r = 0,53, com p < 0,05) e o aumento do volume de esvaziamento atrial esquerdo passivo (r = 0,43, com p < 0,05). Segundo os autores desse estudo, a constante sobrecarga atrial poderia estar relacionada com o aumento do volume atrial máximo, observado em indivíduos com disfunção diastólica.

Em termos gerais, a análise da função atrial esquerda é promissora como um novo parâmetro que pode ser utilizado em conjunto com outros métodos na avaliação de condições onde não há clareza quanto à *performance* diastólica do ventrículo esquerdo.

FUNÇÃO ATRIAL ESQUERDA EM OUTROS CENÁRIOS CLÍNICOS

Estudos atuais têm-se preocupado com o papel da função do AE avaliada por Eco 3D em diversas condições clínicas.

Na miocardiopatia dilatada, em especial no miocárdio não compactado, observou-se uma redução da força de contração atrial (com metodologia descrita anteriormente) em comparação com indivíduos normais.[24]

Em pacientes com miocardiopatia hipertrófica, um estudo com Eco 3D caracterizou relação inversa entre o aumento do volume do AE e a redução da contração atrial. Neste grupo, a fração de esvaziamento passivo se relacionou com a alteração de relaxamento do ventrículo esquerdo, e a fração de esvaziamento ativo se relacionou com a rigidez ventricular.[25]

Na insuficiência mitral crônica, Saraiva *et al.* demonstraram que o nível de pressão arterial pulmonar pode ser influenciado pela função do AE (caracterizada pela fração de esvaziamento ativo), independente da gravidade da lesão valvar.[26]

Estudos de volumes e função do AE com a Eco 3D em pacientes com fibrilação atrial submetidos à ablação por radiofrequência descreveram o remodelamento reverso e melhora da função atrial de 3 a 6 meses após o procedimento bem-sucedido em pacientes que mantiveram ritmo sinusal. Ao contrário, a recidiva da arritmia se associou à maior dilatação do AE e deterioração de sua função contrátil.[27,28]

O remodelamento espacial diferencial atrial esquerdo pode ser evidenciado com a utilização da ecocardiografia tridimensional.[29] Em diferentes situações clínicas (miocardiopatia dilatada, miocardiopatia hipertrófica) observa-se o remodelamento espacial diferencial em relação a planos diferentes de crescimento atrial (Figs. 8-4 a 8-16), o que espelha diferenças na evolução anatômica destas patologias. Em estudo com 118 indivíduos, Maddukuri *et al.* estudaram a relação espacial dos diâmetros anteroposterior, inferossuperior e mediolateral, da planimetria atrial esquerda e dos volumes do átrio esquerdo aferidos com as ecocardiografia

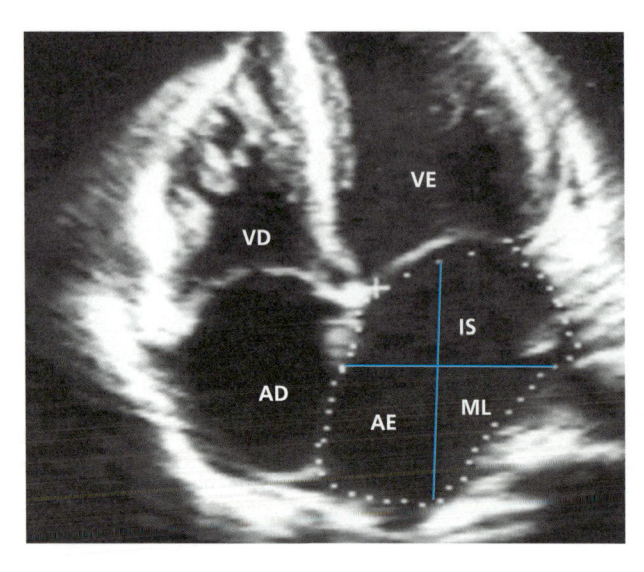

Fig. 8-4. Ecocardiografia transtorácica bidimensional (projeção apical de 4 câmaras) com a demonstração dos planos inferossuperior (IS) e mediolateral (ML) do átrio esquerdo (AE). VE = ventrículo esquerdo; VD = ventrículo direito; AD = átrio direito.

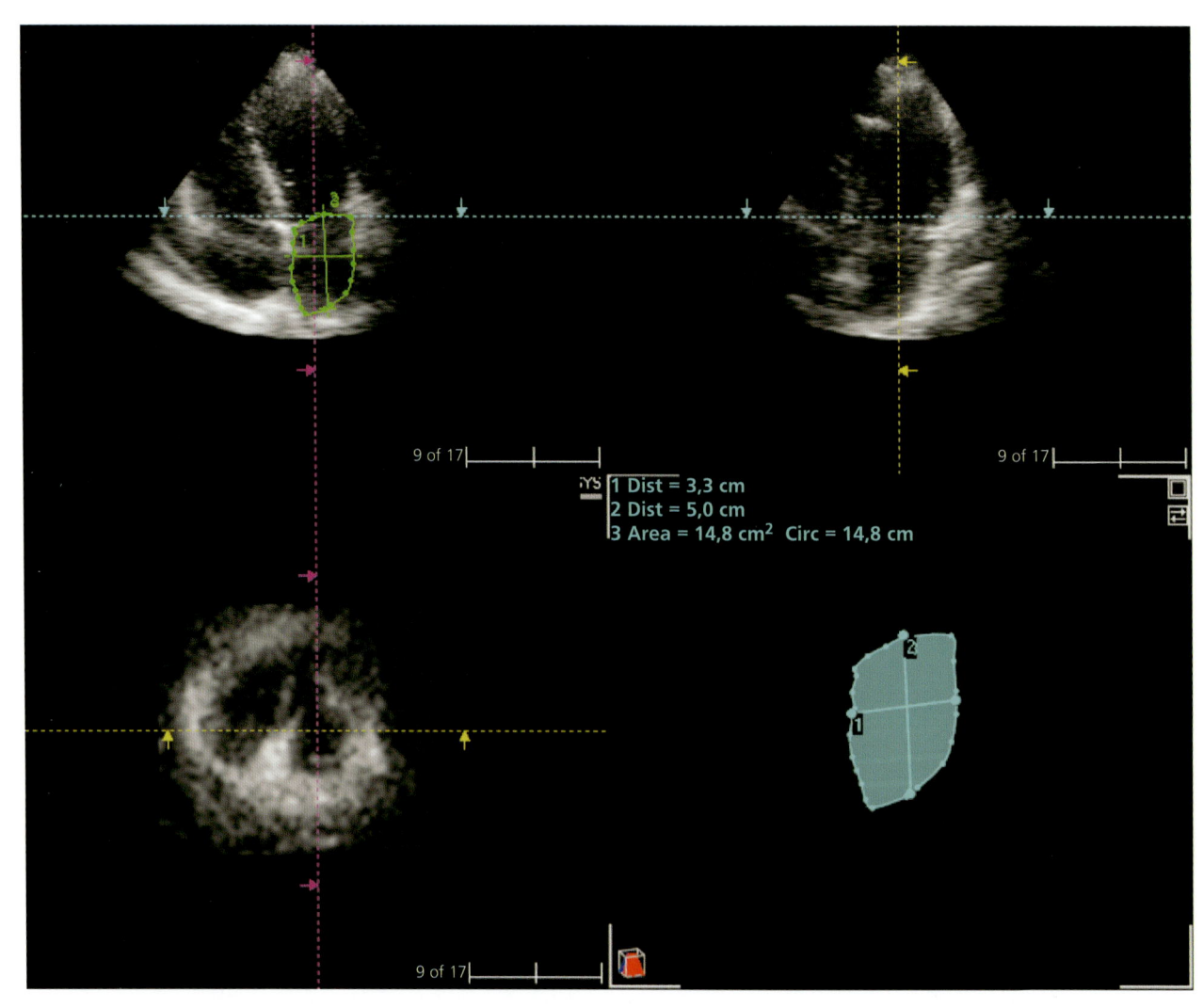

Fig. 8-5. Ecocardiografia transtorácica bidimensional (projeção apical de 4 câmaras) para a obtenção da imagem biplanar do átrio esquerdo (imagem em azul), a partir dos planos inferossuperior e mediolateral do átrio esquerdo.

Avaliação Estrutural e Funcional do Átrio Esquerdo

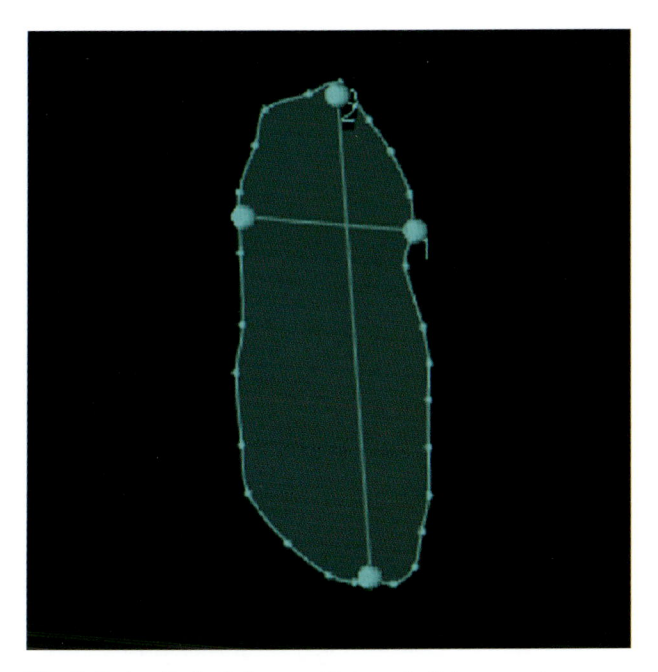

Fig. 8-6. Ampliação da imagem biplanar do átrio esquerdo.

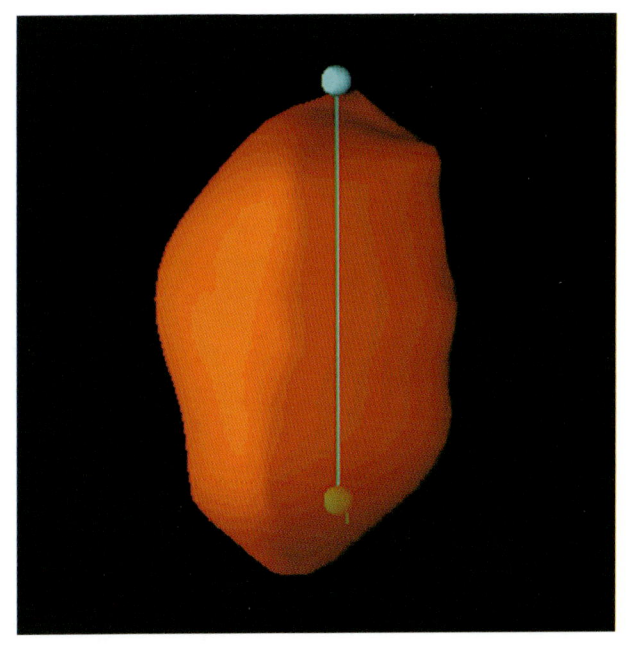

Fig. 8-8. Ecocardiografia transtorácica tridimensional do átrio esquerdo (imagem em cor laranja) no espaço em relação ao plano coaxial (plano em azul).

bi e tridimensional na ocorrência de miocardiopatia dilatada, miocardiopatia hipertrófica e em voluntários com anatomia cardíaca preservada.[29] Observou-se que em indivíduos com anatomia preservada, a correlação (r) entre os diâmetros anteroposterior, inferossuperior e mediolateral e os volumes do átrio esquerdo aferidos com a Eco 3D foi de 0,60, 0,76, 0,36, respectivamente.

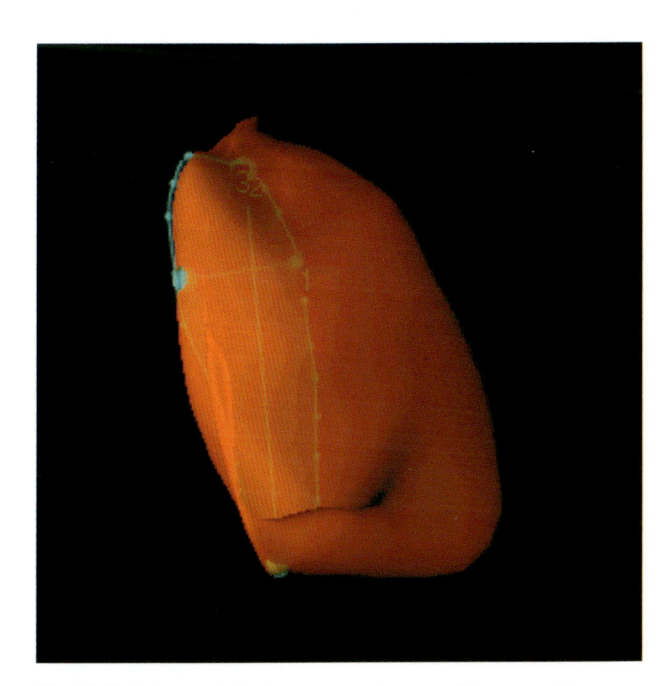

Fig. 8-7. Sobreposição da imagem planar do átrio esquerdo em relação à metade da imagem do átrio esquerdo (sobreposição de imagem bidimensional em relação à imagem tridimensional).

Para os pacientes com miocardiopatia dilatada, a correlação (r) entre os diâmetros anteroposterior, inferossuperior e mediolateral e os volumes do átrio esquerdo aferidos com a Eco 3D foi de 0,43, 0,80, 0,16, respectivamente. Para os pacientes com miocardiopatia hipertrófica, a correlação (r) entre os diâmetros anteroposterior, inferossuperior e mediolateral e os volumes do átrio esquerdo aferidos com a Eco 3D foi de 0,65, 0,38 0,73, respectivamente. Com esta informação, observamos que o diâmetro anteroposterior habitualmente fornecido para a análise do átrio esquerdo distancia-se bastante da análise volumétrica atrial, sobretudo para os pacientes portadores da miocardiopatia dilatada (r:0,43). Observamos também o crescimento atrial esquerdo diferencial em relação ao plano vertical entre os pacientes apresentando miocardiopatia dilatada (inferossuperior, r:0,80), assim como o crescimento atrial esquerdo diferencial em relação ao plano horizontal (mediolateral, r:0,73) nos pacientes com miocardiopatia hipertrófica. Estas são informações obtidas com a ecocardiografia tridimensional que permite conhecer em maior detalhe a evolução da história natural destas cardiopatias. A ecocardiografia transesofágica tridimensional permite ainda a observação do apêndice atrial esquerdo a partir de planos horizontais (Fig. 8-17), o que não é possível com o emprego da investigação bidimensional.

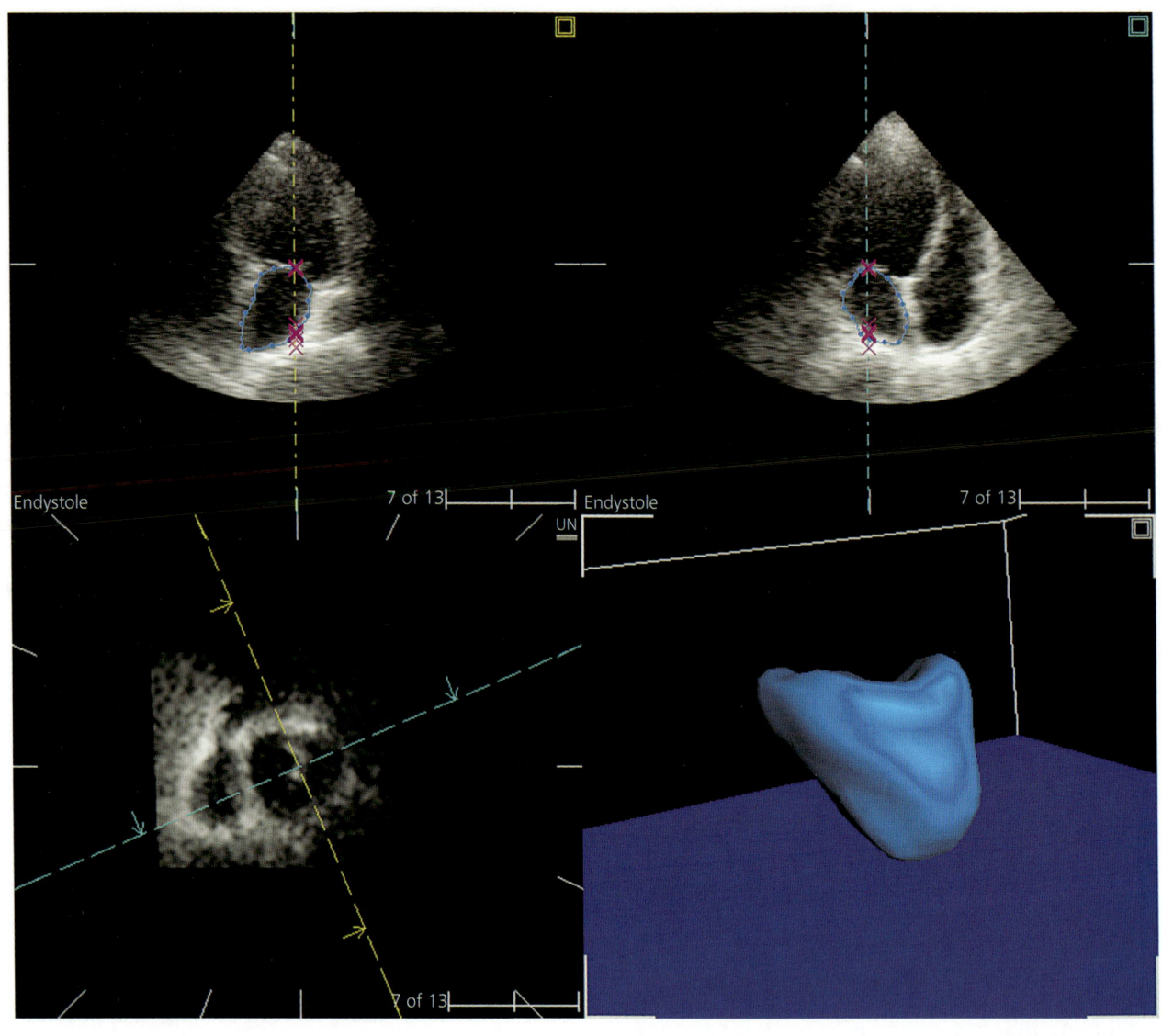

Fig. 8-9. Ecocardiografia transtorácica (planos apical e transversal) para a obtenção de imagem tridimensional do átrio esquerdo (imagem em azul).

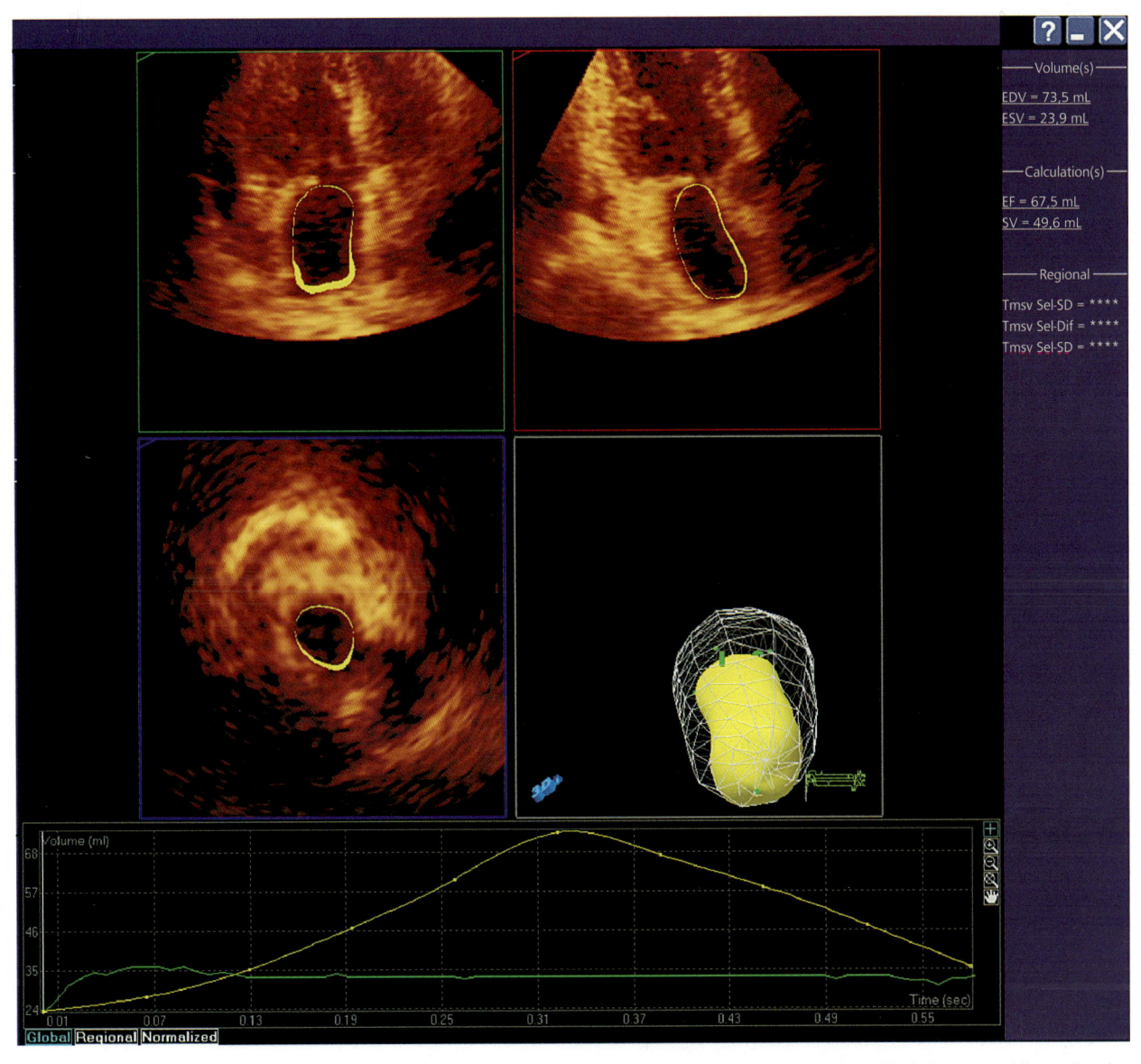

Fig. 8-10. Ecocardiografia transtorácica (planos apical de 4 câmaras, 2 câmaras e transversal) para a obtenção de imagem tridimensional do átrio esquerdo, com aferição dos volumes diastólico, sistólico e da fração de esvaziamento do átrio esquerdo (imagem em amarelo).

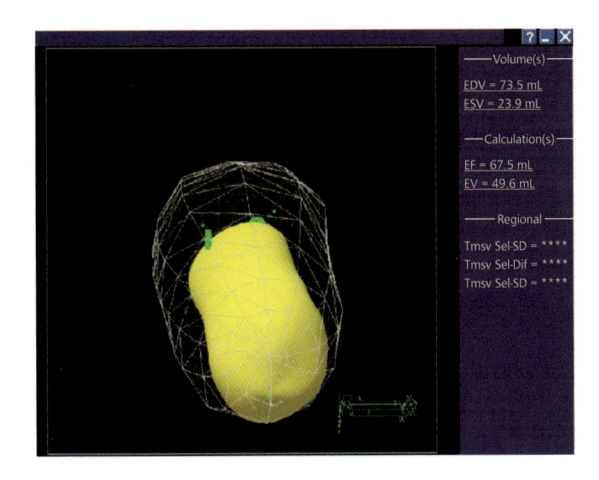

Fig. 8-11. Ampliação de imagem de ecocardiografia transtorácica tridimensional do átrio esquerdo, com aferição dos volumes diastólico, sistólico e da fração de esvaziamento do átrio esquerdo (imagem em amarelo).

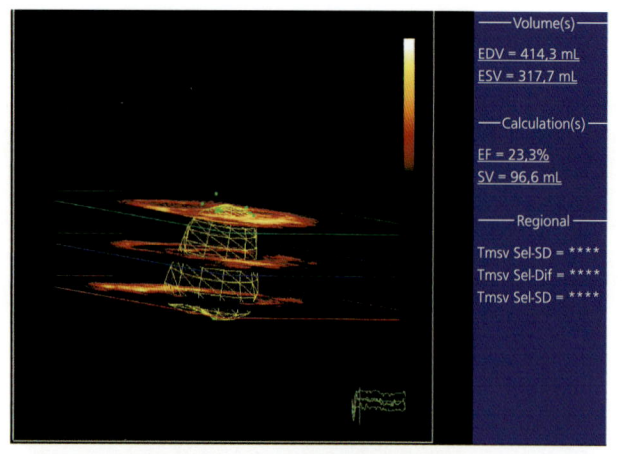

Fig. 8-12. Ecocardiografia tridimensional do átrio esquerdo, com visão a partir de planos horizontais.

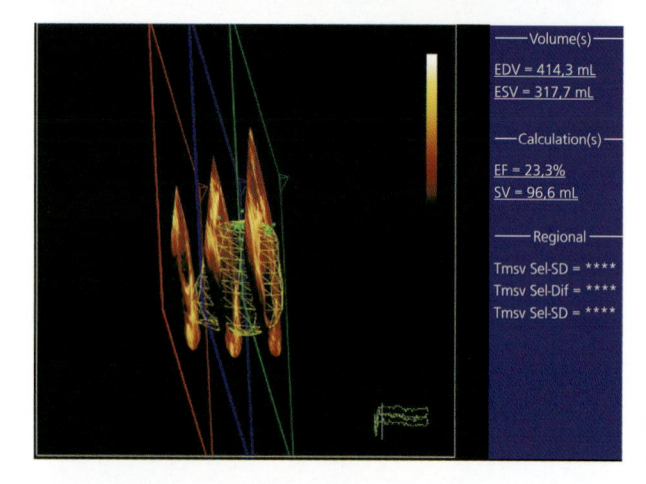

Fig. 8-13. Ecocardiografia tridimensional do átrio esquerdo, com visão a partir de planos verticais.

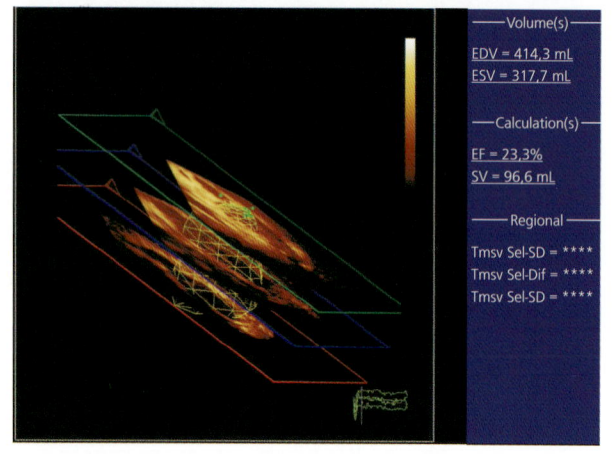

Fig. 8-14. Ecocardiografia tridimensional do átrio esquerdo, com visão a partir de planos diagonais.

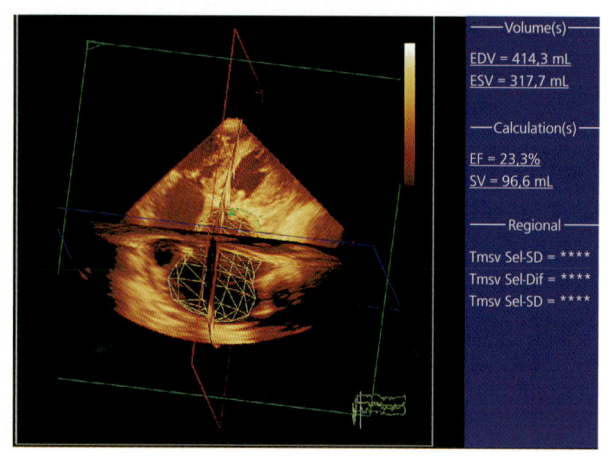

Fig. 8-15. Ecocardiografia tridimensional do átrio esquerdo, com visão a partir de planos conjugados.

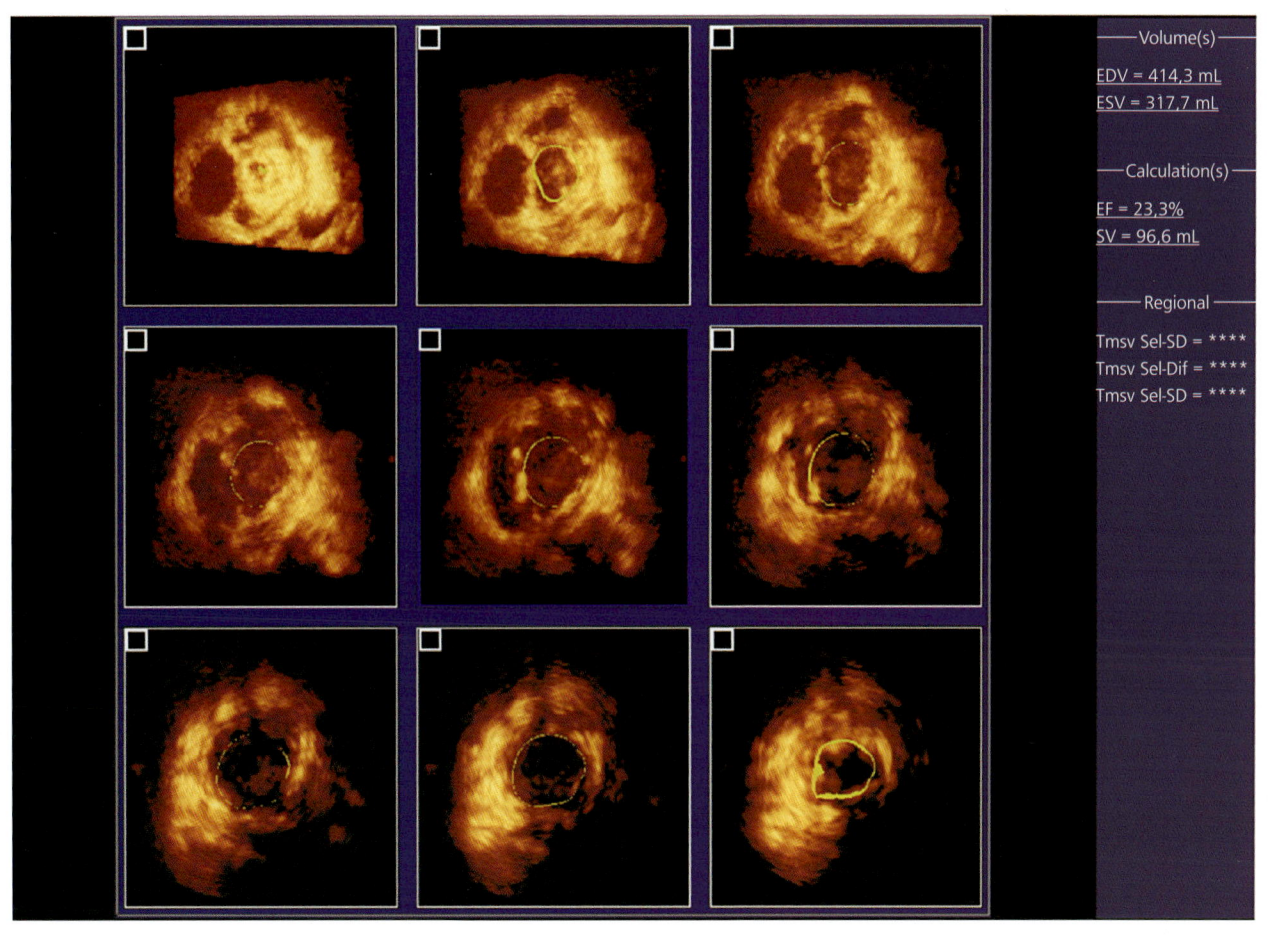

Fig. 8-16. Planos transversais de visualização do átrio esquerdo, do ápice ventricular até o plano do anel atrioventricular esquerdo.

Portanto, a análise da função e da anatomia do AE pela Eco 3D poderá trazer novos esclarecimentos fisiopatológicos e clínicos em outras doenças cardíacas, a exemplo das miocardiopatias, valvopatias mitrais e arritmias atriais.

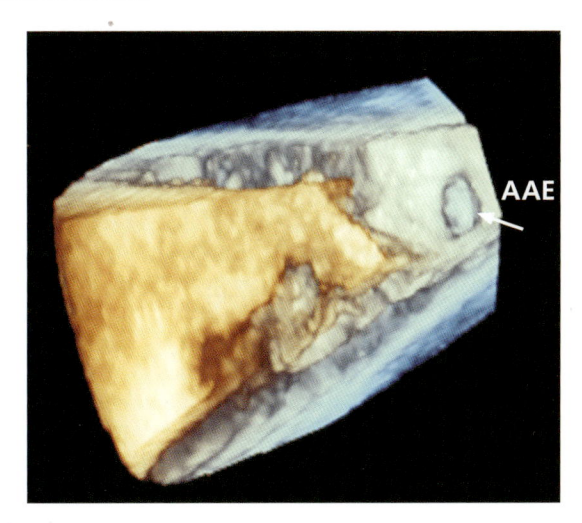

Fig. 8-17. Ecocardiografia transesofágica tridimensional para a visualização do apêndice atrial esquerdo (AAE, seta) a partir de plano transversal.

CONCLUSÃO

Precisão e acurácia na avaliação do AE têm importante impacto na prática clínica, em decorrência da substancial associação do aumento dessa câmara com maior risco de eventos cardiovasculares. A Eco 3D em tempo real tem-se mostrado uma ferramenta de fácil aplicação, alto índice de reprodutibilidade e elevada acurácia na avaliação volumétrica e funcional do AE. Uma das principais singularidades dessa metodologia é a alta resolução temporal na avaliação digital das variações volumétricas do conteúdo atrial nos diversos momentos do ciclo cardíaco, o que permite definir com grande precisão os volumes máximo, mínimo e pré-contração atrial. A partir desses volumes fundamentais, podem-se estimar, por meio de algoritmos matemáticos, as funções ativa, passiva e total do AE e, assim, determinar de forma indireta a importância de cada componente do esvaziamento atrial no enchimento ventricular total.

Outra implicação clínica da avaliação tridimensional do AE é o conceito de que a relação entre o esvaziamento atrial passivo e ativo, avaliado por essa tecnologia, poderia ser um sensível indicador do trabalho atrial esquerdo e refletir a gravidade da disfunção diastólica do ventrículo esquerdo.

Espera-se que o estudo dos volumes e função do AE pela Eco 3D possa aumentar o entendimento das interações entre função atrial esquerda, função valvar mitral e função ventricular esquerda, ampliando, assim, o conhecimento sobre a influência do AE na *performance* cardíaca global, no quadro clínico e no prognóstico das cardiopatias.

REFERÊNCIAS BIBLIOGRÁFICAS

1. Vigilância em saúde: dados e indicadores selecionados. In: Saúde DdAdSd, (Ed.). Brasília: Ministério da Saúde. Secretaria de Vigilância em Saúde; 2004.
2. Kim BS, Lee HJ, Kim JH *et al.* Relationship between left atrial size and stroke in patients with sinus rhythm and preserved systolic function. *Korean J Intern Med* 2009 Mar.;24(1):24-32.
3. Benjamin EJ, D'Agostino RB, Belanger AJ *et al.* Left atrial size and the risk of stroke and death. The Framingham Heart Study. *Circulation* 1995 Aug. 15;92(4):835-41.
4. Sahn DJ, DeMaria A, Kisslo J *et al.* Recommendations regarding quantitation in M-mode echocardiography: results of a survey of echocardiographic measurements. *Circulation* 1978 Dec.;58(6):1072-83.
5. Lester SJ, Ryan EW, Schiller NB *et al.* Best method in clinical practice and in research studies to determine left atrial size. *Am J Cardiol* 1999 Oct. 1;84(7):829-32.
6. Khankirawatana B, Khankirawatana S, Lof J *et al.* Left atrial volume determination by three-dimensional echocardiography reconstruction: validation and application of a simplified technique. *J Am Soc Echocardiogr* 2002 Oct.;15(10 Pt 1):1051-56.
7. Khankirawatana B, Khankirawatana S, Porter T. How should left atrial size be reported? Comparative assessment with use of multiple echocardiographic methods. *Am Heart J* 2004 Feb.;147(2):369-74.
8. Gottdiener JS, Bednarz J, Devereux R *et al.* American Society of Echocardiography recommendations for use of echocardiography in clinical trials. *J Am Soc Echocardiogr* 2004 Oct.;17(10):1086-119.
9. Artang R, Migrino RQ, Harmann L *et al.* Left atrial volume measurement with automated border detection by 3-dimensional echocardiography: comparison with Magnetic Resonance Imaging. *Cardiovasc Ultrasound* 2009;7:16.
10. Rodevan O, Bjornerheim R, Ljosland M *et al.* Left atrial volumes assessed by three- and two-dimensional echocardiography compared to MRI estimates. *Int J Card Imaging* 1999 Oct.;15(5):397-410.
11. Jenkins C, Bricknell K, Marwick TH. Use of real-time three-dimensional echocardiography to measure left atrial volume: comparison with other echocardiographic techniques. *J Am Soc Echocardiogr* 2005 Sept.;18(9):991-97.
12. Anwar AM, Soliman OI, Geleijnse ML *et al.* Assessment of left atrial volume and function by real-time three-dimensional echocardiography. *Int J Cardiol* 2008 Jan. 11;123(2):155-61.
13. Oliveira W, Campos O, Bezerra Lira-Filho E *et al.* Left atrial volume and function in patients with obstructive sleep apnea assessed by real-time three-dimensional echocardiography. *J Am Soc Echocardiogr* 2008 Dec.;21(12):1355-61.
14. Murata M, Iwanaga S, Tamura Y *et al.* A real-time three-dimensional echocardiographic quantitative analysis of left atrial function in left ventricular diastolic dysfunction. *Am J Cardiol* 2008 Oct.15;102(8):1097-102.
15. De Castro S, Caselli S, Di Angelantonio E *et al.* Relation of left atrial maximal volume measured by real-time 3D echocardiography to demographic, clinical, and Doppler variables. *Am J Cardiol* 2008 May 1;101(9):1347-52.
16. Maiello M, Sharma RK, Matteo CM *et al.* Differential left atrial remodeling in LV diastolic dysfunction and mitral regurgitation. *Echocardiography* 2009 Aug.;26(7):772-78.
17. Caselli S, Canali E, Foschi ML *et al.* Long-term prognostic significance of three-dimensional echocardiographic parameters of the left ventricle and left atrium. *Eur J Echocardiogr* 2009 Dec. 7.
18. Ohno M, Cheng CP, Little WC. Mechanism of altered patterns of left ventricular filling during the development of congestive heart failure. *Circulation* 1994 May;89(5):2241-50.
19. Blondheim DS, Osipov A, Meisel SR *et al.* Relation of left atrial size to function as determined by transesophageal echocardiography. *Am J Cardiol* 2005 Aug. 1;96(3):457-63.
20. Poutanen T, Jokinen E, Sairanen H *et al.* Left atrial and left ventricular function in healthy children and young adults assessed by three dimensional echocardiography. *Heart* 2003 May;89(5):544-49.
21. Braunwald E. *Pathophysiology of heart failure. Heart Disease.* 4th ed. Philadelphia: Saunders, 1992. p. 393.
22. Anwar AM, Geleijnse ML, Soliman OI *et al.* Left atrial Frank-Starling law assessed by real-time, three-dimensional echocardiographic left atrial volume changes. *Heart* 2007 Nov.;93(11):1393-97.
23. Anwar AM, Soliman OI, Geleijnse ML *et al.* Assessment of left atrial ejection force in hypertrophic cardiomyopathy using real-time three-dimensional echocardiography. *J Am Soc Echocardiogr* 2007 June;20(6):744-48.
24. Nemes A, Anwar AM, Caliskan K *et al.* Evaluation of left atrial systolic function in noncompaction cardiomyopathy by real-time three-dimensional echocardiography. *Int J Cardiovasc Imaging* 2008 Mar.;24(3):237-42.
25. Shin MS, Fukuda S, Song JM *et al.* Relationship between left atrial and left ventricular function in hypertrophic cardiomyopathy: a real-time 3-dimensional echocardiographic study. *J Am Soc Echocardiogr* 2006 June;19(6):796-801.
26. Saraiva RM, Yamano T, Matsumura Y *et al.* Left atrial function assessed by real-time 3-dimensional echocardiography is related to right ventricular systolic pressure in chronic mitral regurgitation. *Am Heart J* 2009 Aug.;158(2):309-16.
27. Delgado V, Vidal B, Sitges M *et al.* Fate of left atrial function as determined by real-time three-dimensional echocardiography study after radiofrequency catheter ablation for the treatment of atrial fibrillation. *Am J Cardiol* 2008 May 1;101(9):1285-90.

28. Marsan NA, Tops LF, Holman ER *et al.* Comparison of left atrial volumes and function by real-time three-dimensional echocardiography in patients having catheter ablation for atrial fibrillation with persistence of sinus rhythm versus recurrent atrial fibrillation three months later. *Am J Cardiol* 2008 Oct. 1;102(7):847-53.

29. Maddukuri PV, Vieira ML, DeCastro S *et al.* What is the best approach for the assessment of left atrial size? Comparison of various unidimensional and two-dimensional parameters with three-dimensional echocardiographically determined left atrial volume. *J Am Soc Echocardiogr* 2006 Aug.;19(8):1026-32.

Avaliação do Ventrículo Esquerdo

9

David Le Bihan
Marcelo Luiz Campos Vieira

INTRODUÇÃO

Nas últimas décadas, a ecocardiografia se tornou uma ferramenta fundamental – talvez a mais importante – no arsenal diagnóstico da cardiologia. Por outro lado, a avaliação do ventrículo esquerdo (VE) constitui, sem dúvida, o momento mais importante do exame ecocardiográfico.

Embora a análise subjetiva da função do VE seja utilizada com muita frequência pelos ecocardiografistas, ela depende, fundamentalmente, da habilidade e experiência individuais. Dessa forma, é imprescindível na prática cardiológica a aferição objetiva dos volumes, massa e fração de ejeção do VE, já que esses dados têm importante valor prognóstico, e a avaliação objetiva permite um acompanhamento mais linear dos resultados. Da mesma forma, a acurada análise da contratilidade segmentar, de forma a orientar o cardiologista sobre o possível padrão de acometimento coronariano e, mais modernamente, definir sobre a existência de dessincronia mecânica entre as paredes do VE, é extremamente necessária. Até muito recentemente, a ecocardiografia bidimensional era a modalidade ecocardiográfica de eleição para a obtenção dessas medidas.

Por outro lado, aqueles que realizam exames ecocardiográficos conhecem bem as limitações da ecocardiografia bidimensional, sobretudo naqueles que necessitam de uma avaliação mais acurada, ou seja, nos pacientes coronarianos e naqueles com VE aumentado e remodelado. O melhor método para avaliação do VE por meio da ecocardiografia bidimensional, recomendado pela American Society of Echocardiography, é a técnica de Simpson biplanar.[1] O emprego deste método permite obter resultados mais fidedignos quando comparados com o padrão de referência atual, isto é, a ressonância magnética. No entanto, ainda assim algumas limitações inerentes à ecocardiografia bidimensional permanecem[2]:

1. **Posicionamento das imagens:** esta é a maior causa de erro das técnicas bidimensionais. No método de Simpson, as imagens em dois planos são obtidas em batimentos diferentes, à "mão livre", com uma relação espacial variável de acordo com o momento, de forma que, na maioria das vezes, não são ortogonais como prescrito pela técnica. Na verdade, segundo King et al.,[3] isso só ocorre em 12% das vezes. Além disso, a limitação da "janela acústica" muitas vezes obriga o examinador a adquirir imagens tangenciais ao ápice do VE, eliminando-o da análise. Erbel et al.[4] mostraram que em 95% das vezes ocorre encurtamento do ápice do VE no corte apical de duas câmaras, em razão de um posicionamento erroneamente mais anterior e superior. Portanto, em função desta grande variação, a reprodutibilidade do método de Simpson é baixa, quando comparada com a ressonância magnética e com a ecocardiografia tridimensional.

2. **Suposições geométricas:** esta causa de erro é muito importante, sobretudo quando há remodelamento do VE, como na doença coronariana. Embora a técnica de Simpson, entre as técnicas bidimensionais, seja a que menos se baseie em suposições sobre a geometria ventricular, ela não consegue eliminar totalmente essa causa de erro, pois, ao dividir o VE em cilindros de mesma altura, muitas vezes acaba por excluir partes do volume ventricular da análise.[2] Por este motivo, este método continua, sistematicamente, subestimando esses volumes, quando comparado com ressonância magnética e mesmo com a ventriculografia radioisotópica e a angioventriculografia contrastada. Além disso, por avaliar somente dois planos, frequentemente exclui da análise áreas com alteração de contratilidade, como, por exemplo, a parede inferolateral e o septo anterior.
3. **Detecção das bordas endocárdicas:** esta é uma limitação inerente a todas as técnicas ecocardiográficas, inclusive a ecocardiografia tridimensional. A capacidade de tracejar adequadamente o endocárdio varia muito de acordo com a experiência do examinador e com a "janela ecocardiográfica" do paciente. Embora os equipamentos de ecocardiografia modernos disponham de programas que permitem detectar automaticamente a interface entre sangue e parede ventricular, esse tipo de *software* ainda é imperfeito e sempre há interferência do examinador no processo.

ECOCARDIOGRAFIA TRIDIMENSIONAL

A grande vantagem da ecocardiografia tridimensional sobre a técnica bidimensional para determinação dos volumes ventriculares, fração de ejeção e massa do VE é que ela consegue eliminar as principais causas de erro citadas anteriormente, ou seja, dependência de modelos geométricos predefinidos e mau posicionamento do transdutor (que causa imagens com encurtamento do ápice e com planos oblíquos). Em pacientes com doença coronariana e distorções anatômicas do VE, isso é fundamental.

A literatura médica envolvendo a ecocardiografia tridimensional para análise do VE pode ser dividida em estudos que usam duas formas principais de geração de imagens: técnica de reconstrução e ecocardiografia tridimensional em tempo real. Na primeira, as imagens tridimensionais eram formadas a partir da reconstrução digital de múltiplas imagens bidimensionais, adquiridas de forma sincronizada com o eletrocardiograma, por meio de transdutores (transtorácicos ou transesofágicos) conectados a equipamentos que promoviam uma rotação sequencial do transdutor de, aproximadamente, 2° a 5°, até atingir 180°, com um tempo médio de aquisição de imagem de cerca de 5 a 10 minutos.[5]

A ecocardiografia tridimensional em tempo real, por sua vez, corresponde à forma como as imagens são geradas nos equipamentos atuais, em que transdutores com mais de três mil elementos de ultrassom permitem a aquisição de imagens ecocardiográficas tridimensionais de qualidade ideal, com um volume piramidal de 15° × 60°, a partir de um único batimento cardíaco.[6]

Entretanto, é necessário ressaltar que os primeiros estudos para avaliação da função e massa do ventrículo esquerdo com ecocardiografia tridimensional foram realizados com transdutores rudimentares (transdutores de 256 elementos) quando comparados com os atuais.[7] Apesar da utilização de equipamentos com tecnologia inferior, a fração de ejeção e os volumes obtidos naquela época já mostraram boa correlação com aqueles calculados por meio de ressonância magnética e ventriculografia radioisotópica.

Atualmente, por outro lado, apesar de as imagens tridimensionais serem geradas em tempo real a partir de um único batimento, o cálculo dos volumes ventriculares não é possível a partir dessas imagens, pois se tratam de pirâmides de 15° × 60°. Assim, especificamente para o cálculo dos volumes ventriculares, a maioria dos equipamentos disponíveis atualmente ainda precisa adquirir quatro volumes de 15° × 60°, em quatro batimentos consecutivos. Esses subvolumes são imediatamente integrados, formando o que se convencionou chamar de volume total, que corresponde a uma pirâmide maior que objetiva englobar todo o coração, com uma aquisição de, aproximadamente, 80° × 80° e que permite, aí sim, a avaliação volumétrica do VE. Para que este processo seja confiável, é necessário que o traçado de eletrocardiograma esteja satisfatório, pois será sincronizado para adquirir os subvolumes, e que não haja grande movimentação do tórax do paciente (o ideal é que o paciente esteja em apneia), e também movimentação do transdutor que está em contato com o tórax.

Muito recentemente, particularmente no último ano, com o desenvolvimento dos programas de análise computacional e dos transdutores matriciais (considerados de terceira geração), foram desenvolvidos equipamentos capazes de obter o volume total do coração a partir de um único batimento, o que tem permitido superar a limitação que a técnica tridimensional apresentava nos casos de arritmias (particularmente a fibrilação atrial) e os casos em que o paciente não conseguia manter a apneia durante quatro batimentos consecutivos. Além disso, do ponto de vista técnico a aquisição do volume total em um único batimento diminui os efeitos da movimentação do coração (translação) no espaço, reduzindo artefatos.[8]

Após a aquisição do volume total, seja via compilação de subvolumes ou por meio de batimento único, as imagens digitais são arquivadas para serem trabalhadas, de forma a aferir os volumes, fração de ejeção e massa ventriculares. Isso pode ser feito no próprio equipamento de ultrassom ou em computadores pessoais, utilizando-se programas específicos. No entanto, deve-se ressaltar que a facilidade da forma, como as medidas são realizadas nos dias atuais, permite ao ecocardiografista a possibilidade de fazê-las durante o exame ecocardiográfico, ao lado do paciente, com a obtenção de resultados imediatos.

Cada equipamento apresenta algoritmo próprio para que sejam feitas as medições. Atualmente, a maioria dos programas inicialmente subdivide o volume total em duas ou três imagens bidimensionais. O examinador deve identificar corretamente o ápice do VE, evitando a sua "amputação", o que habitualmente é feito encontrando-se o verdadeiro corte apical de quatro câmaras, por meio de rotação e translação das imagens bidimensionais. Uma linha vertical é, então, posicionada, alinhando-se o ápice ao centro do anel mitral e uma linha horizontal devem ser alocados de forma que sua intersecção com a linha vertical fique exatamente no meio da cavidade ventricular. Finalmente, são marcados pontos localizados no anel mitral (geralmente inferosseptal, anterolateral, anterior e inferior) e no ápice do VE, nas imagens bidimensionais derivadas do volume total. Após essas marcações, os equipamentos tracejam automaticamente as bordas endocárdicas em cada imagem bidimensional derivada, permitindo ainda a correção pelo examinador. Estudos recentes mostram que, mesmo em pacientes com excelente "janela acústica", há a necessidade de correção do traçado das bordas endocárdicas em cerca de 17% dos casos.[9] Após a aprovação do examinador, a cavidade total do ventrículo esquerdo é reconstruída. O processo deve ser realizado em sístole e em diástole. Como resultado, obtém-se o volume diastólico final e o volume sistólico final do VE, o volume ejetado e a fração de ejeção. Esses volumes são apresentados numericamente e na forma de curvas, que representam a sua variação no tempo (curvas volume-tempo). Além disso, os aparelhos mostram a imagem paramétrica do VE, com sua variação volumétrica durante o ciclo cardíaco.

Alguns programas de computação permitem, ainda, o cálculo dos volumes regionais por meio da ecocardiografia tridimensional, representados por cores distintas nas imagens paramétricas, assim como por curvas volumétricas individuais. Portanto, a análise segmentar por meio desta técnica apresenta a grande vantagem ao diminuir a interferência da análise subjetiva da contratilidade, pois a variação volumétrica regional é objetivamente medida em cada segmento. Uma forma adicional de análise por meio da ecocardiografia tridimensional é a aquisição simultânea, em um mesmo batimento, de três planos bidimensionais apicais (quatro, duas e três câmaras), assim como de dois planos bidimensionais paraesternais (eixos longo e curto). O fato de obter as imagens bidimensionais simultaneamente, em único batimento, pode prevenir o erro comumente gerado a partir de mudanças de posição do transdutor, que podem fazer com que áreas normais pareçam hipocinéticas ou, alternativamente, esconder áreas realmente alteradas, sobretudo nos casos em que o tórax do paciente seja desfavorável. Além disso, permite que a aquisição das imagens seja realizada mais rapidamente. Por esses motivos, tem crescido o interesse na utilização da ecocardiografia tridimensional associada às diversas modalidades de estresse cardíaco.[10,11]

A partir desses volumes regionais é possível inferir não apenas sobre a presença de alteração segmentar de contratilidade, como também sobre a presença de dessincronia intraventricular, a despeito da baixa resolução temporal da ecocardiografia tridimensional. O chamado índice de dessincronia obtido pela ecocardiografia tridimensional corresponde ao desvio-padrão da média dos tempos de cada segmento para atingir o volume sistólico final, comparado com o tempo do VE para atingir o volume sistólico final global. Portanto, este índice é expresso como percentual do ciclo cardíaco total, de forma que quanto menor for o índice, menor será a dessincronia do VE. Além disso, a análise tridimensional permite definir de forma superior ao exame bidimensional, por meio das curvas e das imagens paramétricas, qual o melhor segmento para que seja implantado o eletrodo de marca-passo responsável pela ressincronização do VE.[12-14]

Outra aplicação interessante da ecocardiografia tridimensional é o cálculo da massa ventricular esquerda, informação com importante valor prognóstico em várias patologias, sobretudo na hipertensão arterial, em que muitas vezes é fator determinante na decisão por iniciar ou não o tratamento medicamentoso. Por meio da ecocardiografia tridimensional realiza-se o traçado semiautomático da borda endocárdica e da epicárdica, de forma semelhante ao que é feito para o cálculo dos volumes, em que se traceja apenas o endocárdio. A correta identificação das bordas epicárdicas, portanto, representa um desafio adicional a ser superado para a avaliação da massa. Após o desenho semiautomático das bordas e sua correção pelo examinador, todo o miocárdio do VE é reconstruído e tem o seu volume medido. A massa do VE, então, será o produto entre o volume miocárdico e a sua densidade específica, ou seja, aproximadamente 1,05.[15-19]

Por fim, trabalhos recentes utilizando uma associação entre ecocardiografia tridimensional e contraste ecocardiográfico *(gas-filled micro bubbles)* com a finalidade de facilitar a identificação das bordas endocárdicas, no caso de tórax desfavorável, bem como de avaliar a perfusão miocárdica, de forma a obter uma imagem da perfusão de todo o coração em um único batimento, têm mostrado ser essa associação de técnicas uma opção promissora, embora ainda em processo de desenvolvimento.[20,21]

COMPARAÇÃO ENTRE A ECOCARDIOGRAFIA TRIDIMENSIONAL E OUTROS MÉTODOS PARA AVALIAÇÃO DO VENTRÍCULO ESQUERDO

A ecocardiografia tridimensional apresenta, ainda atualmente, duas grandes limitações: baixa resolução temporal, que pode impedir a identificação exata do maior volume diastólico e menor volume sistólico; dependência da "janela acústica", uma vez que, como mencionamos anteriormente, há a necessidade da "leitura" automática das bordas endocárdicas, com ajuste final pelo examinador. Essas limitações têm sido superadas ao longo dos anos, com o advento de transdutores de terceira geração, capazes de gerar imagens com melhor resolução temporal e espacial e com o desenvolvimento de algoritmos computacionais capazes de fazer uma identificação mais correta da interface endocardiossangue, como, por exemplo, a tecnologia do *speckle tracking*. Finalmente, estas novas tecnologias têm permitido superar uma última limitação da ecocardiografia tridimensional, ainda aventada por muitos, ou seja, o fator tempo de aquisição e de análise. Trabalhos recentes têm mostrado que a aquisição das imagens dura cerca de 2 minutos, e análise do VE é possível num tempo tão curto quanto 5 minutos.[9,22]

A despeito dessas limitações, está claro na literatura a superioridade da análise tridimensional sobre a avaliação pelos métodos uni (modo M) e bidimensional. No estudo de Jenkins *et al.*,[22] que comparou estas três técnicas ecocardiográficas para o cálculo dos volumes, fração de ejeção e massa do VE à ressonância magnética (padrão de referência atual), os autores observaram que a massa do VE medida pelas ecocardiografias uni e bidimensional foi o parâmetro que apresentou a maior variação e a pior correlação com a ressonância magnética, com tendência a ser superestimada por esses métodos, tornando a utilização da modalidade tridimensional quase que imperativa. Dessa forma, a ecocardiografia tridimensional, apesar de levar à discreta superestimação da massa e da fração de ejeção e medir os volumes de forma discretamente subestimada em relação à ressonância magnética, apresentou melhor reprodutibilidade (interobservador e intraobservador) e maior acurácia. Revisando a literatura, observa-se que, de um modo geral, outros estudos que compararam a ecocardiografia tridimensional à ressonância magnética obtiveram resultados semelhantes em paciente com os mais diversos tipos e graus de acometimento ventricular, bem como utilizando protocolos de medida diversos.[2,6,7,9,16-23] Em pacientes com "janela acústica" adequada, equipamentos de última geração conseguem medir os volumes de forma muito fidedigna, com correlações lineares muito boas ($R^2 = 0,98$; diferença média de -5,8 mL), o que tem permitido posicionar a ecocardiografia tridimensional como método ecocardiográfico de eleição na avaliação do VE, com a maior proximidade com o padrão de referência, dentre as modalidades ecocardiográficas.[9]

Além da confrontação com a ressonância magnética, a ecocardiografia tridimensional também já foi comparada com outros métodos mais tradicionais para avaliação do VE, como a ventriculografia radioisotópica[24] e angioventriculografia contrastada,[25] com resultados muito semelhantes. Pesquisadores brasileiros, por sua vez, confrontaram a ecocardiografia tridimensional com a tomografia ultrarrápida de 64 canais em dois trabalhos consecutivos, com diferente número de pacientes e observaram uma boa correlação para fração de ejeção (r: 0,79; p < 0,0001), volume diastólico final (r: 0,82; p < 0,0001) e volume sistólico final (r: 0,91; p < 0,0001), entre esses métodos.[26,27]

A demonstração da aquisição, das medidas dos volumes, da fração de ejeção, do índice de dessincronia e dos planos de rotação espacial do ventrículo esquerdo com o emprego de diferentes técnicas de ecocardiografia tridimensional é observada nas Figuras 9-1 a 9-23.

AVALIAÇÃO DO VENTRÍCULO ESQUERDO 137

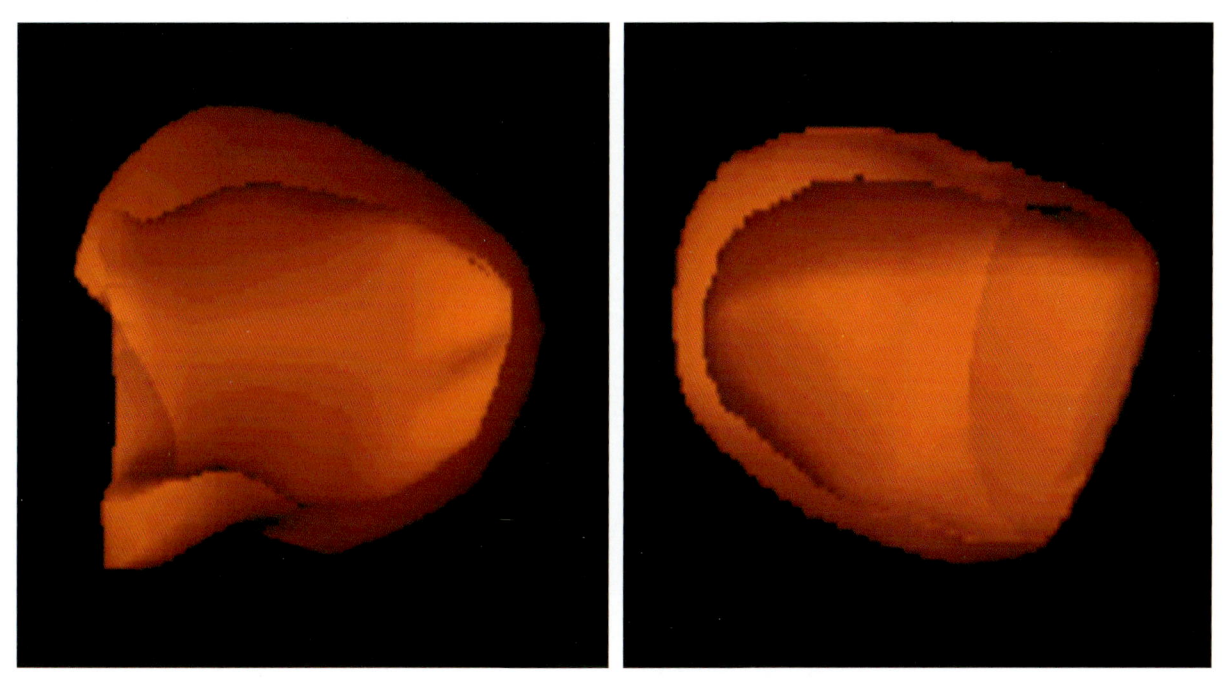

Fig. 9-1. Ecocardiografia transtorácica tridimensional (anos 1990) para a demonstração de ventrículo esquerdo (técnica de reconstrução volumétrica) para posterior aferição dos volumes e da fração de ejeção do ventrículo esquerdo. Imagem à esquerda (ventrículo normal, aspecto em sela do anel valvar mitral); imagem à direita (miocardiopatia dilatada, dilatação do ânulo valvar mitral).

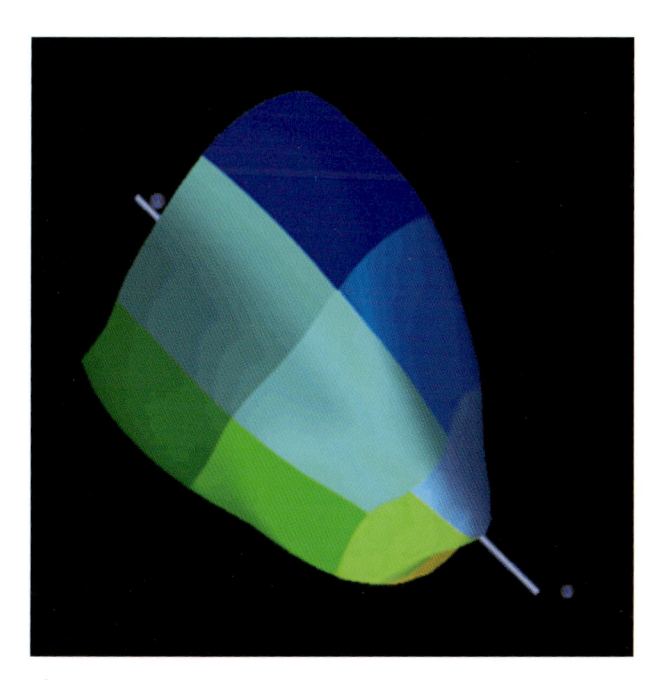

Fig. 9-2. Ecocardiografia transtorácica tridimensional (anos 1990, imagem geodésica) para a demonstração de ventrículo esquerdo (técnica de reconstrução volumétrica) para posterior aferição dos volumes e da fração de ejeção do ventrículo esquerdo, em paciente com ventrículo esquerdo normal (presença de eixo axial espacial da ponta do ventrículo esquerdo ao centro do anel valvar mitral).

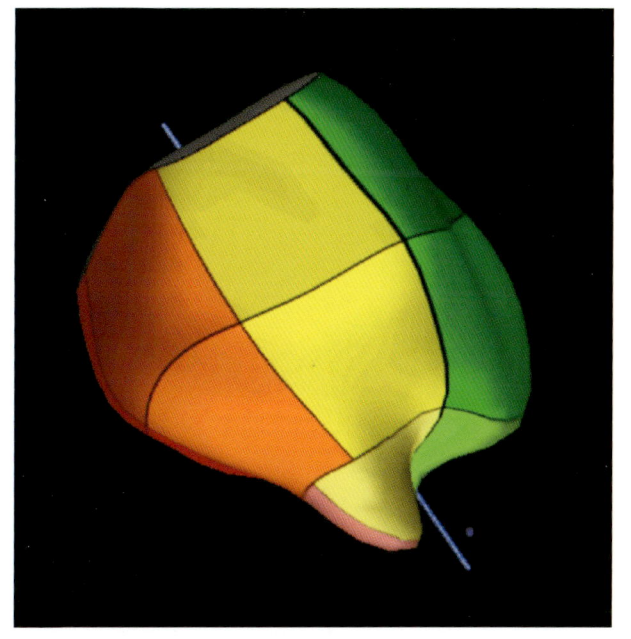

Fig. 9-3. Ecocardiografia transtorácica tridimensional (anos 1990, imagem geodésica) para a demonstração de ventrículo esquerdo (técnica de reconstrução volumétrica) para posterior aferição dos volumes e da fração de ejeção do ventrículo esquerdo, em paciente com miocardiopatia dilatada (presença de eixo axial espacial da ponta do ventrículo esquerdo ao centro do anel valvar mitral).

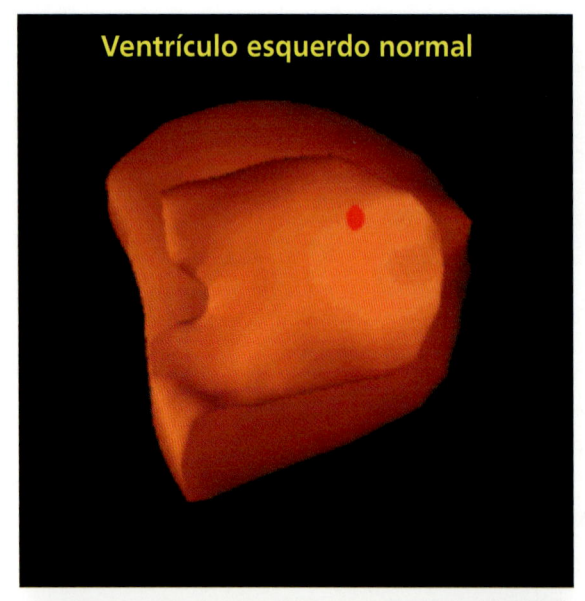

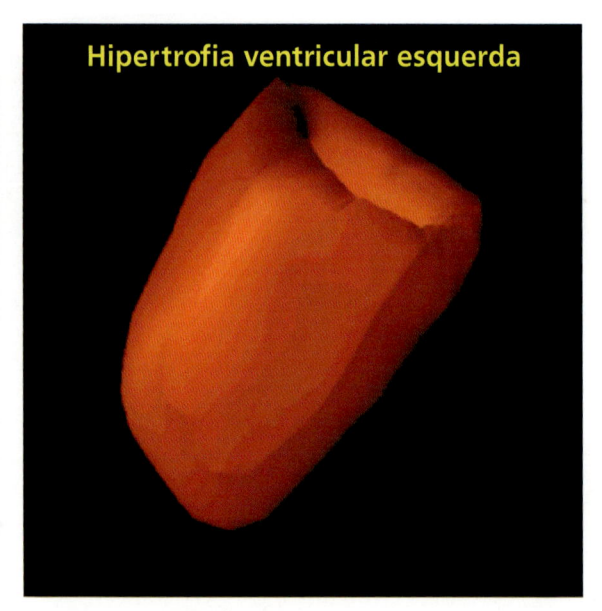

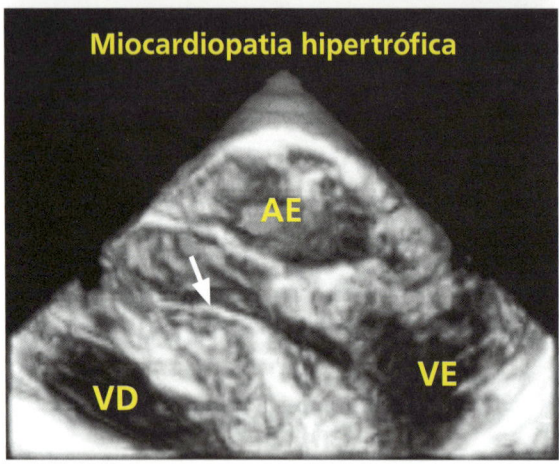

Fig. 9-4. Ecocardiografia transtorácica tridimensional (anos 1990) para a demonstração de ventrículo esquerdo (técnica de reconstrução volumétrica) para posterior aferição dos volumes e da fração de ejeção do ventrículo esquerdo, em paciente com ventrículo esquerdo normal (imagem à esquerda); paciente portador de hipertrofia ventricular esquerda (imagem superior à direita); paciente portador de miocardiopatia hipertrófica (seta, imagem inferior à esquerda).

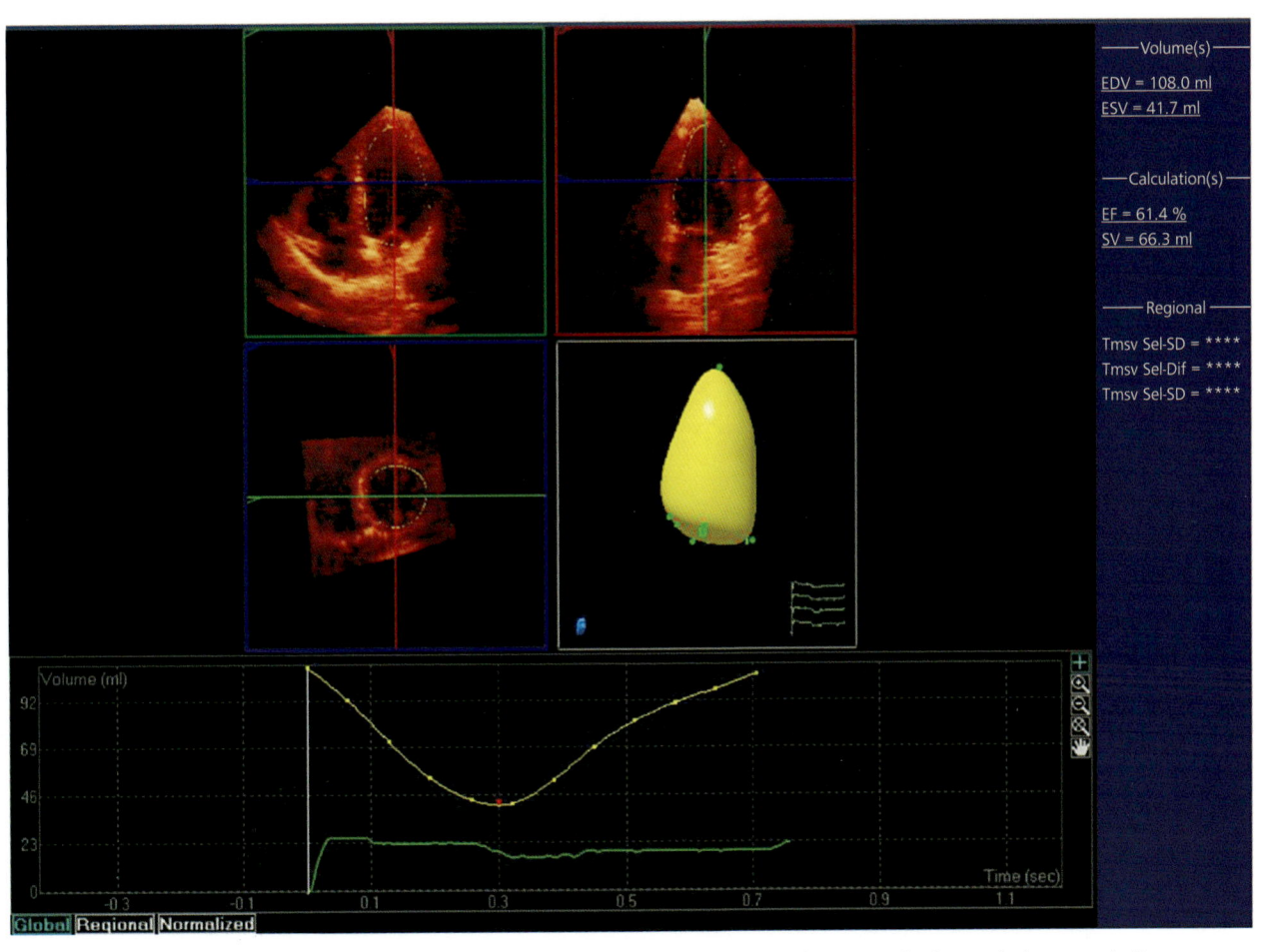

Fig. 9-5. Ecocardiografia transtorácica tridimensional em tempo real (século 21) com a demonstração de ventrículo esquerdo (imagem em amarelo) para aferição dos volumes (EDV, ESV), da fração de ejeção (EF) e do volume ejetado (*stroke volume*, SV), em paciente normal. Demonstração dos planos sagital, coronal e transversal e da curva volume (global) – tempo do ventrículo esquerdo em relação ao ciclo cardíaco.

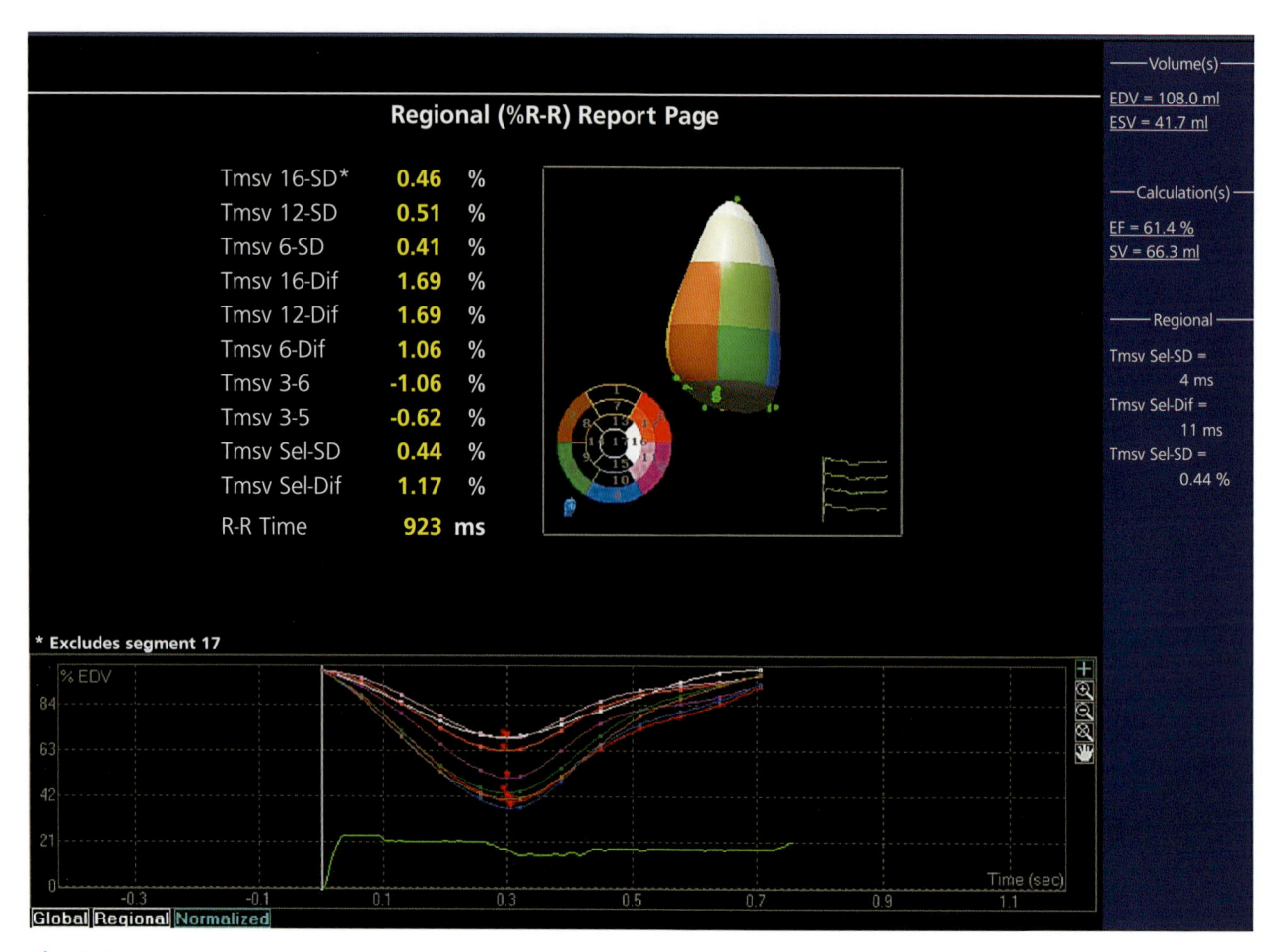

Fig. 9-6. Ecocardiografia transtorácica tridimensional em tempo real (século 21) com a demonstração dos volumes (EDV, ESV), da fração de ejeção (EF), do volume ejetado (*stroke volume*, SV) e do índice de dessincronia ventricular esquerdo para modelo de 16 segmentos ventriculares (Tmsv 16-SD: 0,46%, VN < 5%) em paciente normal. Demonstração da curva volume (segmentar) – tempo do ventrículo esquerdo em relação ao ciclo cardíaco.

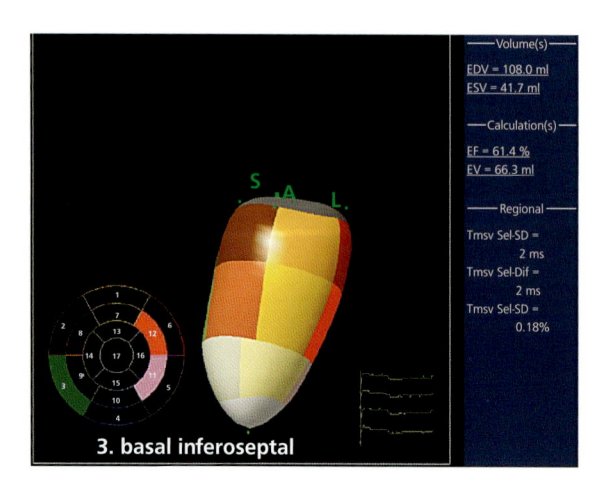

Fig. 9-7. Ecocardiografia transtorácica tridimensional em tempo real (século 21) com a demonstração dos volumes (EDV, ESV), da fração de ejeção (EF), do volume ejetado (*stroke volume*, SV), grande aumento.

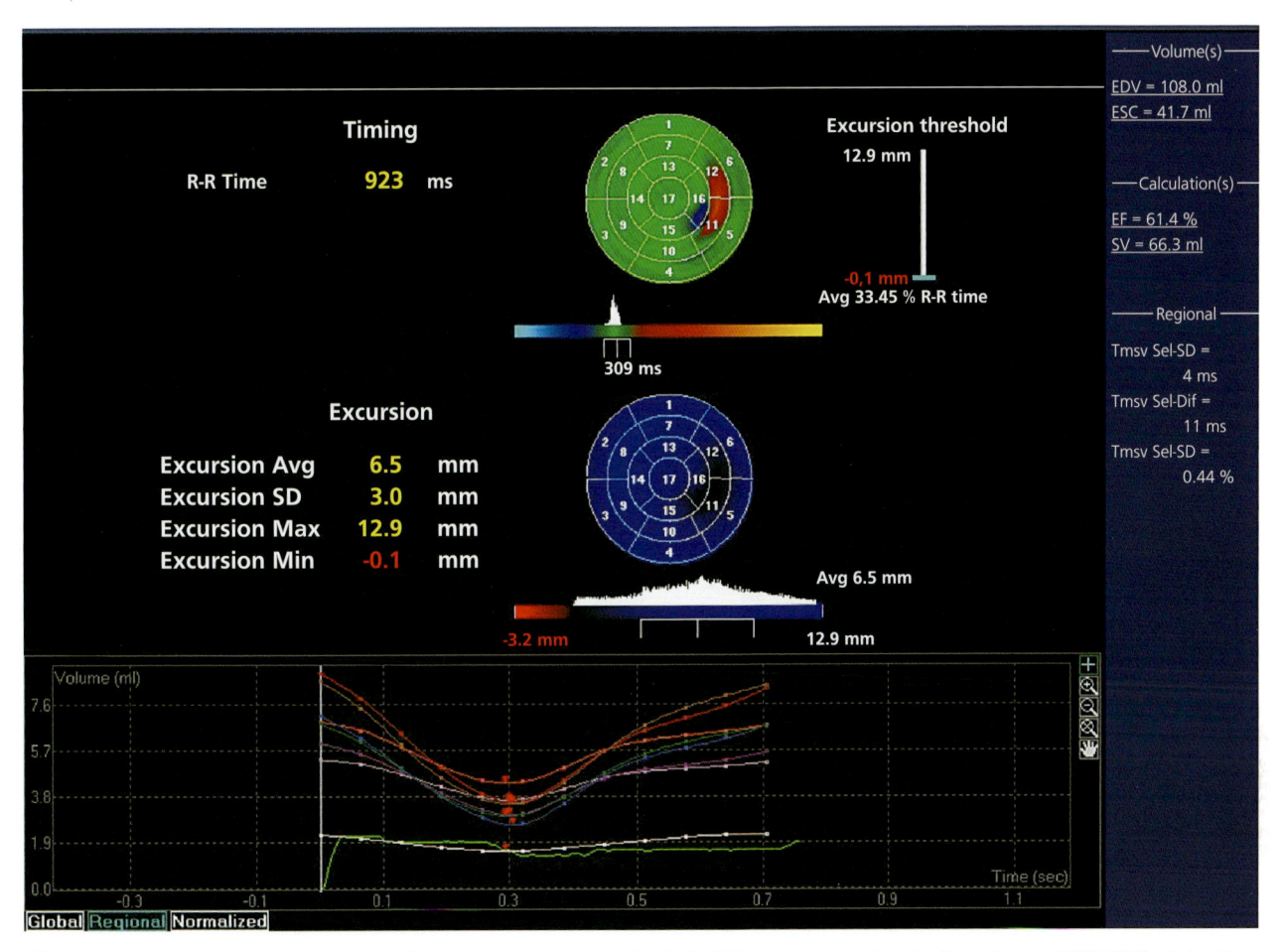

Fig. 9-8. Ecocardiografia transtorácica tridimensional em tempo real (século 21) com a demonstração dos volumes (EDV, ESV), da fração de ejeção (EF), do volume ejetado *(stroke volume,* SV) e da imagem paramétrica para a análise do tempo (sincronia) e da excursão tridimensional do ventrículo esquerdo (modelo de 17 segmentos ventriculares). Observa-se dessincronia dos segmentos 11 e 12 (em vermelho) em relação ao conjunto de segmentos do ventrículo esquerdo.

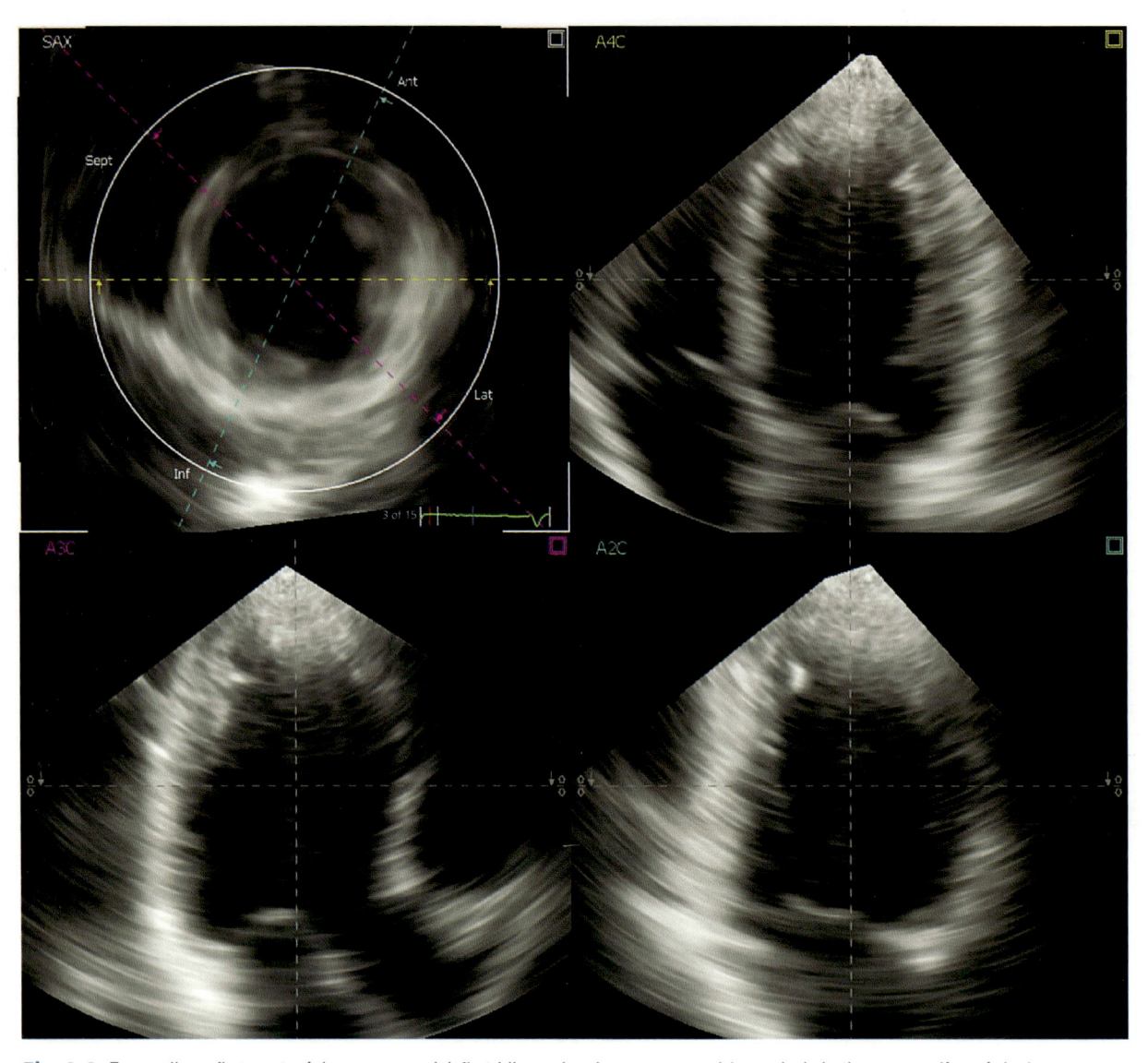

Fig. 9-9. Ecocardiografia transtorácica para a aquisição tridimensional em tempo real (a partir de batimento cardíaco único) com a demonstração dos planos transversal, apical de 4, 3 e 2 câmaras.

Avaliação do Ventrículo Esquerdo

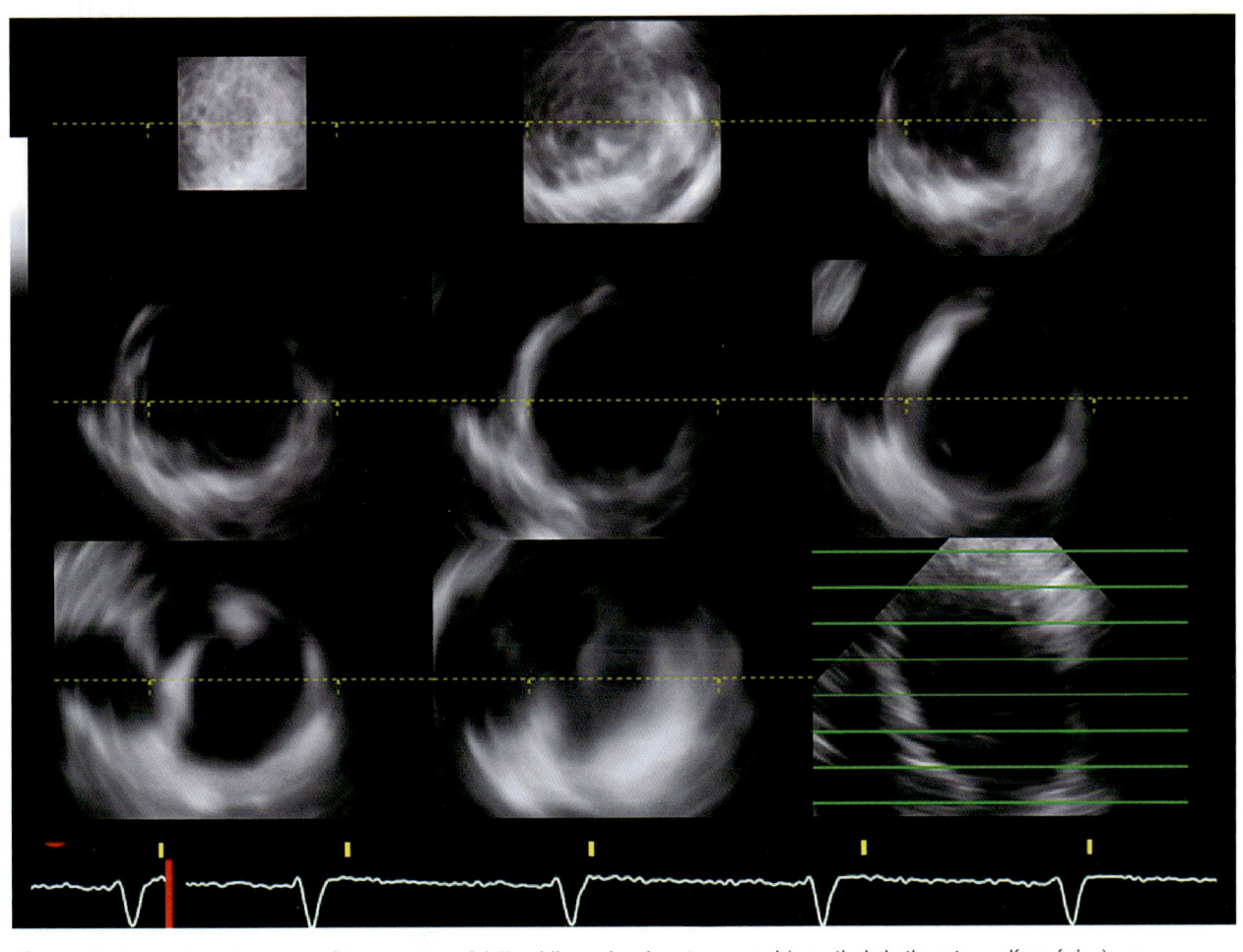

Fig. 9-10. Ecocardiografia transtorácica para a aquisição tridimensional em tempo real (a partir de batimento cardíaco único), com a demonstração dos planos transversais a partir do ápice do ventrículo esquerdo até o anel valvar mitral.

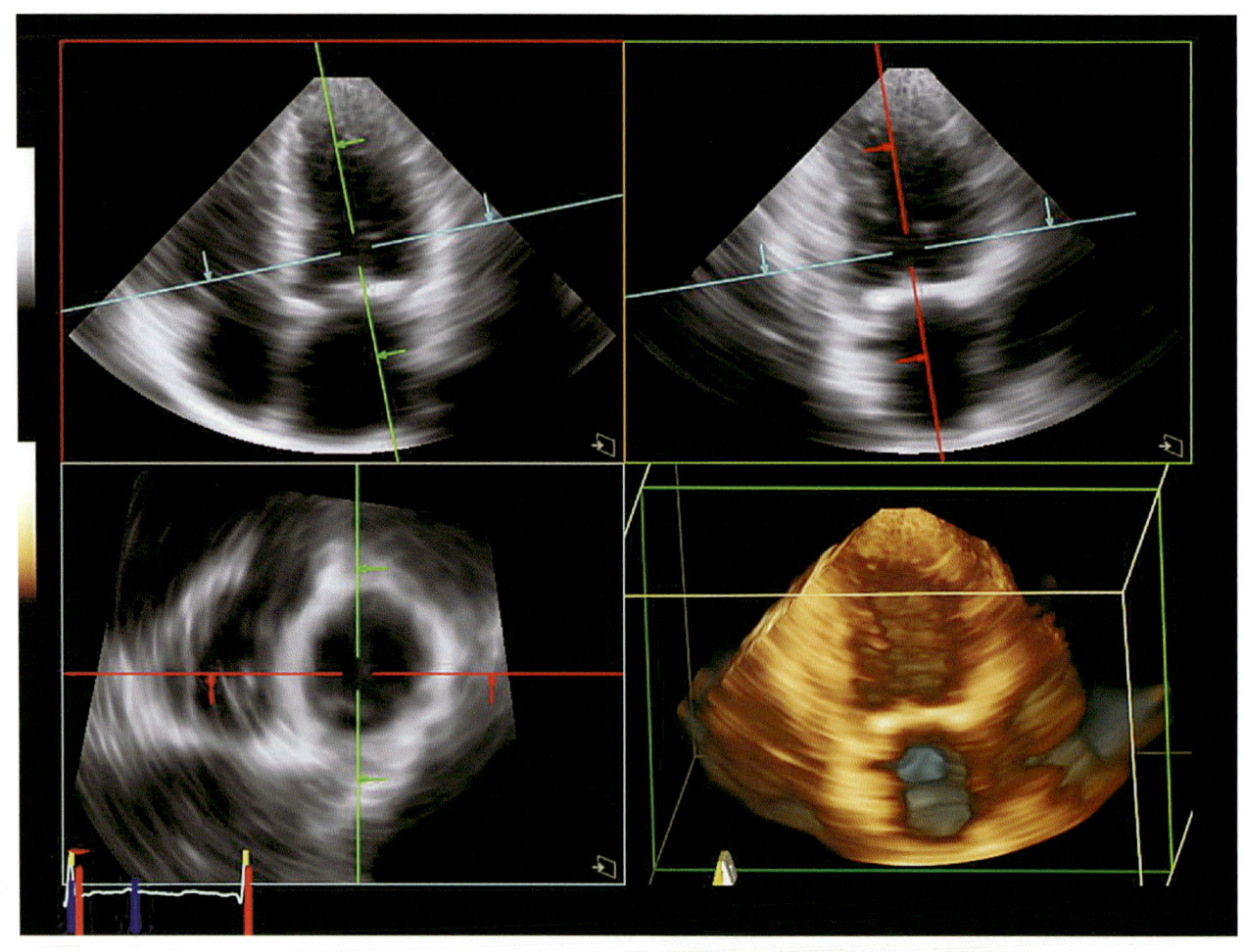

Fig. 9-11. Ecocardiografia transtorácica tridimensional em tempo real (a partir de batimento cardíaco único), com a demonstração dos planos sagital, coronal e transversal para a construção de modelo cúbico de disposição espacial do ventrículo esquerdo (imagem inferior à direita).

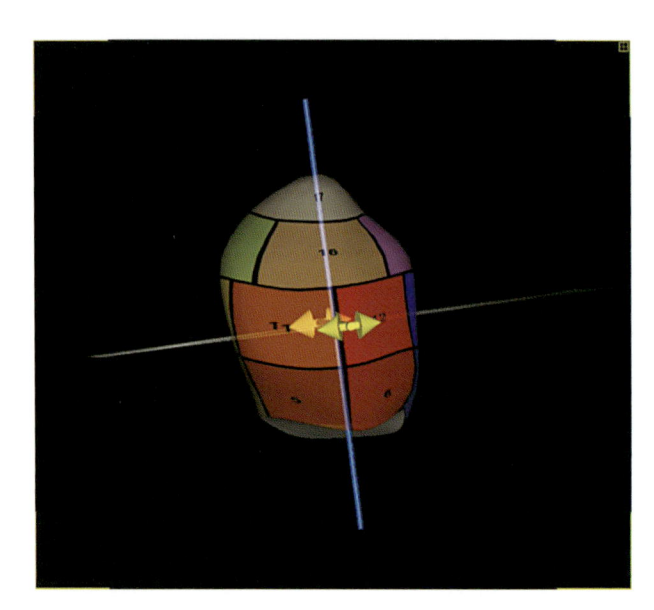

Fig. 9-12. Ecocardiografia transtorácica tridimensional em tempo real (a partir de batimento cardíaco único), com a demonstração dos planos de referência para a rotação espacial do ventrículo esquerdo (projeção longitudinal, projeção transversal medioventricular).

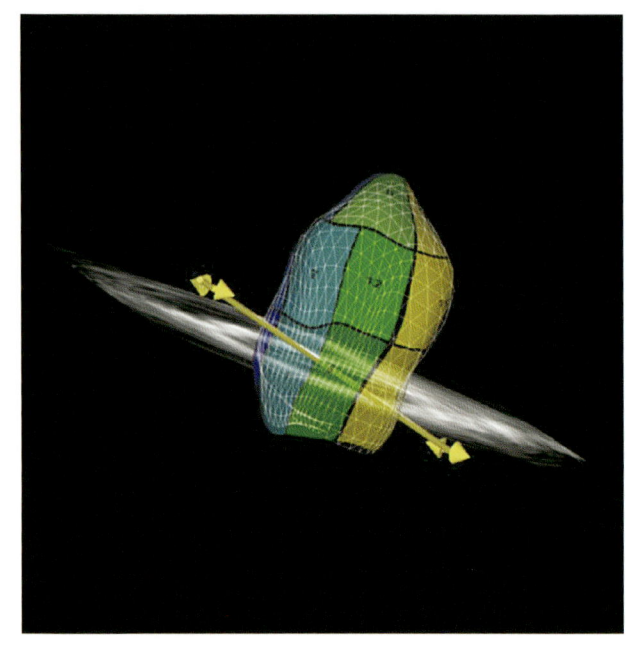

Fig. 9-13. Ecocardiografia transtorácica tridimensional em tempo real (a partir de batimento cardíaco único), com a demonstração dos planos de rotação horária espacial do ventrículo esquerdo (projeção basal média, transversal).

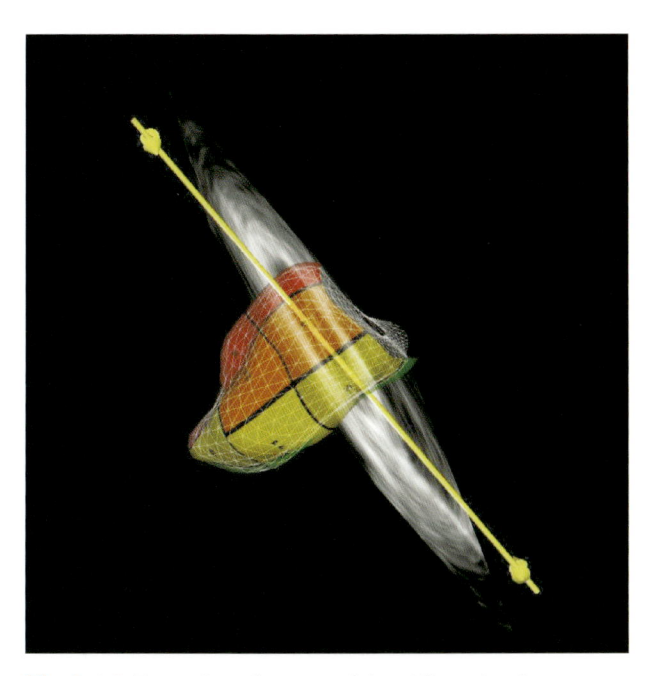

Fig. 9-14. Ecocardiografia transtorácica tridimensional em tempo real (a partir de batimento cardíaco único), com a demonstração dos planos de rotação anti-horária espacial do ventrículo esquerdo (projeção basal média, em plano diagonal).

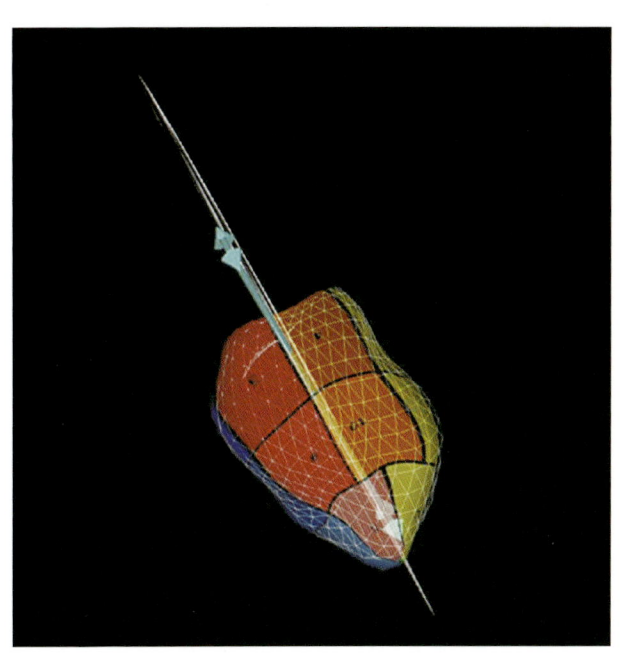

Fig. 9-16. Ecocardiografia transtorácica tridimensional em tempo real (a partir de batimento cardíaco único), com a demonstração dos planos de rotação horária espacial do ventrículo esquerdo (projeção longitudinal, em plano diagonal, maior angulação que a Figura 9-15).

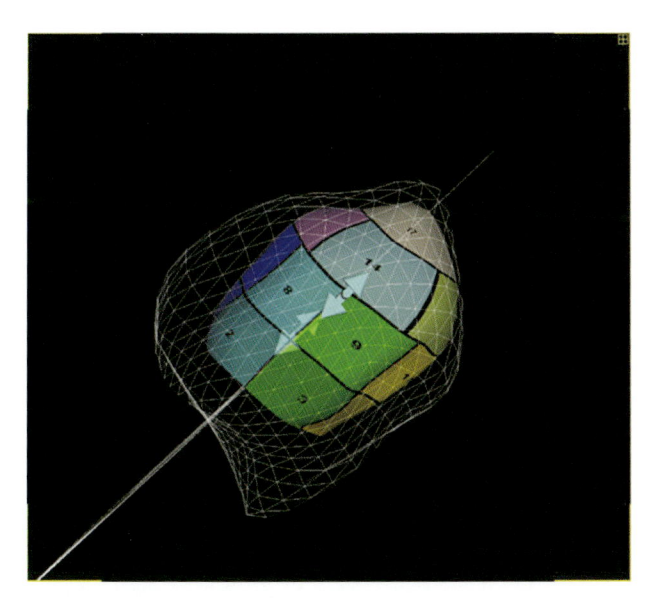

Fig. 9-15. Ecocardiografia transtorácica tridimensional em tempo real (a partir de batimento cardíaco único), com a demonstração dos planos de rotação horária espacial do ventrículo esquerdo (projeção longitudinal, em plano diagonal).

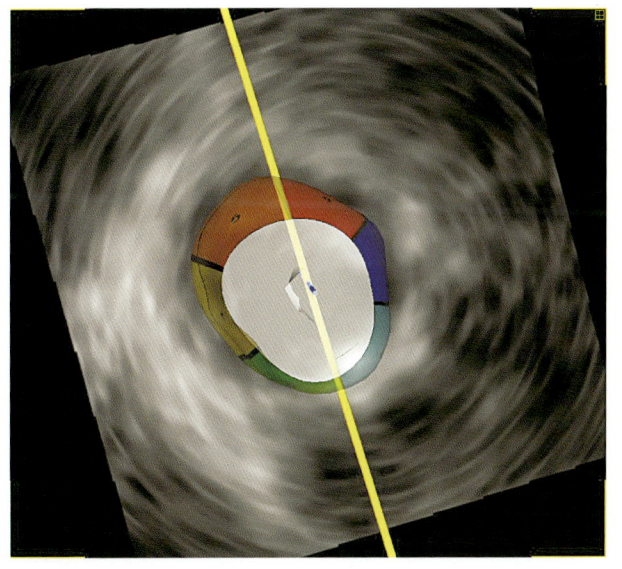

Fig. 9-17. Ecocardiografia transtorácica tridimensional em tempo real (a partir de batimento cardíaco único), com a demonstração do ventrículo esquerdo a partir do anel valvar mitral (2 planos de observação: transversal e axial central).

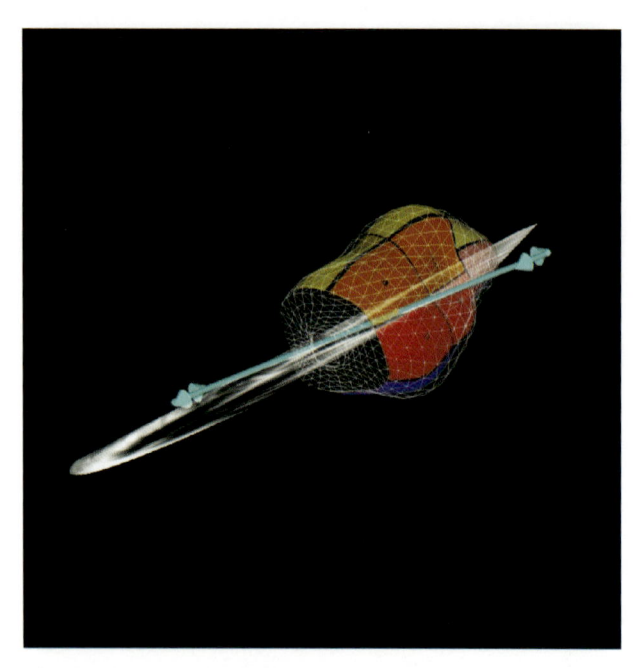

Fig. 9-18. Ecocardiografia transtorácica tridimensional em tempo real (a partir de batimento cardíaco único), com a demonstração dos planos de rotação anti-horária espacial do ventrículo esquerdo (projeção longitudinal, em plano diagonal, com a demonstração do anel valvar mitral).

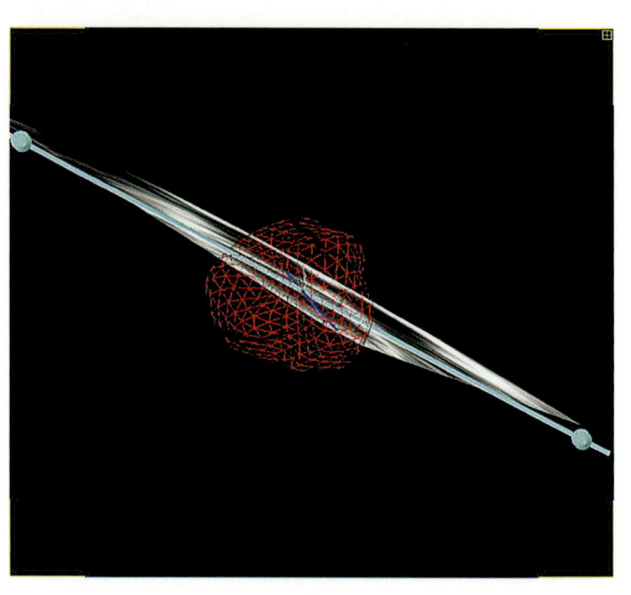

Fig. 9-20. Ecocardiografia transtorácica tridimensional em tempo real (a partir de batimento cardíaco único), com a demonstração de plano de rotação horária espacial (rotação do plano em relação ao ventrículo esquerdo).

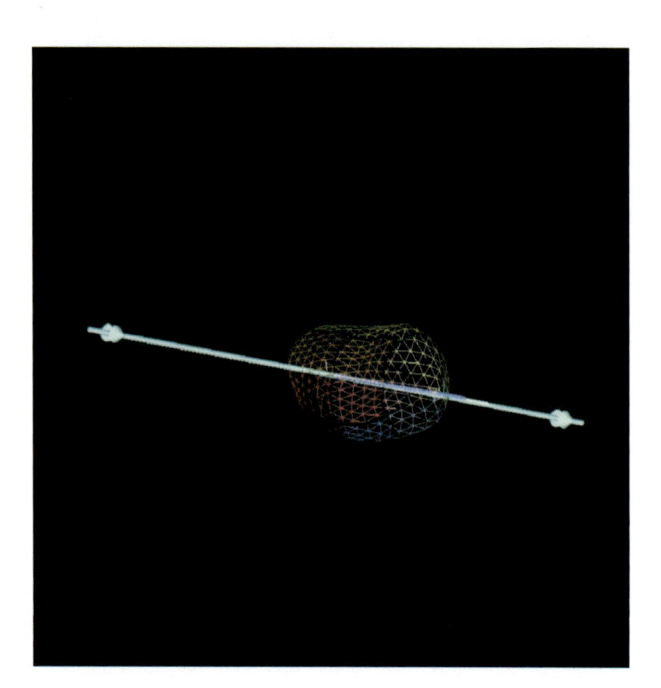

Fig. 9-19. Ecocardiografia transtorácica tridimensional em tempo real (a partir de batimento cardíaco único), com a demonstração de plano de rotação horária espacial do ventrículo esquerdo (rotação do ventrículo esquerdo em relação ao plano).

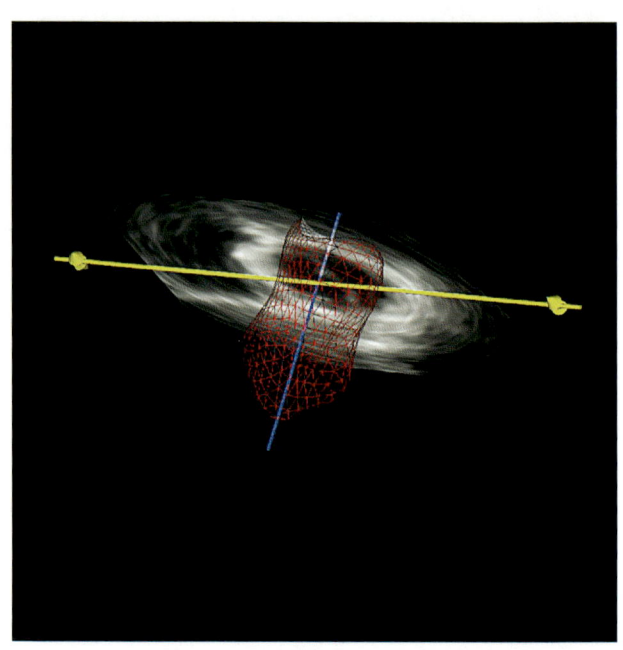

Fig. 9-21. Ecocardiografia transtorácica tridimensional em tempo real (a partir de batimento cardíaco único), com a demonstração de plano de rotação horária espacial (rotação do plano em relação ao ventrículo esquerdo, demonstração dos eixos longitudinal e transversal).

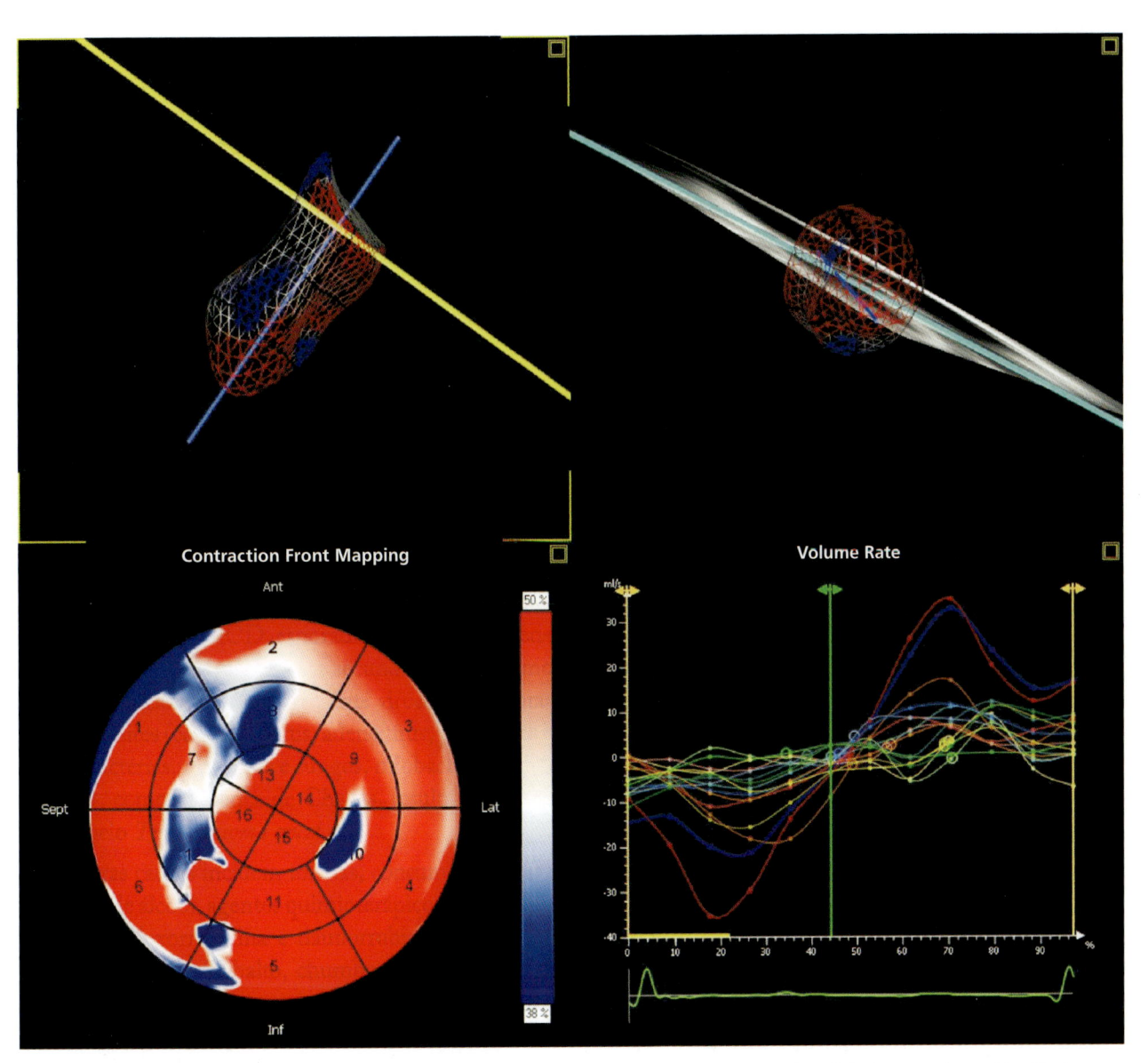

Fig. 9-22. Ecocardiografia transtorácica tridimensional em tempo real (a partir de batimento cardíaco único), com a demonstração do ventrículo esquerdo em disposição espacial longitudinal e transversal, da imagem paramétrica (inferior à esquerda) da frente de contração ventricular, e da variação volumétrica ventricular em relação ao ciclo cardíaco.

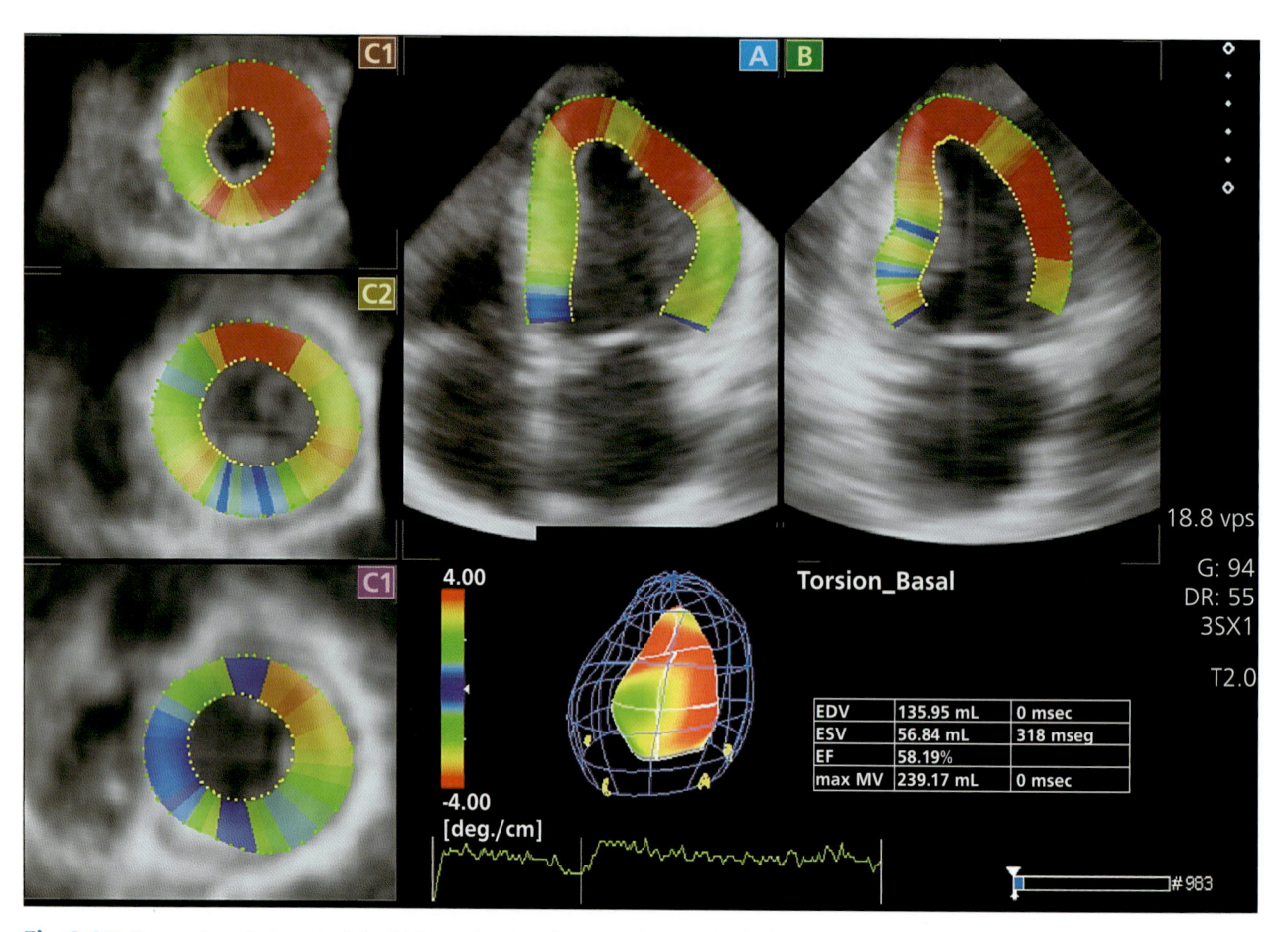

Fig. 9-23. Ecocardiografia transtorácica tridimensional em tempo real (por método de *speckle tracking*), para a aferição da torção basal, dos volumes (EDV, ESV) e da fração de ejeção (EF) do ventrículo esquerdo em paciente normal.

CONCLUSÃO

Estamos vivenciando uma mudança de paradigma em relação à ecocardiografia tridimensional, que tem surpreendido mesmo os pesquisadores mais céticos. De técnica complicada, com pouca utilidade e para ser empregada exclusivamente em protocolos de pesquisa, ela tem-se firmado como uma nova modalidade ecocardiográfica, passível de utilização diária, à beira do leito e, mais importante que isso, com vantagens inquestionáveis em vários aspectos, sobre as técnicas ecocardiográficas tradicionais. No que concerne à análise das dimensões e função do VE isso já está bem estabelecido, conforme apresentamos neste capítulo.

Cabe a nossa geração de ecocardiografistas, que de certa forma vem participando do desenvolvimento deste método, responsabilizar-se por sua divulgação, o que exige, no momento, maior difusão dos conhecimentos adquiridos e estímulo a novas pesquisas, visando a superar as limitações ainda existentes.

REFERÊNCIAS BIBLIOGRÁFICAS

1. Lang RM, Bierig M, Devereux RB *et al.* Recommendations for chamber quantification: a report from the American Society of Echocardiography's Guidelines and Standards Committee and the Chamber Quantification Writing Group, developed in conjunction with the European Association of Echocardiography, a branch of the European Society of Cardiology. *J Am Soc Echocardiogr* 2005 Dec.;18(12):1440-63.
2. Chukwu EO, Barasch E, Mihalatos DG *et al.* Relative importance of errors in left ventricular quantitation by two-dimensional echocardiography: insights from three-dimensional echocardiography and cardiac magnetic resonance imaging. *J Am Soc Echocardiogr* 2008 Sept.;21(9):990-97.
3. King DL, Harrison MR, King Jr DL *et al.* Ultrasound beam orientation during standard two-dimensional imaging: assessment by three-dimensional echocardiography. *J Am Soc Echocardiogr* 1992 Nov./Dec.;5(6):569-76.
4. Erbel R, Schweizer P, Lambertz H *et al.* Echoventriculography: a simultaneous analysis of two-dimensional echocardiography and cineventriculography. *Circulation* 1983 Jan.;67(1):205-15.

5. Hozumi T, Yoshikawa J, Yoshida K et al. Three-dimensional echocardiographic measurement of left ventricular volumes and ejection fraction using a multiplane transesophageal probe in patients. *Am J Cardiol* 1996 Nov. 1;78(9):1077-80.
6. Kuhl HP, Schreckenberg M, Rulands D et al. High-resolution transthoracic real-time three-dimensional echocardiography: quantitation of cardiac volumes and function using semi-automatic border detection and comparison with cardiac magnetic resonance imaging. *J Am Coll Cardiol* 2004 June 2;43(11):2083-90.
7. Shiota T, McCarthy PM, White RD et al. Initial clinical experience of real-time three-dimensional echocardiography in patients with ischemic and idiopathic dilated cardiomyopathy. *Am J Cardiol* 1999 Nov. 1;84(9):1068-73.
8. Vieira ML, Oliveira WA, Cordovil A et al. Avanços em ecocardiografia tridimensional-2010. *Rev Bras Ecocardiografia e Imagem Cardiovascular* 2010 Out. 23(11):69-74.
9. Soliman OI, Kirschbaum SW, van Dalen BM et al. Accuracy and reproducibility of quantitation of left ventricular function by real-time three-dimensional echocardiography versus cardiac magnetic resonance. *Am J Cardiol* 2008 Sept. 15;102(6):778-83.
10. Ahmad M, Xie T, McCulloch M et al. Real-time three-dimensional dobutamine stress echocardiography in assessment stress echocardiography in assessment of ischemia: comparison with two-dimensional dobutamine stress echocardiography. *J Am Coll Cardiol* 2001 Apr.;37(5):1303-9.
11. Matsumura Y, Hozumi T, Arai K et al. Non-invasive assessment of myocardial ischaemia using new real-time three-dimensional dobutamine stress echocardiography: comparison with conventional two-dimensional methods. *Eur Heart J* 2005 Aug.;26(16):1625-32.
12. Kapetanakis S, Kearney MT, Siva A et al. Real-time three-dimensional echocardiography: a novel technique to quantify global left ventricular mechanical dyssynchrony. *Circulation* 2005 Aug. 16;112(7):992-1000.
13. Gimenes VM, Vieira ML, Andrade MM et al. Standard values for real-time transthoracic three-dimensional echocardiographic dyssynchrony indexes in a normal population. *J Am Soc Echocardiogr* 2008 Nov.;21(11):1229-35.
14. Vieira ML, Cury AF, Gustavo N et al. Ventricular dyssynchrony index: comparison with two-dimensional and three-dimensional ejection fraction. *Arq Bras Cardiol* 2008 Sept.;91(3):142-7, 56-62.
15. Gopal AS, Schnellbaecher MJ, Shen Z, Akinboboye OO et al. Freehand three-dimensional echocardiography for measurement of left ventricular mass: in vivo anatomic validation using explanted human hearts. *J Am Coll Cardiol* 1997 Sept.;30(3):802-10.
16. Gopal AS, Schnellbaecher MJ, Shen Z et al. Freehand three-dimensional echocardiography for determination of left ventricular volume and mass in patients with abnormal ventricles: comparison with magnetic resonance imaging. *J Am Soc Echocardiogr* 1997 Oct.;10(8):853-61.
17. Oe H, Hozumi T, Arai K et al. Comparison of accurate measurement of left ventricular mass in patients with hypertrophied hearts by real-time three-dimensional echocardiography versus magnetic resonance imaging. *Am J Cardiol* 2005 May 15;95(10):1263-67.
18. Caiani EG, Corsi C, Sugeng L et al. Improved quantification of left ventricular mass based on endocardial and epicardial surface detection with real time three dimensional echocardiography. *Heart* 2006 Feb.;92(2):213-19.
19. Pouleur AC, le Polain de Waroux JB, Pasquet A et al. Assessment of left ventricular mass and volumes by three-dimensional echocardiography in patients with or without wall motion abnormalities: comparison against cine magnetic resonance imaging. *Heart* 2008 Aug.;94(8):1050-57.
20. Caiani EG, Coon P, Corsi C et al. Dual triggering improves the accuracy of left ventricular volume measurements by contrast-enhanced real-time 3-dimensional echocardiography. *J Am Soc Echocardiogr* 2005 Dec.;18(12):1292-98.
21. Corsi C, Coon P, Goonewardena S et al. Quantification of regional left ventricular wall motion from real-time 3-dimensional echocardiography in patients with poor acoustic windows: effects of contrast enhancement tested against cardiac magnetic resonance. *J Am Soc Echocardiogr* 2006 July;19(7):886-93.
22. Gutierrez-Chico JL, Zamorano JL, Perez de Isla L et al. Comparison of left ventricular volumes and ejection fractions measured by three-dimensional echocardiography versus by two-dimensional echocardiography and cardiac magnetic resonance in patients with various cardiomyopathies. *Am J Cardiol* 2005 Mar. 15;95(6):809-13.
23. Jenkins C, Bricknell K, Chan J et al. Comparison of two- and three-dimensional echocardiography with sequential magnetic resonance imaging for evaluating left ventricular volume and ejection fraction over time in patients with healed myocardial infarction. *Am J Cardiol* 2007 Feb. 1;99(3):300-6.
24. Gopal AS, Shen Z, Sapin PM et al. Assessment of cardiac function by three-dimensional echocardiography compared with conventional noninvasive methods. *Circulation* 1995 Aug. 15;92(4):842-53.
25. Sapin PM, Schroder KM, Gopal AS et al. Comparison of two- and three-dimensional echocardiography with cineventriculography for measurement of left ventricular volume in patients. *J Am Coll Cardiol* 1994 Oct.;24(4):1054-63.
26. Vieira ML, Nomura CH, Tranchesi Jr B et al. Left ventricular ejection fraction and volumes as measured by 3d echocardiography and ultrafast computed tomography. *Arq Bras Cardiol* 2009 Apr.;92(4):294-301.
27. Vieira ML, Nomura CH, Tranchesi Jr B et al. Real-time three-dimensional echocardiographic left ventricular systolic assessment: side-by-side comparison with 64-slice multi-detector cardiac computed tomography. *Eur J Echocardiogr* Apr.;11(3):257-63.

Função e Volumes do Ventrículo Direito

10

Wercules A. Alves de Oliveira
Laíse A. Guimarães
Marcelo Luiz Campos Vieira

INTRODUÇÃO

Vários estudos têm demonstrado a importância do diagnóstico e da avaliação da morfologia e da função do ventrículo direito (VD) em relação a cardiopatias congênitas e adquiridas.[1-8] As condições sistêmicas que afetam direta ou indiretamente esta câmara são múltiplas, com significativas repercussões hemodinâmicas. Entretanto, em razão de sua complexa geometria, a avaliação quantitativa dos volumes e função do ventrículo direito foi considerada um desafio até recentemente. Os métodos convencionais da ecocardiografia bidimensional fornecem somente um parâmetro qualitativo substituto da fração de ejeção do ventrículo direito. Por outro lado, várias técnicas de análise tridimensional têm sido desenvolvidas para avaliação volumétrica e funcional do ventrículo direito. A mais recente aquisição tecnológica, neste sentido, foi o advento da ecocardiografia tridimensional em tempo real associada a programas de computação desenhados para analisar o ventrículo direito em movimento no espaço, possibilitando a reconstrução e análise digital da variação volumétrica ventricular direita. Este capítulo tem como objetivo a exposição dos avanços no uso e na aplicação clínica da ecocardiografia tridimensional em tempo real para avaliação ventricular direita.

CONSIDERAÇÕES ANATÔMICAS DO VENTRÍCULO DIREITO

O ventrículo direito é uma câmara estruturalmente complexa, pois circunda a região anterolateral de ventrículo esquerdo (VE) assumindo o formato da letra "U". Do ponto de vista anatômico, o VD pode ser dividido em três porções: via de entrada, corpo e via de saída (Fig. 10-1). A via de entrada, localizada medialmente ao VE, corresponde à porção receptora do sangue drenado pela circulação venosa sistêmica. O corpo, considerado a sua câmara principal, é delimitado medialmente pela parede do septo ventricular e lateralmente pela parede livre do VD. A via de saída, ou região infundibular, localiza-se próxima à base do VE, na posição anterossuperior em relação à valva aórtica. A sua face interna é irregular e composta de numerosas trabeculações formadas de feixes musculares e traves fibrosas. Estas, por vezes, se estendem da parede septal à parede livre, como bandas de aspecto semelhante aos tendões. Uma destas bandas musculares, conhecida como banda moderadora, faz a conexão do septo ventricular ao músculo papilar anterior da valva tricúspide; e nas cardiopatias complexas é utilizada na distinção entre o VE e o VD.[9] Funcionalmente, a câmara ventricular direita é adaptada para mobilizar grandes volumes de sangue. A sua grande área interna, formada por paredes delgadas, permite a ejeção de grandes volumes em leito vascular de baixa resistência. O principal mecanismo de contra-

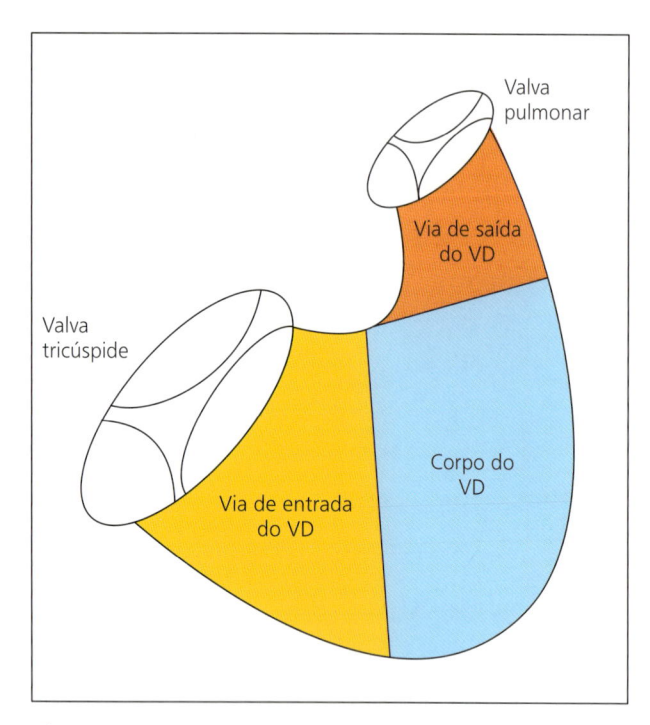

Fig. 10-1. Divisão anatômica do ventrículo direito.

ção ventricular se deve à tração das fibras miocárdicas longitudinais em direção à via de saída. O volume sistólico é impulsionado de forma lenta e gradual, de modo a gerar um pico de pressão tardio e de valor absoluto baixo, condição que é observada com estudo da curva de pressão ventricular direita.[10]

Avaliação funcional do ventrículo direito pela ecocardiografia bidimensional. O estudo ecocardiográfico bidimensional direcionado à avaliação do VD pode ser realizado de forma qualitativa e ou quantitativa, na dependência de limitações técnicas e da condição clínica do paciente. As projeções paraesternal, apical de 4 câmaras e subcostal fornecem imagens tomográficas que permitem a análise compartimentar do VD. Contudo, sua complexa morfologia limita sua visualização em um único plano espacial e isto implica em restrições à utilização de fórmula matemática simplificada para sua análise funcional.

AVALIAÇÃO QUALITATIVA

A visão paraesternal permite analisar a via de entrada, a via de saída e a atividade contrátil da parede livre. Nas projeções apical e subcostal é factível a análise da espessura, tamanho, função do VD e demonstrar aspectos de sua cavidade interna.[2] A quantificação subjetiva do tamanho do VD é feita por comparação com as dimensões do VE. O tamanho do VD é considerado normal quando este corresponde a um terço ou, no máximo, à metade do tamanho do VE. Há discreta dilatação quando seu tamanho excede esta proporção. Na dilatação moderada suas dimensões são iguais às do VE, enquanto na dilatação importante as dimensões do VD suplantam as dimensões do VE.

A estimativa da função sistólica do VD segue o critério comparativo. Na vigência de função sistólica biventricular preservada, o VD deve ter o mesmo padrão contrátil do VE na projeção apical de 4 câmaras. Na presença de disfunção ventricular esquerda, o VD sem disfunção deve ter aspecto hiperdinâmico. Na presença de disfunção ventricular esquerda e ventricular direita associadas, pode ser observado padrão semelhante de contratilidade dos ventrículos, dependendo do grau de acometimento mais acentuado de um dos ventrículos.

AVALIAÇÃO QUANTITATIVA

A espessura do VD deve ser medida na parede livre, em projeção apical, e o valor normal corresponde a 4 mm. A hipertrofia deve ser considerada quando a espessura for igual ou superior a 5 mm. Alternativamente, a quantificação pode ser feita pela janela paraesternal com o emprego da ecocardiografia ao bidimensional ou com o modo M.[11]

A utilização do contraste ecocardiográfico com microbolhas pode auxiliar nesta quantificação, por melhorar a definição da interface entre a parede do VD e suas trabeculações. A mesma técnica pode ser aplicada à quantificação dos volumes e à fração de ejeção ventricular direita.[12]

A Sociedade Americana de Ecocardiografia (ASE) recomenda a utilização da projeção apical para a mensuração do VD em três pontos: no segmento basal, no segmento médio e no eixo longitudinal considerando-se plano delimitado entre o anel da valva tricúspide e o ápice do ventrículo direito.[13,14]

A aferição da fração de ejeção e dos volumes do VD pela ecocardiografia bidimensional utiliza a planimetria realizada na janela apical. Esta aferição demonstra boa correlação com as medidas realizadas com o emprego da ressonância magnética.[15]

ASPECTOS TÉCNICOS DA IMAGEM TRIDIMENSIONAL

A avaliação das dimensões e da função do ventrículo direito é de reconhecida importância clínica em muitas condições cardíacas.[1-8] Entretanto, a complexidade da sua anatomia dificulta a estimativa precisa dos seus volumes com a utilização do ecocardiograma bidimensional, visto que esta metodologia emprega inferências geométricas em sua análise. Estas inferências geométricas limitam a análise anatômica e funcional do VD porque não há fórmula matemática que possa ser adequadamente aplicada à sua forma geométrica. Este aspecto difere profundamente da aferição do VE, em que há a possibilidade da análise a partir de uma elipse, ou de forma tridimensional, a partir da análise de um elipsoide de revolução. Por outro lado, a avaliação ecocardiográfica do ventrículo direito apresentou recente avanço com o uso da ecocardiografia tridimensional de tempo real (Eco 3DTR) (Figs. 10-2 a 10-8) combinada a sistemas de análise em movimento (4D) de alto desempenho. A observação a partir de projeções tridimensionais diferentes permite a melhor identificação da relação espacial das diferentes estruturas do ventrículo direito (p. ex., trabeculação muscular, Figuras 10-3 a 10-5, 10-7 e 10-8). Com a introdução da Eco 3DTR, a quantificação volumétrica e da fração de ejeção do ventrículo direito tem sido validada em comparação com a ressonância cardíaca e ventriculografia por radionuclídeo, que são considerados exames padrão-ouro na avaliação desses parâmetros.[16-18] A Eco 3DTR elimina a necessidade da inferência geométrica, pois permite a reconstrução digital da superfície endocárdica do ventrículo direito, incluindo no modelo de análise todos os seus acidentes anatômicos.

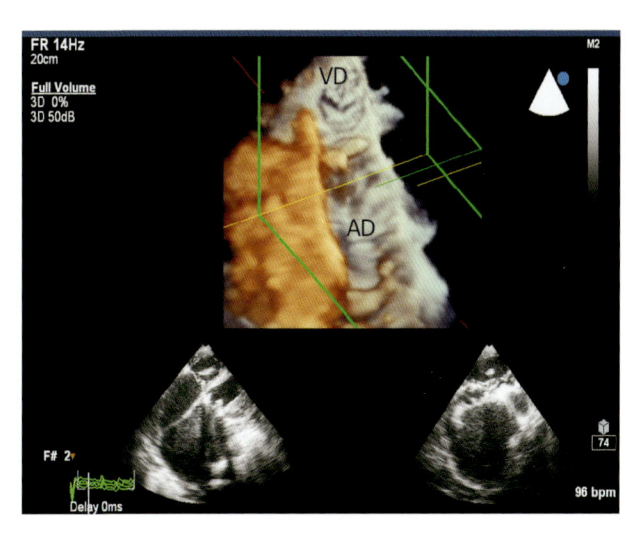

Fig. 10-3. Ecocardiografia transtorácica tridimensional. Demonstração do ventrículo direito (VD) e do átrio direito (AD) a partir de imagem longitudinal apical. Em imagem menor, projeções bidimensionais para orientação espacial.

O transdutor matricial de aquisição tridimensional é construído com um conjunto de cristais que se cruzam de forma ortogonal, formando feixe retangular de ultrassom que possibilita a captura de pequenos elementos de volume, que são chamados "voxels". Um voxel representa o cubo de um pixel 2D convencional. Novos sistemas de ultrassom com esta capacidade produzem uma interpretação tridimensional dinâmica (em tempo real) com uma frequência de voxels de 20 a 60 Hz, que são comparáveis ao *frame rate* da ecocardiografia 2D. Uma amostra piramidal *full volume* pode ser adquirida em tempo-real, reconstruída e analisada imediatamente com vários sistemas *on-cart* ou *off-line*.[19]

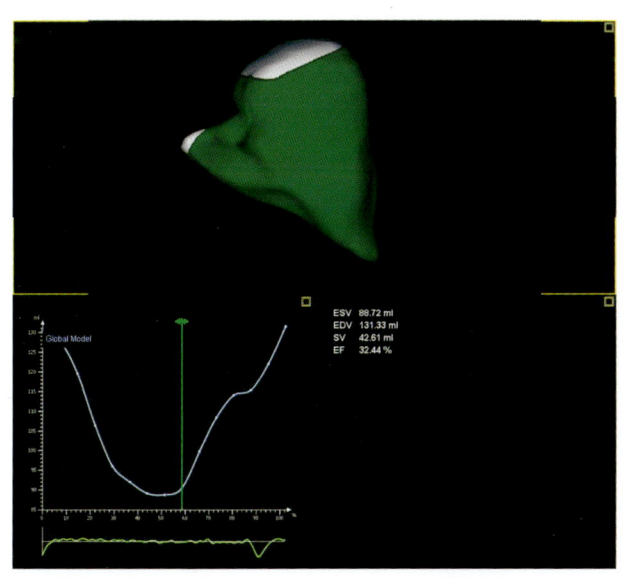

Fig. 10-2. Ecocardiografia transtorácica tridimensional. Reconstrução e análise funcional tridimensional do ventrículo direito (VD). Paciente apresentando disfunção sistólica do ventrículo direito: fração de ejeção (EF): 32,44%; volume diastólico final do VD (EDV): 131,33 mL; volume sistólico final do VD (ESV): 88,72 mL.

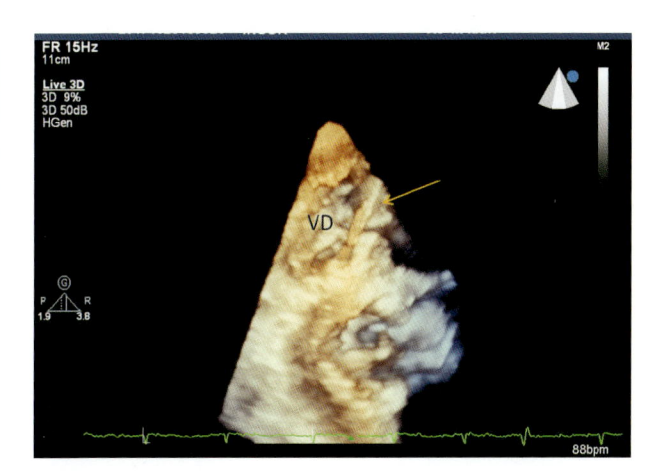

Fig. 10-4. Ecocardiografia transtorácica tridimensional. Demonstração do ventrículo direito (VD) e de trabeculação muscular importante em seu interior (seta). Projeção transversal angulada.

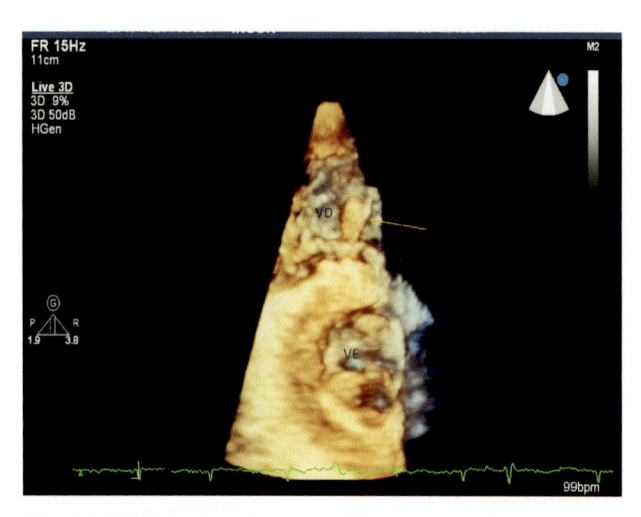

Fig. 10-5. Ecocardiografia transtorácica tridimensional. Demonstração do ventrículo direito (VD) e de trabeculação muscular importante em seu interior (seta). Projeção transversal. VE = ventrículo esquerdo.

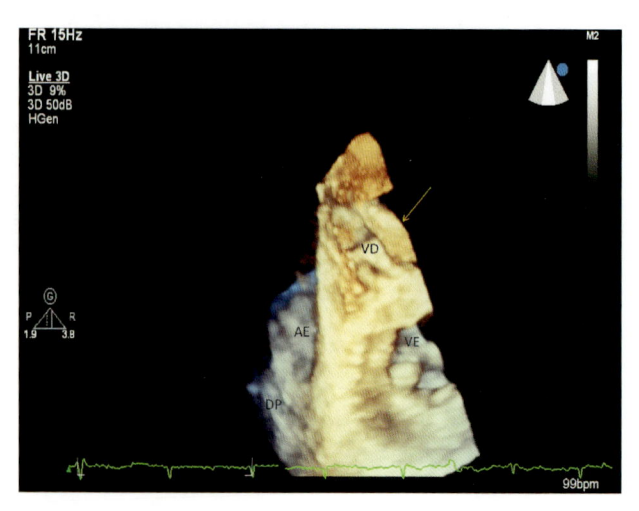

Fig. 10-7. Ecocardiografia transtorácica tridimensional. Demonstração do ventrículo direito (VD) e de trabeculação muscular importante em seu interior (seta). Projeção transversal lateralizada. VE = ventrículo esquerdo; DP = derrame pericárdico; AE = átrio esquerdo.

APLICAÇÃO CLÍNICA

Estudos mostraram excelente correlação entre a análise tridimensional do volume e fração de ejeção do VD com a ressonância cardíaca em crianças e em adultos.[20-22] Gopal et al.[23] analisaram o volume sistólico final, diastólico final, volume de ejeção e fração de ejeção do VD por meio da ecocardiografia 2D e da Eco 3DTR e compararam com a análise por ressonância cardíaca em 71 indivíduos saudáveis. Os dados da análise 3D demonstraram melhor correlação com a ressonância do que com as medidas com o emprego da ecocardiografia 2D. Este resultado provavelmente foi devido à capacidade da Eco 3DTR de incluir a via de entrada e via de saída do VD na amostra a ser analisada, o que não é factível ou adequadamente realizado na avaliação 2D. No mesmo sentido, Leibundgut et al.[23] demonstraram em estudo recente, excelente correlação da avaliação tridimensional do VD pela Eco 3DTR com a ressonância cardíaca, e recomendaram a Eco 3DTR como sendo alternativa econômica e prática nos casos em que está indicada a avaliação anatômica e funcional do VD.

Além da ausência da inferência geométrica, os recentes avanços nos sistemas digitais possibilitaram a detecção semiautomática das bordas endocárdicas e a definição dinâmica da variação volumétrica do VD, o que é primordial para reduzir a influência do examinador nas variáveis estudadas.

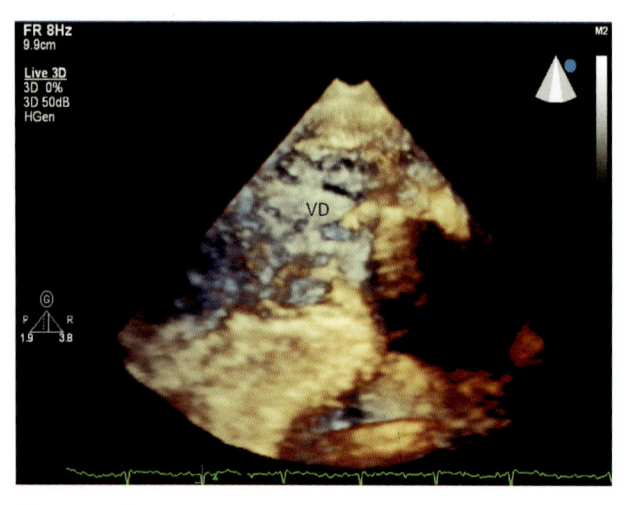

Fig. 10-6. Ecocardiografia transtorácica tridimensional. Demonstração do ventrículo direito (VD) e de trabeculações musculares em seu interior. Projeção longitudinal paraesternal.

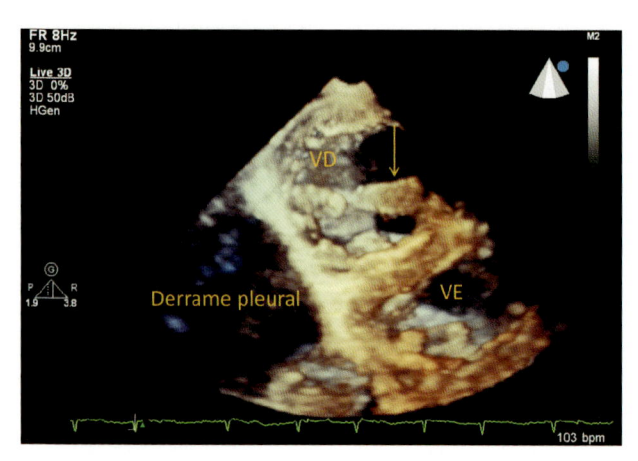

Fig. 10-8. Ecocardiografia transtorácica tridimensional. Demonstração do ventrículo direito (VD) e de trabeculação muscular importante em seu interior *(seta)*. Projeção transversal lateralizada. VE = ventrículo esquerdo.

Outra particularidade da reconstrução tridimensional em tempo real é a possibilidade de visualização simultânea de planos ortogonais bidimensionais consecutivos, a partir de projeções acústicas convencionais. Desta forma é possível a identificação dos eixos longitudinais e transversais do VD, simultaneamente, e em movimento, o que tecnicamente não é factível com a ecocardiografia bidimensional convencional[19] (Figs. 10-9 e 10-10). As imagens com o emprego de sistemas de captura e de análise iniciais do VD são demonstradas nas Figuras 10-11 e 10-12.

AQUISIÇÃO DE IMAGENS

A melhor projeção para a aquisição de amostras *full volume* em adultos é a apical, enquanto em crianças a aquisição subcostal é a preferida. No entanto, a anatomia individual de cada paciente influencia substancialmente na posição do transdutor. Tanto em adultos quanto em crianças, o transdutor deve ser posicionado lateralmente e inclinado anteriormente em direção à via de saída do VD. A imagem correspondente desta posição é mostrada na Figura 10-13.

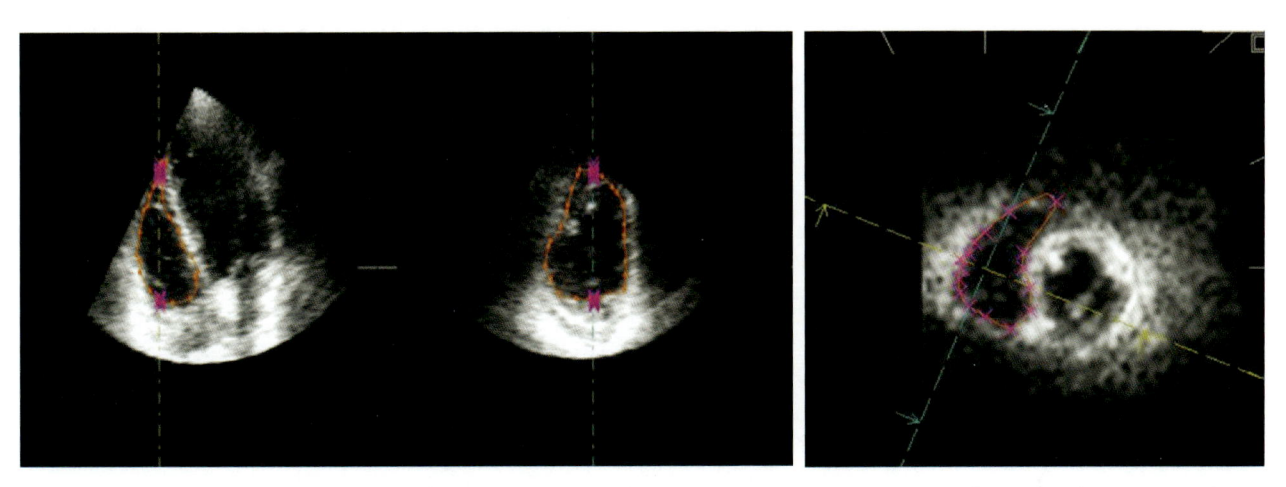

Fig. 10-9. Ecocardiografia transtorácica tridimensional. Visualização simultânea de planos ortogonais (acréscimo do plano transversal com formato em meia-lua do ventrículo direito (imagem inferior).

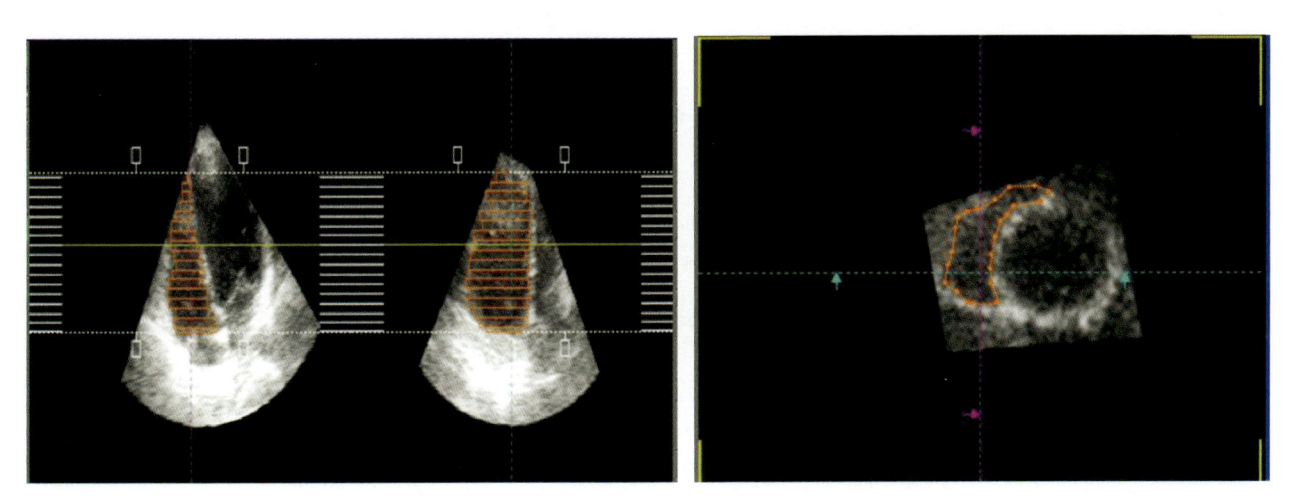

Fig. 10-10. Ecocardiografia transtorácica tridimensional. Visualização simultânea de planos ortogonais (acréscimo do plano transversal) com formato em meia-lua do ventrículo direito (imagem inferior). Divisão tomográfica em fatias com distância conhecida entre os diferentes planos transversais de corte (imagens superiores).

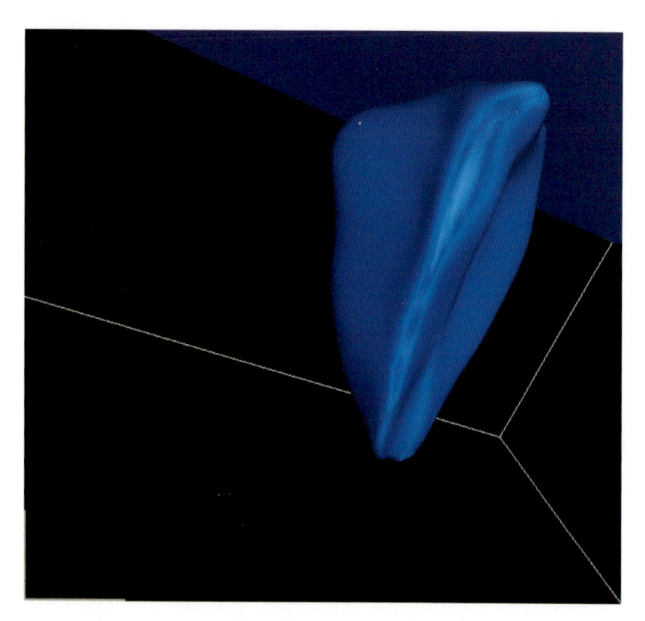

Fig. 10-11. Ecocardiografia transtorácica tridimensional. Imagem gerada a partir das projeções das Figuras 10-9 e 10-10 e da rotação do ventrículo em relação ao plano circunferencial.

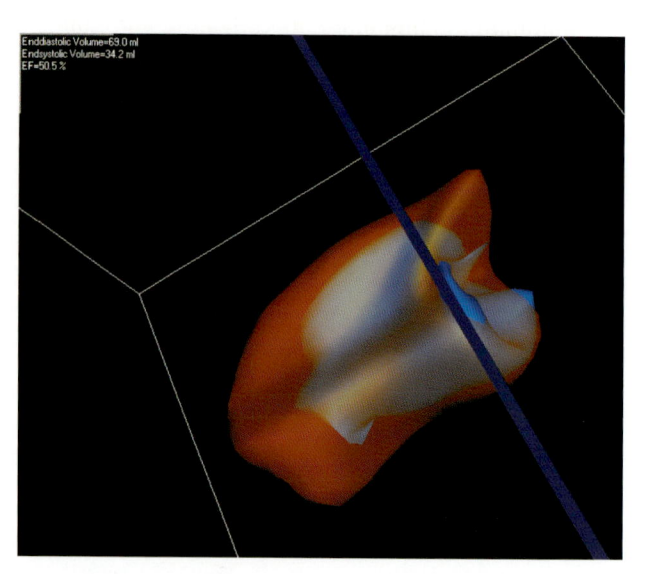

Fig. 10-12. Ecocardiografia transtorácica tridimensional. Obtenção da fração de ejeção do ventrículo direito (EF): 50,5%; do volume diastólico final do ventrículo direito: 69 mL; e do volume sistólico final do ventrículo direito: 34,2 mL.

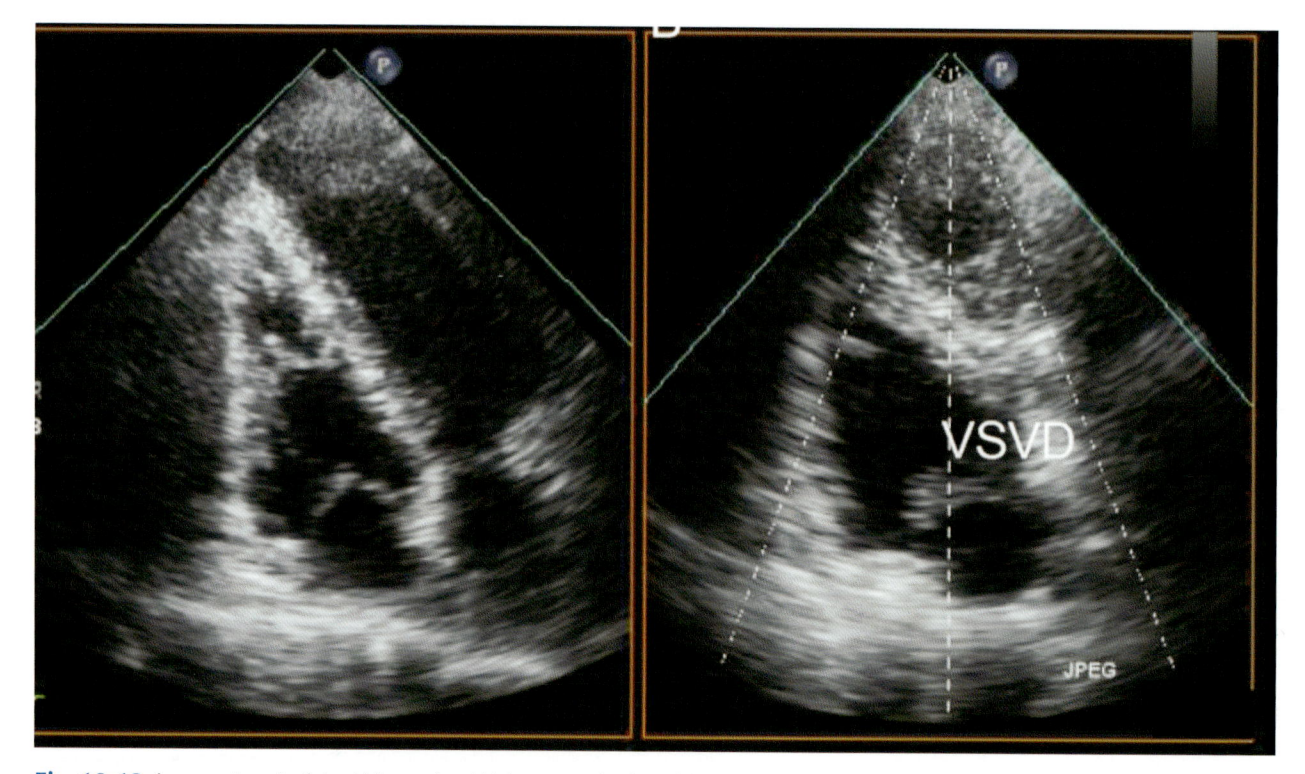

Fig. 10-13. Imagem transtorácica bidimensional biplanar anterior à aquisição *full volume*. Realizada para a otimização da aquisição da imagem para a adequada análise do ventrículo direito é necessária a inclusão de sua via de saída (VSVD) no plano ortogonal de 4 câmaras com o VD centralizado.

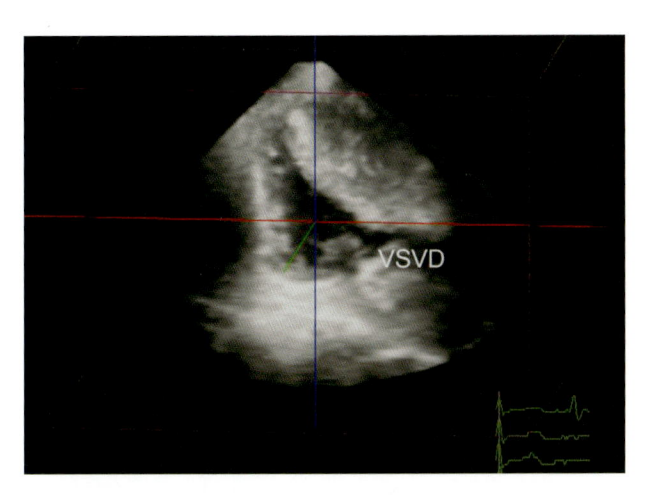

Fig. 10-14. *Cropping* vertical (em verde) para confirmação da inclusão da via de saída do ventrículo direito na amostra adquirida.

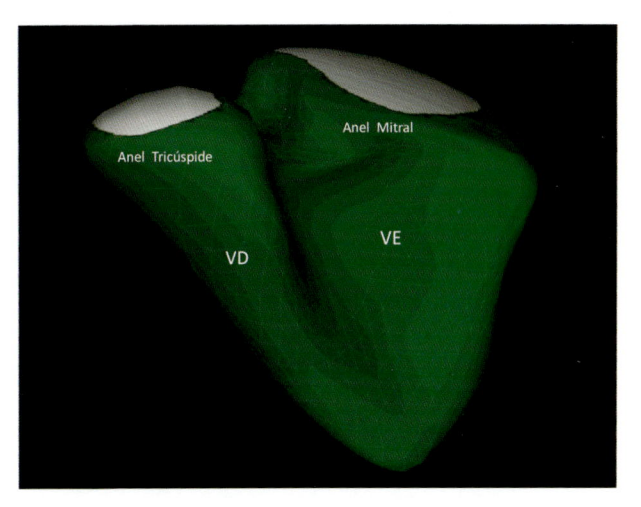

Fig. 10-15. Ecocardiografia transtorácica tridimensional. Reconstrução biventricular com a demonstração do anel da valva mitral e do anel da valva tricúspide. VD = ventrículo direito; VE = ventrículo esquerdo.

Ainda em relação à otimização da aquisição para um adequado processamento da imagem, é recomendada a confirmação da inclusão da via de saída na amostra piramidal. Isso pode ser feito por meio da secção da amostra adquirida *(autocropping)* do plano longitudinal (Fig. 10-14).

VALORES DA NORMALIDADE

Recentemente, Tamborini *et al.*[24] analisaram com o emprego da Eco 3DTR, 245 indivíduos sem cardiopatias, com idades entre 19 e 75 anos. Foram estudados, nesta população, os volumes e a fração de ejeção do VD. As médias ± desvio-padrão do volume diastólico final, volume sistólico final e fração de ejeção do VD foram de 49,6 ± 10 mL/m², 16,6 ± 6 mL/m² e 67,6 ± 8%, respectivamente. A fração de ejeção do VD foi menor nos homens (p < 0,05), não ocorrendo, no entanto, diferença entre os grupos de diferentes faixas etárias.[24] Outros estudos com ressonância cardíaca e Eco 3DTR encontraram valores menores para a fração de ejeção do VD, o que pode ter ocorrido em razão das diferentes técnicas de identificação da trabécula septomarginal e do limite do ânulo tricúspide entre estes estudos.[23] As imagens do ventrículo direito derivadas de programas de aquisição e análise mais atuais são demonstradas nas Figuras 10-15 a 10-19. A análise ecocardiográfica tridimensional permite, também, a aferição dos volumes e da fração de ejeção do átrio direito (Fig. 10-20).

LIMITAÇÕES TÉCNICAS

Em termos gerais, o número de ciclos cardíacos necessários para uma aquisição volumétrica ideal varia de acordo com a configuração específica dos programas de computação e do sistema de aquisição de cada equipamento de ecocardiografia tridimensional. Quanto maior o número de ciclos na amostra adquirida, maior será a densidade e a frequência de "voxels", o que determina melhores resoluções espacial e temporal. No entanto, quanto maior o número de ciclos, maior a probabilidade de artefatos lineares na pirâmide de aquisição (Fig. 10-21). Do mesmo modo, pacientes com fibrilação atrial, arritmia sinusal ou extrassístoles frequentes

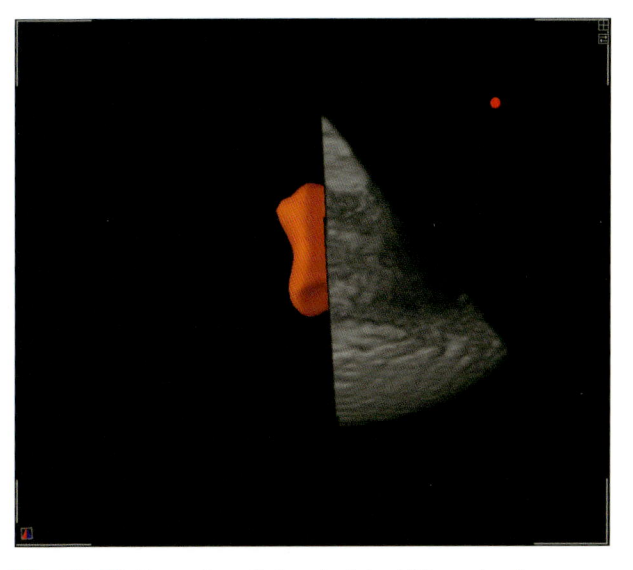

Fig. 10-16. Ecocardiografia transtorácica tridimensional. Demonstração da imagem do ventrículo direito (imagem em cor laranja). Projeção lateral.

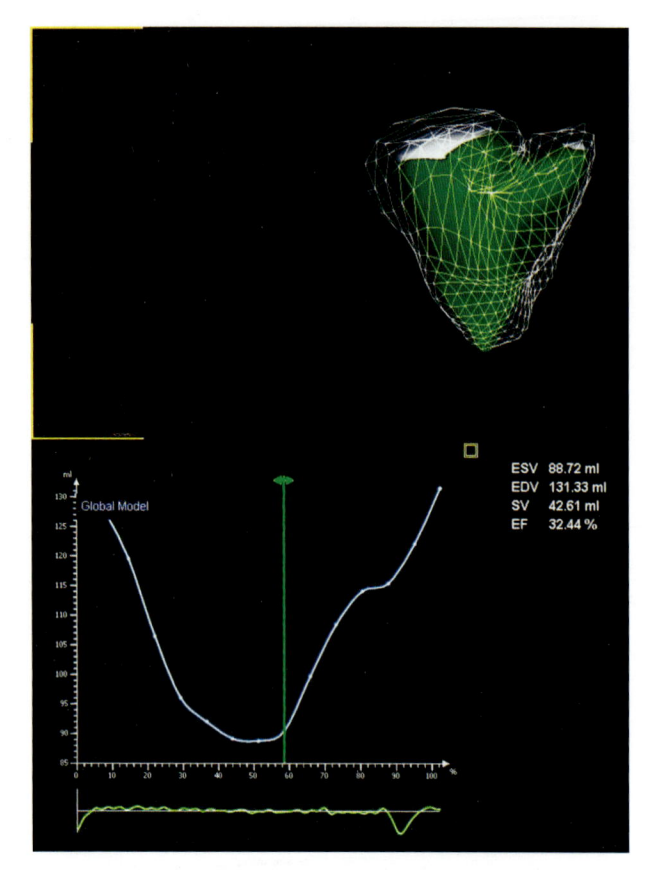

Fig. 10-17. Ecocardiografia transtorácica tridimensional realizada a partir da captura em batimento cardíaco único. Paciente apresentando disfunção sistólica do ventrículo direito: fração de ejeção (EF): 32,44%; volume diastólico final do VD (EDV): 131,33 mL; volume sistólico final do VD (ESV): 88,72 mL. Demonstração entre a relação do volume diastólico (gradeado em branco) e do volume sistólico do VD (imagem em verde).

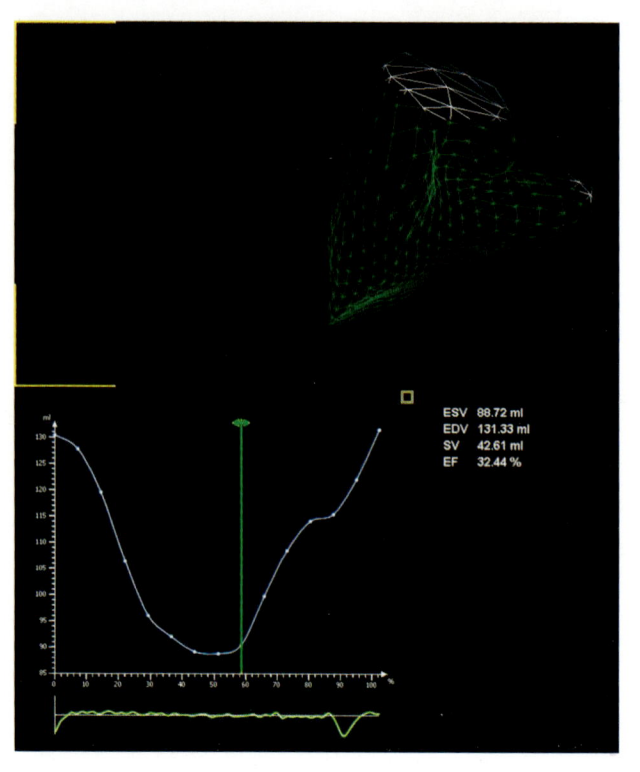

Fig. 10-18. Ecocardiografia transtorácica tridimensional realizada a partir da captura em batimento cardíaco único. Paciente apresentando disfunção sistólica do ventrículo direito: fração de ejeção (EF): 32,44%; volume diastólico final do VD (EDV): 131,33 mL; volume sistólico final do VD (ESV): 88,72 mL. Demonstração do arcabouço estrutural do ventrículo direito (imagem em verde) e a sua relação espacial com os anéis das valvas tricúspide e pulmonar (imagens em branco).

apresentam dificuldade para uma adequada análise em decorrência da irregularidade do ritmo cardíaco. Atualmente existe a possibilidade da aquisição da imagem ecocardiográfica tridimensional a partir de ciclo cardíaco único. Este é o resultado do desenvolvimento dos transdutores matriciais tridimensionais. O transdutor matricial de terceira geração permite esta aquisição ultrarrápida, o que abre grande possibilidade de aplicação em situações de irregularidade do ritmo cardíaco e também de maior variação do ciclo respiratório do paciente.

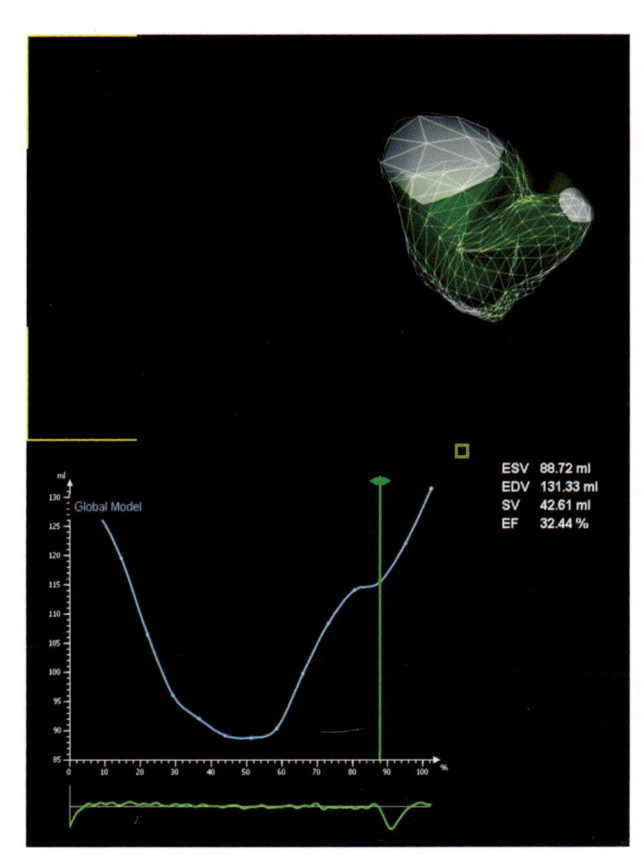

Fig. 10-19. Ecocardiografia transtorácica tridimensional realizada a partir da captura em batimento cardíaco único. Paciente apresentando disfunção sistólica do ventrículo direito: fração de ejeção (EF): 32,44%; volume diastólico final do VD (EDV): 131,33 mL; volume sistólico final do VD (ESV): 88,72 mL. Demonstração da relação espacial do ventrículo direito com os anéis das valvas tricúspide e pulmonar (imagens em branco). Projeção a partir das valvas atrioventriculares.

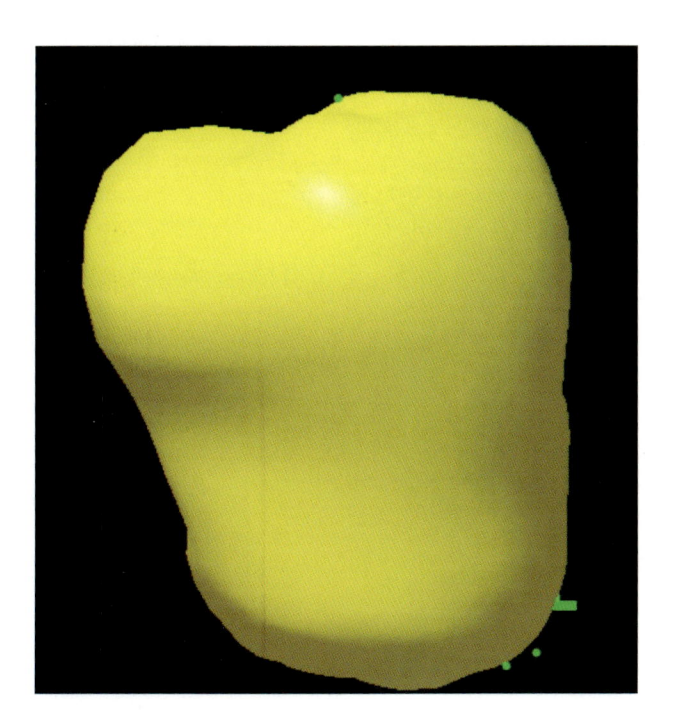

Fig. 10-20. Ecocardiografia transtorácica tridimensional. Imagem do átrio. Projeção longitudinal apical.

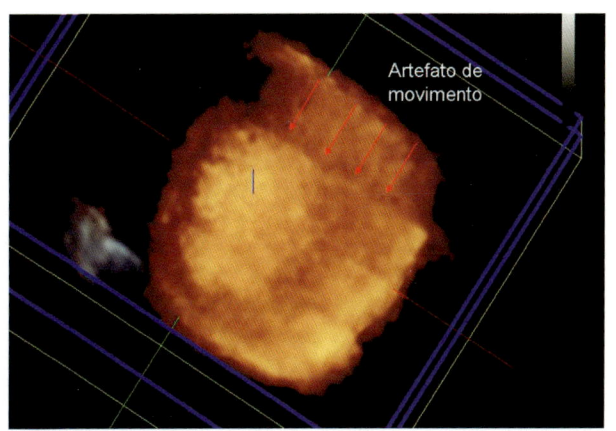

Fig. 10-21. Artefato linear decorrente de movimentação torácica em aquisições longas.

REFERÊNCIAS BIBLIOGRÁFICAS

1. Di Salvo TG, Mathier M, Semigran MJ et al. Preserved right ventricular ejection fraction predicts exercise capacity and survival in advanced heart failure. *J Am Coll Cardiol* 1995;25:1143-53.
2. Polak JF, Holman BL, Wynne J et al. Right ventricular ejection fraction: an indicator of increased mortality in patients with congestive heart failure associated with coronary artery disease. *J Am Coll Cardiol* 1983;2:217-24.
3. Graham Jr TP. Ventricular performance in congenital heart disease. *Circulation* 1991;84:2259-74.
4. Baker BJ, Wilen MM, Boyd CM et al. Relation of right ventricular ejection fraction to exercise capacity in chronic left ventricular failure. *Am J Cardiol* 1984;54:596-99.
5. Levine RA, Gibson TC, Aretz T et al. Echocardiographic measurement of right ventricular volume. *Circulation* 1984;69:497-505.
6. Helbing WA, Bosch HG, Maliepaard C et al. Comparison of echocardiographic methods with magnetic resonance imaging for assessment of right ventricular function in children. *Am J Cardiol* 1995;76:589-94.
7. Gorcsan III J, Murali S, Counihan P et al. Myocardial disease: right ventricular performance and contractile reserve in patients with severe heart failure: assessment by pressure-area relations and association with outcome. *Circulation* 1996;94:3190-97.
8. Jiang L, Siu SC, Handschumacher MD et al. Three-dimensional echocardiography: in vivo validation for right ventricular volume and function. *Circulation* 1994;89:2342-50.
9. Ho SY, Nihoyannopoulos P. Anatomy, echocardiography, and normal right ventricular dimensions. *Heart* 2006 Apr.;92(Suppl 1):i2-13.
10. Isaaz K, Munoz del Romeral L, Lee E et al. Quantitation of the motion of the cardiac base in normal subjects by Doppler echocardiography. *J Am Soc Echocardiogr* 1993 Mar.-Apr.;6(2):166-76.
11. Matsukubo H, Matsuura T, Endo N et al. Echocardiographic measurement of right ventricular wall thickness. A new application of subxiphoid echocardiography. *Circulation* 1977 Aug.;56(2):278-84.
12. Lange PE, Seiffert PA, Pries F et al. Value of image enhancement and injection of contrast medium for right ventricular volume determination by two-dimensional echocardiography in congenital heart disease. *Am J Cardiol* 1985 Jan. 1;55(1):152-57.
13. Kjaergaard J, Sogaard P, Hassager C. Quantitative echocardiographic analysis of the right ventricle in healthy individuals. *J Am Soc Echocardiogr* 2006 Nov.;19(11):1365-72.
14. Lang RM, Bierig M, Devereux RB et al. Recommendations for chamber quantification: a report from the American society of echocardiography's guidelines and standards committee and the chamber quantification writing group, developed in conjunction with the European association of echocardiography, a branch of the European Society of Cardiology. *J Am Soc Echocardiogr* 2005 Dec.;18(12):1440-63.
15. Kaul S, Tei C, Hopkins JM et al. Assessment of right ventricular function using two-dimensional echocardiography. *Am Heart J* 1984 Mar.;107(3):526-31.
16. Niemann PS, Pinho L, Balbach T et al. Anatomically oriented right ventricular volume measurements with dynamic three-dimensional echocardiography validated by 3-Tesla magnetic resonance imaging. *J Am Coll Cardiol* 2007 Oct. 23;50(17):1668-76.
17. Kjaergaard J, Petersen CL, Kjaer A et al. Evaluation of right ventricular volume and function by 2D and 3D echocardiography compared to MRI. *Eur J Echocardiogr* 2006 Dec.;7(6):430-38.
18. Jenkins C, Chan J, Bricknell K et al. Reproducibility of right ventricular volumes and ejection fraction using real-time three-dimensional echocardiography: comparison with cardiac MRI. *Chest* 2007 June;131(6):1844-51.
19. Horton KD, Meece RW, Hill JC. Assessment of the right ventricle by echocardiography: a primer for cardiac sonographers. *J Am Soc Echocardiogr* 2009 July;22(7):776-92.
20. Lu X, Nadvoretskiy V, Bu L et al. Accuracy and reproducibility of real-time three-dimensional echocardiography for assessment of right ventricular volumes and ejection fraction in children. *J Am Soc Echocardiogr* 2008 Jan.;21(1):84-89.
21. Gopal AS, Chukwu EO, Iwuchukwu CJ et al. Normal values of right ventricular size and function by real-time 3-dimensional echocardiography: comparison with cardiac magnetic resonance imaging. *J Am Soc Echocardiogr* 2007 May;20(5):445-55.
22. Grothues F, Moon JC, Bellenger NG et al. Interstudy reproducibility of right ventricular volumes, function, and mass with cardiovascular magnetic resonance. *Am Heart J* 2004 Feb.;147(2):218-23.
23. Leibundgut G, Rohner A, Grize L et al. Dynamic assessment of right ventricular volumes and function by real-time three-dimensional echocardiography: a comparison study with magnetic resonance imaging in 100 adult patients. *J Am Soc Echocardiogr* 2010 Feb.;23(2):116-26.
24. Tamborini G, Marsan NA, Gripari P et al. Reference values for right ventricular volumes and ejection fraction with real-time three-dimensional echocardiography: evaluation in a large series of normal subjects. *J Am Soc Echocardiogr* 2010;Feb.;23(2):109-15.

Miocardiopatia Dilatada

Arnaldo Rabischoffsky
Creso Benedito C. Oliveira
Vera Márcia Lopes Gimenes
Alexandre Cobucci

INTRODUÇÃO

As miocardiopatias são um grupo importante e heterogêneo de doenças.[1] A *American Heart Association* (AHA) atualizou a caracterização das doenças afetando o miocárdio para facilitar a interação entre as comunidades clínicas e de pesquisa. Sua definição contemporânea está de acordo com a era molecular das doenças cardiovasculares e tem aplicações clínicas diretas e implicações para o diagnóstico cardíaco.

Na definição original da Organização Mundial da Saúde de 1980[2], as miocardiopatias foram definidas como doenças do músculo cardíaco de causa desconhecida, refletindo a falta de informações gerais sobre as causas e seus mecanismos básicos.

Em 1968, a OMS havia definido as miocardiopatias como doenças de etiologia diferente e frequentemente desconhecida, em que o achado dominante era cardiomegalia e insuficiência cardíaca.[3]

A mais recente definição da OMS, de 1995, foi de doenças do miocárdio associadas à disfunção cardíaca e inclui a miocardiopatia/displasia arritmogênica do ventrículo direito (DAVD) e as miocardiopatias restritivas primárias.[4]

As classificações etiológicas gerais das miocardiopatias são controversas, visto que doenças com o mesmo fenótipo ou similar têm diferentes origens e mecanismos. Por exemplo, miocardiopatias dilatadas (MCD) têm causas genéticas, infecciosas, autoimunes, tóxicas ou idiopáticas e apresentam a via final comum de dilatação ventricular e disfunção sistólica.

Já a classificação funcional ou fisiológica parece ser mais útil aos clínicos, com destaque ao tratamento, mas de valor limitado, pois as estratégias de conduta são dinâmicas e evolutivas.

A classificação da AHA[1] foi proposta para simplificar a terminologia, sendo mais flexível, incorporando novas informações e permitindo revisão futura, particularmente em relação à biologia molecular das miocardiopatias envolvidas.

Nesta definição de 2006, as miocardiopatias são um grupo heterogêneo de doenças do miocárdio associadas à disfunção elétrica e/ou mecânica, que, geralmente, mas não invariavelmente, exibem hipertrofia e/ou dilatação ventricular inapropriada, de causas variadas, sendo mais frequente as causas genéticas. São doenças restritas ao coração ou parte de doenças sistêmicas generalizadas que progridem para morte cardiovascular ou insuficiência cardíaca progressiva.

Elas estão associadas à falência da *performance* miocárdica, seja ela mecânica, por disfunção diastólica e/ou sistólica ou doenças primárias elétricas, que incluiriam doenças dos canais iônicos, tais como a síndrome do QT longo e de Brugada, onde alterações funcionais e estruturais do miocárdio, responsáveis pela arritmogênese, estão no nível molecular das membranas celulares.

A genética molecular da doença miocárdica não está ainda totalmente desenvolvida, e relações mais complexas entre o genótipo e o fenótipo continuarão a aparecer. Por exemplo, várias mutações gênicas são agora conhecidas como causadoras de miocardiopatias dilatada e hipertrófica.

As miocardiopatias podem ser classificadas efetivamente como primária: genética, mista (genética e não genética), adquirida e secundária.

MIOCARDIOPATIA DILATADA

A miocardiopatia dilatada (MCD) é considerada mista, genética e não genética.[1] É caracterizada por aumento da cavidade ventricular e disfunção sistólica, com espessura normal da parede do ventrículo esquerdo. Seu diagnóstico é feito pelo ecocardiograma.

No modo M, observamos o aspecto clássico em pinheiro tombado da valva mitral com o ponto b indicativo de elevação da pressão diastólica final e o afastamento do ponto E em relação ao septo IV, este último sinal de diminuição da fração de ejeção do VE. A aorta exibe sinais de baixo débito e fechamento progressivo dos folhetos aórticos. As paredes em geral estão com espessura diminuída, exceto nos casos de doença de depósito ou quando a disfunção for secundária à hipertensão arterial (Fig. 11-1).

Em geral, a janela ecocardiográfica destes pacientes é satisfatória, pois são corações grandes e fáceis para se obter as imagens. Do ponto de vista ecocardiográfico, o ecocardiograma convencional mostra graus variados de dilatações cavitárias e remodelamento ventricular. Pode acometer um ou ambos os ventrículos. Há perda da morfologia elíptica do VE que assume um aspecto globoso, afinamento das paredes, redução da fração de ejeção com disfunção ventricular esquerda e/ou direita. A dilatação do ventrículo esquerdo produz um afastamento e distanciamento dos músculos papilares que provocam graus variados de repuxamento das cordoalhas (*tethering*, no idioma inglês), e concomitantes ou não a dilatação do anel valvar pode levar à insuficiência mitral. Esta é, por vezes, multifatorial, e áreas de fibrose próximas aos músculos papilares também podem contribuir para a insuficiência mitral. A insuficiência tricúspide pode ser secundária à dilatação do anel por dilatação do ventrículo direito, secundária à hipertensão arterial pulmonar ou secundaria aos fios de marca-passo que frequentemente estão presentes nestes pacientes. Presenças de trombos podem ser visualizadas em qualquer das cavidades ou até mesmo nos fios de marca-passo. Estes últimos podem até mesmo ser sítios de endocardite.

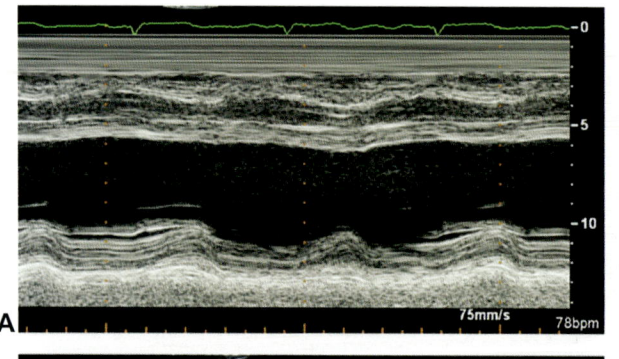

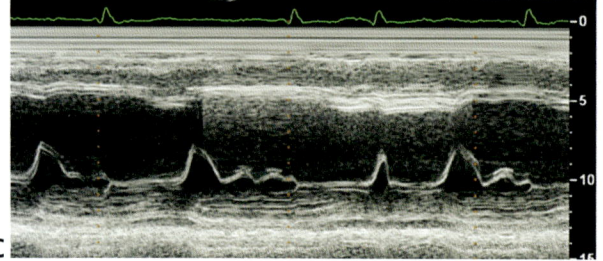

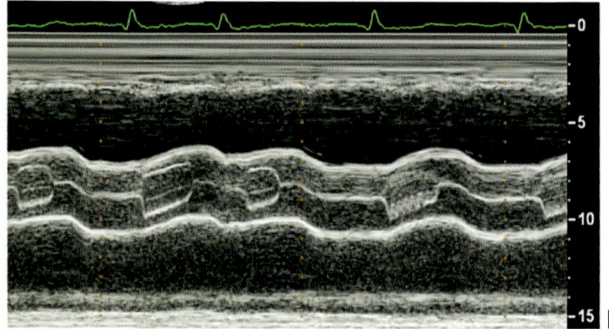

Fig. 11-1. Miocardiopatia dilatada isquêmica – Ecocardiografia modo M: (**A**) cavidade ventricular dilatada e hipocinética e paredes com espessura diminuída (ritmo sinusal). (**B**) Aorta, átrio esquerdo e sinal de baixo fluxo pela valva aórtica (ritmo de fibrilação atrial). (**C**) Valva mitral com presença de ponto b, sugerindo o pinheiro tombado (ritmo de fibrilação atrial).

A MCD evolui para falência cardíaca progressiva e declínio da função contrátil do ventrículo esquerdo, arritmias supraventriculares e ventriculares, anormalidades do sistema de condução, tromboembolismo, morte súbita ou relacionada com a insuficiência cardíaca.

A MCD é uma forma comum e irreversível de doença do músculo cardíaco, com prevalência estimada de 1:2.500. É a terceira causa mais comum de insuficiência cardíaca e a causa mais frequente de transplante cardíaco.[1]

A MCD pode-se manifestar em ampla variedade de idade, mais comumente na terceira e quarta décadas, mas também em crianças.

Geralmente ela é diagnosticada pelos sintomas limitantes. Porém, pode estar presente em estudos seriados com ecocardiograma de parentes assintomáticos ou levemente sintomáticos.

O fenótipo da MCD, esporadicamente, pode derivar de várias causas primárias e secundárias, tais como agentes infecciosos, particularmente viroses produtoras de miocardites (coxsackievírus, adenovírus, parvovírus e HIV), bactérias, rickétsias e fungos, miobactérias e parasitoses, como a doença de Chagas, resultante da infecção pelo *Trypanossoma cruzi*.

Outras causas incluem toxinas, consumo excessivo e crônico de álcool, agentes quimioterápicos (antraciclinas, como doxorrubicina e daunorrubicina), metais e outros compostos (cobalto, chumbo, mercúrio e arsênio), doenças autoimunes e sistêmicas, como as colagenoses, feocromocitoma, doenças neuromusculares, como as distrofias de Duchene/Becker e Emery-Dreifuss, distúrbios mitocondriais, metabólicos, endócrinos e nutricionais, como a deficiência de selênio e carnitina.

Aproximadamente 20 a 35% dos casos de MCD são de origem familiar, embora com penetrância incompleta e dependente da idade, estando relacionada com mais de 20 *loci* de genes. Embora geneticamente heterogêneo, o modo predominante de herança para MCD é autossômico dominante, podendo também ser autossômico recessivo e ligado ao X.

Em geral, não encontramos dificuldades em distinguir pacientes com miocardiopatia dilatada das outras classes de miocardiopatia (restritiva e hipertrófica). Dificuldades advêm na diferenciação da miocardiopatia dilatada de outros processos que produzem síndromes clínicas e morfológicas semelhantes em suas apresentações.[5]

A história clínica e o eletrocardiograma têm valor relativo. A redução de contratilidade no ecocardiograma é, tipicamente, difusa na miocardiopatia dilatada e é mais segmentar na doença isquêmica, porém anormalidades segmentares podem ocorrer na miocardiopatia dilatada, e déficit difuso pode ser encontrado na cardiopatia isquêmica.[6,7]

Roberts e Ferrans[8] demonstraram extensas áreas de fibrose miocárdica em necrópsias de pacientes com miocardiopatia dilatada. Déficit perfusional com tálio é um achado frequente.[7] Na miocardiopatia dilatada também é mais frequente a disfunção biventricular, diferente da etiologia isquêmica. Tomografia com emissão de pósitron mostrou, em um estudo, sensibilidade de 100%, especificidade de 80% e acurácia diagnóstica de 85% em distinguir doença miocárdica primária de doença isquêmica, em pacientes com insuficiência cardíaca avaliados para transplante.[9] Separação da miocardiopatia dilatada de doença miocárdica isquêmica geralmente é feita pela cinecoronariografia. Na presença de artérias coronárias angiograficamente normais ou com doença somente em pequenos ramos, o diagnóstico de miocardiopatia dilatada fica estabelecido.[10]

Na suspeita clínica de miocardite aguda como causa de dilatação e insuficiência cardíaca, pode-se empregar mapeamento miocárdico com gálio-67, que apresenta limitações como o alto custo e baixa sensibilidade, quando comparado com a biópsia endomiocárdica.[11] O gálio pode ser mais importante no controle evolutivo da miocardite aguda, como foi demonstrado por Camargo *et al.* ou para selecionar os pacientes para a biópsia endomiocárdica.[12]

Dependendo de dados epidemiológicos, suspeita clínica e achados morfológicos no ecocardiograma ou positividade no mapeamento com gálio 67, em pacientes selecionados, a biópsia endomiocárdica é indicada para excluir miocardites e doenças granulomatosas e infiltrativas.[10] Segundo a padronização do diagnóstico histopatológico de miocardite pelos critérios de Dallas,[13] a incidência de miocardite em pacientes com miocardiopatia dilatada tem sido relatada de 18 a 55%.[14,15] As implicações terapêuticas e prognósticas destes achados são limitadas, e a presença de infiltrado inflamatório nem sempre significa miocardite ativa.[14] A possível relação entre infecção viral e miocardiopatia dilatada, pela persistência da infecção viral ou por autoimunidade, não tem alterado o manuseio clínico destes pacientes.[15] Na miocardiopatia dilatada, a avaliação do grau de fibrose por biópsia endomiocárdica pode fornecer índices de má evolução a curto prazo, onde casos com maior substituição de fibras miocárdicas por tecido fibroso teriam pior evolução.[16,17]

A verdadeira etiologia da miocardiopatia dilatada permanece obscura na maioria dos casos. Por outro lado, a associação a uma grande variedade de condições tem sido documentada como mostra o Quadro 11-1.[18,19]

FUNÇÃO VENTRICULAR PELA ECO 3D E ESTUDO DO SINCRONISMO INTRAVENTRICULAR

Os aparelhos de Eco 3D permitem que sejam obtidos cortes simultâneos em mais de um plano ou até o volume total do coração. Dessa forma, ao invés do método de Simpson em que 2 planos ortogonais são utilizados para cálculos dos volumes cardíacos, podemos incorporar mais um corte, no caso de triplanar o corte apical longitudinal. Este método triplanar também tem a vantagem na obtenção de um estudo do sincronismo intraventricular esquerdo, pois os três cortes são simultâneos em um mesmo ciclo cardíaco. Além disso, cria-se uma imagem tridimensional do VE que pode ser observada sobre infinitos ângulos. A fração de ejeção pelo método triplanar ao incorporar um corte a mais aumenta em tese a acurácia do cálculo (Fig. 11-2). A maior dificuldade pode ocorrer quando não é boa a visualização de uma das bordas endocárdicas. Neste caso pode-se utilizar contraste com microbolhas para realçar os mesmos.

Para o cálculo tridimensional dos volumes do VE e da fração de ejeção, temos que obter um volume total do coração no corte apical. Posteriormente processamos as imagens em um *software* de uma empresa conhecida como Tomtec incorporado ao aparelho. Esse *software* também fornece um índice de dessincronismo das paredes. Um valor de corte do percentual acima de 8% indica dessincronismo intraventricular esquerdo. Curvas volume × tempo do ventrículo esquerdo servem como uma análise segmentar e demonstram o encurtamento (Fig. 11-3).

A avaliação da função do VD, cavidade complexa de interpretar pela sua anatomia particular, como volumes, fração de ejeção entre outras, também é possível por esse método com excelente correlação com outros métodos, como a medicina nuclear.

Os cálculos dos volumes sistólico e diastólico do VE são mais fidedignos por este método, com uma excelente correlação com a ressonância magnética.[20-24]

Também pode ser gerado a partir do Doppler tecidual e do TSI *(tissue synchronization imaging)* uma imagem tridimensional para avaliação do sincronismo do VE. O TSI é uma técnica derivada do Doppler tecidual que colore do verde para o vermelho de acordo com o tempo que leva para atingir o pico de contração máxima de cada segmento do VE, sendo que o verde corresponde a um pico no início da sístole, o amarelo na mesossístole e o vermelho na telessístole. A grande utilidade deste método, além do diagnóstico ou não do dessincronismo intraventricular esquerdo, pode ser em orientar o local adequado para o implante do marca-passo de ressincronização e também acompanhar e otimizar conjuntamente com o programador do marca-passo[25,26] (Fig. 11-4).

Quadro 11-1
POSSÍVEIS FATORES PRECIPITANTES DA MIOCARDIOPATIA DILATADA

- Hereditariedade (ligada ao cromossoma X)
- Deficiências nutricionais (alanina, carnitina, selenium)
- Toxinas e drogas (álcool, antracíclicos)
- Agentes vasoativos e espasmo microvascular
- Doença da microcirculação coronária
- Redução da reserva de fluxo coronário
- Taquiarritmias (taquimiocardiopatias)
- Sobrecarga de cálcio e catecolaminas
- Dano miocárdico por radicais livres
- Gravidez
- Infecção (miocardite viral, como vírus HIV)
- Degeneração de gânglios cardíacos
- Mecanismos de agressão imunológica e autoimunidade

DETERMINAÇÃO DA MASSA VENTRICULAR PELA ECO 3D

Métodos de medida da massa ventricular são limitados pela geometria ventricular e posicionamento da imagem nos diferentes planos, principalmente em pacientes com miocardiopatia dilatada.[27] Foram comparadas medidas da massa ventricular pela fórmula de Devereux e algoritmo área-comprimento pelo ecocardiograma bidimensional, com as medidas obtidas pela ressonância magnética e ecocardiograma tridimensional, onde o volume ventricular foi determinado utilizando a densidade

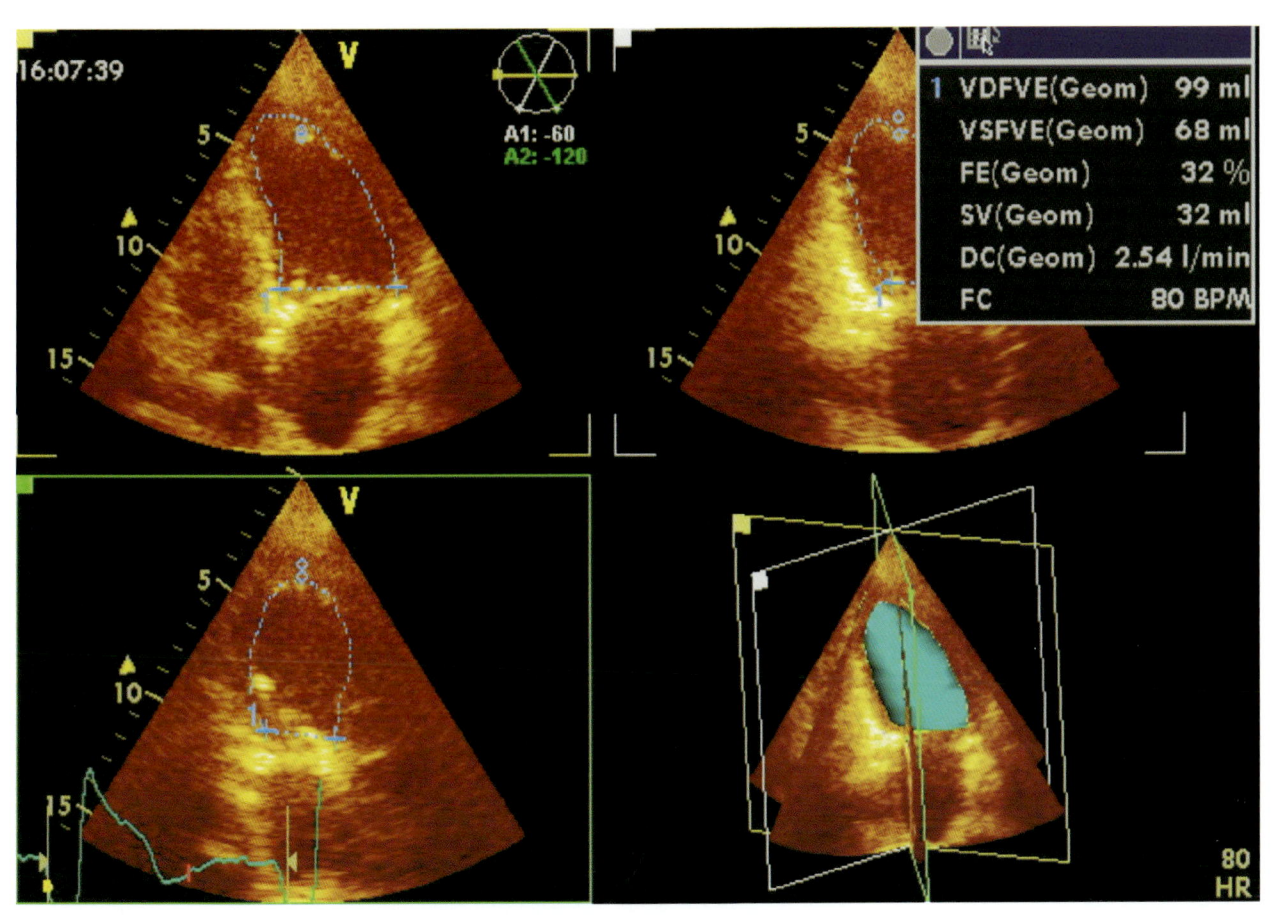

Fig. 11-2. Cálculo da fração de ejeção do ventrículo esquerdo pelo método triplanar. Observar os três cortes apicais que são adquiridos em um único ciclo. Após a obtenção da imagem é feita a planimetria do ventrículo esquerdo em diástole e na sístole em cada um dos cortes.

específica do miocárdio. Houve significativa correlação (r = 0,64, p menor que 0,001) entre os dados obtidos com o ecocardiograma bidimensional e a ressonância, e uma melhor correlação entre o ecocardiograma tridimensional e a ressonância (r = 0,78, p menor que 0,001) na determinação da massa ventricular esquerda. A variabilidade interobservador foi de apenas 5,1% na medida pelo ecocardiograma tridimensional.

Com relação à análise do volume, massa e função, o ecocardiograma tridimensional é mais acurado e reprodutível em comparação à análise bidimensional convencional, produzindo dados independentes de presunção geométrica, mesmo em presença de anormalidades segmentares da contratilidade das paredes ou de aneurismas ventriculares.[28-34] Sua maior vantagem consiste na visualização de toda a anatomia do coração em três dimensões e em tempo real, sendo um método de aquisição de imagem rápido e eficiente.[35-38]

AVALIAÇÃO DA INSUFICIÊNCIA VALVAR MITRAL

A insuficiência mitral pode ocorrer por disfunção global ou regional do ventrículo esquerdo, mesmo sem alteração estrutural da valva mitral.[39] Sua presença aumenta o risco a longo prazo e a mortalidade, mesmo após o reparo cirúrgico da valva.[40,41]

Vários fatores geométricos e hemodinâmicos têm sido propostos como causa da insuficiência mitral funcional: dilatação do anel mitral, *tethering* dos folhetos pelo deslocamento dos músculos papilares e disfunção ventricular com reduzido gradiente transmitral para fechar os folhetos.[42,43]

Nos estudos de ecocardiografia tridimensional, modificações geométricas no aparelho valvar mitral acompanhadas pela distorção da câmara ventricular esquerda e dos seus músculos papilares ficaram mais evidentes.[44,45] Esse deslocamento é bilateral e simétrico

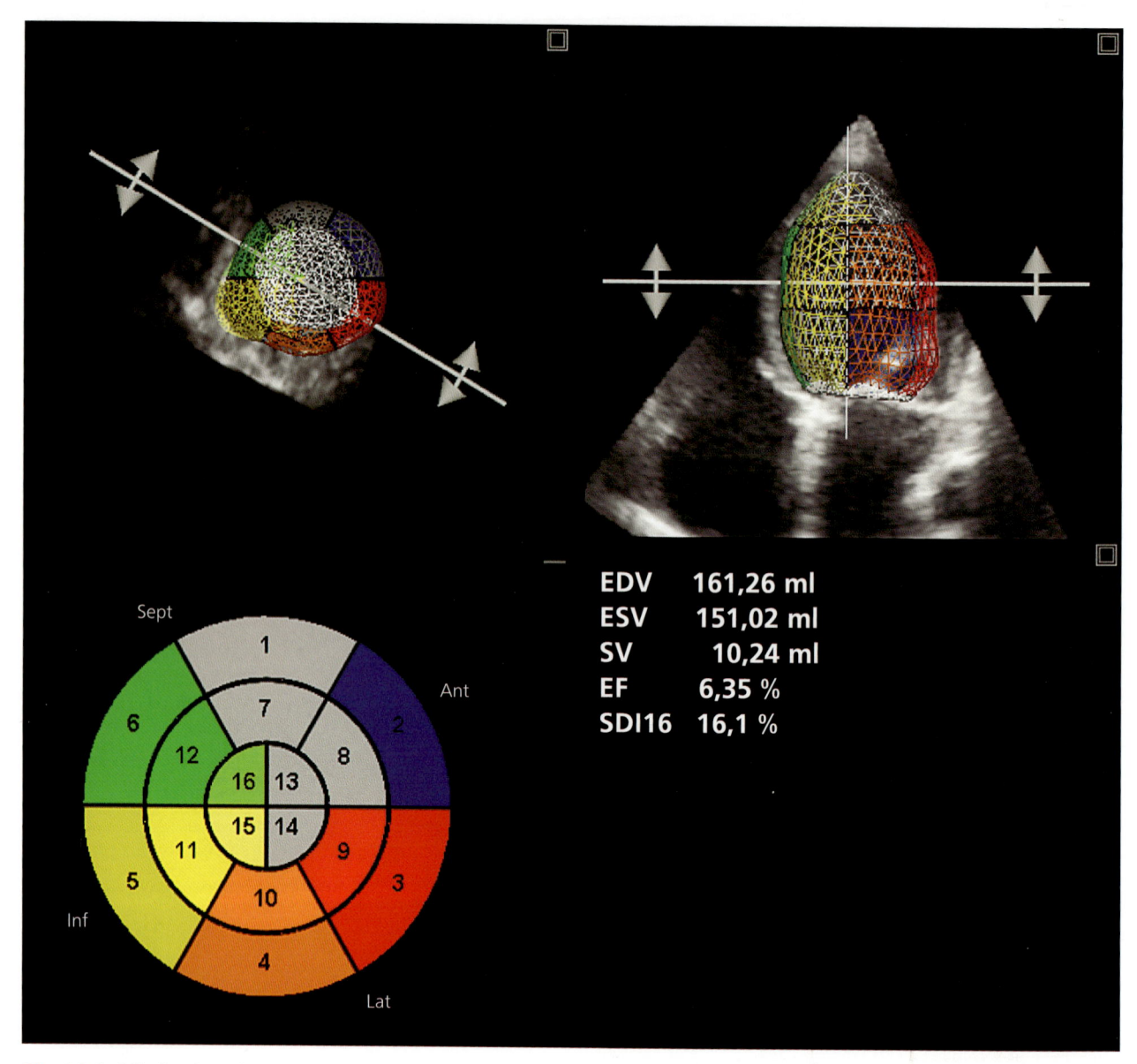

Fig. 11-3. Cálculos dos volumes do ventrículo esquerdo em 3D, da fração de ejeção e do índice de dessincronismo em um paciente com miocardiopatia dilatada e disfunção grave do VE e evidência de dessincronismo. Fração de ejeção de 6% e índice de dessincronismo de 16%. EDV = volume diastólico final do VE; ESV = volume sistólico final do VE; SV = volume sistólico; EF = fração de ejeção; SDI16 = índice de dessincronismo dos 16 segmentos.

nos pacientes portadores de miocardiopatia dilatada.[39] O *tethering* dos folhetos pelo deslocamento dos músculos papilares em razão da disfunção global do ventrículo esquerdo na miocardiopatia dilatada tem sido sugerido como o principal mecanismo de insuficiência mitral[44,45] (Fig. 11-5).

Em estudo comparativo entre a miocardiopatia dilatada e a cardiopatia isquêmica,[39] foi observado aumento mais acentuado do volume e da esfericidade do ventrículo esquerdo na miocardiopatia dilatada, com maior comprometimento da função sistólica global, maior dimensão craniocaudal e anteroposterior e maior área do anel mitral.

O ângulo formado pelos folhetos anterior e posterior em relação ao anel mitral (A alfa e P alfa) aumentou significativamente em todos os três planos, quando comparado com indivíduos controles, sem diferença significativa entre os planos, resultando numa deformação simétrica em funil do lado medial para o lado lateral.

De 18 pacientes portadores de miocardiopatia dilatada com insuficiência mitral importante analisados, 10 apresentavam um único jato central e largo, esten-

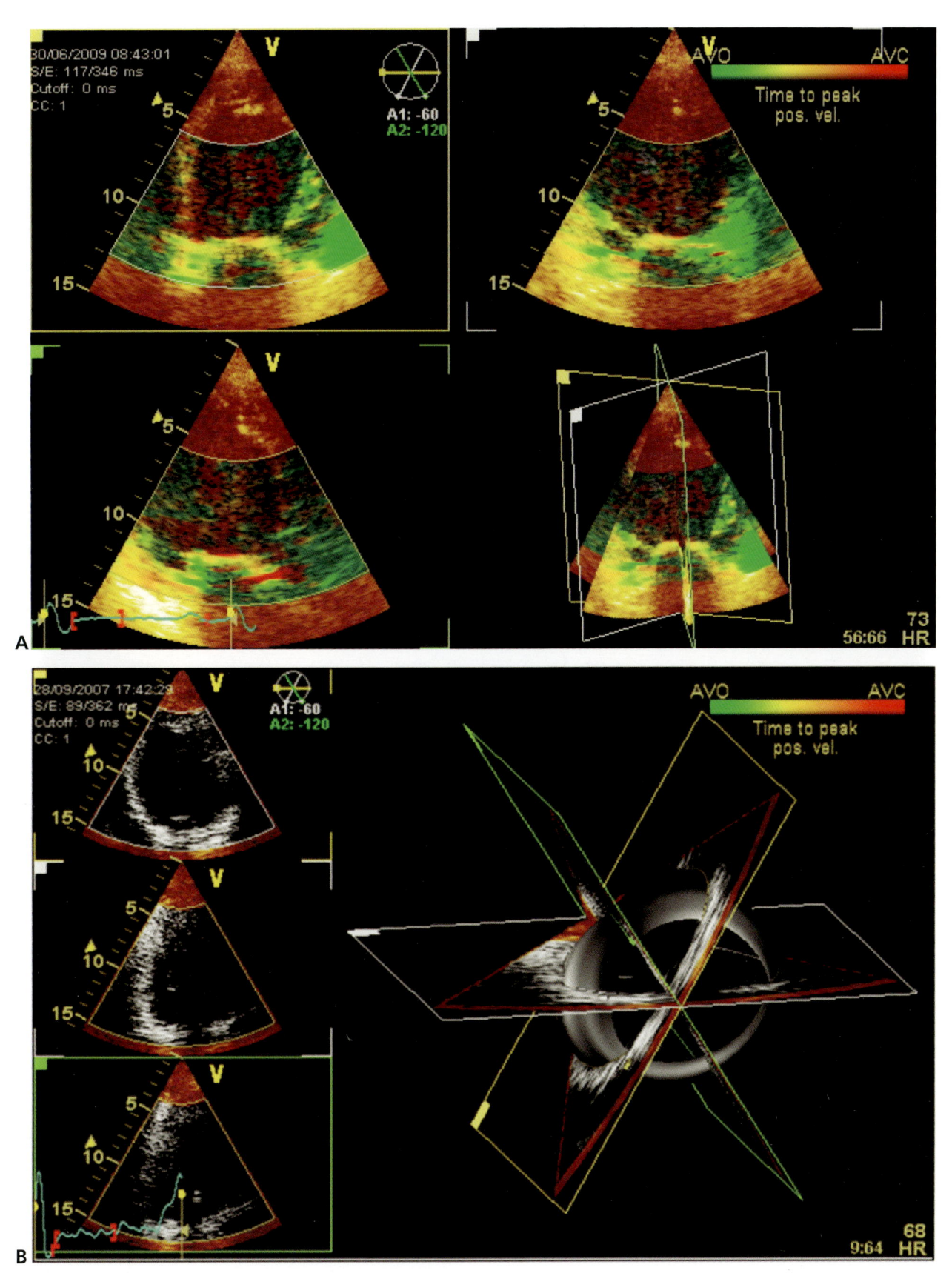

Fig. 11-4. (**A**) TSI em três cortes simultâneos em um mesmo ciclo cardíaco. Bom método quando o ritmo cardíaco se encontra irregular.
(**B**) TSI em três cortes simultâneos em um mesmo ciclo cardíaco. Podemos criar uma imagem em 3D do TSI.

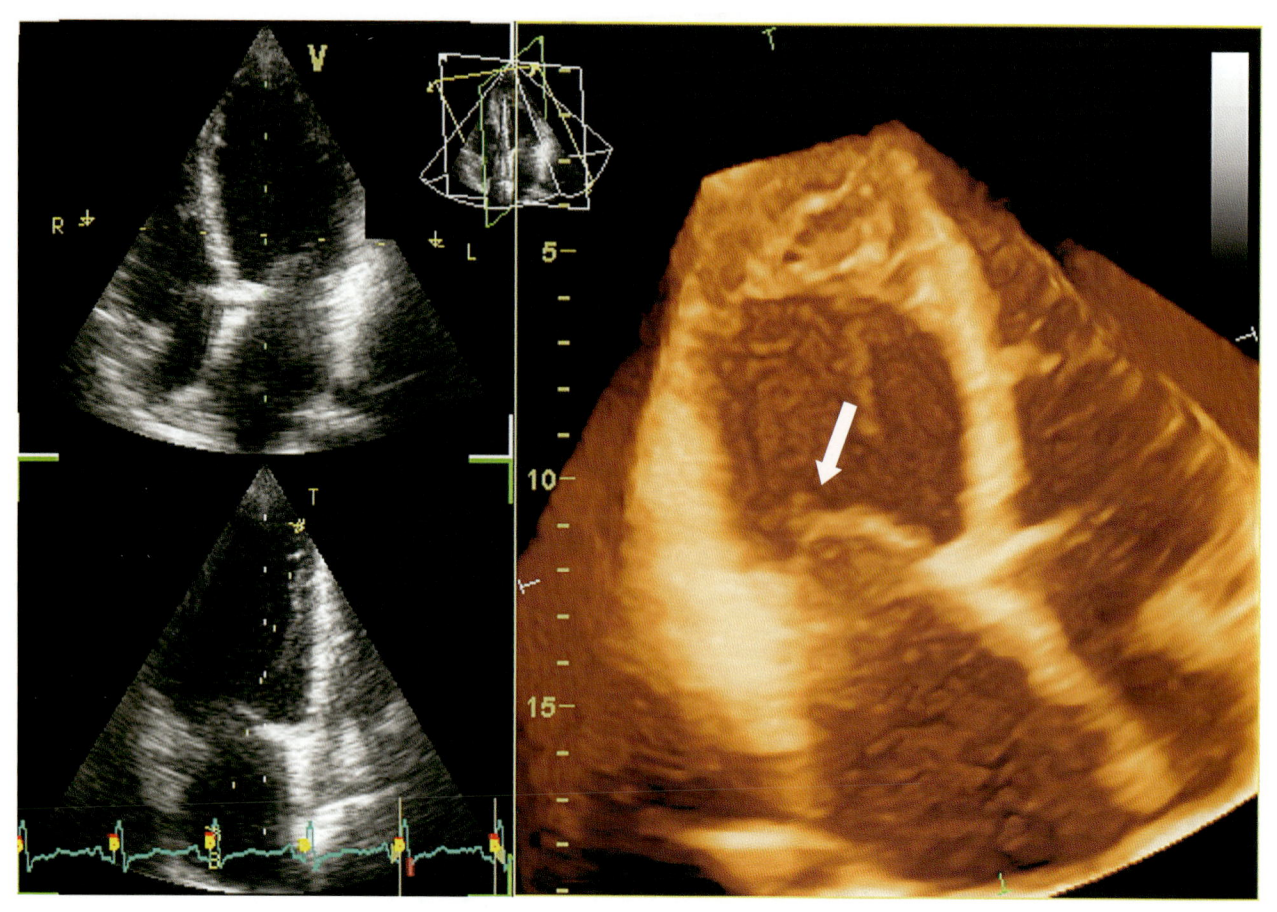

Fig. 11-5. À esquerda imagens bidimensionais de 4 e 2 câmaras do ventrículo esquerdo. À direita, imagem de Eco 3D, corte apical de 4 câmaras. A seta mostra o *tethering* da valva mitral. O repuxamento dos folhetos mitrais é produzido pelo afastamento dos músculos papilares.

dendo-se do plano medial ao lateral, e 8 apresentavam dois jatos centrais separados, originados de ambos os lados. O grau de insuficiência mitral foi maior nos pacientes que apresentavam um jato único e central (Fig. 11-6).

Nos pacientes portadores de miocardiopatia dilatada e insuficiência mitral importante, índices volumétricos (sistólico e diastólico) e esfericidade do ventrículo esquerdo no plano dos músculos papilares tiveram grande correlação com a área do orifício efetivo de refluxo, com p menor que 0,005; bem como vários parâmetros que analisaram o grau de *tethering*. A área da tenda (MVTa) no plano anteroposterior e medial foi o que demonstrou a maior correlação com a gravidade da insuficiência mitral, numa relação de 0,79 para pacientes com cardiopatia isquêmica e de 0,87 nos casos de miocardiopatia dilatada. Nestes pacientes, a deformação entre os lados medial e lateral da valva mitral foi simétrica, com *tethering* significativo de ambos os folhetos e de ambos os lados.[39]

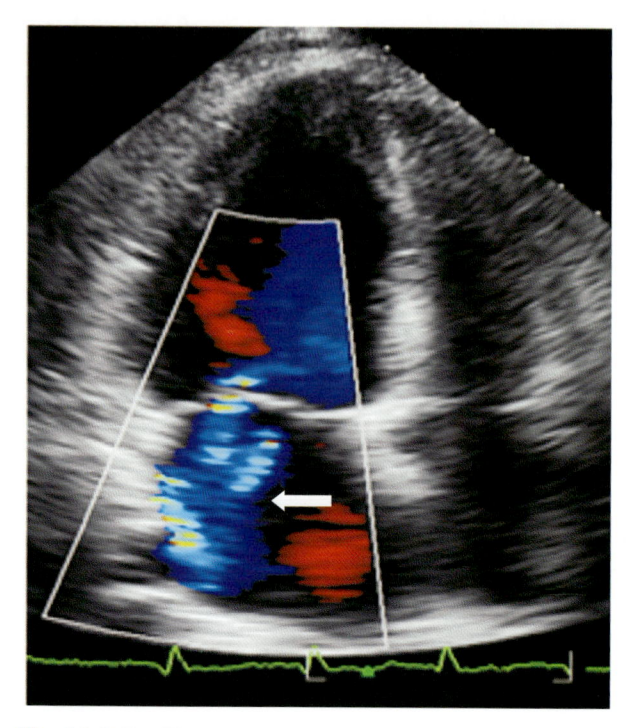

Fig. 11-6. Eco 3D – corte apical de 4 câmaras. A seta indica a presença de dois jatos de insuficiência valvar mitral.

TROMBOS E VEGETAÇÕES

No caso de trombos intracavitários, estes ficam mais evidentes e bem marcados com o Eco 3D. Trombos nas cavidades, menos no átrio esquerdo, podem ser mais bem definidos (Fig. 11-7). Todas as formas de obtenção podem auxiliar neste diagnóstico como Eco 3D em tempo real, o *full volume* e os cortes tomográficos.[46,47] Vegetações também aparecem mais exuberantes com este método.[48,49] O exemplo mostrado na Figura 11-8 é de um paciente com miocardiopatia dilatada e um fio de marca-passo com uma grande vegetação a ele aderida que atravessava a valva tricúspide. Este paciente foi operado tendo sido retirado o cabo e feita a plastia da veia tricúspide.

VENTRÍCULO ESQUERDO NÃO COMPACTADO

A não compactação do miocárdio ventricular é uma miocardiopatia congênita rara, recentemente reconhecida, e caracteriza-se por seu aspecto morfológico de ventrículo esquerdo em esponja.[1]

Foi descrita inicialmente pela anatomia patológica em 1932[50] e pela ecocardiografia em 1984.[51] Sua prevalência ainda é desconhecida. Elliot *et al.*[52] encontraram incidência de 0,014% e Ritter *et al.*[53] de 0,045%. É mais comum em pacientes do sexo masculino, com prevalência de 56 a 82%[54] talvez pela possível herança recessiva ligada ao X, embora seja descrito padrão heterogêneo de transmissão da doença.[55] Têm sido descrito casos familiares e não familiares.[56] A não compactação associada à doença cardíaca congênita pode ser resultado de mutações genéticas.[1]

Ela envolve predominantemente o segmento distal ou apical do ventrículo esquerdo, às vezes o segmento inferior e lateral e mais raramente a parede livre e o septo interventricular, em seus segmentos basais.[57] Embora seja mais descrita no ventrículo esquerdo, raramente pode acometer ambos os ventrículos.

Caracteriza-se pela presença de trabeculações proeminentes e pela formação de recessos intertrabeculares profundos, designados como sinusoides, em comunicação com a cavidade ventricular, sendo derivados

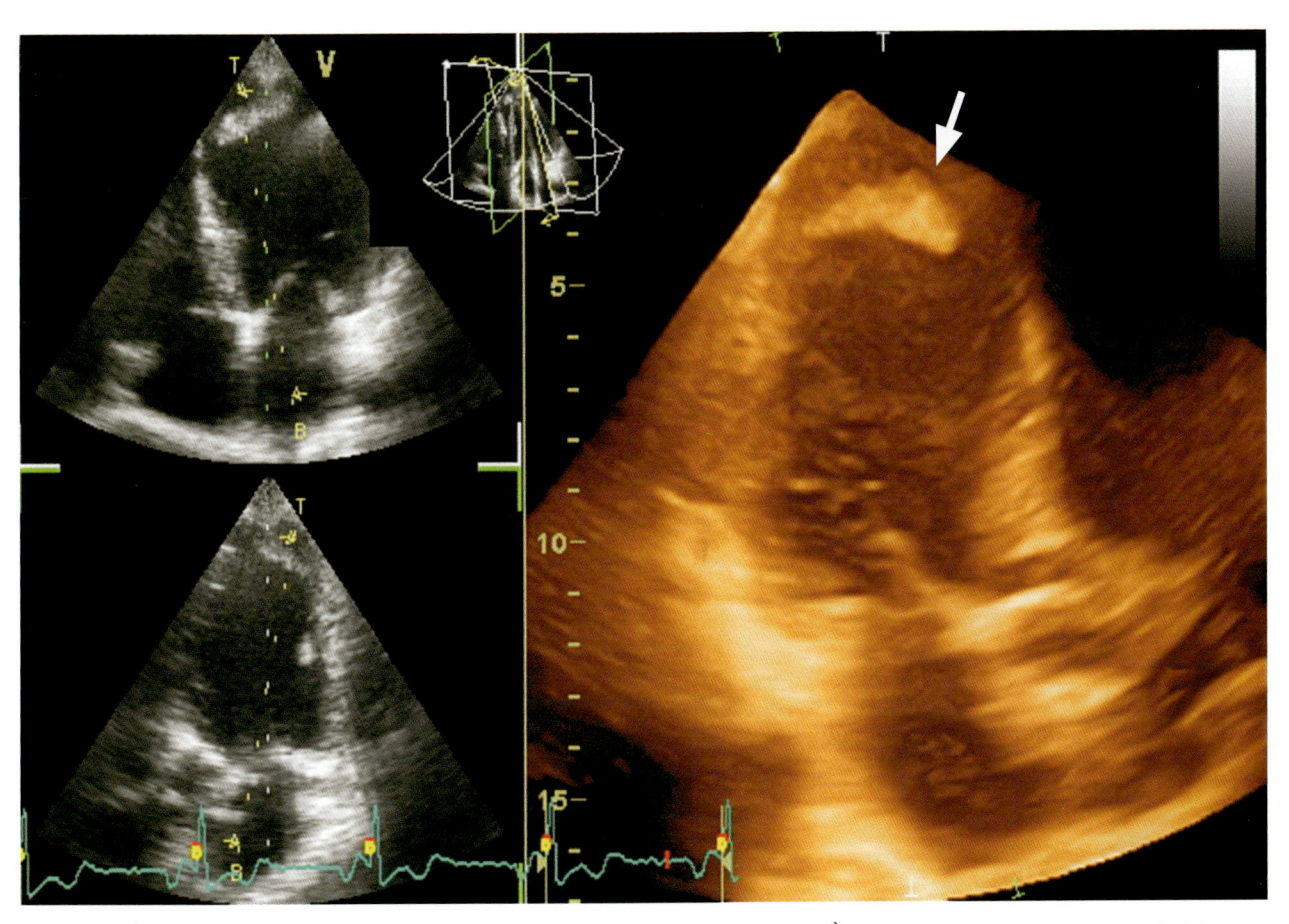

Fig. 11-7. À esquerda, imagens bidimensionais de 4 e 2 câmaras do ventrículo esquerdo. À direita, imagem de Eco 3D, corte apical de 4 câmaras. A seta indica o grande trombo aderido ao ápice do ventrículo esquerdo.

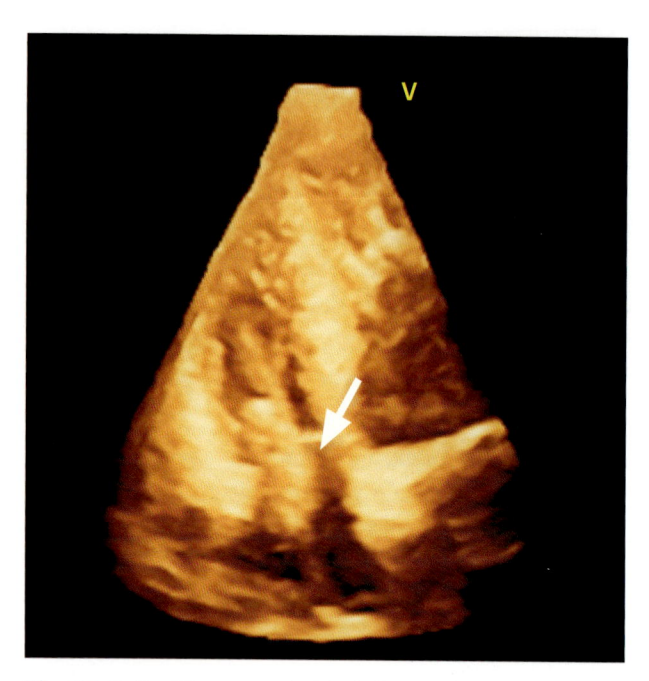

Fig. 11-8. Eco 3D – corte apical de 4 câmaras. A seta indica o fio de marca-passo com uma grande vegetação a ele aderida que atravessa a valva tricúspide.

anomalia de Ebstein e origem anômala da artéria coronária esquerda do tronco da artéria pulmonar.[58]

Sua história natural é variável, incluindo disfunção sistólica e diastólica do ventrículo esquerdo a médio e longo prazos e insuficiência cardíaca, em alguns casos necessitando de transplante cardíaco, tromboembolismo, arritmias cardíacas, morte súbita e diversas formas de remodelamento.[63,64]

As manifestações clínicas mais comuns são insuficiência cardíaca (30 a 73%), arritmias com bloqueio de ramo (15 a 56%), fibrilação atrial (5 a 29%), taquicardia ventricular (0 a 41%), síndrome de Wolff-Parkinson-White (0 a 15%), disfunção sistólica (60 a 82%), embolia sistêmica (21 a 38%), embolia pulmonar nos casos de acometimento do ventrículo direito (6 a 9%), trombo no ventrículo esquerdo (0 a 25%) e morte súbita (0 a 18%).[54]

O ecocardiograma é o principal método diagnóstico dessa anomalia, já que não são encontradas anormalidades específicas no exame físico, eletrocardiograma e radiografia de tórax.[60] Notam-se o aspecto esponjoso do miocárdio e a comunicação dos recessos intertrabeculares com a cavidade ventricular propriamente dita, através do mapeamento de fluxo em cores, sendo critério diagnóstico a observação de um miocárdio formado por duas camadas distintas (não compactada e compactada), com uma relação entre elas de, pelo menos, 2:1 no final da sístole ventricular.

À ecocardiografia tridimensional, as trabeculações proeminentes e os recessos intertrabeculares profundos ficam mais evidentes, numa excelente concordância com os aspectos observados na necrópsia.[65]

Pode ser observada também insuficiência mitral por alterações dos seus folhetos.[66]

A função diastólica varia desde padrão de alteração do relaxamento, passando pelo padrão pseudonormal até o padrão restritivo.[67] Nos pacientes adultos, todos apresentavam disfunção diastólica, e 84% apresentavam disfunção sistólica no momento do diagnóstico.[63] Já nas crianças, 48% apresentavam disfunção sistólica na ocasião do diagnóstico, evoluindo para 89% num acompanhamento de 10 anos, sugerindo que a doença é progressiva.[64]

A ventriculografia, tomografia computadorizada[57] e ressonância magnética[68] também podem ser empregadas para o diagnóstico, embora sejam desnecessárias quando o ecocardiograma é típico e o examinador experiente.

da interrupção da embriogênese normal, entre a quinta e a oitava semanas gestacionais[58] (Fig. 11-9).

Os recessos miocárdicos intertrabeculares são recobertos pela camada endocárdica em continuação com a cavidade ventricular, não havendo qualquer comunicação com a circulação coronariana, predispondo à formação de trombos.[59]

A parede ventricular hipertrofiada é formada por duas zonas de estruturas diferentes: a camada epicárdica compactada, que se apresenta de forma uniforme, e a camada não compactada, mais espessa, que se apresenta como uma malha de trabeculações com espaços endomiocárdicos profundos, rodeada de trabeculações hipertrofiadas.[60] Nas biópsias endomiocárdicas, foram descritos fibrose intersticial, espessamento subendocárdico, hipertrofia e necrose dos miócitos.[61,62] As artérias coronárias e os vasos da base frequentemente são normais, embora a perfusão intramural subendocárdica possa estar afetada, com isquemia miocárdica, formação de aneurisma e arritmias ventriculares como consequência.[60]

O ventrículo esquerdo não compactado pode ser um achado isolado ou pode estar associado a outras anomalias cardíacas congênitas, como obstruções da via de saída do ventrículo direito e/ou esquerdo, tais como atresia pulmonar com septo íntegro ou estenose aórtica crítica, cardiopatias cianogênicas complexas,

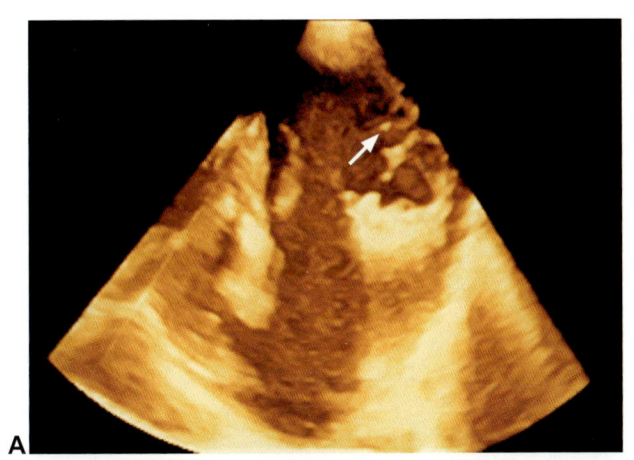

Fig. 11-9. (A) Eco 3D – corte apical de 4 câmaras – A seta indica a região da parede lateral do ventrículo esquerdo que apresenta não compactação. **(B)** Nove cortes tomográficos a partir do volume total da mesma paciente da Figura **A**. As setas indicam a região lateral não compactada. (*Continua.*)

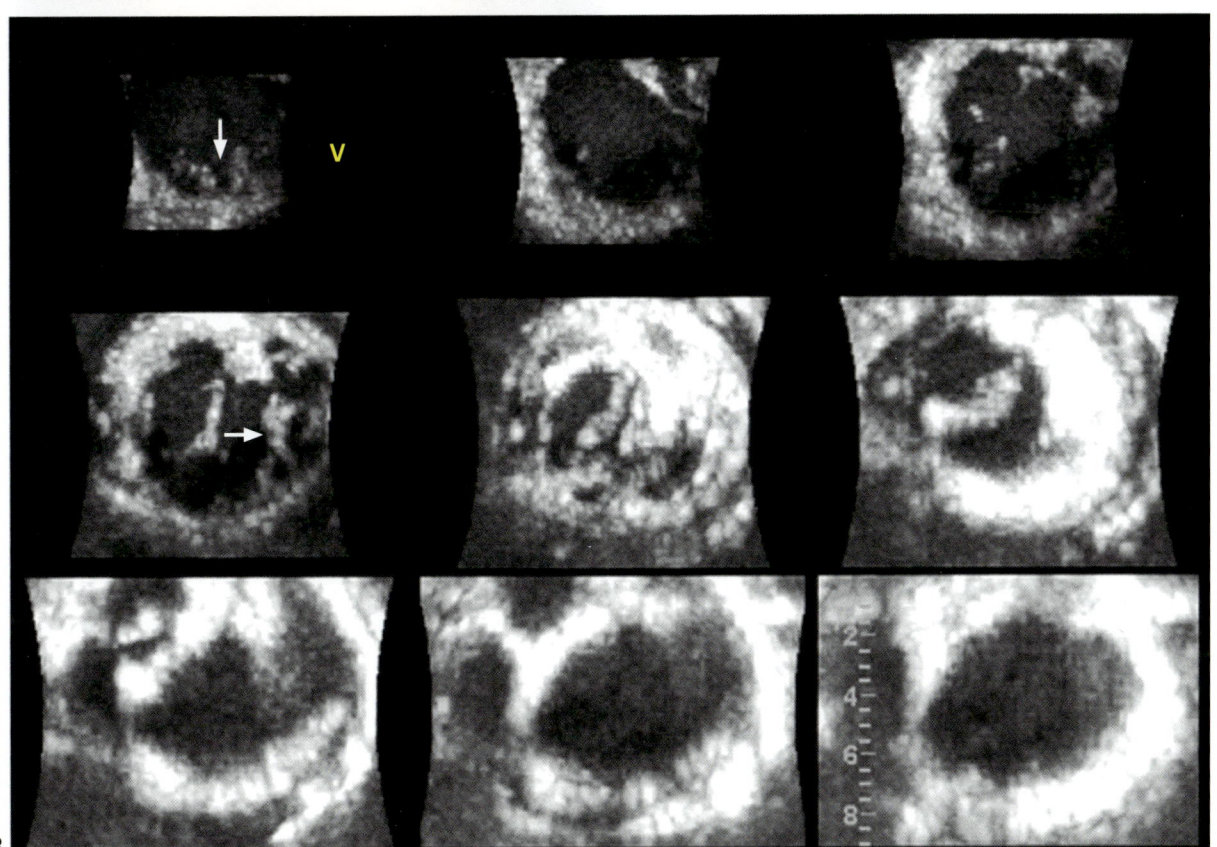

O diagnóstico diferencial deve ser feito com hipertrofias de outras causas, como valvopatias e hipertensão arterial,[63] miocardiopatia hipertrófica apical, miocardiopatias infiltrativas,[60] dilatadas idiopáticas, endomiocardiofibrose[69] e síndrome de Barth.[58]

A maioria dos estudos confirma o prognóstico desfavorável desta patologia: 31 a 50% dos pacientes evoluem para óbito ou necessitam de transplante cardíaco, e somente 31% dos pacientes não apresentam qualquer evento cardíaco num período de dois anos.[70]

DOENÇA DE CHAGAS

Pouca literatura existe a respeito do uso do eco tridimensional na doença de Chagas. O potencial do uso nestes pacientes é enorme. A demonstração das áreas de acometimento pode ser mais bem esclarecidas, a visualização de aneurismas, trombos, insuficiência mitral etc. Os defeitos de contratilidade em pacientes sintomáticos acontecem em forma de aneurisma apical do VE em 47 a 64% (Fig. 11-10A) e na parede posterobasal em 16-30% (Fig. 11-10B). Outros locais de acinesia também foram documentados.[71]

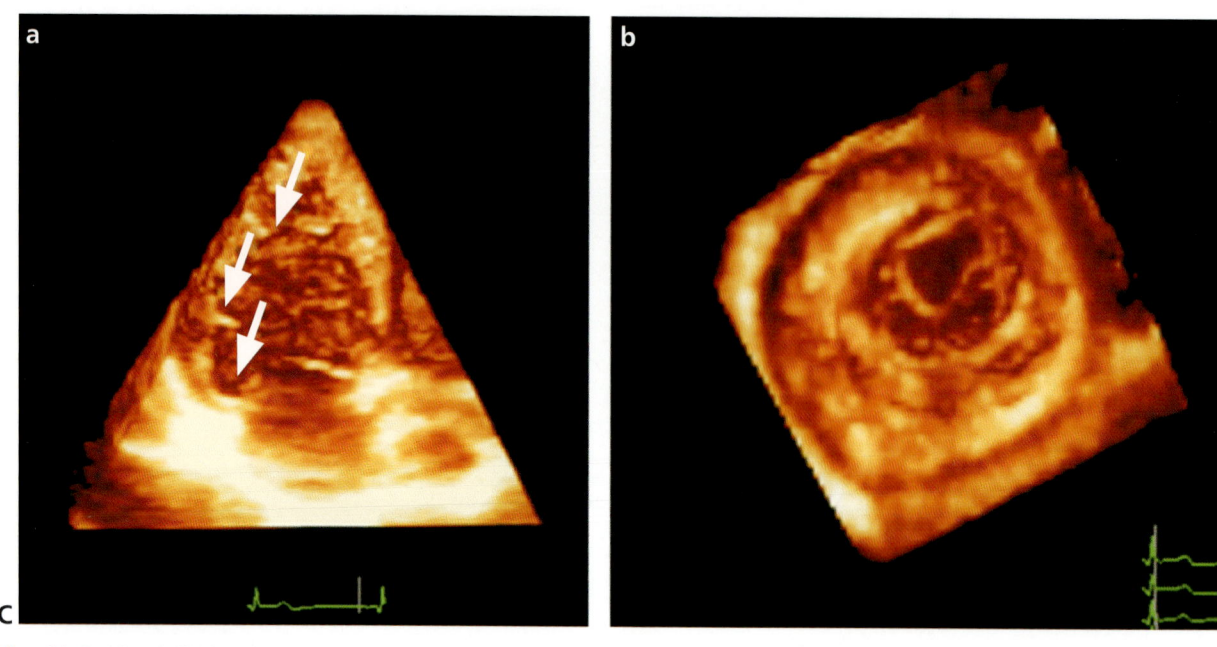

Fig. 11-9. (*Cont.*) (**C**) Ventrículo esquerdo não compactado. Mesmo paciente em *a* e *b*. (*a*) Eco 3D corte apical de 4 câmaras, imagem frontal. Observe a não compactação do ventrículo esquerdo. As setas indicam a presença de aspecto de traves musculares com rarefação muscular entre elas. (*b*) Eco 3D corte apical de 4 câmaras, imagem superior mostrando a não compactação de forma circular.

DISPLASIA OU MIOCARDIOPATIA ARRITMOGÊNICA DO VENTRÍCULO DIREITO

A miocardiopatia arritmogênica do ventrículo direito (MAVD) é uma forma genética incomum de doença do músculo cardíaco, com padrão de transmissão autossômica dominante e penetrância variável. Sua incidência é estimada em 1:5.000, com descrição relativamente recente, de cerca de vinte anos atrás.[1]

A MAVD envolve predominantemente o ventrículo direito, com perda progressiva dos miócitos e substituição por tecido gorduroso ou fibrogorduroso, com pouca infiltração linfocitária.[72,73] Sua etiologia é desconhecida, predominando em adultos jovens do sexo masculino, onde 70 a 80% dos casos são diagnosticados em pacientes com idade inferior a 40 anos.[72,74,75]

Embora seja frequentemente associada a miocardites (enterovírus ou adenovírus em alguns casos), a MAVD não é considerada uma miocardiopatia inflamatória primária.[1]

As alterações morfológicas do ventrículo direito envolvem mais frequentemente as regiões de via de entrada ou região subtricuspídea, ápice e região infundibular ou via de saída, sendo conhecidas como "triângulo da displasia".[72,74-77] Elas predominam no subepicárdio e mesocárdio, na maioria dos casos de forma focal, sendo mais raramente de forma difusa.[78]

Evidência de envolvimento do ventrículo esquerdo com substituição fibrogordurosa, alargamento das câmaras e miocardite são relatadas numa incidência entre 30 a 75% dos pacientes, predominando no septo e na parede livre, com envolvimento difuso em fases mais avançadas da doença e disfunção biventricular, mimetizando quadro de miocardiopatia dilatada.[73-76]

Seu espectro clínico é amplo, com presença de síncope, morte súbita recuperada e taquiarritmias ventriculares, mais frequentemente taquicardia ventricular monomórfica, com morfologia de bloqueio de ramo esquerdo. Mais raramente, pode-se apresentar com quadro de insuficiência cardíaca e grave disfunção ventricular direita.[73]

É uma causa de morte súbita em jovens, sendo a principal causa em atletas competitivos da Itália, com taxas de 25 a 35% dos casos em algumas regiões.[74] Nos Estados Unidos, essa doença é responsável por 4% das mortes que acometem atletas durante atividade física.[77] Déficits segmentares do ventrículo direito ou dilatação ventricular estão associados ao maior risco de morte súbita. A insuficiência cardíaca é uma manifestação mais tardia, acometendo maior número de pacientes na quinta década de vida, em que predominam disfunção ventricular direita e ausência de hipertensão arterial pulmonar.[75,79]

O diagnóstico clínico não invasivo pode ser confuso e depende da integração de anormalidades elétricas, funcionais e anatômicas. O mesmo deve ser sempre

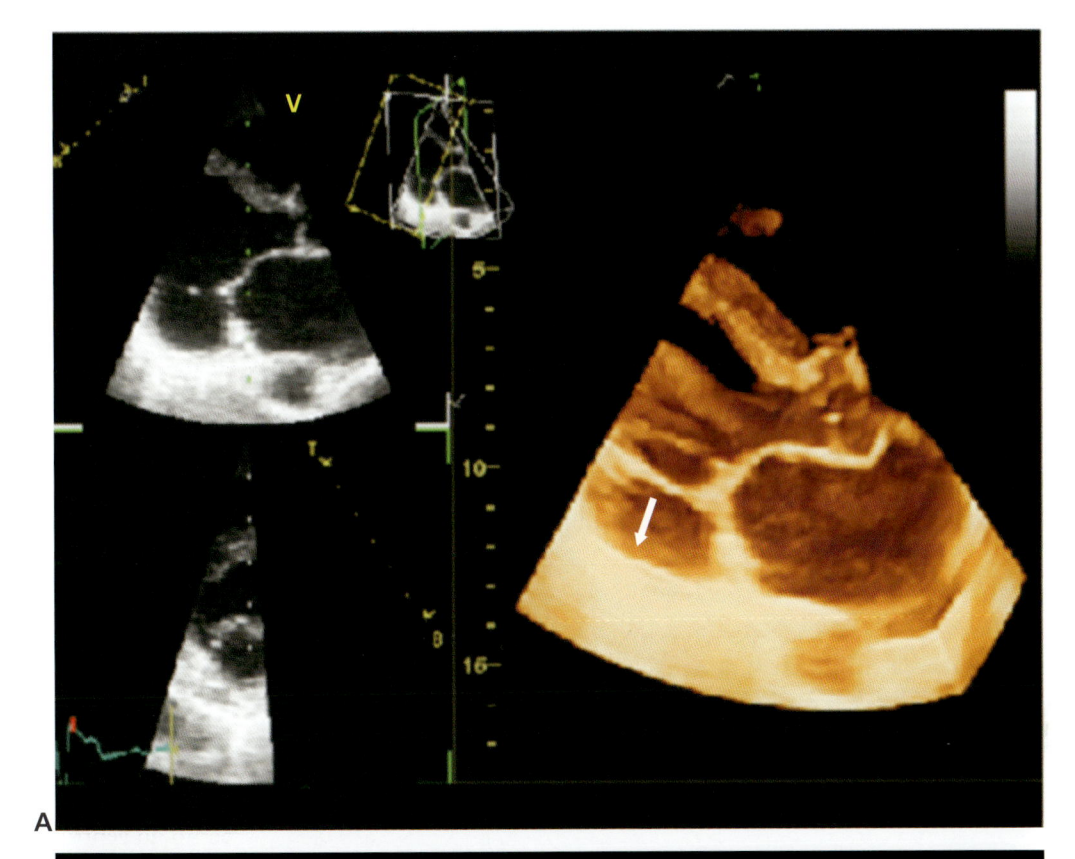

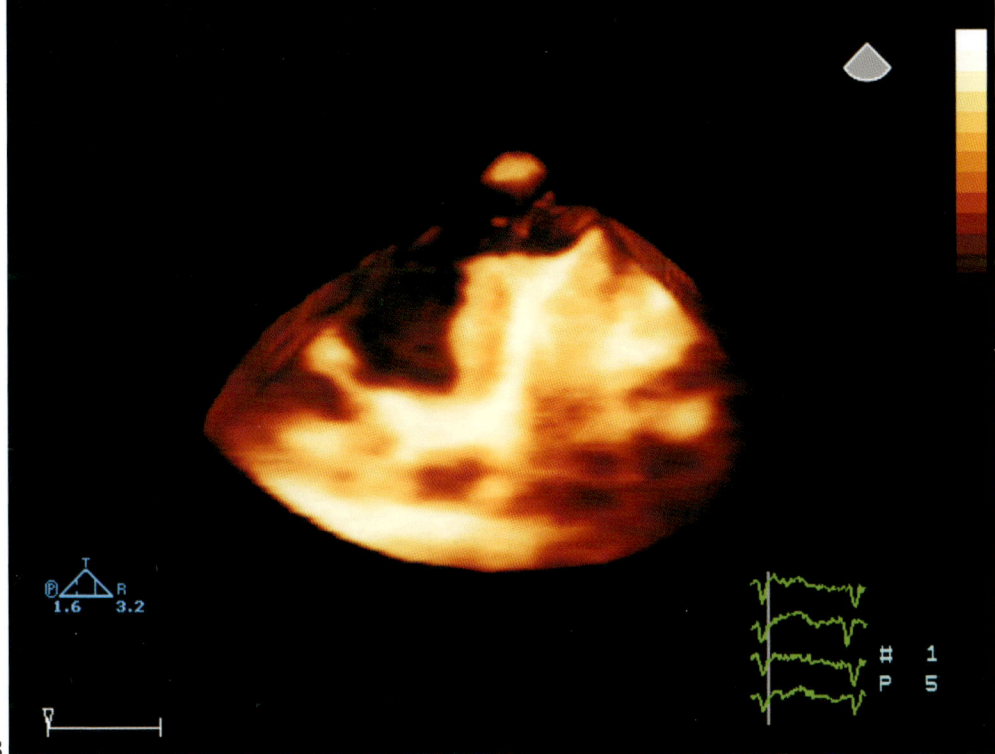

Fig. 11-10. (A) Miocardiopatia chagásica. À esquerda, imagens bidimensionais de eixo longitudinal e eixo menor do ventrículo esquerdo. À direita, imagem de Eco 3D, eixo longitudinal. A seta indica a área de fibrose posterobasal. Observe o deslocamento do ponto de coaptação da valva mitral. (B) Miocardiopatia chagásica – Eco 3D – posição apical de 2 câmaras. A seta indica o aneurisma apical do ventrículo esquerdo sem trombo.

lembrado na presença de arritmias, síncope ou parada cardíaca, assim como a dilatação global ou segmentar das câmaras ou anormalidades da contratilidade segmentar da parede miocárdica.[1]

Além da história pessoal e familiar, testes não invasivos para seu diagnóstico incluem eletrocardiograma, ecocardiograma, angiografia ventricular esquerda, ressonância magnética e tomografia computadorizada.[1]

A biópsia endomiocárdica da parede livre do ventrículo direito guiada pelo ecocardiograma é um marcador diagnóstico altamente sensível, quando a infiltração fibrogordurosa está associada a estrias de miócitos e escasso infiltrado inflamatório.[73,74,80]

O ECG mostra anormalidades da repolarização, com inversão da onda T nas derivações precordiais de V1 a V4, na ausência de bloqueio completo do ramo direito, presente em 50% dos casos, distúrbios de condução do ramo direito, potenciais de pequena amplitude no final do complexo QRS de V1 a V3 (onda épsilon), presente em 15 a 30% dos casos, alterações difusas de repolarização nas derivações precordiais, sobrecarga atrial direita, baixa voltagem e alargamento de QRS de V1 a V3, extrassístoles ventriculares ou taquicardia ventricular com padrão de bloqueio do ramo esquerdo e desvio do eixo para direita.[81]

A Síndrome de Brugada-*like* com bloqueio do ramo direito e elevação do segmento ST das precordiais direitas acompanhados de taquicardia ventricular polimórfica tem sido relatada numa pequena subpopulação de MAVD.[1]

O ecocardiograma bidimensional é um exame portátil, não invasivo, relativamente barato, com imagem em tempo real, sendo usado para avaliar pacientes com MAVD conhecida ou suspeita de forma inicial e seriada. Foi utilizado para o diagnóstico de MAVD pela primeira vez há 25 anos, nos casos de patologia estabelecida e em estágio mais avançado.[77,82,83]

A análise contemporânea e quantitativa pelo ecocardiograma tridimensional acrescentou-se à alta especificidade do ecocardiograma bidimensional, capaz de identificar doenças em estágio tardio, uma maior sensibilidade, capaz de diagnosticar a doença em estágio mais precoce e menos característico.[84]

O ecocardiograma pode ser normal nas fases precoces da doença, e algumas alterações segmentares da contratilidade podem passar despercebidas.[82]

O ecocardiograma demonstra déficit contrátil segmentar ou difuso do ventrículo direito, envolvendo as vias de entrada e saída do ventrículo direito ou sua região apical, com dilatação global ou regional e hipocontratilidade do ventrículo direito na ausência de hipertensão arterial pulmonar e de disfunção ventricular esquerda, dilatações aneurismáticas localizadas e/ou da via de saída e discinesia inferobasal, com adelgaçamento da parede ou espessamento focal, banda moderadora hiper-refringente, presença de trabeculações ventriculares grosseiras, lesões do tipo saca-bocados e fissuras profundas no contorno ventricular, características dessa doença[84] (Fig. 11-11). Tem

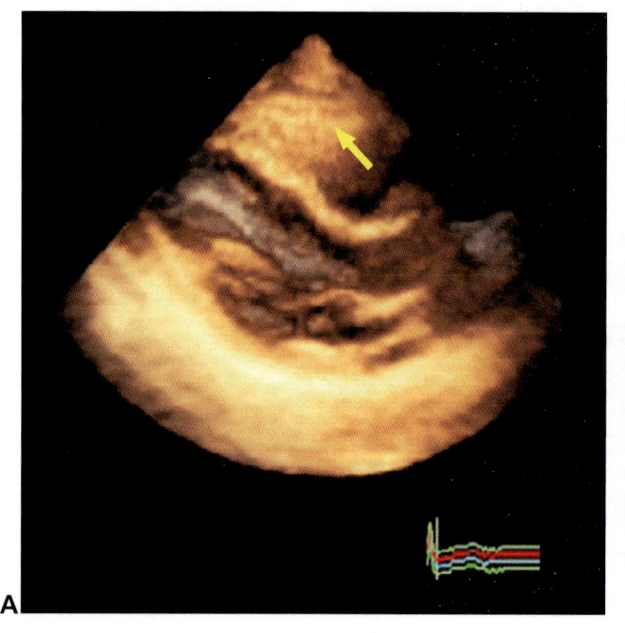

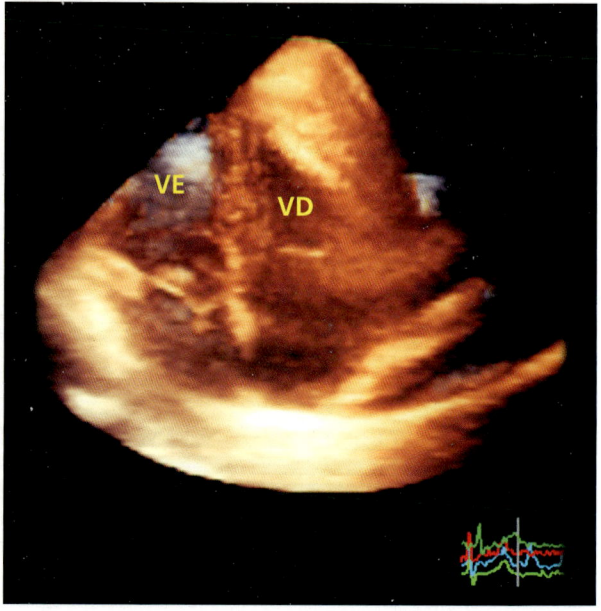

Fig. 11-11. (**A**) Displasia arritmogênica do ventrículo direito – Eco 3D – posição paraesternal, eixo longitudinal. A seta indica a região de parede fina do ventrículo direito dilatado, o trabeculado aumentado e a redução importante da contratilidade do mesmo. (**B**) Displasia arritmogênica do ventrículo direito – Eco 3D – posição apical de 4 câmaras.

sido bem valorizada a relação entre os diâmetros diastólicos ventricular direito e ventricular esquerdo superior a 0,5. Deve-se pesquisar também a presença de trombos concomitantes. O ecocardiograma tridimensional melhora sensivelmente a acurácia diagnóstica de todas essas alterações.

Quando os membros da família de pacientes com MAVD foram investigados, 40 dos 136 indivíduos estudados tinham uma destas alterações ecocardiográficas. A maioria deles (90%) tinha uma biópsia positiva ou arritmia maligna, após um acompanhamento médio de 42 meses. É provável que a alta especificidade dos critérios ecocardiográficos, não quantitativos e predominantemente visuais, seja devida à população estudada de doença avançada.[85]

Para melhorar a sensibilidade destes achados, sua análise quantitativa foi o principal objetivo do *North American Registry of ARVD* (The Registry).[86] A dilatação da via de saída do ventrículo direito foi a mais frequente anormalidade ecocardiográfica associada à MAVD.[87] Uma dimensão diastólica da via de saída do ventrículo direito maior que 30 mm, no corte paraesternal longitudinal, mostrou excelente sensibilidade (89%) e especificidade (86%) para o diagnóstico de MAVD. Os investigadores também identificaram uma fração de encurtamento menor que 32% como importante discriminador de MAVD. Sessenta e cinco por cento dos pacientes tinham fração de encurtamento menor que 32%, e 97% dos indivíduos normais tinham fração de encurtamento maior ou igual a 32%. Outros achados ecocardiográficos menos encontrados foram: desarranjo trabecular (54%), banda moderadora hiper-refringente (34%) e aneurismas do ventrículo direito (17%).[86]

Como o miocárdio do ventrículo direito é predominantemente composto de fibras longitudinais, o comprometimento mais precoce ocorre nesta direção, antes de redução detectável na função sistólica global do ventrículo direito. Essa alteração inicial pode ser avaliada pelo ecocardiograma tecidual, porém não é patognomônica de MAVD.[88]

Num outro estudo, observou-se que nenhum paciente com mobilidade anular tricúspide menor que 20 mm não apresentava modificações eletrocardiográficas significativas, mostrando correlação entre os achados do ECG com a extensão da patologia estrutural do ventrículo direito.[89]

O ecocardiograma bidimensional tem valor limitado no acompanhamento de pacientes portadores de MAVD, porque não estuda o ventrículo direito de forma global, com medidas dependentes de um plano. Essa limitação aumenta com a dilatação e alterações da forma do ventrículo direito, principalmente no estabelecimento de sua função.

Recentemente, o ecocardiograma tridimensional tem sido usado na medida do volume do ventrículo direito e na análise de sua função global, mesmo quando dilatado. Investigadores relatam diminuição discreta na fração de ejeção do ventrículo direito de 20 pacientes com MAVD, de cerca de 47%, em relação aos indivíduos normais (53%), além de redução da excursão sistólica do anel tricúspide.[90]

A utilidade do ecocardiograma tridimensional em comparação com a ressonância magnética em avaliar a função e morfologia do ventrículo direito foi estudada em 23 pacientes, encontrando-se uma boa correlação entre esses dois exames.[91] Anormalidades morfológicas do ventrículo direito estiveram presentes em todos os pacientes com MAVD e ausentes em todos os indivíduos-controles pelo estudo ecocardiográfico. Alterações da contratilidade da parede (74%) e dilatação (57%) foram as modificações morfológicas mais comuns. Aneurismas da parede livre do ventrículo direito foram observados em 30% dos pacientes. Uma anormalidade simples do ventrículo direito esteve presente em 8 pacientes (35%), duas anormalidades também em 8 pacientes (35%) e três anormalidades em 5 pacientes (22%). Os volumes diastólico e sistólico final do ventrículo direito foram significativamente maiores, com fração de ejeção menor nos pacientes portadores de MAVD. Houve boa correlação entre estes achados do ecocardiograma tridimensional em relação à ressonância: volume sistólico final do VD (r = 0,72, p = 0,0001), volume diastólico final do VD (r = 0,50, p = 0,0001) e fração de ejeção do VD (r = 0,88, p = 0,0001). Houve uma tendência do ecocardiograma tridimensional subestimar os volumes sistólico e diastólico final, por diferenças de resolução e metodologia entre esses dois exames, como observado em outros trabalhos.[92,93] Ao ecocardiograma tridimensional,[91] os volumes médios sistólico final, diastólico final e fração de ejeção foram de 31 ± 17 mL, 68 ± 26 mL e 55 ± 9% respectivamente. Neste estudo,[91] o ecocardiograma tridimensional mostrou-se um exame altamente exequível, com boa qualidade de imagens obtidas em todos os pacientes, com alta correlação intraobservador, com moderada correlação interobservador, com dados fortemente compará-

> **Quadro 11-2**
>
> **CRITÉRIOS PARA O DIAGNÓSTICO DE MIOCARDIOPATIA ARRITMOGÊNICA DO VENTRÍCULO DIREITO**
>
> 1. Disfunção global ou regional e alterações estruturais:
>   Dilatação e disfunção significativas do ventrículo direito e morfologia normal do ventrículo esquerdo.
>   Áreas acinéticas, discinéticas ou aneurismas localizados do ventrículo direito.
>   Dilatação segmentar grave do ventrículo direito.
> 2. Alterações histológicas na biópsia endomiocárdica:
>   Infiltração lipomatosa e fibrose substituindo o miocárdio normal.
> 3. Alterações eletrocardiográficas:
>   Inversão da onda T de V1 a V3 na ausência de bloqueio de ramo direito, em pacientes com mais de 12 anos.
>   Alargamento do QRS de V1 a V3 e presença de onda épsilon.
> 4. História familiar:
>   Doença familiar confirmada por necrópsia ou cirurgia.
>   História familiar de morte súbita em pacientes com menos de 35 anos de idade, supostamente decorrente de miocardiopatia arritmogênica do ventrículo direito.

veis com a ressonância magnética, podendo ser indicado no acompanhamento desses pacientes, principalmente nos portadores de desfibrilador automático, para os quais a ressonância é contraindicada.

A ressonância magnética e a tomografia computadorizada podem ser utilizadas com a suspeita clínica e após o ecocardiograma alterado para confirmar o diagnóstico, por suas capacidades de diferenciar músculo cardíaco de tecido adiposo.[92,93] Na ressonância magnética, nota-se a presença de dilatação da via de saída do ventrículo direito, irregularidades das bordas do miocárdio e aumento da espessura do tecido adiposo na parede e, principalmente, no mesocárdio.[94]

Os critérios para o diagnóstico de MAVD de acordo com a Sociedade Europeia de Cardiologia[81] estão no Quadro 11-2.

A origem das arritmias provavelmente resulta de processos patológicos do miocárdio relacionados com a geração e/ou condução do impulso. Entretanto, muitos desses casos mostram histologia miocárdica anormal na biópsia endomiocárdica.[95] Esta categoria pode incluir pacientes com arritmias ventriculares letais idiopáticas, fibrilação atrial isolada e muitos com taquicardia persistente sem explicação e/ou causa definida.[10]

CONCLUSÃO

O ecocardiograma tem importância fundamental na miocardiopatia dilatada tanto no diagnóstico etiológico ou na presença de complicações, como no acompanhamento terapêutico clínico ou intervencionista desta patologia. A utilidade do método se faz desde o modo M, bidimensional e atualmente o tridimensional na avaliação da função contrátil e do sincronismo ventricular.

REFERÊNCIAS BIBLIOGRÁFICAS

1. Maron JB, Towbin JA, Thiene G *et al.* AHA – Contemporary definitions e classification of the cardiomyopathies. *Circulation* 2006;113:1807-16.
2. Report do the WHO/ISFC task force on the definition and classification of cardiomyopathies. *Br Heart J* 1980;44:672-73.
3. Abelmann WH. Classification and natural history of primary myocardial disease. *Prog Cardiovasc Dis* 1984;27:73-94.
4. Richardson P, McKenna W, Maisch B *et al.* Report of the 1995 World Health Organization/International Society and Federation of cardiology task force on the definition and classification of cardiomyopathies. *Circulation* 1996;93:841-42.
5. Almeida DR, Carvalho AC, Azevedo JE *et al.* Dificuldades no diagnóstico das miocardiopatias. *Arq Bras Cardiol* 1994;62:131-37.
6. Wallis DE, O'Connell JB, Henkin RE *et al.* Segmental wall motion abnormality in dilated cardiomyopathy: common finding and good prognostic sign. *J Am Coll Cardiol* 1984;4:674-79.
7. Yamaguchi S, Tsuki K, Hayasaka M *et al.* Segmental wall motion abnormalities in dilated cardiomyopathy: hemodynamic characteristics and comparison with thallium-201 myocardial scintigraphy. *Am Heart J* 1987;113:1123-28.
8. Roberts WC, Ferrans VJ. Pathologic anatomy of the cardiomyopathies. *Hum Pathol* 1975;6:287-342.
9. Mody FV, Brunken RC, Stevenson LW *et al.* Differentiating cardiomyopathy of coronary artery disease from non ischemic dilated cardiomyopathy utilizing positron emission tomography. *J Am Coll Cardiol* 1991;17:373-83.
10. Keren A, Popp RL. Assignment of patients into classification of cardiomyopathies. *Circulation* 1992;86:1622-33.
11. Bouhour BB, Helias S, Lajartre AY *et al.* Detection of myocarditis during the first year after discovery of a dilated cardiomyopathy by endomyocardial biopsy and gallium-67 myocardial scintigraphy: prospective multicentre French study of 91 patients. *Eur Heart J* 1988;9:520-28.
12. Camargo PR, Mazzieri R, Higuchi L *et al.* Miocardiopatia dilatada na criança – Correlação entre os aspectos da biópsia endomiocárdica e mapeamento miocárdico com gálio-67. *Arq Bras Cardiol* 1989;53(Supl 1):115.
13. Aretz HT, Billingham ME, Edwards WD *et al.* Myocarditis: a histopathologic definition and classification. *Am J Cardiovasc Pathol* 1987;1:3-14.
14. Tazelaar HD, Billingham ME. Leucocytic infiltrades in idiopathic dilated cardiomyopathy: A source of confusion with active myocarditis. *Am J Surg Pathol* 1986;10:405-12.
15. Lathan RD, Mulrow JP, Virmani R *et al.* Recently diagnosed idiopathic dilated cardiomyopathy: Incidence of myocarditis and efficacy of prednisone therapy. *Am Heart J* 1989;117:876-82.
16. Hammond EH, Menlove RL, Anderson JL. Predictive value of immunofluorescence and electron microscopic

evaluation of endomyocardial biopsies in the diagnosis and prognosis of myocarditis and idiopathic dilated cardiomyopathy. *Am Heart J* 1987;114:1055-65.
17. Figulla H, Rahlf G, Nieger M et al. Spontaneous hemodynamic improvement or stabilization and associated biopsy findings in patients with congestive cardiomyopathy. *Circulation* 1985;71:1095-104.
18. Abelman WH, Lorell BH. The challenge of cardiomyopathy. *J Am Coll Cardiol* 1989;13:1219-23.
19. Kopecky SL, Gersh BJ. Dilated cardiomyopathy and myocarditis – Natural history, etiology, clinical manifestations and management. *Curr Probl Cardiol* 1987;12:571-647.
20. Ase Position Paper – 3D echocardiography: a review of the current status and future directions. *J Am Soc Echocardiography* 2007;20:213-33.
21. Lange A, Palka P, Burstow DJ et al. Three-dimensional echocardiography: historical development and current applications. *J Am Soc Echocardiography* 2001;14:403-12.
22. De Castro S, Yao J. Pandian NG. Three-dimensional echocardiography: clinical relevance and application. *Am J Cardio* 1998;81-102G.
23. Gopal AS, Keller AM, Ringling R et al. Left ventricular volume and endocardial surface area by three-dimensional echocardiography: comparison with two-dimensional echocardiography and nuclear magnetic resonance imaging in normal subjects. *J Am Coll Cardiol* 1993;22:258-70.
24. Mor-Avi V, Lang RM. The use of real-time three-dimensional echocardiography for the quantification of left ventricular volumes and function. *Current Opinion in Cardiology* 2009;24:402-9.
25. Burgess MI, Jenkins C, Chan J et al. Measurement of left ventricular dyssynchrony in patients with ischaemic cardiomyopathy: a comparison of real-time three-dimensional echocardiography. *Heart* 2207;93:1191-96.
26. Soliman OI, van Dalen BM, Nemes A et al. Quantification of left ventricular dyssynchrony by real-time three-dimensional echocardiography. *J Am Soc Echocardiogr* 2009;22:232-39.
27. Geil S, Rao L, Menzel T et al. Determination of left ventricular mass by transthoracic three-dimensional echocardiography in patients with dilated cardiomyopathy. *Z Cardiol* 1999;88(11):922-31.
28. Muller S, Bartel T, Pachinger O et al. 3-D echocardiography: new developments and future prospects. *Herz* 2002;27(3):227-36.
29. Krenning BJ, Voormolen MM, Roelandt JR. Assessment of left ventricular function by three-dimensional echocardiography. *Cardiovasc Ultrasound* 2003;8:1-12.
30. Qin JX, Shiota T, Thomas JD. Determination of left ventricular volume, ejection fraction, and myocardial mass by real-time three-dimensional echocardiography. *Echocardiography* 2000;17(8):781-86.
31. Anwar AM, Nosir YF. Role of real time three-dimensional echocardiography in heart failure. *Echocardiography* 2008;25(9):983-92.
32. Mele D, Levine RA. Quantitation of ventricular size and function: principles and accuracy of transthoracic rotational scanning. *Echocardiography* 2000;17(8):749-55.
33. Mor-Avi V. Lang RM. Three-dimensional echocardiographic evaluation of the heart chambers: size, function, and mass. *Cardiol Clin* 2007;25(2):241-51.
34. Keller AM. Positional localization: three-dimensional transthoracic echocardiographic techniques for the measurement of cardiac mass, volume, and function. *Echocardiography* 2000;17(8):745-48.
35. Von Bardeleben RS, Kuhl HP, Mohr-Kahaly S et al. Second-generation real-time three-dimensional echocardiography. Finally on its way into clinical cardiology? *Z Cardiol* 2004;93(Suppl 4):IV56-64.
36. Lange A, Palka P, Burstow DJ et al. Three-dimensional echocardiography: historical development and current applications. *J Am Soc Echocardiogr* 2001;14(5):403-12.
37. Lang RM, Mor-Avi V, Sugeng L et al. Three-dimensional echocardiography: the benefits of the additional dimension. *J Am Coll Cardiol* 2006;48(10):2053-69.
38. Nanda NC, Miller AP. Real time three-dimensional echocardiography: specific indications and incremental value over traditional echocardiography. *J Cardiol* 2006;48(6):291-303.
39. Kwan J, Shiota T, Agler DA et al. Geometric differences of the mitral apparatus between ischemic and dilated cardiomyopathy with significant mitral regurgitation. Real-time three-dimensional echocardiography study. *Circulation* 2003;107:1135-40.
40. Barzilai B, Davis VG, Stone PH et al. Prognostic significance of mitral regurgitation in acute myocardial infarction: the MILIS Study Group. *Am J Cardiol* 1990;65:1169-75.
41. Tomita T, Nakatani S, Eishi K et al. Effectiveness of surgical repair of mitral regurgitation concomitant with dilated cardiomyopathy. *J Cardiol* 1993;32:391-96.
42. Van Dantzig JM, Delemarre BJ, Koster RW et al. Pathogenesis of mitral regurgitation in acute myocardial infarction: importance of changes in left ventricular shape and regional function. *Am Heart J* 1996;131:865-971.
43. Kaul S, Spotnitz WD, Glasheen WP et al. Mechanism of ischemic mitral regurgitation: an experimental evaluation. *Circulation* 1991;84:2167-80.
44. He S, Fontaine AA, Schwammenthal E et al. Integrated mechanism for functional mitral regurgitation: leaflet restriction versus coapting force in vitro studies. *Circulation* 1997;96:1826-34.
45. Gorman RC, McCaughan JS, Radcliffe MB et al. Pathogenesis of acute ischemic mitral regurgitation in three dimensions. *J Thorac Cardiovasc Surg* 1995;109:684-93.
46. Lo Ci, Chang SH, Hung CL. Demonstration of left ventricular thrombi with real-time 3-dimendional echocardiography in patient with cardiomyopathy. *J Am Soc Echocardiography* 2007;20(7):905.e9-13.
47. Sinha A, Nanda NC, Khanna D et al. Morphological assessment of left ventricular thrombus by live three-dimensional transthoracic echocardiography. *Echocardiography* 2004 Oct.;21(7):649-55.
48. Liu YW, Tsai WC, Lin CC. Usefulness of real-time three-dimensional echocardiography for diagnosis of infective endocarditis. *Scand Cardiovasc J* 2009 Feb.;6:1-6.
49. Jain R, Kolias TJ. Three-dimensional trnsesophageal echocardiography for pacemaker endocarditis. *J Am Coll Cardiol* 2009 Apr. 7;53(14):1241.
50. Bellet S, Gonley BA. Congenital heart disease with multiple cardiac anomalies: report of a case showing aortic atresia, fibrous scar in myocardium and embrional sinusoidal remains. *Am J Med Sci* 1932;183:458-65.
51. Engberding R, Bender F. Identification of a rare congenital anomaly of myocardium by two-dimensional sinusoids. *Am J Cardiol* 1984;53:1733-34.

52. Elliot P, Anderson B, Arbustini E et al. Classification of cardiomyopathies: a position statement from the European Society Working Group on myocardial and pericardial disease. *Eur Heart Dis* 2008;29:270-76.
53. Ritter M, Oeschslin E, Sutsch G et al. Isolated noncompaction of the myocardium in adults. *Mayo Clin Proc* 1997;72:26-31.
54. Weiford BC, Subbaro VD, Mulhern KM. Noncompaction of the ventricular myocardium. *Circulation* 2004;109:2965-71.
55. Chida F, Hamamichi Y, Miyawaki T et al. Clinical features of isolated noncompaction of the ventricular myocardium. Long-term clinical curse, hemodynamic properties and genetic background. *J Am Coll Cardiol* 1999;34:233-40.
56. Kushwaha SS, Fallon JT, Fuster V. Restrictive cardiomyopathy. *N Engl J Med* 1997;336:267-76.
57. Henriquez SG, Entem FR, Cobo M et al. Uncommon etiology of syncope in a patient with isolated ventricular noncompaction. *PACE* 2007;30:577-79.
58. Jenni R, Rojas J, Oechslin E. Isolated noncompaction of the myocardium. *N Engl J Med* 1999;340:966-67.
59. Jenni R, Oechslin E, Schneider J et al. Echocardiographic and pathoanatomical characteristics of isolated and isolated left ventricular non-compaction: a step towards classification as a distinct cardiomyopathy. *Heart* 2001;86:666-71.
60. Gimenes VML, Pedra SRFF. Não-compactação do ventrículo esquerdo. *Rev Soc Cardiol Estado de São Paulo* 2009;19(1):80-86.
61. Hamamichi Y, Ichida F, Hashimoto I et al. Isolated noncompaction of the ventricular myocardium: ultrafast computer tomography and magnetic resonance imaging. *Int J Cardiovasc Imaging* 2001;17:305-14.
62. Zambrano E, Marshalko SJ, Jaffe CC et al. Isolated noncompaction of the ventricular myocardium: clinical and molecular aspects of a rare cardiomyopathy. *Lab Invest* 2002;82:117-22.
63. Oechslin EN, Jost CHA, Rojas JR et al. Long-term follow-up of 34 adults with isolated left ventricular noncompaction: a distinct cardiomyopathy with poor prognosis. *J Am Coll Cardiol* 2000;36:493-500.
64. Pignatelli RH, McMahon CJ, Dreyer WJ et al. Clinical characterization of left ventricular noncompaction in children. A relatively common form of cardiomyopathy. *Circulation* 2003;108:2672-78.
65. Pedra SRFF, Rocha DL, Martins TC et al. Avaliação ecocardiográfica tridimensional do miocárdio não-compactado. *Rev Bras Eco* 2006;19:25-30.
66. Ali SK, Omran AS, Najm H et al. Noncompaction of the ventricular myocardium associated with mitral regurgitation and preserved ventricular systolic function. *J Am Soc Echocardiogr* 2004;17:87-90.
67. Brian CW, Subbarao VD, Mulhern KM. Noncompaction of ventricular myocardium. *Circulation* 2004;109:2965-71.
68. Daimon Y, Watanabe S, Takeda S et al. Two-layered appearance of noncompaction of the ventricular myocardium on magnetic resonance imaging. *Circ J* 2002;66:619-21.
69. Sato Y, Matsumoto N, Yoda S et al. Left ventricular aneurysm associated with isolated noncompaction of the ventricular myocardium. *Heart Vessels*. 2006;21:192-94.
70. Murphy RT, Thaman R, Blanes JG et al. Natural history and familial characteristics of isolated left ventricular non-compaction. *Eur Heart J* 2005;26:187-92.
71. Acquatela H. Echocardiography in chagas heart disease. *Circulation* 2007;115:1124-31.
72. Fontaine G, Fontakiran F, Herbert JL et al. Arrhythmogenic right ventricular dysplasia. *Ann Rev Med* 1999;50:17-35.
73. Thiene G, Nava A, Conrado D et al. Right ventricular cardiomyopathy and sudden death in Young people. *N Engl J Med* 1988;318:129-33.
74. Wynne J, Braunwald E. The cardiomyopathies. In: Braunwald E. *Heart disease: a textbook of cardiovascular medicine*. 7ed. Philadelphia: Elsevier Saunders, 2005. p. 1659.
75. Germaiel C, Pellicia A, Thompson PD. Arrhythmogenic right ventricular cardiomyopathy. *J Am Coll Cardiol* 2001;38:1773-81.
76. Srijita SC, Syrris P, Ward D et al. Clinical and genetic characterization of families with arrhythmogenic right ventricular dysplasia/cardiomyopathy provides novel insights into patterns of disease expression. *Circulation* 2007;115:1710-20.
77. Marcus PI, Fontaine GH, Guiraudon G et al. Right ventricular dysplasia: a report of 24 adult cases. *Circulation* 1982;65:384-98.
78. Almeida DR, Viégas RFM, Silveira JA et al. Cardiomiopatia arritmogênica do ventrículo direito. *Rev Soc Cardiol Estado de São Paulo* 2009;19(1)67-72.
79. Conrado D, Basso C, Thiene G. Arrhythmogenic right ventricular cardiomyopathy: diagnosis, prognosis, and treatment. *Heart* 2000;83:588-95.
80. Angelini A, Thiene G, Boffa GM et al. Endomyocardial biopsy in right ventricular cardiomyopathy. *Int J Cardiol* 1993;40:273-82.
81. McKena WJ, Thiene G, Nava A et al. Diagnosis of arrhythmogenic right ventricular dysplasia/cardiomyopathy task force of the working group myocardial and pericardial disease of the European Society of Cardiology. *Br Heart J* 1994;71:215-18.
82. Manyari DE, Duff HJ, Kostuk WJ et al. Usefulness of noninvasive studies for diagnosis of right ventricular dysplasia. *Am J Cardiol* 1986;57:1147-53.
83. Scognamiglio R, Fasoli G, Nava A et al. Contribution of cross-sectional echocardiography to the diagnosis of right ventricular dysplasia. *Eur Heart J* 1989;10:538.
84. Sorrell VL, Kumar S, Kalra N. Cardiac imaging in right ventricular cardiomyopathy/dysplasia – how does cardiac imaging assist in understanding the morphologic, functional, and electrical changes of the heart in this disease? *J Electrocardiology* 2009;42:137e1-137e10.
85. Scognamiglio R, Fasoli G, Nava A. Relevance of subtle echocardiographic findings in the early diagnosis of the concealed form of right ventricular dysplasia. *Eur Heart J* 1989(Suppl D):27.
86. Marcus F, Towbin JA, Zareba W et al. A multidisciplinary study: design and protocol. *Circulation* 2003;107:2975.
87. Yoerger DM, Marcus FI, Sherill D et al. Echocardiographic findings in patients meeting task force criteria for arrhythmogenic right ventricular dysplasia. *J Am Coll Cardiol* 2005;45:860.
88. Prakasa KR, Wang J, Tandri H et al. Utility of tissue Doppler and strain echocardiography in arrhythmogenic right ventricular dysplasia/cardiomyopathy. *Am J Cardiol* 2007;100:507.
89. Lindstrom L, Wilkenshoff UM, Larsson H et al. Echocardiographic assessment of arrthythmogenic right ventricular cardiomyopathy. *Heart* 2001;86:31.

90. Kjaergaard J, Svendsen JH, Sogaard P *et al.* Advanced quantitative echocardiography in arrhythmogenic right ventricular cardiomyopathy. *J Am Soc Echocardiogr* 2007;20:27.

91. Prakasa K, Dalal D, Wang J *et al.* Feasibility and variability of three dimensional echocardiography in arrhythmogenic right ventricular dysplasia/cardiomyopathy. *Am J Cardiol* 1997;5:703.

92. Gopal AS, Shen Z, Sapin PM *et al.* Assessment of cardiac function by three-dimensional echocardiography compared with conventional noninvasive methods. *Circulation* 1995;92:842-53.

93. Nosir YF, Lequin MH, Kasprzak JD *et al.* Measurements and day-to-day variabilities of left ventricular volumes and ejection fraction by three-dimensional echocardiography and comparison with magnetic resonance imaging. *Am J Cardiol* 1998;82:209-14.

94. Maintz D, Juergens KU, Grude M *et al.* Magnetic resonance imaging and computed tomography findings in arrhythmogenic right ventricular cardiomyopathy. *Circulation* 2006;113:673-75.

95. Strain JE, Grose RM, Factor SM *et al.* Results of endomyocardial biopsy in patients with spontaneous ventricular tachycardia but without apparent structural heart disease. *Circulation* 1983;68:1171-81.

Miocardiopatia Hipertrófica

Leticia Santos Bicudo
Jeane Mike Tsutsui
Wilson Mathias Junior

A miocardiopatia hipertrófica (MCH) é uma doença cardíaca genética, complexa e relativamente comum, que representa, com frequência, um dilema nos cuidados primários para clínicos gerais e cardiologistas, em função da heterogeneidade na sintomatologia, história natural e prognóstico, com controvérsias em relação aos critérios diagnósticos, curso clínico e manejo terapêutico.[1]

A apresentação fenotípica da MCH é extremamente heterogênea, variando desde pacientes portadores assintomáticos a pacientes com sintomas incapacitantes, portanto, requer um diagnóstico clínico acurado com a determinação da distribuição da hipertrofia e suas consequências, avaliação do risco de morte súbita e planejamento terapêutico com um acompanhamento periódico, para diagnóstico precoce de sua progressão para falência cardíaca.[2-4]

A morte súbita na MCH é determinada por múltiplos fatores, incluindo potenciais mecanismos desencadeadores de arritmias, como a extensão do desarranjo das fibras musculares e da matriz extracelular e o incremento da fibrose miocárdica com destruição das fibras elásticas, que, presumivelmente representa o substrato anatômico para a instabilidade elétrica, entre outros achados histopatológicos, como a hipertrofia e anormalidades das artérias coronárias intramurais,[5-7] e tem sido associado a muitos marcadores clínicos não invasivos. Estes marcadores são descritos como a presença de: taquicardia ventricular (sustentada ou não sustentada); fibrilação atrial paroxística; história familiar de morte súbita em indivíduos com menos de 40 anos; história de síncope ou pré-síncope; alterações hemodinâmicas importantes, incluindo gradiente de obstrução na via de saída do ventrículo esquerdo maior ou igual a 50 mmHg; hipotensão arterial induzida pelo exercício físico, particularmente em indivíduos abaixo de 50 anos; insuficiência mitral significativa; aumento do átrio esquerdo acima de 50 mm; hipertrofia ventricular maior ou igual a 30 mm e evidência de perfusão miocárdica anormal, indicativa de isquemia miocárdica.[1]

A magnitude da hipertrofia ventricular esquerda na MCH está relacionada com o risco de morte súbita e é considerada um fator de risco cardiovascular independente. O risco de morte súbita acumulado é cerca de zero para as paredes de espessura igual ou inferior a 19 mm e 40% para igual ou superior a 30 mm e em alguns pacientes em que a parede do ventrículo direito (VD) é também marcadamente hipertrofiada, podendo apresentar obstrução da via de saída do VD,[8] portanto técnicas que definam com acurácia as medidas da espessura miocárdica, assim como os volumes, diastólico e sistólico, a fração de ejeção e a massa do ventrículo esquerdo, são necessárias para avaliar a eficácia das estratégias terapêuticas na atenuação das características dessa doença.[9,10]

A ecocardiografia bidimensional com Doppler e mapeamento de fluxo em cores (Eco 2D) é um método muito utilizado para avaliação da hipertrofia ventricular esquerda independente da causa[2,11,12] e o considerado método de escolha na MCH,[8] sendo um exame não invasivo de alta resolução que nos permite identificar e quantificar características anatômicas e funcionais[1,13-18] entretanto, a natureza tridimensional da MCH requer precisa definição do local e extensão da hipertrofia, que pode não ser bem definida pela Eco 2D, podendo a ecocardiografia tridimensional (Eco 3D) fornecer dados anatômicos adicionais.[8,19,20]

A tecnologia ultrassonográfica tem evoluído marcadamente nos últimos 15 anos, com novos equipamentos e técnicas com qualidade de imagem superior, maior acurácia e abrangência diagnóstica. Em 1991, von Ramm et al.[21] descreveram o primeiro equipamento ecocardiográfico tridimensional em tempo real, capaz de adquirir dados volumétricos com quantidade de quadros por segundo, suficientes para caracterizar o movimento cardíaco. Esta metodologia tem sido desenvolvida rapidamente, e diferentes versões da imagem tridimensional em tempo real estão atualmente disponíveis em várias plataformas.

ASPECTOS GENÉTICOS E EPIDEMIOLÓGICOS

A MCH é uma doença hereditária mendeliana autossômica dominante em 50 a 60% dos casos,[22-24] nos restantes, é considerada forma esporádica, sem etiologia definida, supostamente em razão de mutações espontâneas ainda não bem reconhecidas.[24-31]

A determinação do genótipo dos portadores de MCH ainda é um procedimento complexo, de alto custo e realizado em poucos centros do mundo. Até o momento, já foram identificadas alterações em 12 genes diferentes, que codificam proteínas do sarcômero cardíaco, e cerca de 400 mutações específicas nestes genes.[5,29,32-36]

A penetrância clínica na MCH é extremamente variável, e portadores de uma mesma família, com idêntica mutação gênica cardíaca, podem ter expressão fenotípica distinta, sugerindo que genes modificadores e fatores ambientais podem interferir na extensão e nas características da hipertrofia miocárdica.[30,31,37] Investigações epidemiológicas de diversos estudos mostraram prevalência similar da expressão fenotípica da MCH em adultos da população em geral em cerca de 0,2% (1:500)[38,39] e entre os portadores de cardiopatias de 0,5%, conforme levantamentos realizados nos Estados Unidos, no Japão e na China.[39,40-43] No entanto, estudos modernos, usando a ecocardiografia, sugerem que a prevalência possa ser maior do que se descrevia, e é muito provável que a MCH seja a doença cardíaca genética mais comum.[22] Os dados mais consistentes sobre a prevalência da MCH foram obtidos com o estudo CARDIA *(Coronary Artery Risk Development in Adults)*, em que foram estudados prospectivamente 4.111 adultos jovens, com menos de 40 anos de idade, aparentemente saudáveis, sendo detectado MCH ao exame ecocardiográfico em 0,17% da amostra.[39] No Brasil, estima-se que cerca de 338 mil indivíduos sejam portadores desta doença.[5,22]

CRITÉRIOS DE DIAGNÓSTICO DA MCH

O diagnóstico da MCH é baseado na demonstração de hipertrofia ventricular esquerda (HVE) na ausência de outras causas, como hipertensão arterial sistêmica (HAS) ou estenose aórtica.[44,45] O achado ecocardiográfico da razão da espessura da parede septal pela espessura da parede inferolateral maior que 1,3 é fortemente associado à presença de MCH,[46] entretanto, esta razão acima de 1,5 aumenta a especificidade para este diagnóstico. Outros achados ecocardiográficos ao modo M (unidimensional), associados à MCH de forma obstrutiva, como o movimento anterior sistólico da valva mitral (MAS) e o fechamento mesossistólico da valva aórtica, não são considerados patognomônicos da MCH, porque têm sido detectados em outras condições.[47]

O diagnóstico diferencial inclui lesões como amiloidose,[48] sarcoma septal, glicogenoses, mucopolissacaridoses, mixedema, Ataxia de Friedrich, além de outras patologias, como a síndrome de Noonan e síndrome de Kearns-Sayre.[37,49] Indivíduos idosos podem desenvolver hipertrofia na porção basal da parede septal (septo sigmoide) como um fenômeno relacionado somente com o envelhecimento, assim como a hipertrofia secundária à HAS ou estenose valvar aórtica pode comumente levar a um importante grau de hipertrofia septal.[50] Algumas doenças sistêmicas têm sido associadas também a uma forma hipertrófica de miocardiopatia em idosos, como o feocromocitoma, neurofibromatoses, lentiginoses e esclerose tuberosa.[37]

Em 2% dos atletas de elite, a espessura da parede ventricular esquerda pode estar entre 13 e 16 mm, o que pode dificultar a diferenciação clínica e ecocardiográfica entre MCH e *Coração de Atleta*.[51-54]

ECOCARDIOGRAFIA TRIDIMENSIONAL

A Eco 3D tem múltiplas vantagens em relação à Eco 2D. Esta modalidade demonstra quantificação mais precisa dos volumes ventriculares direito e esquerdo, da massa ventricular esquerda e da fração de ejeção com uma análise geométrica integrada e melhor visualização da relação espacial entre as estruturas cardíacas. Fornece ainda uma visão da anatomia cardíaca que não é obtida pela imagem bidimensional convencional.[20,55-60]

Três métodos diferentes de exploração e aquisição das imagens podem ser usados para a obtenção dos dados pela Eco 3D, dois por reconstrução e um em tempo real, modo transtorácico ou transesofágico. Com o método de reconstrução, podemos adquirir as imagens em planos paralelos ou por meio de varredura, ou obtermos as imagens com aquisição sequencial, rotacional, preestabelecendo os graus dos planos a serem adquiridos. Esta técnica possui a desvantagem de as imagens tridimensionais serem baseadas na reconstrução por meio das imagens bidimensionais e pelo longo período de tempo necessário para o processamento da reconstrução das imagens.

A técnica de aquisição de imagem tridimensional com uso de transdutor matricial tem sido denominada como ecocardiografia tridimensional em tempo real (Eco 3DTR) e permite a aquisição do volume piramidal por emissão de um feixe ultrassônico tridimensional, com qualidade de imagem superior à obtida pelo método de reconstrução.[59,61,62]

A disponibilidade de dados volumétricos, seja em tempo real seja por reconstrução, permite obter um grande número de secções anatômicas do coração e, portanto, reproduzir mais precisamente a geometria das valvas, dos volumes cardíacos e de massas intracavitárias.

Pela nova técnica da Eco 3DTR, com aquisição de todo o coração em bloco, podemos obter a imagem do coração ao longo de quatro ciclos cardíacos, enquanto o transdutor é fixado em um ponto do tórax com o paciente em um curto período de apneia expiratória.

Com o método da Eco 3DTR podemos realizar três modos de aquisição: tempo real (imagem estreita), *zoom* (ampliada) e ângulo aberto, com a obtenção do volume piramidal em tempo real que contém todo o coração em bloco.

Esta técnica vem provando sua acurácia para quantificar os volumes do VE e sua fração de ejeção,[58,62-65] especialmente em pacientes com miocardiopatia, em que a morfologia ventricular está muito alterada, com melhora da análise das estruturas cardíacas[58] e maior precisão na quantificação da massa ventricular esquerda do que o método convencional, baseado na análise de imagens bidimensionais (Fig. 12-1).[59,63,66]

Diversos estudos têm obtido a massa ventricular esquerda, assim como os volumes e a fração de ejeção com o método ecocardiográfico tridimensional, com resultados comparáveis àqueles obtidos pela ressonância magnética cardiovascular (RMC).[58,63,65-67]

Estudos recentes têm utilizado a Eco 3DTR para análise do volume atrial esquerdo relacionado com a função atrial na disfunção diastólica do VE,[68,69] assim como na avaliação dos fatores determinantes da obstrução da via de saída do VE – MAS e o ângulo da raiz da aorta.[60,71]

ACHADOS ECOCARDIOGRÁFICOS MAIS FREQUENTES NA MCH

A hipertrofia septal assimétrica é a forma mais frequente, no entanto existe uma ampla faixa de variação desde hipertrofias discretas (13 a 15 mm) até maciças (> 50 mm) (Fig. 12-2). Em alguns pacientes observa-se a presença de uma banda muscular que pode contribuir para a redução da via de saída do ventrículo esquerdo. A demonstração da presença dessa banda só é possível pela Eco 3D no corte paraesternal de eixo menor com visão superior como mostra a Figura 12-3. O gradiente pressórico dinâmico é atribuído às dimensões reduzidas da VSVE pela hipertrofia septal acentuada, causando o movimento sistólico anterior da valva mitral contra o septo interventricular (SIV) (Fig. 12-4).[1,31,72]

O MAS pode ser documentado no exame físico pela presença de sopro sistólico ejetivo, paraesternal esquerdo baixo ou por exames subsidiários. O gradiente pressórico gerado pelo MAS correlaciona-se diretamente com o momento da aposição da cúspide anterior da valva mitral ao SIV. Sabe-se que uma proporção significativa da ejeção ventricular ocorre na presença do gradiente em VSVE, ocasionando pressão intraventricular elevada, aumentando o tempo de ejeção e gerando desaceleração mesossistólica, a qual coincide com o contato entre a valva mitral e o septo.[1,72]

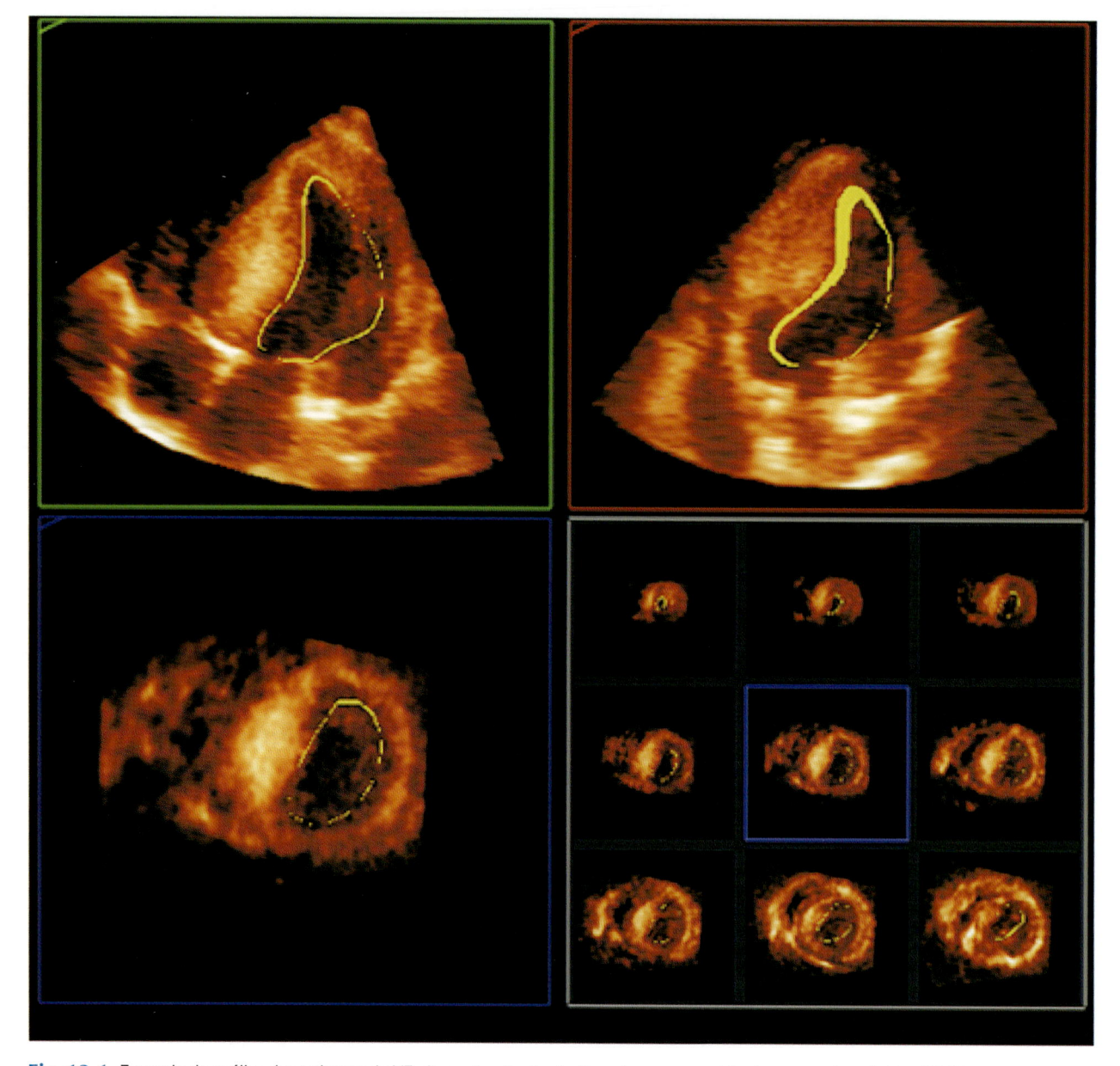

Fig. 12-1. Exemplo de análise dos volumes do VE, de sua fração de ejeção e da massa ventricular esquerda pela Eco 3DTR.

Quando a valva mitral permanece em contato com o SIV por tempo superior ou igual a 30% da sístole ventricular, gera obstrução, com gradiente pressórico de magnitude, diretamente proporcional à duração e extensão do contato com o SIV e pode ser determinada pela ecocardiografia.[16,17,18,31,73-75]

Existe controvérsia a respeito da causa e do significado do gradiente pressórico na VSVE, no entanto o mais provável é que o MAS seja decorrente do efeito Venturi, resultante do aumento da velocidade de ejeção causada pela orientação e geometria anormais da VSVE. Ao se deslocar em direção ao septo ventricular, há má coaptação das cúspides anterior com a posterior da valva mitral e consequente insuficiência, que ocorre de forma concomitante à obstrução em VSVE.[71,76]

Anormalidades da função diastólica estão presentes habitualmente em diferentes graus na MCH secundárias à alteração do relaxamento e/ou complacência do VE. O padrão de alteração do relaxamento é o mais frequentemente observado, porém o padrão pseudonormal ou restritivo pode aparecer nas formas mais graves da doença, e estas anormalidades não se correlacionam, necessariamente, com o grau da HVE ou sintomas.[17,18]

Outros achados ecocardiográficos menos específicos podem ser observados, como a redução da movimentação e espessamento do SIV durante a sístole, a movi-

MIOCARDIOPATIA HIPERTRÓFICA

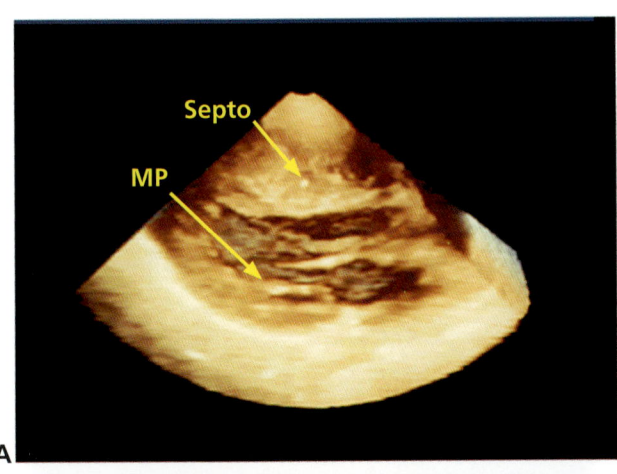

Fig. 12-2. (A) Eco 3D corte paraesternal longitudinal do VE com evidência da hipertrofia septal assimétrica. **(B)** Eco 3D do corte em eixo menor com evidência da hipertrofia importante difusa com acentuação septal em sístole e diástole **(B)**.
MP = músculo papilar.

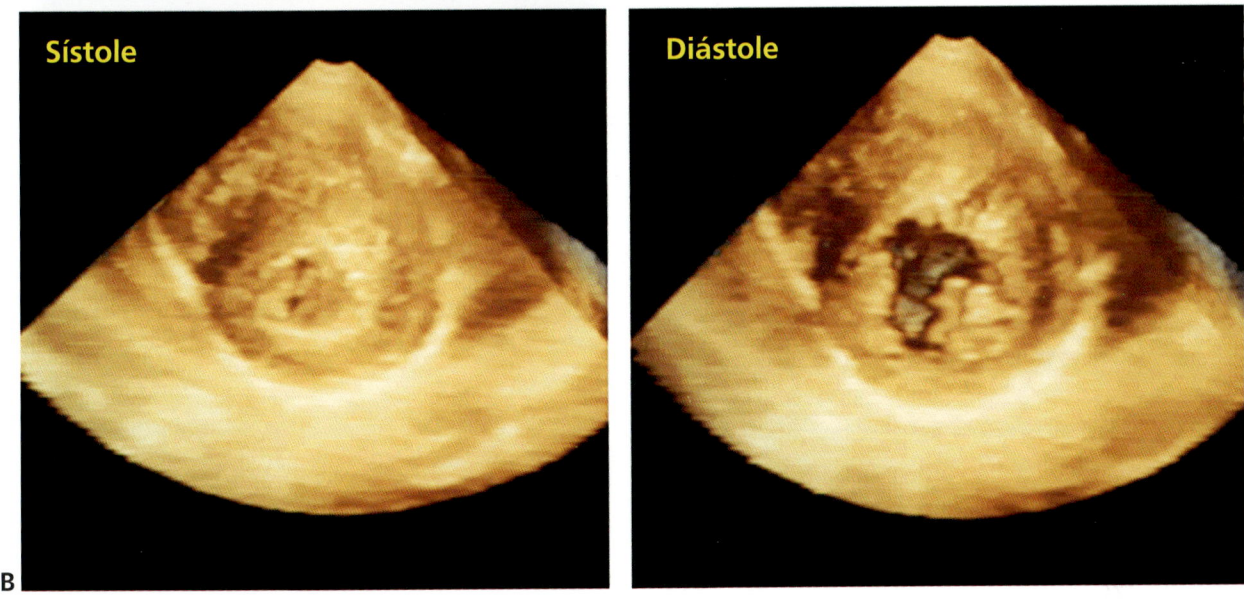

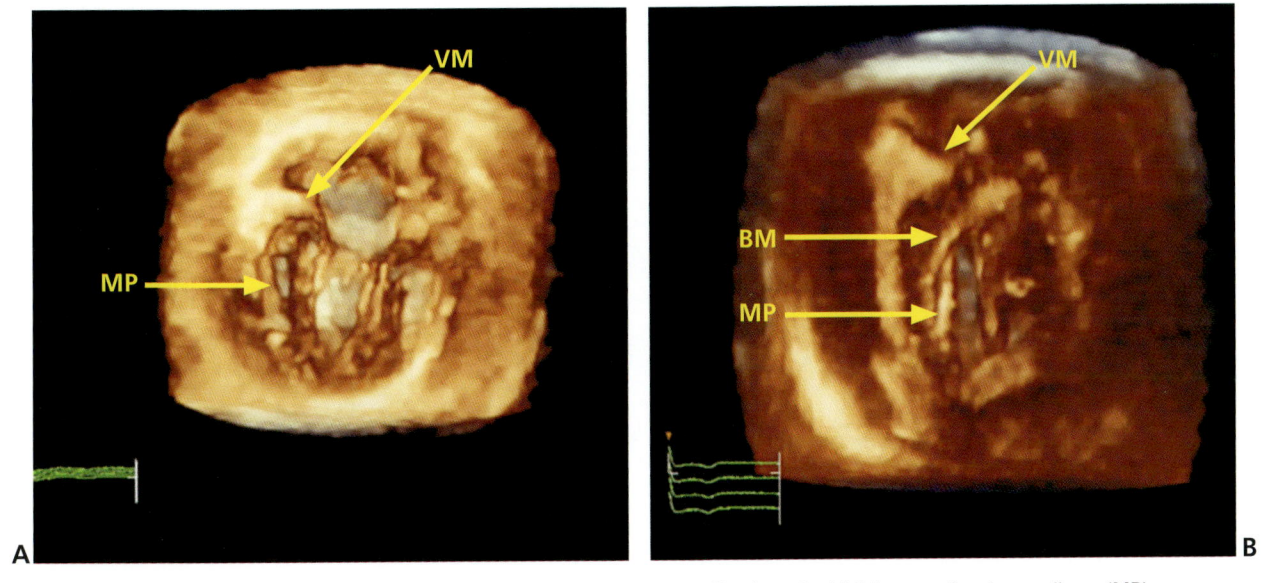

Fig. 12-3. Eco 3D do corte paraesternal em eixo menor com visão superior; **(A)** valva mitral (VM) e os músculos papilares (MP); **(B)** mostra também a presença da banda muscular (BM).

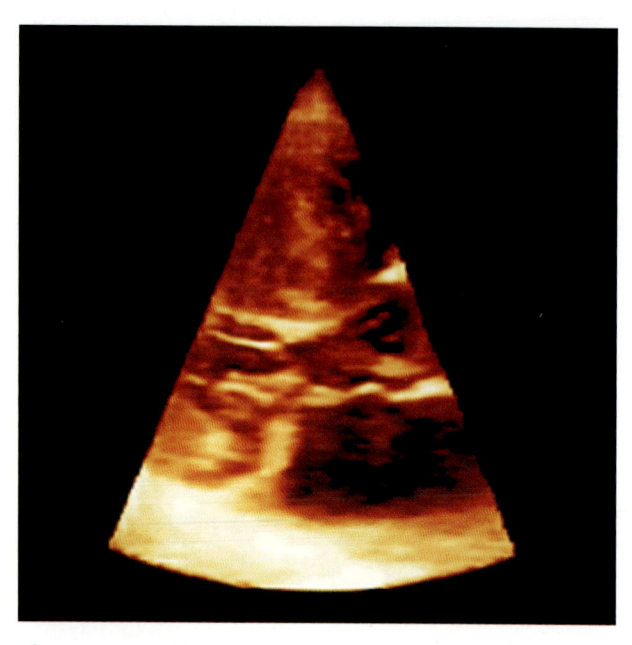

Fig. 12-4. Imagem tridimensional do corte paraesternal longitudinal do VE com evidência do MAS.

mentação aumentada ou normal da parede posterior, o fechamento precoce ou *flutter* sistólico da valva aórtica, a redução da velocidade de fechamento da valva mitral e a alteração da textura do miocárdio com padrão granuloso e de alta refringência nos locais de maior hipertrofia.[17]

MÉTODO DE ANÁLISE PELA ECO 3DTR

As imagens ecocardiográficas tridimensionais em tempo real são obtidas imediatamente após o término da aquisição das imagens bidimensionais, com o uso do transdutor *matrix array* posicionado nas janelas acústicas paraesternal e apical. Este transdutor utiliza mais de 3.000 elementos ativos, comparado com os 256 elementos do transdutor *sparse-array matrix*, desenvolvido por von Ramm *et al.*,[21] que geravam imagens pobres e, frequentemente, inferiores às imagens bidimensionais. O transdutor *matrix array* oferece melhor resolução da imagem, maior sensibilidade e penetração, possui a modalidade de imagem harmônica, além de exibir em tempo real a imagem do volume tridimensional, como também pode mostrar duas imagens simultâneas de planos bidimensionais ortogonais.

As imagens tridimensionais podem ser otimizadas pela modificação do ganho, brilho e compressão. Os dados da Eco 3DTR são adquiridos através do modo de aquisição com ângulo aberto, obtendo um volume piramidal de, aproximadamente, 90° × 90°, com a captura de quatro subvolumes, obtidos sobre quatro ciclos cardíacos durante uma curta apneia expiratória para minimizar artefatos na reconstrução da imagem. Cada subvolume deve ser capturado no pico da onda R, conforme a monitoração eletrocardiográfica.[61]

Os dados ecocardiográficos tridimensionais devem ser analisados em estação de trabalho, através de *software* específico *QLab* (Philips Medical Systems, Andover, MA, EUA) ou 4D Echo (Tomtec Imaging Systems, Unterschleissheim, Germany).

Após a avaliação de múltiplos cortes do coração podemos obter imagens nas projeções paraesternal e apical, na fase da diástole final, com os planos mais adequados para mensurar a espessura de cada um dos 17 segmentos do VE, conforme os mesmos parâmetros descritos para a Eco 2D e imagens para o cálculo do volume diastólico final do VE (VDFVE), volume sistólico final do VE (VSFVE) e fração de ejeção do VE (FEVE) no plano apical equivalentes aos planos, quatro câmaras e duas câmaras, pela Eco 2D. O cálculo destes parâmetros pode ser obtido automaticamente, através do delineamento do endocárdio nas fases da diástole final e da sístole final do VE, com os devidos cuidados para evitar o encurtamento apical e com a correção manual do delineamento do endocárdio, com adequação às imagens visualizadas nos planos transversais (de 8 a 9 cortes) a partir do plano apical, conforme a padronização utilizada pelo método de análise quantitativa utilizado na RMC (Fig. 12-5), o que reduz o viés na análise entre os métodos.[63]

Para o cálculo da massa, através do *QLab* acionamos o ícone específico e marcamos no plano apical, em cortes equivalentes ao de quatro câmaras e duas câmaras pela Eco 2D, os pontos de inserção das cúspides da valva mitral com o anel valvar, e o ponto mais distal do endocárdio no ápice ventricular, com a definição automática de um delineamento do endocárdio e sobreposição de uma linha correspondente em segundo plano para o delineamento do epicárdio. Os pontos de inserção das cúspides da valva mitral com o anel valvar devem ser conectados por uma linha e a dimensão do eixo longo do VE medida como a distância entre o centro desta linha e o ponto mais distal do endocárdio no ápice do VE. Em cada plano deve ser feito o ajuste manual dos delineamentos das bordas endocárdica e epicárdica. Os contornos traçados resultam no cálculo dos volumes do VE e a diferença entre o volume endocárdico e epicárdico computada para cada plano e multiplicada pela massa específica do tecido miocárdico (1,05 g/mL) re-

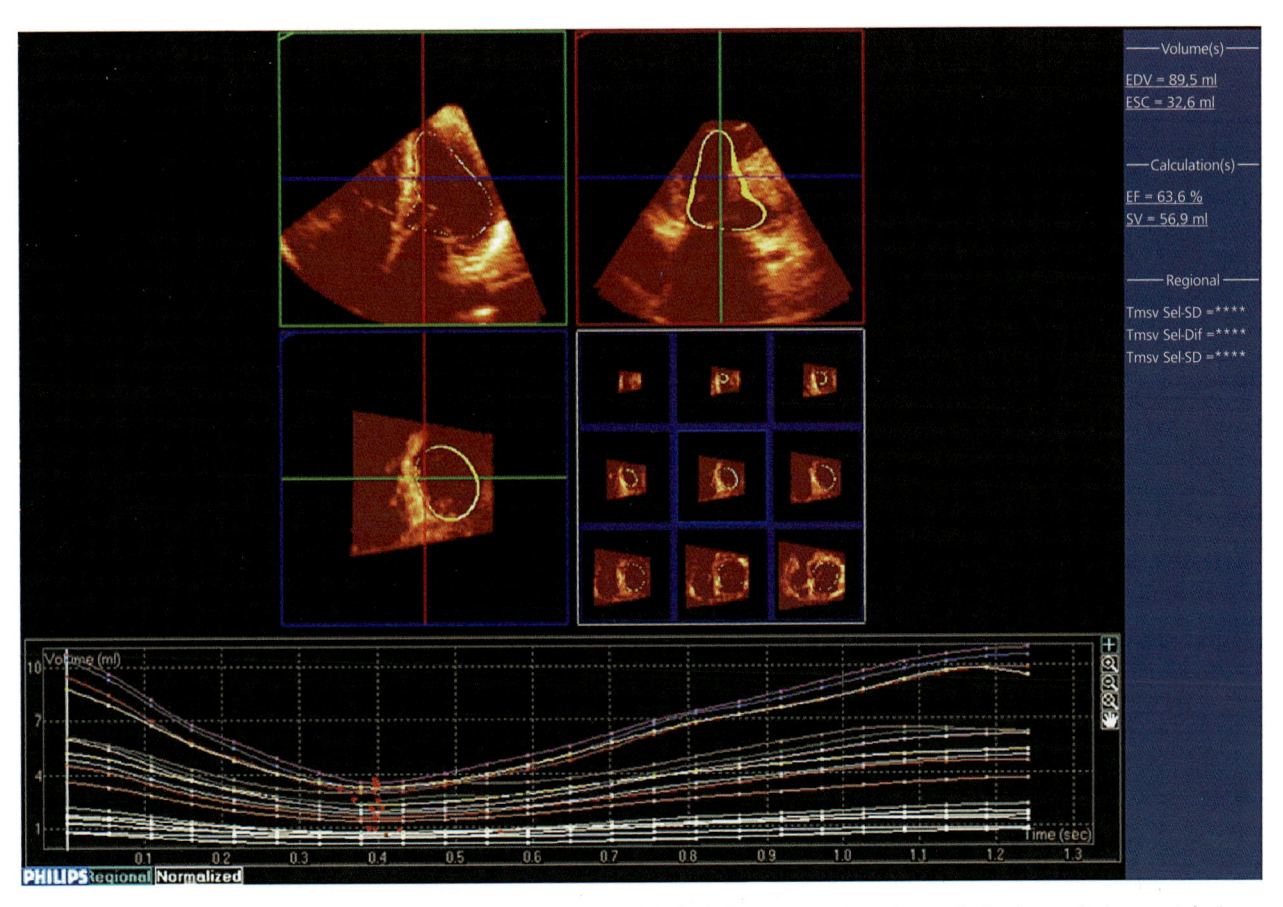

Fig. 12-5. Planos obtidos a partir da imagem tridimensional com definição de 9 cortes transversais a partir do plano apical, comparável ao método de análise quantitativa utilizado pela RMC para obtenção dos volumes e fração de ejeção do VE.

presenta a estimativa biplanar da massa do VE, que tem sido descrita como um cálculo rápido e altamente acurado da massa pela Eco 3DTR, quando comparado com a RMC (Fig. 12-6).[55,56,59,62,63,65]

Em relação ao MAS, sua extensão longitudinal pode ser medida pela extensão de contato da valva mitral com a parede septal no plano paraesternal longitudinal; a distância ao anel aórtico, pela extensão do ponto superior da área de contato da valva mitral com a parede septal até a implantação da valva aórtica no plano paraesternal longitudinal e a extensão transversal no plano paraesternal transversal, equivalente à região de contato da valva mitral com o segmento septal do VE, como descrito por Bicudo et al.,[63] (Fig. 12-7) ou por meio de três planos equidistantes (medial, central e lateral) perpendiculares ao plano entre as comissuras da valva mitral, obtemos o ângulo entre o plano anular e a base da cúspide anterior da valva mitral (Aα), o ângulo entre a base da cúspide anterior da valva mitral e a extremidade, mostrando o MAS (Bα) e a distância entre o septo ventricular e a extremidade anterior da valva mitral (DS), mensurados na fase mesossistólica no plano anteroposterior, conforme descrito por Song et al.,[71] que estuda-

ram especificamente o MAS na MCH, demonstrando que a avaliação tridimensional pode prover informações úteis para o cirurgião para otimização do resultado cirúrgico na miectomia.

Na prática clínica cardiológica existiam poucos marcadores de risco de falência cardíaca antes da evidência de disfunção sistólica.[10] Por décadas, a Eco 2D tem sido o método utilizado para a análise dos volumes e da função sistólica do VE. Algumas limitações, em razão de erros observados pelo encurtamento do eixo longo apical e modelo geométrico inapropriado para a análise bidimensional, foram demonstradas por vários investigadores, que compararam as medidas obtidas pela Eco 2D com a RMC.[55,61,62,73]

Tashiro et al.[69] procuraram avaliar a função diastólica do ventrículo esquerdo usando a Eco 3D. Neste estudo o volume sistólico foi subtraído do volume diastólico final, e, então, foram calculados 25, 50 e 75% deste volume, e estes parâmetros foram correlacionados com os dados obtidos pelo estudo Doppler (E/A, E/E', E', tempo de desaceleração, fração de ejeção e pressão diastólica final), sugerindo uma correlação destes índices

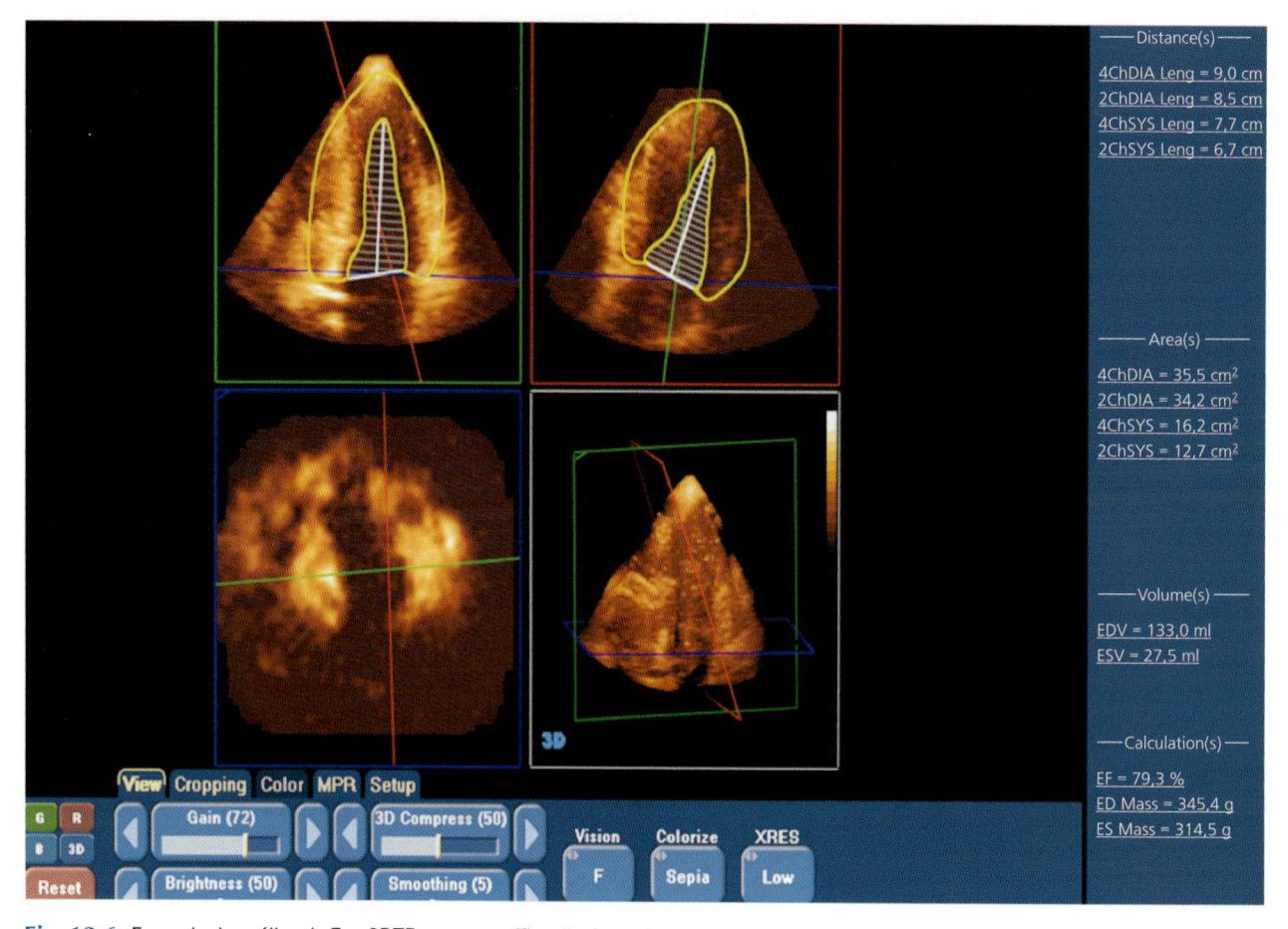

Fig. 12-6. Exemplo de análise da Eco 3DTR com quantificação dos volumes, fração de ejeção e massa ventricular esquerda.

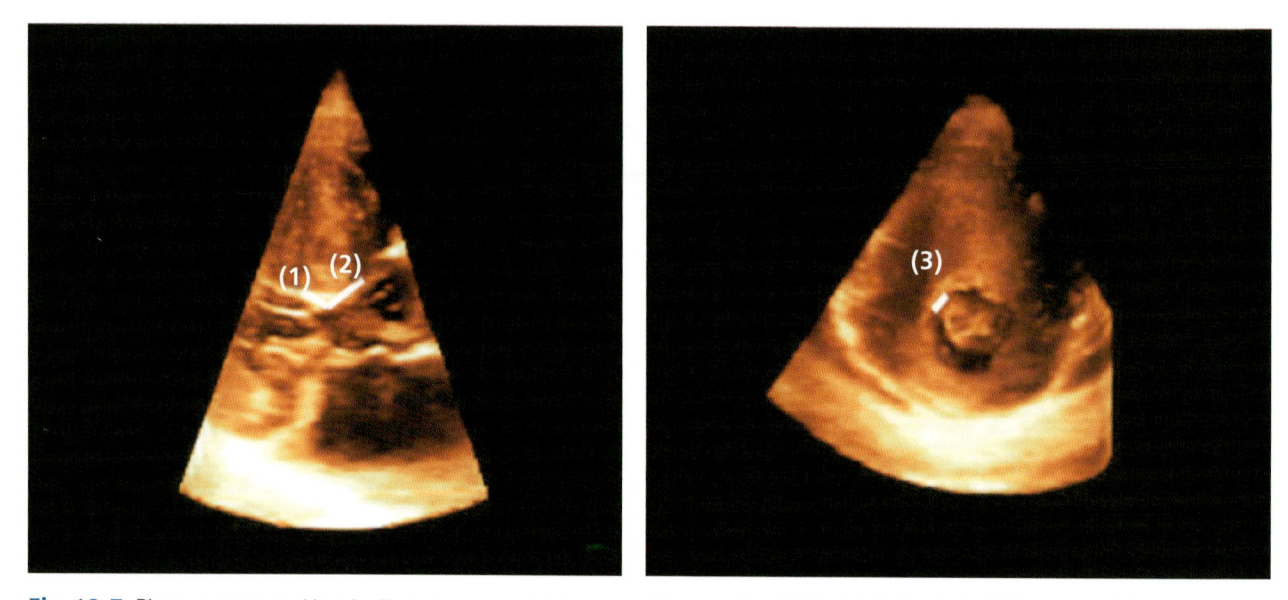

Fig. 12-7. Planos paraesternal longitudinal e transversal da imagem obtida pela Eco 3DTR. (*1*) Distância do MAS ao anel aórtico. (*2*) Extensão longitudinal do MAS. (*3*) Extensão transversal do MAS.

obtidos com a função diastólica do VE, como descrito previamente em estudos que correlacionavam a função diastólica com a variação do volume diastólico do VE pelo SPECT.[77,78]

Existem provas substanciais biológicas que apoiam o significado prognóstico do volume atrial esquerdo. O alargamento do átrio esquerdo é estreitamente associado à gravidade da disfunção diastólica e é preditivo de acidente vascular cerebral futuro, fibrilação atrial e morte.[68] O átrio esquerdo funciona como um sensor de volume do coração e promove a liberação do peptídeo natriurético atrial em resposta ao alargamento atrial. Além disso, o átrio esquerdo reflete a pressão de enchimento ventricular esquerda e é capaz de promover o remodelamento positivo (dilatação), em resposta à sua elevação. Recentemente, a Eco 3DTR está associada estreitamente à RMC e tem sido relatada como uma ferramenta útil para estudar as alterações fisiológicas do volume atrial esquerdo.[68,79]

Losi et al.[70] demonstraram em seu estudo que o volume atrial esquerdo e sua rápida dilatação representa um valor preditivo independente de pior prognóstico em pacientes com MCH, o que ressalta a importância de sua avaliação.

A Eco 3DTR é um método não invasivo que pode ser repetido, sem qualquer contraindicação, tal como a presença de marca-passo que é uma contraindicação da realização de RMC, e permite analisar as imagens semiautomaticamente, portanto, economizando tempo durante a digitalização e análise das imagens. Assim, a Eco 3DTR tem o potencial para se tornar o principal método de estudar mudanças dinâmicas do volume atrial esquerdo, assim como dos volumes ventriculares, massa e funções sistólica e diastólica, assim como dos aparelhos valvares por ser um método simples, de baixo custo, fácil mobilização, versátil e reprodutível.

A utilização no dia a dia da Eco 3DTR, como um método diagnóstico não invasivo na cardiologia, progride à medida que resultados de vários estudos têm demonstrado um valor similar ou superior à Eco 2D, e outros estudos têm evidenciado a acurácia e reprodutibilidade da Eco 3DTR em relação à RMC[20,55,57,59,61,63,65,69,70,80,81] e demonstraram que a Eco 3DTR é um método diagnóstico preciso com boa correlação com a RMC, até então considerado padrão-ouro na avaliação da distribuição da hipertrofia miocárdica, quantificação dos volumes, análise funcional e da massa ventricular esquerda na MCH.[82]

Face às limitações da Eco 2D e da RMC e ao avanço tecnológico da ecocardiografia, muitos estudos têm sido realizados para validar a Eco 3DTR.

Mor-Avi et al.[59] publicaram um estudo com 21 pacientes comparando a massa ventricular esquerda pela Eco 2D, Eco 3DTR e RMC, com evidência de resultados concordantes entre Eco 3DTR e RMC, com uma forte correlação r = 0,90, enquanto com a Eco 2D, a correlação foi menor que 0,80.

Em 2005 um estudo publicado por Lee et al.[57] compararam a Eco 3DTR com a RMC em uma pequena população de pacientes com alterações cardíacas conhecidas e não encontraram diferença estatística entre cada grupo com correlação maior que 0,92 entre Eco 3DTR e RMC.

Jacobs et al.[83] publicaram um estudo que analisou 50 pacientes com alterações cardíacas diversas e obtiveram uma excelente correlação entre Eco 3DTR e RMC com r = 0,96 para VDFVE, r = 0,97 para VSFVE e r = 0,93 para FEVE.

Com resultado semelhante ao descrito anteriormente, Qi et al.,[67] estudaram um grupo de 44 pacientes com alterações cardíacas conhecidas e variadas, com um grupo de 14 pacientes normais. Os autores correlacionaram os valores obtidos dos volumes do VE, da FEVE e da massa ventricular esquerda pela Eco 3DTR e RMC. Obtiveram acurácia comparável entre os dois métodos para estes parâmetros, com reprodutibilidade ideal observada pela análise de correlação para variabilidade intraobservador (0,947; 0,982; 0,948 e 0,952) e interobservador (0,995; 0,998; 0,980 e 0,973), respectivamente para VDFVE, VSFVE, FEVE e massa do VE. Neste estudo foi salientada a importância de novos estudos em uma população maior e mais diversificada para estabelecer o uso da Eco 3DTR na clínica cardiológica.

As correlações entre os métodos Eco 2D, Eco 3DTR e RMC, obtidas para portadores de MCH descritas por Bicudo et al.,[63] são semelhantes às observadas em cardiopatias de origem diversa, o que evidencia a avaliação eficaz dos parâmetros estruturais pela Eco 3DTR em relação à RMC, neste subgrupo de pacientes com alteração da geometria ventricular, com menor custo e complexidade, com maior praticidade e menos limitações.

Em relação ao MAS, a Eco 3DTR nos oferece melhor visão espacial da valva mitral.[63,71]

A partir da evolução tecnológica a possibilidade da observação da imagem transesofágica tridimensional em tempo real, no início do século 21, ampliou-se sobremaneira a possibilidade de utilização desta técnica em várias cardiopatias. Dessa forma, a ecocardiografia transesofágica tridimensional pode ser empregada, principalmente, para a análise da valva mitral a partir da criação de modelo sofisticado de observação do anel valvar, da angulação entre as valvas mitral e aórtica. A ecocardiografia transesofágica tridimensional em tempo real realizada no intraoperatório permite detalhar ao cirurgião dados relacionados com o grau do MAS, com a determinação detalhada da profundidade, largura e comprimento, envolvendo o septo ventricular e a obstrução entre a VSVE e a aorta, quantificação e mecanismo da insuficiência mitral, com análise pré-cirúrgica e resultado imediato pós-miectomia, demonstrando gradiente entre a VSVE e a aorta e/ou insuficiência mitral residual significativa e possíveis complicações, como defeito do septo ventricular e disfunção ventricular.[71,84-86]

Na análise específica da MCH, ainda não é possível visualizar as áreas de fibrose miocárdica, caracterizadas pela presença de realce tardio na RMC, mas a Eco 3DTR pode corroborar com a análise precisa da distribuição da hipertrofia, identificação da forma obstrutiva, presença e análise do MAS, quantificação dos volumes atrial e ventricular, funções diastólica e sistólica e massa ventricular esquerda, identificação de diagnósticos diferenciais e determinação de marcadores de pior prognóstico.

Como perspectivas tem-se o uso recente do *Speckle Tracking* tridimensional na quantificação dos volumes do VE em um primeiro estudo apresentado por Nesser *et al.*,[87] para validação desta nova técnica, o uso de contraste ecocardiográfico e a possibilidade de realização da análise de perfusão miocárdica com a ecocardiografia sob estresse farmacológico, que poderá oferecer dados complementares ao estudo dos portadores de MCH.

A Eco 3DTR é um método de elevado valor diagnóstico, que necessita de uma curva de aprendizado e estudos que validem o seu uso, assim como ocorreu com outras modalidades diagnósticas previamente instituídas, e vem demonstrando resultado promissor na prática clínica.

REFERÊNCIAS BIBLIOGRÁFICAS

1. Maron BJ. Hypertrophic cardiomyopathy: a systematic review. *JAMA* 2002;287(10):1308-20.
2. Dudley JP, Udo PS, Charles BH *et al.* Clinical indications for cardiovascular magnetic resonance (CMR): consensus panel report. *Eur Heart J* 2004;25:1940-65.
3. Devereux RB, Alonso DR, Lutas EM *et al.* Echocardiographic assessment of left ventricular hypertrophy? Comparison to necropsy findings. *Am J Cardiol* 1986;57:0450-58.
4. Gardin JM, Dabestani A, Glasgow GA *et al.* Echocardiographic and Doppler flow observations in obstructed and non obstructed hypertrophic cardiomyopathy. *Am J Cardiol* 1985;56:614-21.
5. Arteaga E, Tirone AP. (2004). Cardiomiopatia hipertrofica. *Rev Soc Cardiol Estado de Sao Paulo* 14(3), 476-87.
6. Maron BJ. (1997). Hypertrophic cardiomyopathy. *Lancet* 350, 127-33.
7. Varnava M, Elliot PM, Mahon N, Davies MJ, McKenna WJ. (2001). Relation between myocyte disarray and outcome in hypertrophic cardiomyopathy. *Am J Cardiol* 88, 275-9.
8. Braunwald E. *Heart disease: a textbook of cardiovascular medicine*. 6th ed. 2008
9. Devlin AM, Moore NR, Ostman-Smith I. A comparison of MRI and echocardiography in hypertrophic cardiomiopathy. *Br J Radiol* 1999;72:258-26.
10. Spirito P, Maron BJ, Bonow RO, Epstein SE. Ocurrence and significance of progressive left ventricular wall thinning and relative cavity dilatation in hypertrophic cardiomyopathy. *Am J Cardiol* 1987;60:123-29.
11. Moon JCC, Fisher NG *et al.* Detection of apical hypertrophic cardiomyopathy by cardiovascular magnetic resonance in patients with non-diagnostic echocardiography. *Heart* 2004;90:645-49.
12. Seidman C. Hypertrophic cardiomyopathy: from man to mouse. *J Clin Inves* 2000;106:S9-S13.
13. Maron BJ. Sudden death in young athletes. *N Engl J Med* 2003;349:1064-75.
14. Posma Jl, Blaksma PK, Van der Wall EE *et al.* Assessment of quantitative hypertrophy scores in hypertrophic cardiomyopathy: magnetic resonance imaging versus echocardiography. *Am Heart J* 1996;132(5):1020-27.
15. Ommen SR, Nishimura RA. Hypertrophic cardiomyopathy. *Curr Probl Cardiol* 2004;29:239-91.
16. Wigle ED, Sasson Z, Henderson MA *et al.* Hypertrophic cardiomyopathy. The importance of the site and the extent of hypertrophy. A review. *Prog Cardiovasc Dis* 1985;28:1-83.
17. Tsutsui JM, Caldas MA. Caracterização anatômica e funcional da cardiomiopatia hipertrófica pela ecocardiografia. *Rev Soc Cardiol Estado de São Paulo* 2000;10:441-55.
18. Hagege AA, Dubourg O, Desnos M *et al.* Familial hypertrophic cardiomyopathy. Cardiac ultrasonic abnormalities in genetically affected subjects without echocardiographic evidence of left ventricular hypertrophy. *Eur Heart J* 1998;19:490-99.
19. Limongelli G, Pacileo G, Cerrato F *et al.* Myocardial ultrasound tissue characterization in patients with hypertrophic cardiomyopathy: noninvasive evidence if electrical in the textural substrate for ventricular arrhythmias. *J Am Soc Echocardiogr* 2003;16:803-7.
20. Mor-Avi V, Lang RM. The use of real-time three-dimensional echocardiography for the quantification of left ventricular volumes and function. *Current Opinion in Cardiology* 2009;24:402-9.
21. von Ramm OSK, Smith SW, Kisslo J. Real-time three-dimensional echocardiography: feasibility and initial use. *Echocardiography* 1991;8:119-25.
22. Nobre F, Serrano Jr CV. Tratado de cardiologia. *SOCESP* 2005;4:860.
23. Davies MJ, Krikler DM. Genetic investigation and counseling of families with hypertrophic cardiomiopathy. *Br Heart J* 1994;72:99.
24. Clark AL, Coats AJ. Screening for hypertrophic cardiomiopathy. *BMJ* 1993;306:409.
25. Walkins H, Thierfelder L, Hwang DS *et al.* Sporadic hypertrophic cardiomiopathy due to the new myosin mutations. *J Clin Invest* 1992;90:1666.
26. Maron BJ, Nichols PF, Pickle LW. Patterns of inheritance in hypertrophic cardiomyopathy: assessment by M80 mode and two-dimensional echocardiography. *Am J Cardiol* 1984;53:1087-94.

27. Greaves SC, Roche AH, Neutze JM et al. Inheritance of hypertrophic cardiomyopathy: a cross sectional and M mode echocardiography study of 50 families. *Am J Cardiol* 1987;58:259-66.
28. McKenna WJ, Coccolo F, Elliot PM. Genes and diseases expression in hypertrophic cardiomyopathy. *Lancet* 1998;352:1162.
29. Tirone AP. Aspectos genéticos da cardiomiopatia hipertrófica. *Soc Cardiol Estado de São Paulo* 2000;10:435-40.
30. Fananapazir L. Advances in molecular genetics and management of hypertrophic cardiomyopathy. *JAMA* 1999;281:1746-52.
31. Maron BJ, McKenna WJ, Danielson GK et al. American College of Cardiology/European Society of Cardiology Clinical Expert Consensus Document on Hypertrophic Cardiomiopathy. A report of on the American College of Cardiology Foundation Task Force on Clinical Expert Consensus Documents and the European Society of Cardiology Comitee for Practice Guidelines. *J Am Coll Cardiol* 2003;42:1687-713.
32. Marian AJ, Roberts R. The molecular genetics basis for hypertrophic cardiomyopathy. *J Moll Cell Cardiol* 2001;33:655-70.
33. Seidman JG, Seidman C. The genetics basis for cardiomyopathy: from mutation identification to mechanistic paradigms. *Cell* 2001;104:557-67.
34. Maron BJ, Niimura H, Casey SA et al. Development of left ventricular hypertrophy in adults in hypertrophic cardiomyopathy caused by cardiac myosin-binding protein C gene mutations. *J Am Coll Cardiol* 2001;38:315-21.
35. Lechin M, Quinones MA, Omran A et al. Angiotenin-I converting enzyme genotypes and left ventricular hypertrophy in patients with hypertrophic cardiomyopathy. *Circulation* 1995;92:1808-12.
36. Pelliccia A, Corrado D, Bjornstad H et al. Recommendations for participation in competitive sport and leisure-time physical activity in individuals with cardiomyopathies, myocarditis and pericarditis. *Eur J Cardiovascular Prevention and Rehabilitation* 2006;13:876-85.
37. Maron B, Towbin JA, Thiene G et al. Contemporary definitions and classification of the cardiomyopathies – An American heart association scientific statement from council on clinical cardiology, heart failure and transplantation committee; quality of care and outcomes researchand functional genomics and translational biology interdisciplinary working groups; and council on epidemiology and prevention. *Circulation* 2006;113:1807-16.
38. Tam JW, Shaikl N, Sutherland E. Echocardiographic assessment of patients with hypertrophic and restrictive cardiomyopathy: imaging and echocardiography. *Curr Opin Cardiol* 2002;17:470-77.
39. Maron BJ, Gardin JM, Flack M et al. Prevalence of hypertrophic cardiomyopathy in a general population of young adults. Echocardiographic analisys of 4111 subjects in the CARDIA Study. Coronary artery risk development in (Young) adults. *Circulation* 1995;92:785-89.
40. Hada Y, Sakamoto T, Amano K et al. Prevalence of hypertrophic cardiomyopathy in a population of adult Japanese workers as detected by echocardiographic screening. *Am J Cardiol* 1987;59:183-84.
41. Yubao Z, Song L, Ahimin W et al. Prevalence of idiopathic hypertrophic cardiomyopathy in China. A population based echocardiographic analysis of 8080 adults. *Am J Med* 2004;116:14-18.
42. Miura K, Nakagawa H, Mirikawa Y et al. Epidemiology of idiopathic cardiomyopathy in Japan: results from a nationwide survey. *Heart* 2002;87:126-30.
43. Corrado D, Basso C, Schiavon M et al. Screening for hypertrophic cardiomyopathy in young athletes. *N Engl J Med* 1998;339:364-69.
44. Poliac LC, Barron ME, Maron BJ. Hypertrophic cardiomyopathy. *Anestesiology* 2006;104:183-92.
45. Richardson P, McKenna W, Bristow M et al. Report of the 1995 World Health Organization/International Society and Federation of Cardiology Task Force on the Definition and Classification of Cardiomyopathies. *Circulation* 1996;93:841-42.
46. Henry WL, Clark CE, Epstein SE. Asymmetric septal hypertrophy: echocardiographic identification of the pathognomonic anatomic abnormality of IHSS. *Circulation* 1973;47:225-33.
47. Rakowski H, Sasson Z, Wigle ED. Echocardiography and Dopplerassessment of hypertrophic cardiomyopathy. *J Am Soc Echocardiogr* 1988;1:31-47.
48. Klein AL, Oh JK, Miller FA et al. Two-dimensional and Doppler ecocardiography assessment of infiltrative cardiomyopathy. *J Am Soc Echocardiogr* 1988;1:48-59.
49. Prasad K, Atherton J, Smith GC et al. Echocardiographic pitfalls in the diagnosis of hypertrophic cardiomyopathy. *Heart* 1999;82(Suppl III):8-15.
50. Karam R, Lever HM, Healy BP. Hypertensive hypertrophic cardiomyopathy or hypertrophic cardiomyopathy with hypertension? A study of 78 patients. *J Am Coll Cardiol* 1989;13:580-84.
51. Pelliccia A, Maron BJ, Spataro A et al. The upper limit of physiological cardiac hypertrophy in highly trained elite athletes. *N Engl J Med* 1991;324:295-301.
52. Spirito A, Pelliccia A, Proschan MA et al. Morphology of "athlete's heart" assessed by echocardiography in 947 elite athletes representing 27 sports. *Am J Cardiol* 1994;74:802-6.
53. Maron BJ, Pelliccia A, Spirito P. Cardiac disease in young trained athletes: insights into the metods for distinguishing athlete's heart from structural heart disease, with particular emphasis on hypertrophic cardiomyopathy. *Circulation* 1995;91:1596-601.
54. Pelliccia A, Maron BJ, Culasso F et al. Athlete's heart in women. *JAMA* 1996;276:211-15.
55. Chuang ML, Hibberd MG, Salton CJ et al. Importance of imaging method over imaging modality in noninvasive determination of left ventricular volumes and ejection fraction: assessment by two and three-dimensional echocardiography and magnetic resonance imaging. *J Am Cardiol* 2000;35:477-84.
56. Kim WY, Sogaard P, Kristensen BO et al. Measurement ofleft ventricular volumes by 3-dimensional echocardiography with tissue harmonic imaging: a comparison with magnetic resonanceimaging. *J Am Soc Echocardiogr*, 2001;14:169-79.
57. Lee D, Fuisz AR, Fan PH et al. Real-time 3-dimensional echocardiographic evaluation of left ventricular volume: correlation with magnetic resonance imaging – A validation study. *J Am Soc Echocardiogr* 2001;14:1001-9.

58. Gutierrez-Chico JL, Zamarano JL, Isla LP et al. Comparison of left ventricular volumes and ejection fractions measured by three-dimensional echocardiography versus by two-dimensional echocardiography and cardiac magnetic resonance in patients with various cardiomyopathies. *Am J Cardiol* 2005;95:809-13.
59. Mor-Avi V, Sugeng L, Weinert L et al. Fast mesurement of left ventricular mass with real-time three-dimensional echocardiography. Comparison with magnetic resonance imaging. *Circulation* 2004;110:1814-18.
60. Kwon DH, Smedira NG, Popovic ZB et al. Steep Left Ventricle to Aortic Root Angle and Hypertrophic Obstructive Cardiomyopathy: Study of a Novel Association using 3-dimensional Multi-modality Imaging. *Heart*; 2009 Nov.;95(21):1784-91. Epub 2009 June 22.
61. Sugeng L, Weinert L, Thiele K et al. Real-time three dimensional echocardiography using a novel matrix array transducer. *Echocardiography* 2003;20:623-35.
62. Hung J, Lang R, Flachskampf F et al. 3D echocardiography: A review of the current status and future directions. *J Am Soc Echocardiogr* 2007;20(3):213-33.
63. Bicudo LS, Tsutsui JM, Shiozaki A et al. Value of real time three-dimensional echocardiography in patients with hypertrophic cardiomyopathy: comparison with two-dimensional echocardiography and magnetic resonance imaging. *Echocardiography* 2008;25:717-26.
64. Kuhl HP et al. Real-time 3DE for LVVolumes and function. *JACC* 2004;43:2083-90.
65. Sugeng L, Mor-Avi V, Weinert BS et al. Quantitative assessment of left ventricular size and function Side-by-side comparison of real-time three-dimensional echocardiography and computed tomography with magnetic resonance reference. *Circulation* 2006;114:654-61.
66. Badano LP, Dall'Armellina E, Monaghan MJ et al. (). Real-time three-dimensional echocardiography: technological gadget or clinical tool? *J Cardiovascular Medicine* 2007;8:144-62.
67. Qi X, Cogar H, Hsiung MC et al. Live/real time three-dimensional transthoracic echocardiographic assessment of left ventricular volumes, ejection fraction, and masscompared with magnetic resonance imaging. *Echocardiography* 2007;24:166-73.
68. Murata M, Iwanaga S, Tamura Y et al. A real-time three-dimensional echocardiographic quantitative analysis of left atrial function in left ventricular diastolic dysfunction. *Am J Cardiol* 2008;102:1097-102.
69. Tashiro H, Aoki T, Sadamatsu K et al. Evaluation of the left ventricular diastolic function using three-dimensional. *Echocardiography* 2008;25:968-73.
70. Losi MA, Betocchi S, Barbati G et al. Prognostic Significance of Left Atrial Volume Dilation in Patients with Hypertrophic Cardiomyopathy. *J Am Soc Echocardiogr* 2009;22:76-81.
71. Song JM, Fukuda S, Lever HM et al. Asymmetry of systolic anterior motion of the mitral valve in patients with hypertrophic obstructive cardiomyopathy: a real-time three-dimensional echocardiography study. *J Am Echocardiogr* 2006;19:1129-35.
72. Elliot P, McKenna WJ. Hypertrophic cardiomyopathy. *Lancet* 2004;363:1881-91.
73. Maron BJ, Gottdiener JS, Epstein SE. Patterns and significance of distribution of the left ventricular hypertrophy in hypertrophic cardiomyopathy. *Am J Cardiol* 1981;48:418-28.
74. Pollick C, Morgan CD, Gilbert BW et al. Muscular subaortic stenosis: the temporal relationship between systolic anterior motion of the anterior mitral leaflet and the pressure gradient. *Circulation* 1982;66:1087-94.
75. Nagata S, Nimura Y, Beppu S et al. Mechanism of systolic anterior motion of mitral valve and site of intraventricular pressure gradient in hypertrophic obstructive cardiomyopathy. *Br Heart J* 1983;49:234-43.
76. Sherrid MV, Chu CK, Delia E et al. An echocardiographic study of the fluid mechanics of obstruction in hypertrophic cardiomyopathy. *J Am Coll Cardiol* 1993;22:816-25.
77. Yamano T, Nakamura T, Sakamoto K et al. Assessment of left ntricular diastolic function by gated single-photon emission tomography: omparison with Doppler echocardiography. *Eur J Nucl Med Mol Imaging*. 2003;30(11):1532-37.
78. Nakae I, Matsuo S, Koh T, Mitsunami K, Horie M. Left ventricular ystolic/diastolic function evaluated by quantitative ECG-gated SPECT: omparison with echocardiography and plasma BNP analysis. *Ann Nucl Med*. 2005;19(6):447-54.
79. Anwar AM, Soliman OI, Geleijnse ML, Nemes A, Vletter WB, Ten Cate FJ. Assessment of left atrial volume and function by real-time three-dimensional echocardiography. *Int J Cardiol* 2008;123:155-61.
80. Moon JCC, McKenna WJ, McCrohon JA et al. Toward clinical risk assessment in hypetrophic cardiomyopathy with gadolinium cardiovascular magnetic resonance. *J Am Coll Cardiol* 2003;41(9):1561-67.
81. Artang R, Migrino RQ, Harmann L et al. Left atrial volume measurement with automated border detection by 3-dimensional echocardiography: comparison with magnetic resonance imaging. *Cardiovascular Ultrasound* 2009;7:16.
82. Di Cesare E. MRI of the cardiomyopathies. *Eur J Radiol* 2001;38(3):179-84.
83. Jacobs L, Salgo I, Goonewardena S et al. Rapid online quantification of left ventricular volume from real time three-dimensional echocardiography data. *Eur Heart J* 2006;27:460-68.
84. Grigg LE, Wigle ED, Williams WG et al. Transesophageal Doppler echocardiography in obstructive hypertrophic cardiomyopathy: clarification of pathophysiology and importance in intraoperative decision making. *J Am Coll Cardiol* 1992;20:42-52.
85. Marwick TH, Stewart WJ, Lever HM et al. Benefits of intraoperative echocardiography in surgical management of hypertrophic cardiomyopathy. *J Am Coll Cardiol* 1992;20:1066-72.
86. Franke A, Schöndube FA, Kühl HP et al. Quantitative assessment of the operative results after extended myectomy and surgical reconstruction of the subvalvar mitral apparatus in hypertrophic obstructive cardiomyopathy using dynamic three-dimensional transesophageal echocardiography. *J Am Coll Cardiol* 1998;31:1641-49.
87. Nesser HJ, Mor-Avi V, Gorissen W et al. Quantification of left ventricular volumes using three-dimensional echocardiographic speckle tracking: comparison with MRI. *Eur Heart J* 2009;30:1565-73.

"Strain" Bidimensional, "Speckle Tracking" e Ecocardiografia Tridimensional

José Maria Del Castillo
José Luiz Barros Pena
Marcelo Luiz Campos Vieira

INTRODUÇÃO

Os parâmetros ecocardiográficos convencionais para aferição da função sistólica do ventrículo esquerdo (fração de ejeção, fração de encurtamento, dP/dt, débito sistólico, estresse parietal sistólico) apresentam baixa sensibilidade para avaliação da contratilidade miocárdica. Pequenas mudanças ou alterações precoces da contratilidade geralmente não são detectadas. A função diastólica, ao contrário, tem boa sensibilidade quando avaliada pelo Doppler convencional por meio da fluxometria mitral, fluxo das veias pulmonares, velocidade de propagação e Doppler tissular.

Com a finalidade de melhorar a sensibilidade da ecocardiografia para detectar alterações sistólicas, novas metodologias vêm sendo introduzidas para avaliar a deformação provocada pela contração miocárdica sobre o músculo cardíaco. Estas metodologias estão de acordo com os novos conceitos que regem a mecânica cardíaca, sem esquecer que estudamos apenas um aspecto da contração, pois contratilidade é, por definição, a relação entre o esforço aplicado e a deformação resultante *(stress/strain)*.[1,2]

Entre os métodos utilizados, a ressonância magnética usa marcadores ionizados *(tissue tagging)*, codificação da deformação *(strain encoded)* ou contraste de fase.[3-5] A ressonância permite avaliar a deformação em três dimensões e é considerada *gold standard*. Há dois problemas para aferir a deformação miocárdica por este método: o longo tempo de aquisição das imagens, que obriga um prolongado período de apneia e a baixa resolução temporal, por volta de 35 quadros por segundo;[6] o outro inconveniente ocorre quando há arritmia ou extrassistolia e em portadores de marca-passo e próteses valvares.

O uso do Doppler tissular para medir o gradiente intramiocárdico de velocidade foi introduzido na década de 1990. Este método permite estimar a deformação *(strain)* e a taxa de deformação *(strain rate)*, abrindo grandes possibilidades para a compreensão da mecânica contrátil.[7] O principal problema do Doppler tissular é, entretanto, de ordem da física dos ultrassons: o desvio Doppler é dependente do ângulo de insonação e este ângulo varia constantemente durante o ciclo cardíaco.[8] A região apical do ventrículo esquerdo, pelo mesmo motivo, não pode ser corretamente avaliada.[9]

A técnica mais recentemente introduzida é a do *speckle tracking*, que literalmente significa rastreamento de nódoas e pode ser definido como rastreamento dos pontos que formam a imagem bidimensional.[10] Esses pontos são também chamados marcas acústicas digitais. Cada marca digital é formada por um pequeno conjunto de imagens em escala de cinza, cuja disposição é única e caracteriza uma porção particular do miocárdio denominada padrão de rastreamento *(speckle pattern)*. Cada marca acústica pode ser sucessivamente identificada durante o ciclo cardíaco, pois preserva suas características.[11]

As marcas acústicas são capturadas pelo sistema de análise, a partir da imagem bidimensional em preto e branco, quer seja individualmente quer em grupos, e seguidas quadro a quadro ao longo do ciclo cardíaco.[12] Seu deslocamento gera um *loop* e cada marca acústica apresenta, no seu percurso, mudanças instantâneas de direção e velocidade. Essas mudanças podem ser representadas por vetores que alteram constantemente seu tamanho e direção (Fig. 13-1). Como esse tipo de análise não depende do ângulo de incidência, permite aferir a deformação em todos os planos, inclusive na região apical da cavidade ventricular.[13]

CONSIDERAÇÕES ANATÔMICAS E FUNCIONAIS

O coração é um órgão formado por uma única faixa muscular com disposição helicoidal, ancorada nos anéis aórtico e pulmonar, refletindo suas fibras na região do septo interventricular (Fig. 13-2). Esta disposição anatômica, demonstrada por Guasp,[14] já tinha sido observada por vários autores desde a época de Leonardo da Vinci.[15-18]

As fibras miocárdicas apresentam mudança de direção na espessura da parede, sendo as fibras mais internas quase paralelas ao endocárdio, com disposições longitudinal e oblíqua, circulares às da região central da parede e às subepicárdicas quase perpendiculares à superfície e também com direção oblíqua.[19] Isto faz com que o endocárdio rode no sentido da mão direita, e o epicárdio rode no sentido da mão esquerda durante a sístole (Fig. 13-3).

A contração do coração é complementada pelo deslizamento das camadas do miocárdio, umas sobre outras, na espessura da parede. Estas camadas deslizam, porque o miocárdio é formado por feixes de fibras separados por tecido conectivo, denominado perimísio, que determina pequenos planos de clivagem.[20] Cada conjunto de fibras, formado por 4 a 6 miócitos, é irrigado por um capilar e constitui uma verdadeira unidade funcional.[21]

Esta peculiar conformação anatômica é responsável pela contração por torção, que exibe o músculo cardíaco, conferindo grande eficiência mecânica ao coração.[22]

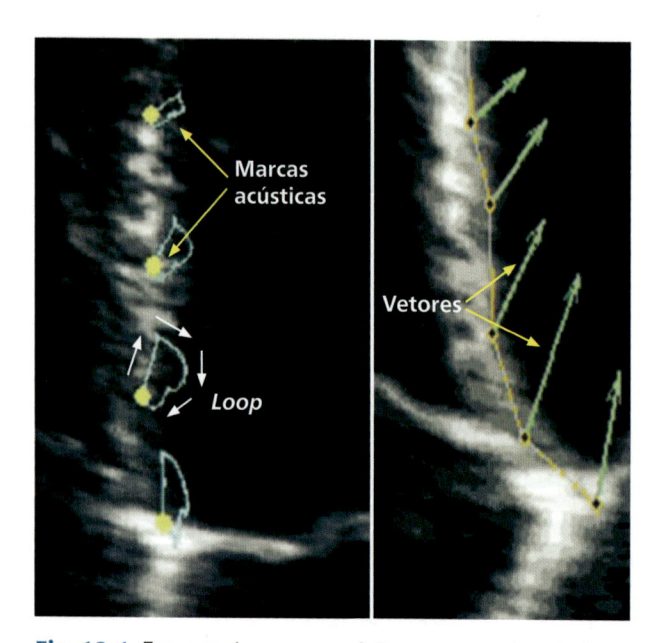

Fig. 13-1. Esquema das marcas acústicas e sua movimentação em forma de *loop*. À direita, vetores gerados pela movimentação das marcas acústicas. Estes vetores mudam constantemente de amplitude e direção durante o ciclo cardíaco.

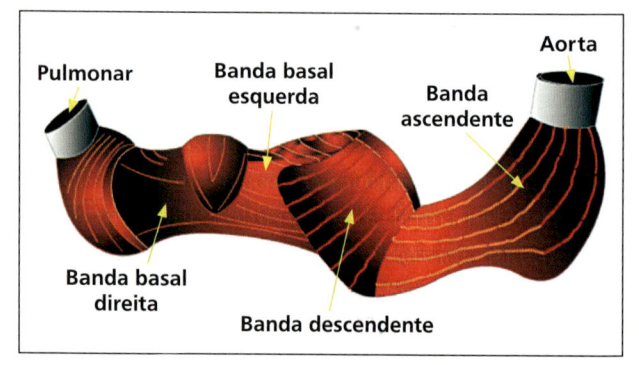

Fig. 13-2. Esquema do coração mostrando a disposição helicoidal do músculo cardíaco com a banda basal direita ancorada no anel pulmonar, a banda basal esquerda sofrendo reflexão na região do septo interventricular, a banda descendente e a banda ascendente ancoradas no anel aórtico.

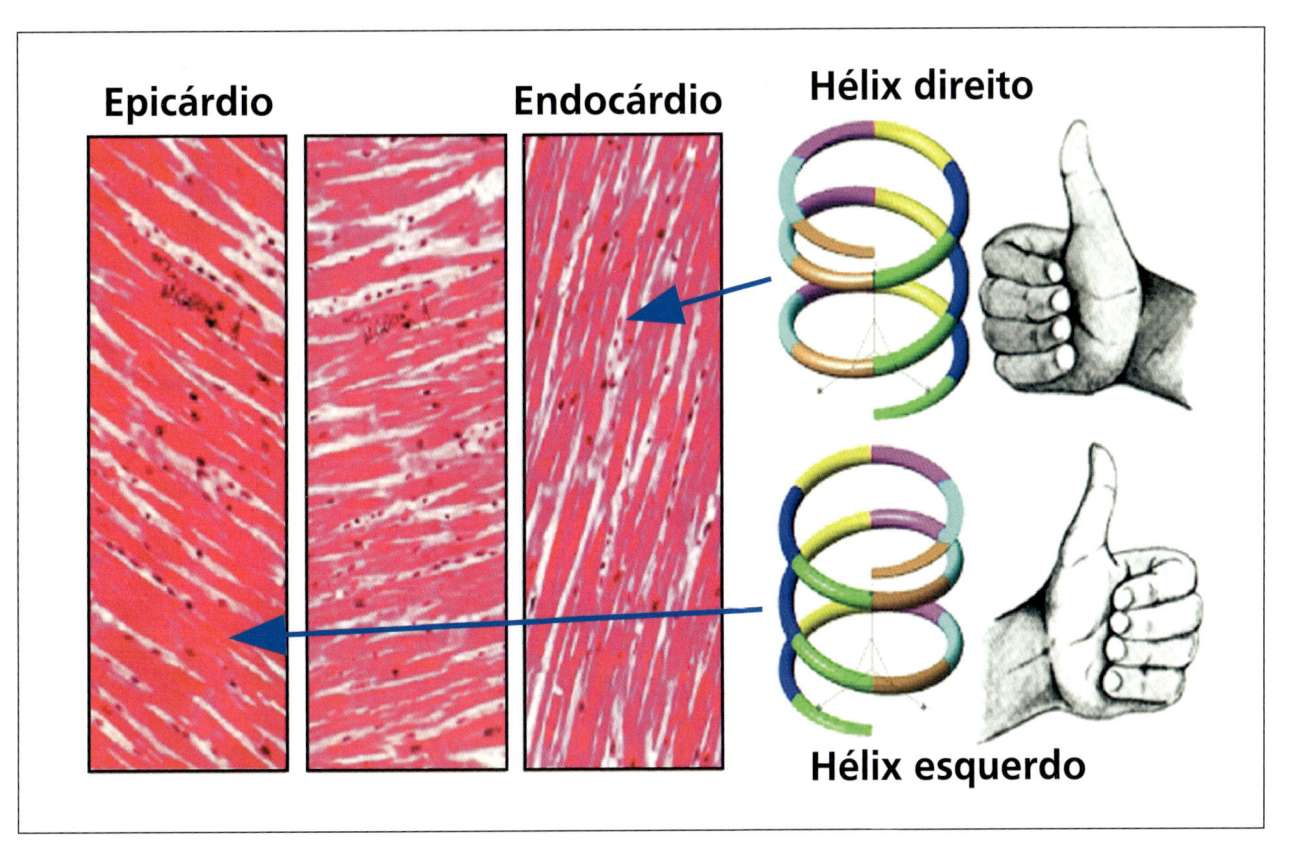

Fig. 13-3. Corte histológico da parede ventricular esquerda mostrando a direção das fibras miocárdicas, formando um ângulo de 60-70° entre o endocárdio e o epicárdio. A contração das miofibrilas gera rotação direita no endocárdio e rotação esquerda no epicárdio.

O miocárdio apresenta propriedades físicas,[23] sendo a principal a incompressibilidade. Esta propriedade faz com que, ao mudar a forma, o volume não se altere, ou seja, quando espessa em um sentido adelgaça no outro. As outras propriedades são anisotropismo (as propriedades elásticas variam com a direção do esforço), viscoelasticidade (o esforço depende da deformação e da velocidade com que esta é aplicada) e não uniformidade (a deformação não é igual em todos os locais).

Assim, há três regiões no grande feixe muscular que constitui o miocárdio: a banda basal, que envolve de forma circular ambos os ventrículos; a banda descendente, que se dirige em forma de espiral até o ápex do ventrículo esquerdo; e a banda ascendente, que, após mudar sua direção no ápex, segue em forma de espiral ascendente até ancorar-se no anel valvar aórtico[24] (Fig. 13-4).

A despolarização sequencial e harmoniosa desta banda muscular propicia as diferentes fases do ciclo cardíaco:[25,26]

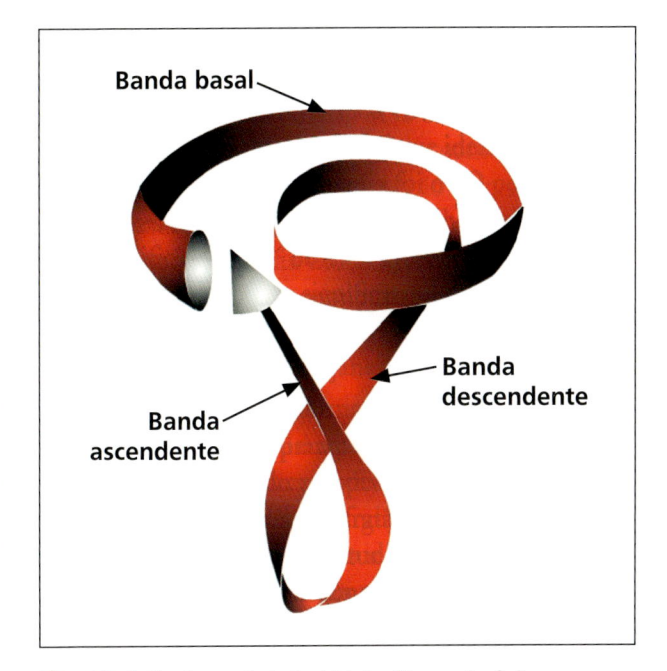

Fig. 13-4. Conformação helicoidal das fibras miocárdicas formando as bandas basal, descendente e ascendente (representação esquemática).

- Despolarização da banda basal: produz rápido aumento da pressão no ventrículo esquerdo antes da abertura da valva aórtica. Corresponde ao período de contração isovolumétrica.
- Despolarização da banda descendente: produz ejeção ventricular com diminuição do tamanho da cavidade.
- Despolarização da banda ascendente: provoca aumento de tamanho do ventrículo esquerdo com sucção do sangue contido no átrio esquerdo para o interior da cavidade ventricular. Corresponde às fases de relaxamento isovolumétrico e de enchimento ventricular rápido.
- Após a despolarização, as bandas miocárdicas retornam passivamente à sua condição basal, relaxando-se e aumentando mais um pouco o volume diastólico ventricular. Corresponde à fase de enchimento ventricular lento ou diástase, que culmina com a contração atrial.

O mecanismo pelo qual se produz aumento do tamanho da cavidade pela contração de uma banda muscular é análogo ao que ergue a cabeça e estufa o pescoço da cobra naja.[27]

CONCEITOS DE DEFORMAÇÃO

Deformação (*strain*) é a mudança de forma que sofre um objeto quando comparado à dimensão inicial e pode ser representada em porcentagem[28,29] (Fig. 13-5).

Escreve-se:

$$\varepsilon = L_1 - L_0/L_0$$

onde ε = deformação, L_1 = dimensão final, L_0 = dimensão inicial.

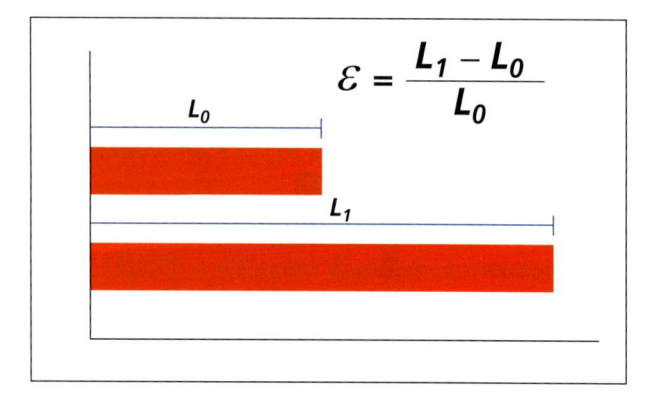

Fig. 13-5. Representação gráfica da deformação (ε). L_1 = comprimento final, L_0 = comprimento inicial.

Se considerarmos o tempo que demora em produzir-se a deformação teremos a taxa de deformação (*strain rate*), que pode ser representada em s^{-1} ou $1/s$.

A deformação miocárdica corresponde à mudança de forma que sofre o coração durante o ciclo cardíaco e pode ser aferida seguindo a trajetória de uma pequena região do músculo.[30] Vemos, assim, que um ponto do miocárdio descreve um pequeno *loop* voltando à sua posição original uma vez completado um ciclo. Os movimentos deste ponto, monitorados passo a passo, permitem determinar sua direção e velocidade, o que pode ser representado por vetores, cujo comprimento corresponde à velocidade, e cujo sentido corresponde à direção em cada instante da observação. Estes vetores podem ser projetados sobre um plano bidimensional ou dentro de um volume tridimensional[31] (Fig. 13-6).

Podemos, ainda, representar a deformação em função do tempo por uma curva denominada taxa de deformação ou *strain rate*. Deformação e taxa de deformação apresentam relação matemática entre si, sendo a deformação (*strain*) a integral da taxa de deformação (Fig. 13-7).

TIPOS DE DEFORMAÇÃO MIOCÁRDICA

Quando observamos o miocárdio durante o ciclo cardíaco vemos que o mesmo deforma-se de forma complexa (Fig. 13-8). Esta deformação ocorre simultaneamente nos três planos ortogonais e em planos tangenciais, também chamados planos de cisalhamento.[32]

- A deformação entre a base e a ponta do ventrículo esquerdo denomina-se deformação longitudinal e corresponde ao deslocamento do anel mitral para o ápex durante a sístole e o seu retorno à posição inicial durante a diástole. É aferida desde a posição apical. Como a dimensão final é menor que a dimensão inicial no final da sístole, por convenção, as curvas obtidas são negativas (Fig. 13-9).
- O espessamento das paredes durante a sístole e o seu adelgaçamento durante a diástole corresponde à deformação radial da cavidade. É aferida desde a posição paraesternal de eixo menor. Como a espessura sistólica é maior que a espessura inicial diastólica, as curvas obtidas são positivas (Fig. 13-10).
- A diminuição da circunferência da cavidade durante a sístole e o seu aumento durante a diástole denomina-se deformação circunferencial, aferida pelo

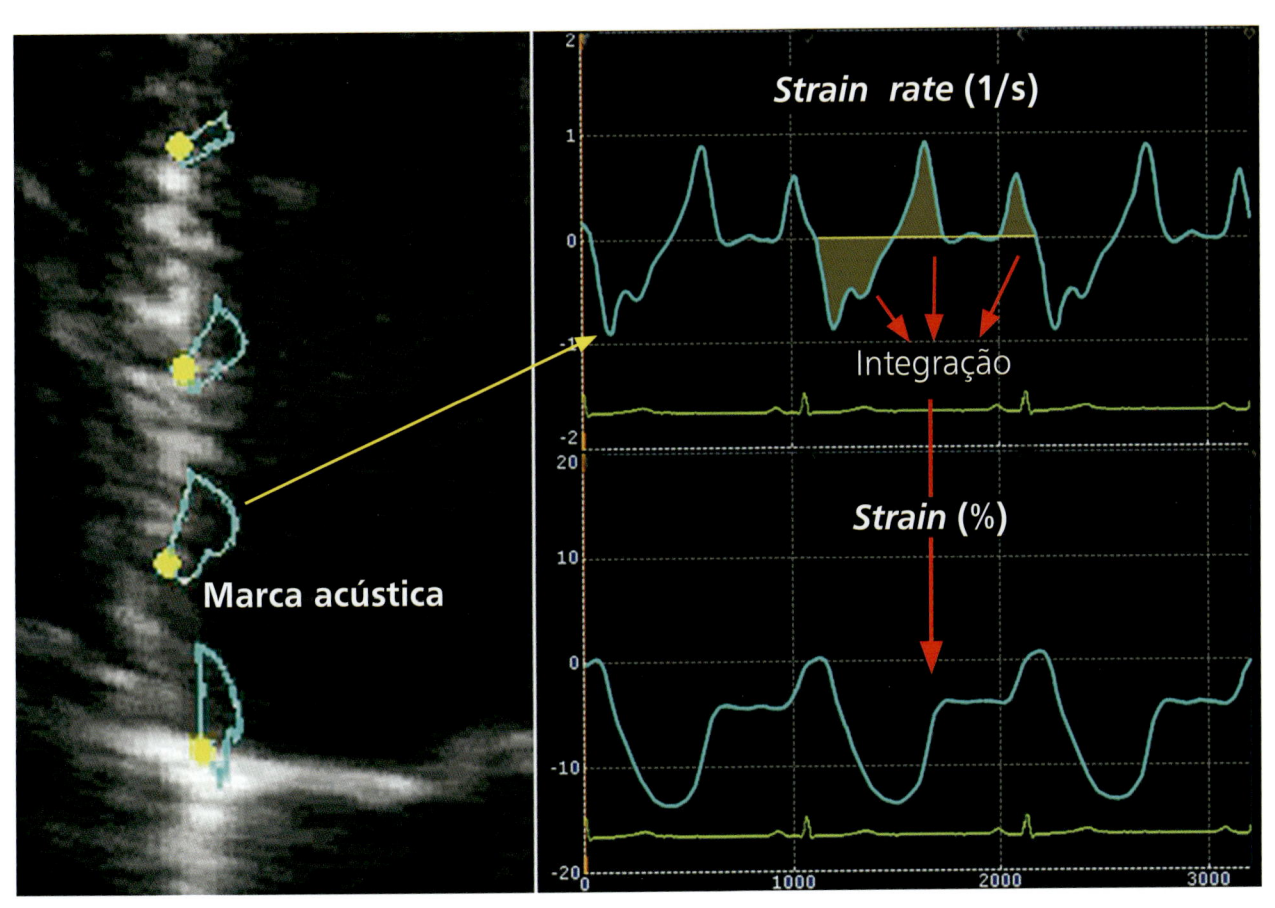

Fig. 13-6. À esquerda, vetores de movimento projetados em um volume tridimensional. À direita, vetores endocárdicos e epicárdicos projetados sobre um plano bidimensional.

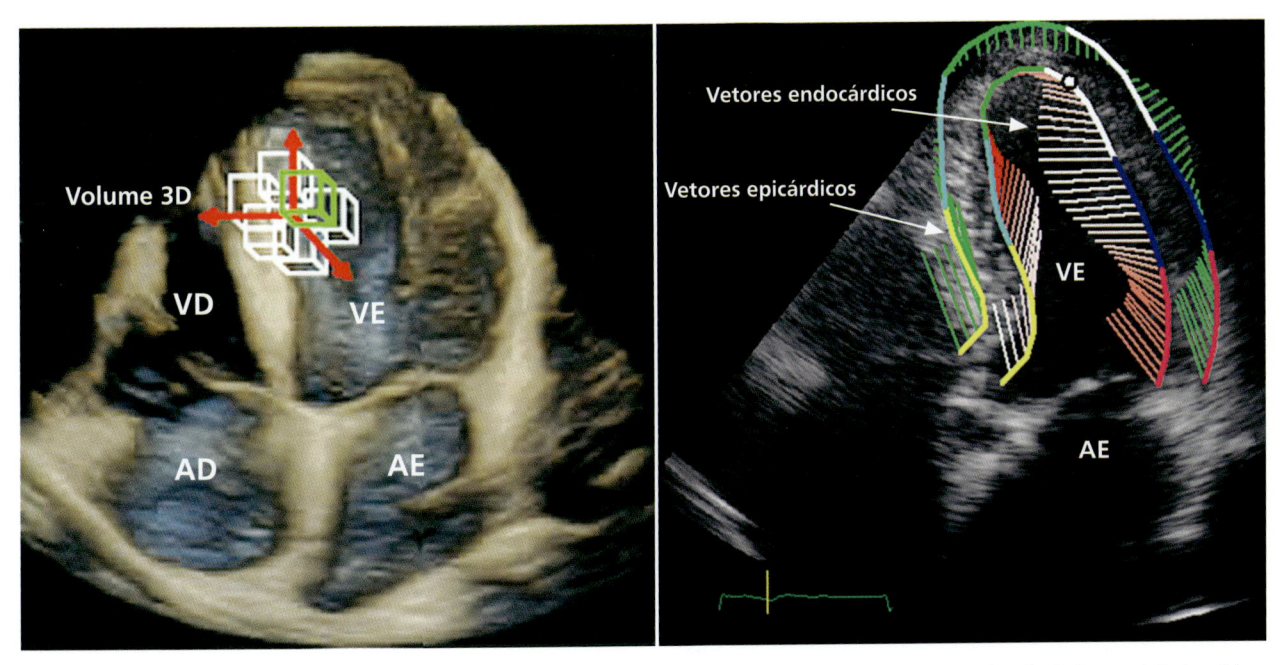

Fig. 13-7. A movimentação da marca acústica pode ser representada de forma gráfica como uma curva em função do tempo (*strain rate*). A integração das velocidades em função do tempo gera uma curva correspondente à porcentagem de deformação (*strain*).

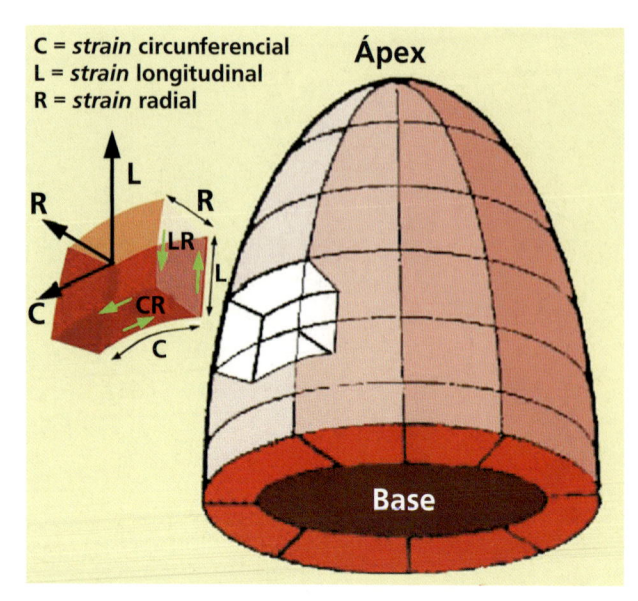

Fig. 13-8. Representação esquemática da deformação miocárdica. No final da sístole o músculo sofre deformação complexa, que pode ser aferida nos três planos ortogonais e em dois planos de cisalhamento.

eixo menor da cavidade ventricular. Como a circunferência sistólica é menor que a circunferência diastólica, as curvas são negativas (Fig. 13-11).

Como vimos anteriormente, estes tipos de deformações são perpendiculares entre si e podem ser projetados nos três planos ortogonais.

A deformação por cisalhamento corresponde ao deslizamento entre um ponto situado no endocárdio e outro situado no epicárdio. Pode ser aferido ao longo do eixo longitudinal ou do eixo circunferencial, sempre normalizado à espessura da parede, ou seja, ao plano radial.

Denomina-se *shear strain* longitudinal radial e *shear strain* circunferencial radial, respectivamente, e corresponde à tangente do deslocamento entre os pontos epicárdico e endocárdico e a espessura do miocárdio (Fig. 13-12). Este tipo de deformação é responsável por mais de 50% da eficiência mecânica da contração miocárdica.[33]

A aferição do deslocamento no sentido circunferencial permite estimar a rotação (em graus) e a taxa de rotação (em graus por segundo). A diferença entre a rotação, ao nível da base da cavidade (eixo curto, ao nível da valva mitral) e ao nível do ápex (eixo curto apical), resulta no denominado *twisting*. Ao normalizar o *twisting* com a dimensão longitudinal da câmara ventricular, obtém-se a torção apical.[34] Estes parâmetros são muito importantes para avaliar a função ventricular sistólica e diastólica (Fig. 13-13). Ocorre porque a região basal gira em sentido horário e a região apical em sentido anti-horário durante a sístole.

Importante é destacar que todas as medidas de deformação miocárdica são regionais, e que é a análise do conjunto que permite uma visão global da contratilidade. Deve-se lembrar, ainda, que o deslocamento das marcas acústicas ocorre nas três dimensões e que os planos de estudo representam esse movimento em apenas duas dimensões.

DISTRIBUIÇÃO DA DEFORMAÇÃO

Quando analisada em conjunto, a deformação miocárdica reflete a distribuição anatômica das fibras musculares que apresentam disposição helicoidal e laminar.

Dessa maneira, o *strain* longitudinal aumenta gradativamente em direção ao ápex (Quadro 13-1), provavelmente pelo predomínio de fibras longitudinais e oblíquas nessa região, necessárias para promover o esvaziamento da cavidade. O mesmo ocorre com o *strain* circunferencial (Quadro 13-2). O *strain* radial apresenta diminuição gradativa, em direção ao ápex (Quadro 13-3), pois as fibras de direção circular, necessárias para o aumento rápido da pressão intracavitária antes da abertura aórtica, encontram-se, preferencialmente, na região basal.[35] A deformação por cisalhamento *(shear strain)* apresenta diminuição em direção ao ápex (Quadro 13-4), acompanhando a diminuição do *strain* radial.[36]

A rotação sistólica das paredes ocorre no sentido horário na região da base do ventrículo esquerdo e em sentido anti-horário na região apical, quando observado desde o ápex. Para o cálculo da torção apical, subtrai-se a rotação apical da rotação basal. Como a rotação apical apresenta maior amplitude do que a basal, obtém-se uma curva positiva (predomínio anti-horário) de aproximadamente 6° ± 1°.[37]

A metodologia *speckle tracking* permite aferir, também, as velocidades miocárdicas, da mesma forma que o Doppler tissular, porém, sem dependência do ângulo de insonação. Estas velocidades, como observado com outras técnicas, diminuem em direção à região apical do ventrículo esquerdo.[35]

Quadro 13-1
STRAIN E STRAIN RATE LONGITUDINAL

		Strain (%)			Strain rate (s⁻¹)		
		Basal	Médio	Apical	Basal	Médio	Apical
Anterior	X	−16,0	−16,6	−19,8	−1,0	−1,0	−1,1
	sX	3,2	3,1	3,4	0,3	0,3	0,3
Anterolateral	X	−15,9	−17,1	−20,0	−1,1	−0,9	−1,1
	sX	2,8	2,8	3,6	0,3	0,3	0,3
Inferolateral	X	−14,9	−18,8	−23,9	−1,2	−1,3	−1,7
	sX	3,5	4,1	4,5	0,4	0,5	0,6
Inferior	X	−17,3	−17,7	−20,5	−1,0	−1,0	−1,2
	sX	3,3	3,4	3,0	0,4	0,3	0,3
Inferosseptal	X	−14,8	−16,9	−19,4	−0,9	−0,9	−1,1
	sX	4,6	4,0	4,1	0,2	0,2	0,3
Anterosseptal	X	−14,9	−19,4	−23,0	−1,1	−1,3	−1,6
	sX	2,2	3,1	4,1	0,3	0,3	0,4

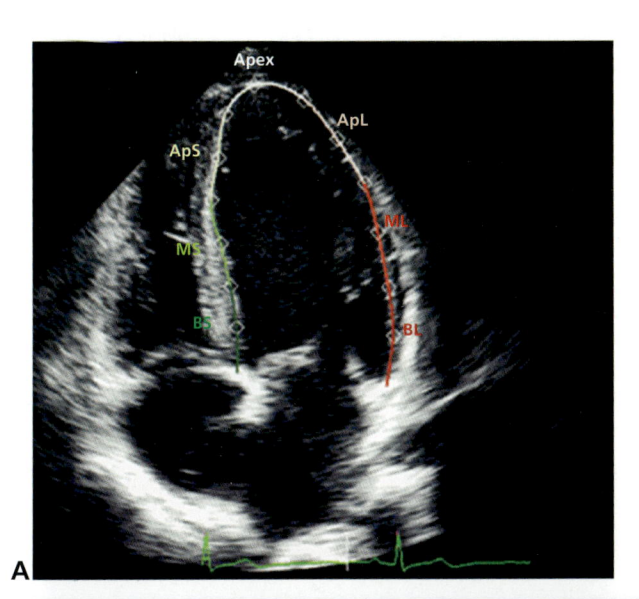

Fig. 13-9. *Strain rate* e *strain* longitudinal do ventrículo esquerdo. A deformação produz uma curva negativa porque o comprimento final da fibra é menor que o comprimento inicial.

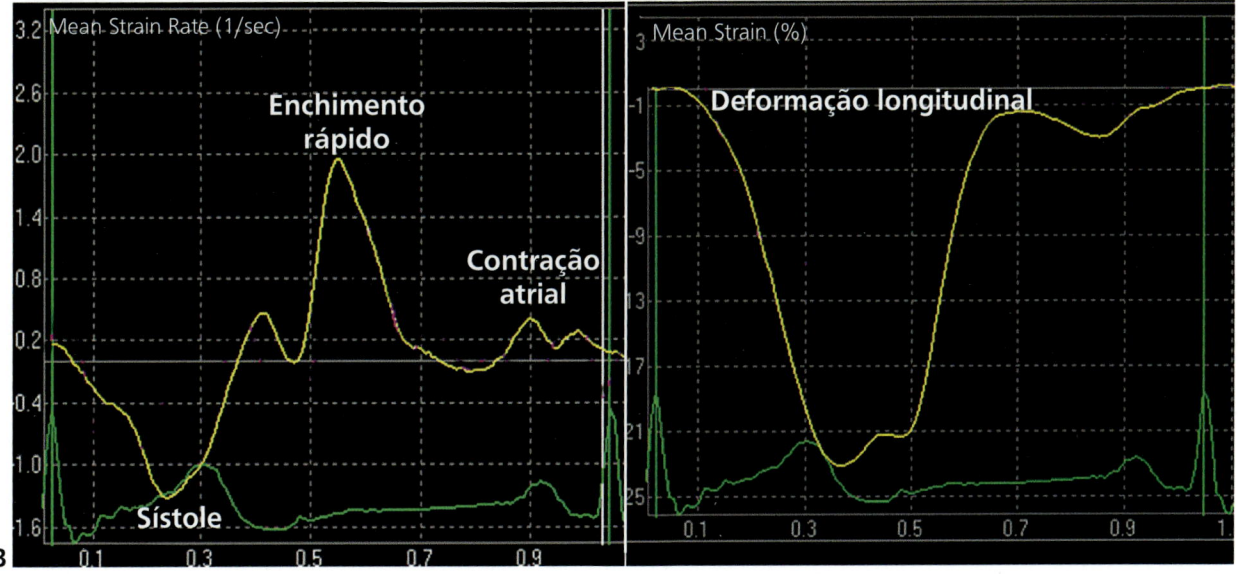

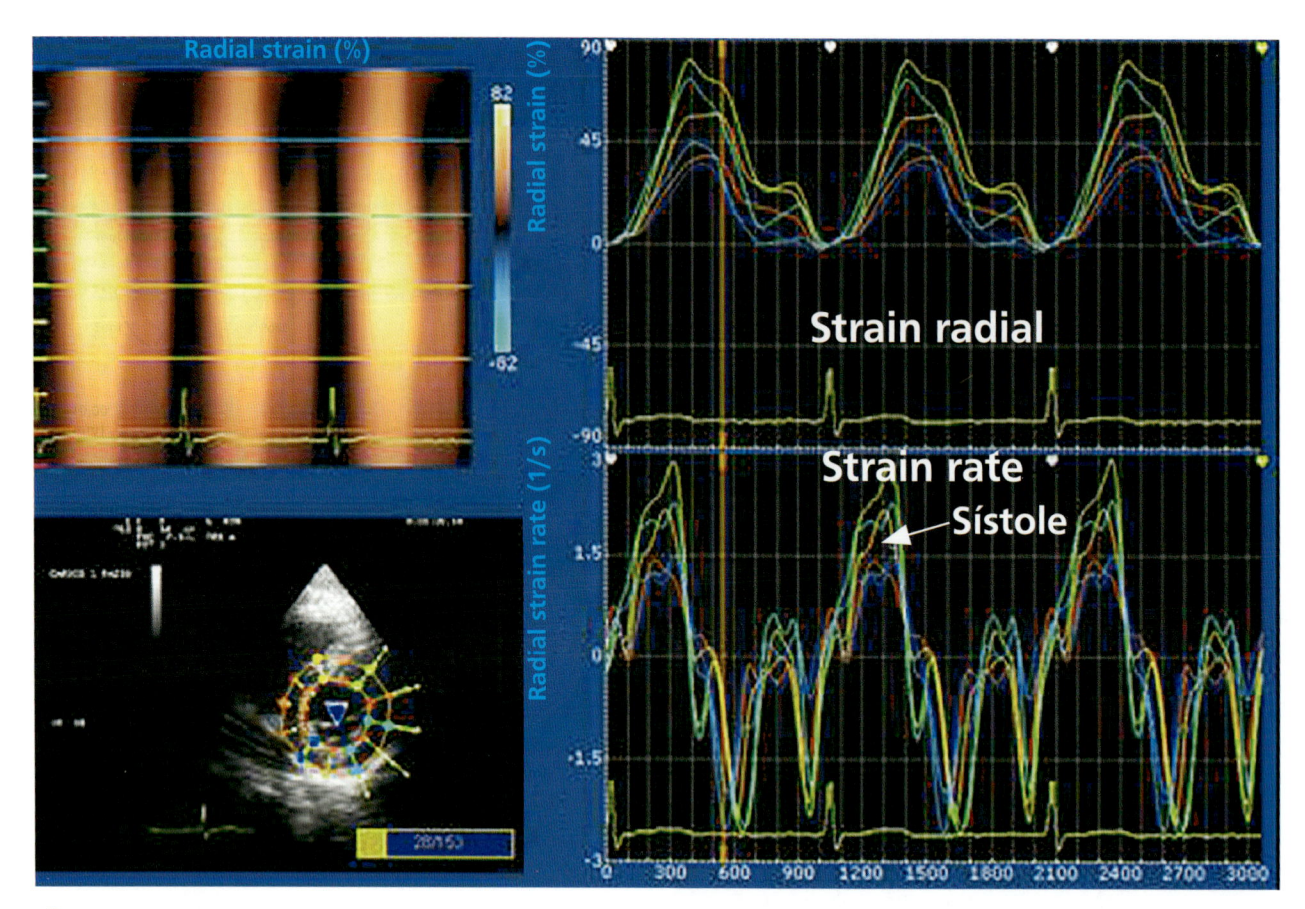

Fig. 13-10. *Strain* e *strain rate* radial do ventrículo esquerdo. A curva resultante é positiva porque a espessura sistólica da parede é maior que a espessura diastólica.

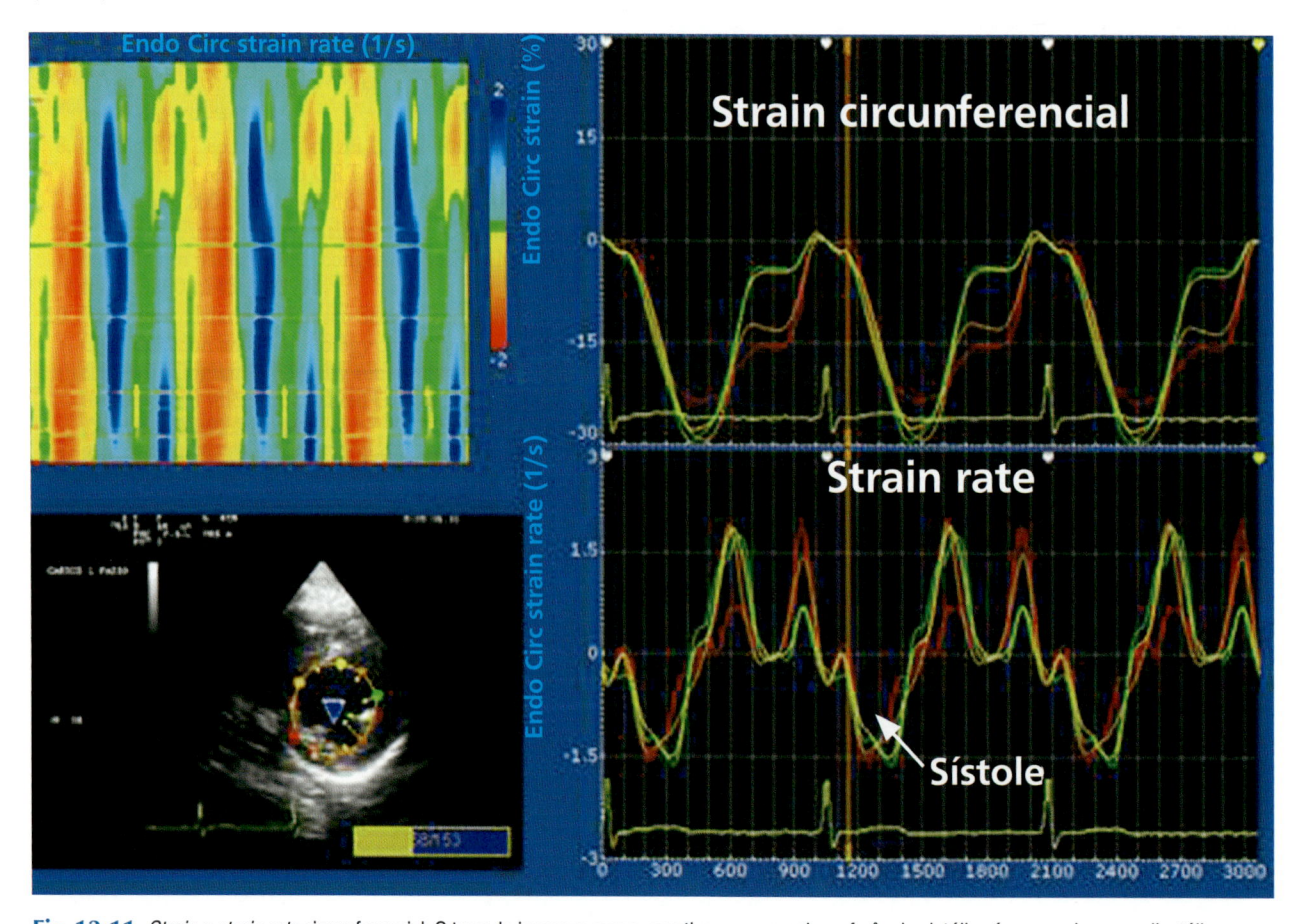

Fig. 13-11. *Strain* e *strain rate* circunferencial. O traçado inscreve curva negativa porque a circunferência sistólica é menor do que a diastólica.

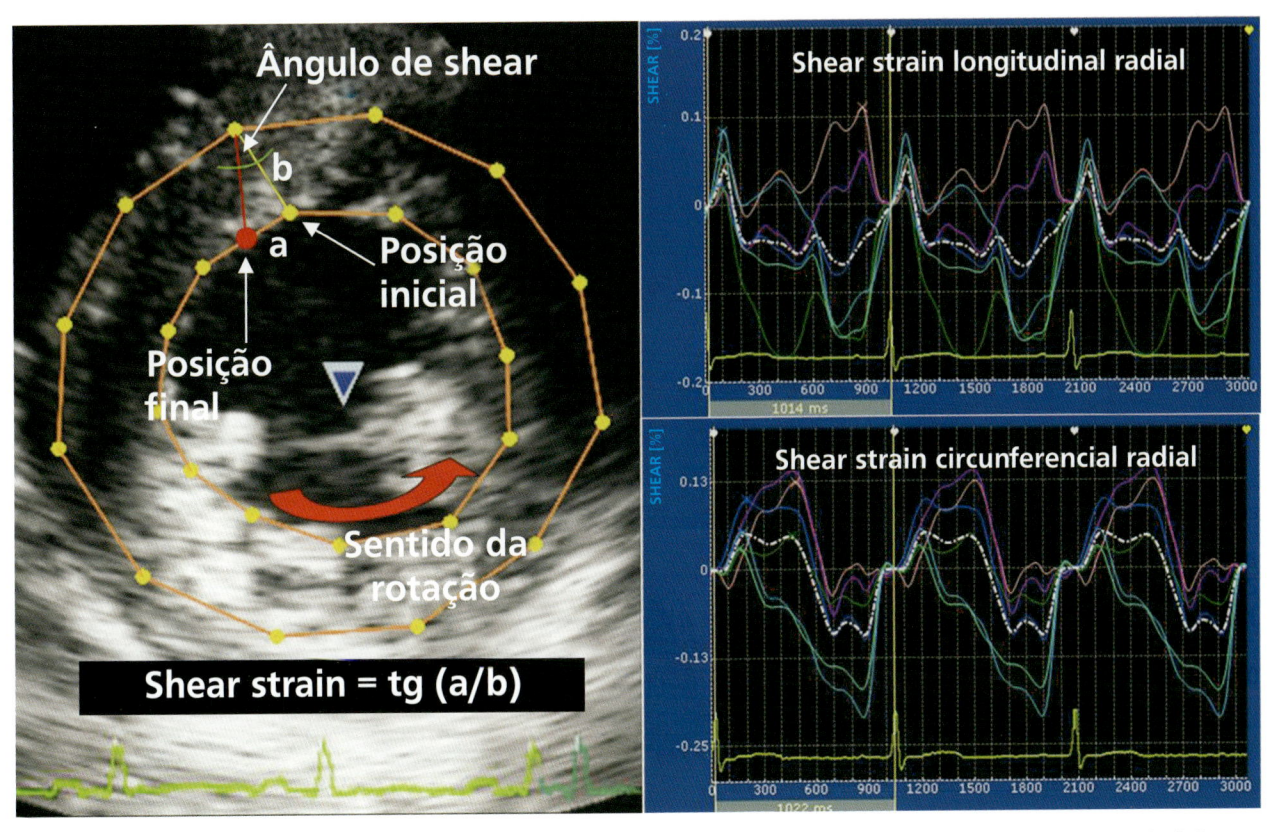

Fig. 13-12. *Shear strain.* Deformação por cisalhamento que resulta da tangente do deslocamento entre pontos situados no endocárdio e epicárdio (*a*) normalizados para a espessura parietal (*b*). O *shear strain* longitudinal radial é obtido desde a posição apical, e o *shear strain* circunferencial radial é obtido pelo eixo curto da cavidade ventricular.

Quadro 13-2

***STRAIN* E *STRAIN RATE* RADIAL**

		Strain (%)			Strain rate (s^{-1})		
		Basal	Médio	Apical	Basal	Médio	Apical
Anterior	X	37,7	32,6	31,3	2,2	2,1	2,1
	sX	9,7	5,9	3,6	0,4	0,5	0,3
Anterolateral	X	37,4	32,4	30,1	2,4	2,1	2,0
	sX	10,0	6,5	3,5	0,6	0,4	0,3
Inferolateral	X	37,3	32,5	–	2,3	2,0	–
	sX	10,7	6,1		0,5	0,4	
Inferior	X	37,5	33,1	31,3	2,1	2,0	2,0
	sX	8,1	6,5	3,4	0,4	0,5	0,3
Inferosseptal	X	37,4	33,8	31,3	2,3	2,1	2,1
	sX	7,3	8,0	3,7	0,4	0,5	0,4
Anterosseptal	X	37,1	33,4	–	2,3	2,1	–
	sX	5,9	5,7		0,4	0,4	

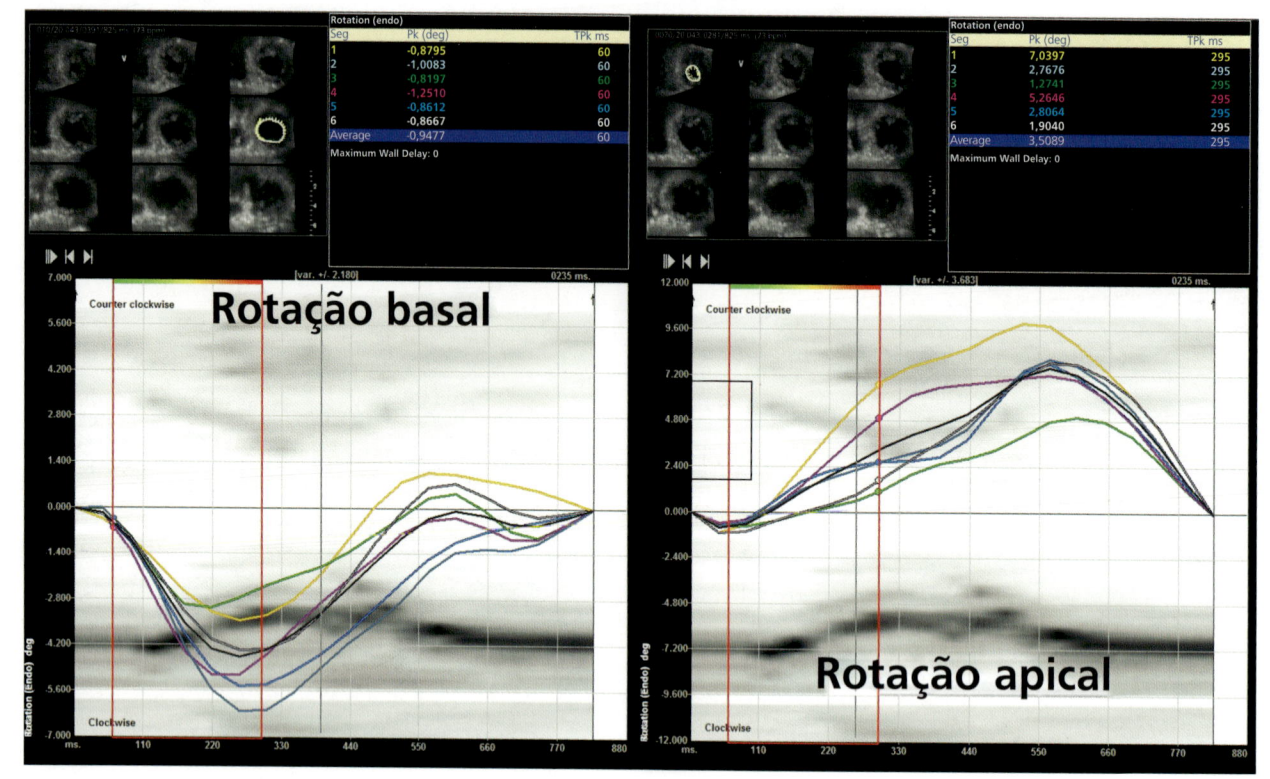

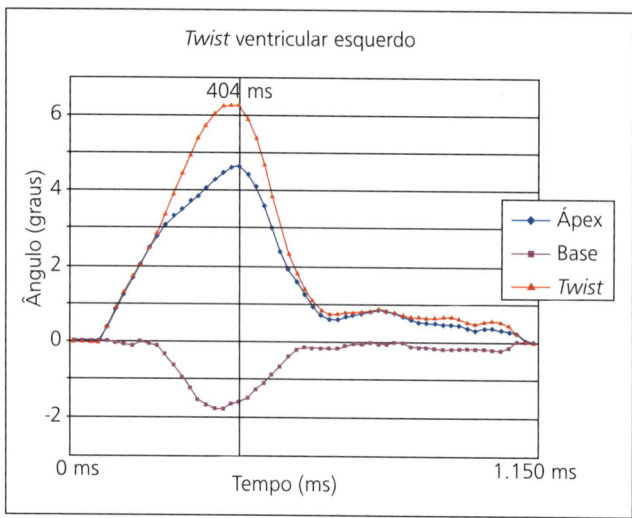

Fig. 13-13. O equipamento calcula a rotação das regiões basal e apical do ventrículo esquerdo, desde a posição de eixo curto paraesternal. Os dados podem ser exportados para uma planilha de cálculo. A curva de *twisting* apical, mostrada à direita, foi obtida em planilha Excel™ a partir dos valores das rotações globais basal e apical. O tempo (*Time*) é calculado em ms a partir do complexo QRS do eletrocardiograma.

METODOLOGIAS PARA AQUISIÇÃO DO *STRAIN* BIDIMENSIONAL

Os equipamentos comerciais de ecocardiografia que incorporam a técnica do *speckle tracking* utilizam, basicamente, duas metodologias:[11]

- *Block matching* ou análise de um conjunto de marcas acústicas (conjunto de pixels, contendo padrões de rastreamento, denominados *kernels*). O rastreamento dos *kernels* é realizado por similaridade. Os vetores que indicam a velocidade e direção da movimentação dos *kernels* resultam da média dos vetores que formam cada conjunto. Em razão de processar sinais de radiofrequência, este método deve trabalhar com repetição elevada dos quadros.

- *Optical flow*, em que se assume que o padrão cinza de cada marca acústica não muda ao longo do tempo. A mudança do padrão cinza de um pixel é atribuída à movimentação da marca acústica para outra posição. Os vetores que indicam direção e velocidade são obtidos em cada pixel. Este método é apropriado para o acompanhamento quadro a quadro das marcas acústicas e trabalha com frequência de repetição dos quadros mais baixa.

Quadro 13-3
STRAIN E STRAIN RATE CIRCUNFERENCIAL

		Strain (%)			Strain rate (s^{-1})		
		Basal	Médio	Apical	Basal	Médio	Apical
Anterior	X	−21,7	−23,0	−26,3	−1,6	−1,6	−1,7
	sX	3,4	4;3	4,7	0,3	0,4	0,3
Anterolateral	X	−21,9	−20,8	−26,2	−1,5	−1,6	−1,7
	sX	3,2	7,6	4,8	0,3	0,4	0,3
Inferolateral	X	−21,8	−21,5	−	−1,6	−1,6	−
	sX	3,3	3,5		0,3	0,5	
Inferior	X	−22,7	−22,0	−27,0	−1,6	−1,6	−1,8
	sX	3,0	3,6	8,7	0,3	0,4	0,3
Inferosseptal	X	−22,6	−23,1	−26,6	−1,6	−1,6	−1,7
	sX	8,5	3,7	3;8	0,3	0,5	0,2
Anterosseptal	X	−21,6	−21,7	−	−1,5	−1,6	−
	sX	3,6	3,0		0,3	0,3	

Os vetores que representam velocidade e direção instantânea das marcas acústicas são superpostos à imagem bidimensional. Conforme a projeção utilizada para análise, podem-se obter os diferentes planos de deformação. Por exemplo, no corte transversal da cavidade ventricular, a decomposição do vetor permite avaliar as deformações radial e circunferencial (Fig. 13-14).

A diferença relativa de posição das marcas acústicas ao longo dos quadros de imagem define a deformação *(strain)*, e a primeira derivada temporal dessa deformação obtém a taxa de deformação *(strain rate)*.

Imagens ecocardiográficas, devidamente sincronizadas com ECG de boa qualidade, devem ser capturadas em formato digital adequado para análise da deformação. A maioria dos equipamentos permite que a análise seja realizada imediatamente após o processo de captura. A análise pode ser realizada, ainda, em imagens armazenadas. Alguns equipamentos armazenam a imagem em formato próprio, e outros em formato aberto, o que permite ao *software* analisar os dados obtidos em equipamentos de diferentes marcas. A qualidade dos resultados sempre é proporcional à qualidade da imagem ecocardiográfica.

Quadro 13-4
SHEAR STRAIN LONGITUDINAL RADIAL E CIRCUNFERENCIAL RADIAL

		Shear Strain Longitudinal radial (%)			Shear Strain Circunferencial radial (%)		
		Basal	Médio	Apical	Basal	Médio	Apical
Anterior	X	−0,22	−0,13	−0,08	0,11	−0,08	−0,12
	sX	0,16	0,09	0,07	0,11	0,07	0,12
Anterolateral	X	−0,21	−0,13	−0,10	0,10	0,09	0,09
	sX	0,13	0,09	0,07	0,09	0,11	0,06
Inferolateral	X	0,43	0,30	0,17	−0,09	0,10	−
	sX	0,17	0,14	0,09	0,06	0,13	
Inferior	X	0,26	0,14	0,08	−0,13	0,08	0,14
	sX	0,22	0,10	0,06	0,07	0,09	0,07
Inferosseptal	X	0,39	0,21	0,09	−0,11	−0,09	−
	sX	0,26	0,16	0,06	0,05	0,10	
Anterosseptal	X	−0,28	−0,18	−0,12	0,09	−0,11	−0,10
	sX	0,12	0,08	0,06	0,06	0,10	0,07

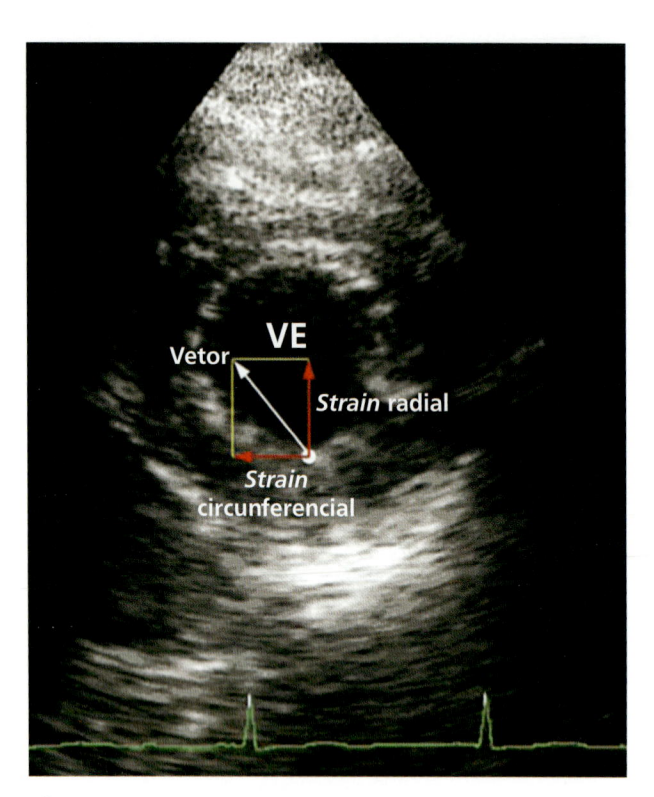

Fig. 13-14. Corte de eixo menor do ventrículo esquerdo ao nível apical, mostrando a decomposição do vetor de movimento nas deformações radial e circunferencial.

Alguns equipamentos permitem que o ambiente de trabalho *(work station)* seja instalado em um computador pessoal, facilitando, assim, a análise *off-line* das imagens armazenadas.

As projeções apicais de 4 câmaras, 2 câmaras e apical longitudinal são utilizadas para analisar o *strain* longitudinal e o *shear strain* longitudinal radial. As projeções de eixo curto ao nível da base do ventrículo esquerdo, ao nível dos músculos papilares e na região apical são adequadas para a análise do *strain* radial e circunferencial, do *shear strain* circunferencial radial e do *twisting* apical. A maioria dos *softwares* divide as paredes ventriculares nos 17 segmentos padronizados.[38]

Os *softwares* que utilizam o algoritmo *block matching*, em geral, capturam as marcas acústicas automaticamente, colorizando as paredes e analisando a qualidade dos sinais acústicos (Fig. 13-15). Em alguns casos é colorizada toda a espessura da parede, em outros, divide-se a parede em região subendocárdica e subepicárdica. Os vetores de movimento e as curvas de deformação são obtidos automaticamente, mas há possibilidade de correção manual da região capturada, caso os resul-

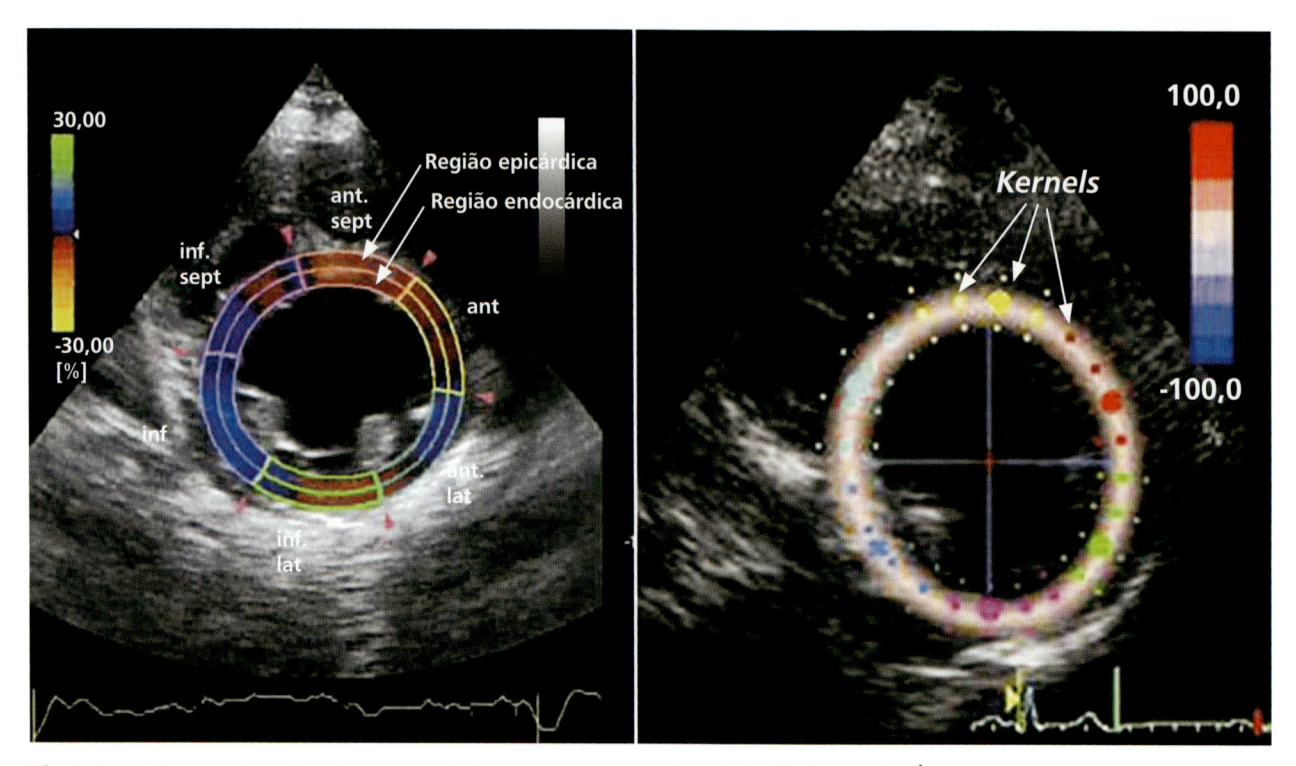

Fig. 13-15. Exemplo de captura de marcas acústicas em sistemas com tecnologia *block matching*. À esquerda, o *software* separa os *kernels* subendocárdicos e subepicárdicos e divide as paredes da cavidade em segmentos (Toshiba Wall Motion Tracking). À direita, o sistema delimita as paredes e posiciona os *kernels* formados pelas marcas acústicas (General Electric 2DS).

tados não sejam satisfatórios. É sempre bom lembrar que a frequência de repetição dos quadros deve ser alta.

Os *softwares* que usam o sistema *optical flow* podem capturar as marcas acústicas de forma manual ou automática, geralmente localizando os pontos na interface subendocárdica e na interface subepicárdica (Fig. 13-16). Cada ponto gera um vetor de imagem e seu posicionamento pode ser corrigido manualmente. A obtenção dos traçados é automática. A frequência de repetição dos quadros é baixa (variando entre 40 e 60 quadros por segundo), podendo ser estimada em, aproximadamente, 70% da frequência cardíaca do paciente.

Os fatores que diminuem a sensibilidade do método são provocados por interferências (ruídos) e por baixa resolução axial nas regiões laterais da imagem bidimensional. A resolução temporal não é problema nos sistemas *block matching*, que trabalham com alto *frame rate*, mas nos sistemas *optical flow* que trabalham com *frame rate* baixo, pode diminuir a sensibilidade, principalmente, para eventos diastólicos.[39]

VALIDAÇÃO

Existem, na literatura recente, vários trabalhos de validação do *speckle tracking*, a maioria comparando o ecocardiograma com sonomicrometria e com diferentes modalidades de ressonância magnética. Comparando-se com sonomicrometria, as melhores correlações (r = 0,90) foram obtidas para eventos sistólicos nas projeções apicais (*strain* longitudinal). Nas projeções de eixo curto (*strain* circunferencial e radial), as correlações foram um pouco menores (r = 0,79). Com ressonância magnética, a correlação geral foi de r = 0,87.[40] Outros autores[41] encontraram correlação de r = 0,91 entre ressonância magnética e *speckle tracking* para o *strain* radial, e r = 0,84 para o *strain* circunferencial.

A variabilidade inter e intraobservador foi mínima, de r = 0,89 e 0,93, respectivamente, quando utilizada metodologia *optical flow*.[39]

APLICAÇÕES CLÍNICAS

Muitas são as aplicações da análise da deformação miocárdica e a utilização clínica vem aumentando dia a dia. Algumas das aplicações mais importantes são:

- *Pesquisa clínica:* análise mais detalhada dos mecanismos de contração e relaxamento, permitindo compreender melhor a mecânica contrátil e sua relação com anatomia e fisiologia cardíacas.[42]

- *Miocardiopatias hipertróficas:* diagnóstico diferencial entre os casos de hipertrofia secundária, genética e do atleta. Este último aspecto é importante na identificação precoce de atletas portadores de cardiopatias.

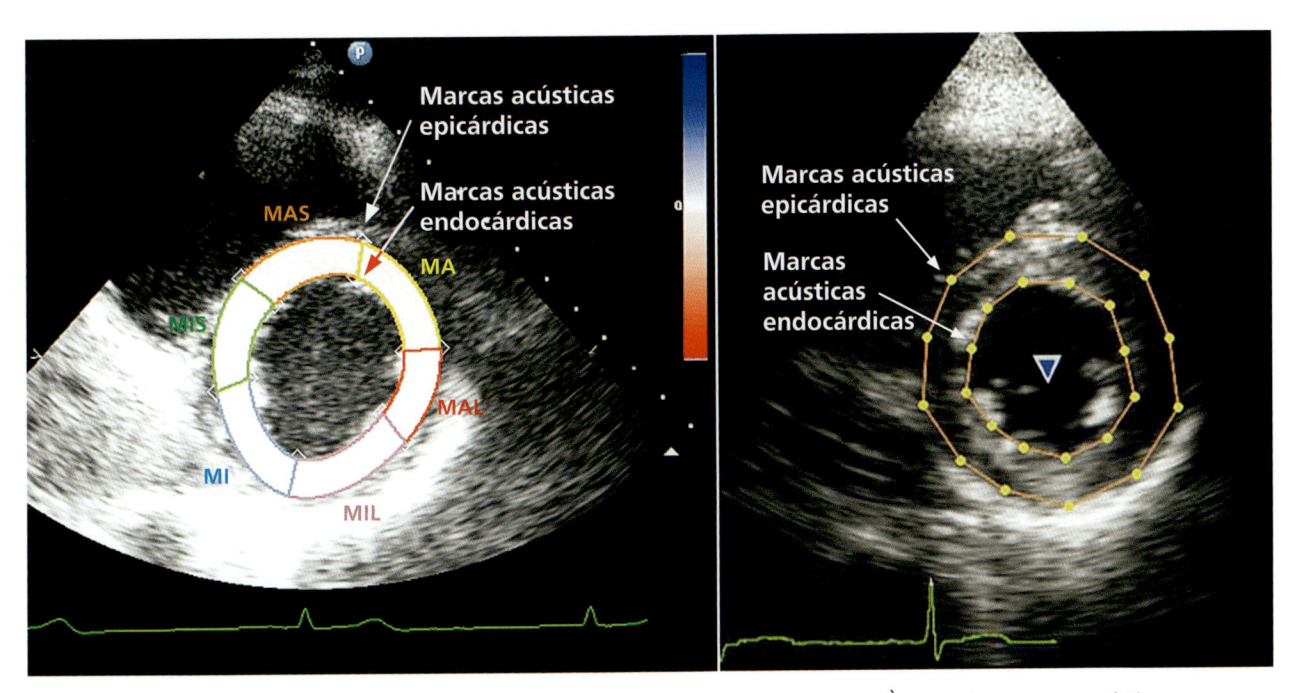

Fig. 13-16. Exemplo de captura de marcas acústicas em sistemas com tecnologia *optical flow*. À esquerda, as marcas acústicas subendocárdicas e subepicárdicas são posicionadas automaticamente nos diferentes segmentos da parede ventricular (Philips QLab). À direita, o operador posiciona as marcas acústicas subendocárdicas de forma semiautomática, e o sistema posiciona as marcas subepicárdicas (Esaote X-Strain).

As hipertrofias secundárias à hipertensão arterial apresentam, em geral, músculo cardíaco normal submetido à sobrecarga pressórica. Observam-se, nestes casos, diminuição da deformação longitudinal e aumento da deformação radial, esta última provavelmente decorrente do remodelamento concêntrico da cavidade ventricular esquerda.[43]

Na estenose valvar aórtica, a diminuição da deformação longitudinal parece ser mais acentuada. A melhora deste parâmetro após a troca valvar aórtica, mesmo em pacientes assintomáticos, sugere que a alteração do *strain* longitudinal é um dado importante para detectar precocemente o remodelamento concêntrico do ventrículo esquerdo.[44]

As hipertrofias genéticas apresentam diminuição da deformação longitudinal, radial e circunferencial na parede mais comprometida. Pacientes com hipertrofia septal assimétrica mostram diminuição e retraso da deformação sistólica desta parede, quando comparada com a parede anterolateral.[45] Este aspecto pode ser facilmente verificado no traçado de modo M curvado (Fig. 13-17).

A hipertrofia do atleta[46,47] apresenta padrões de deformação normais ou, ainda, supernormais em alguns esportistas de elite,[48] parecendo indicar o aumento da reserva contrátil do miocárdio, necessária para enfrentar grandes esforços físicos.

- *Miocardiopatia chagásica:* a identificação precoce de alterações da contratilidade segmentar, principal-

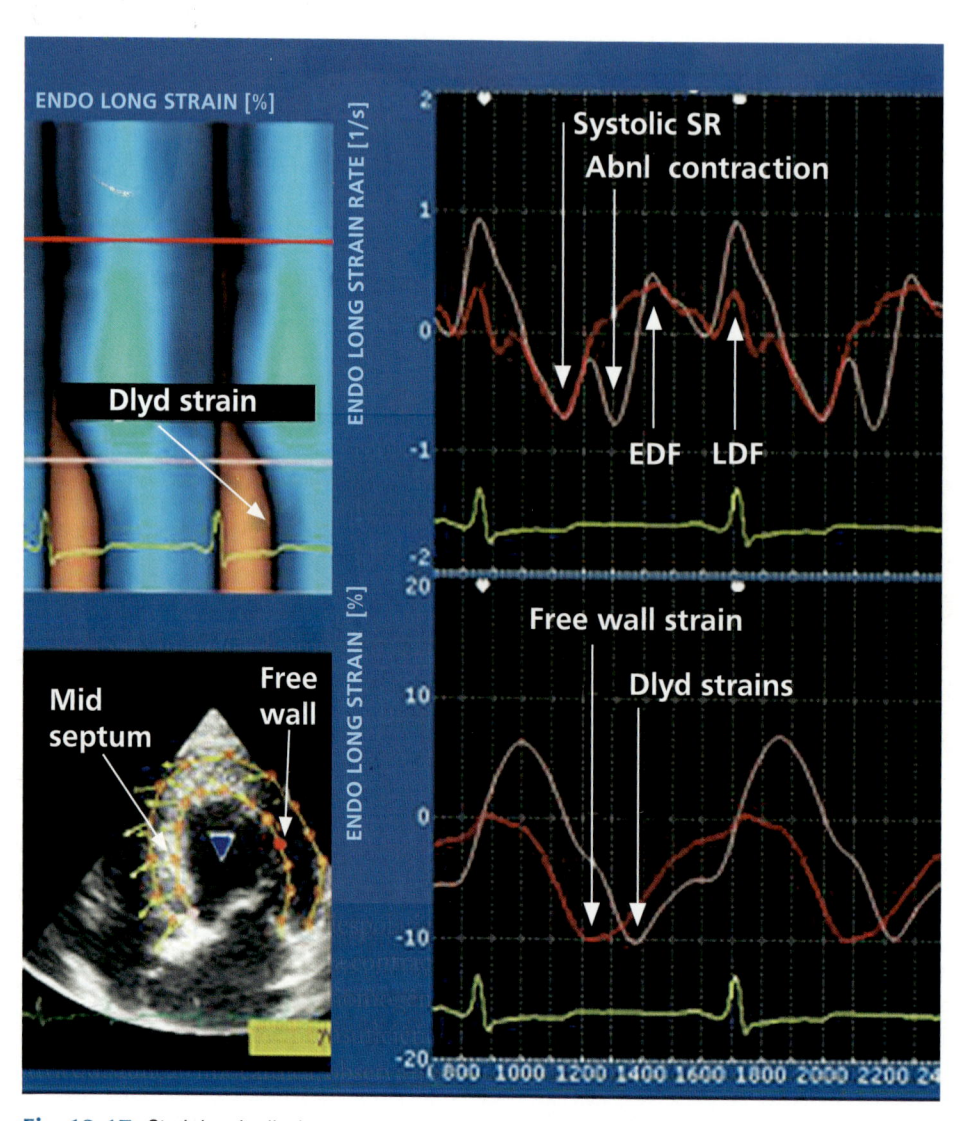

Fig. 13-17. *Strain* longitudinal em paciente portador de miocardiopatia hipertrófica de origem genética. Nota-se o retardo de contração da região septal com relação à parede anterolateral da cavidade. As hipertrofias secundárias e a hipertrofia fisiológica do atleta apresentam contratilidade septal normal.

mente em alguns pacientes com a forma indeterminada da doença,[49] pode ser um importante dado para a identificação de casos que podem evoluir para a forma cardíaca da doença (Fig. 13-18). Esta observação, entretanto, necessita de confirmação clínica. Na forma chagásica crônica observa-se diminuição global da deformação miocárdica, semelhante à verificada na miocardiopatia dilatada,[50] mas com diminuição mais acentuada da deformação nas paredes inferior apical e inferolateral apical.[51]

- *Doença arterial coronária:* na forma crônica observa-se diminuição da deformação miocárdica nas paredes acometidas pela isquemia (Fig. 13-19). O mapeamento dos segmentos isquêmicos muitas vezes permite deduzir as artérias culpadas. Identificam-se, ainda, alterações da deformação mesmo em áreas isquêmicas que apresentam velocidades normais ao Doppler tissular.[52] Este fenômeno, conhecido como *tethering*, ocorre pelo arrasto provocado pelas paredes próximas da área isquêmica que apresentam contratilidade normal ou hipercinesia vicariante (Fig. 13-20).

A análise da deformação é útil na identificação de áreas isquêmicas na vigência de distúrbios da condução.[53]

A viabilidade miocárdica pode ser analisada pelo comportamento da deformação, muitas vezes sem necessidade de realizar estímulo farmacológico.[54]

Associação ao ecocardiograma de estresse, aumentando a acurácia do método ao acrescentar dados quantitativos à análise subjetiva da contratilidade.[55]

A contração pós-sistólica pode ser observada no infarto agudo do miocárdio,[56] manifestando a diminuição do fluxo coronariano durante a sístole ventricular, momento em que a resistência do leito arteriolar capilar encontra-se muito aumentada, dificultando a irrigação. Ao diminuir a resistência durante a diástole ocorre algum grau de perfusão do músculo isquêmico, e a contração acontece de forma retardada. Os traçados com

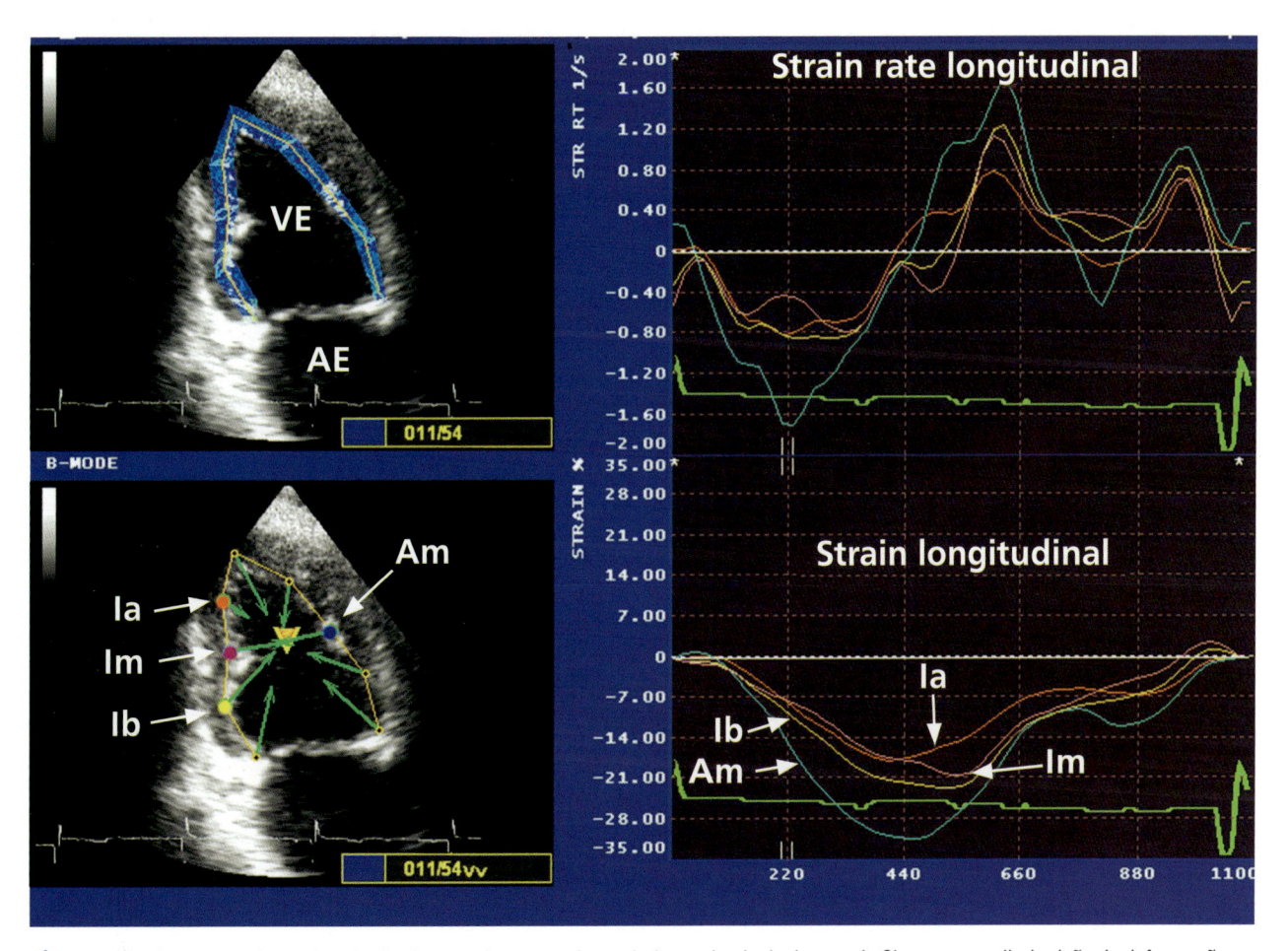

Fig. 13-18. *Strain* e *strain rate* longitudinal em paciente com forma indeterminada da doença de Chagas, com diminuição da deformação na parede inferior do ventrículo esquerdo mais acentuada da região apical. Am = parede anterior média, Ib = parede inferior basal, Im = parede inferior média, Ia = parede inferior apical.

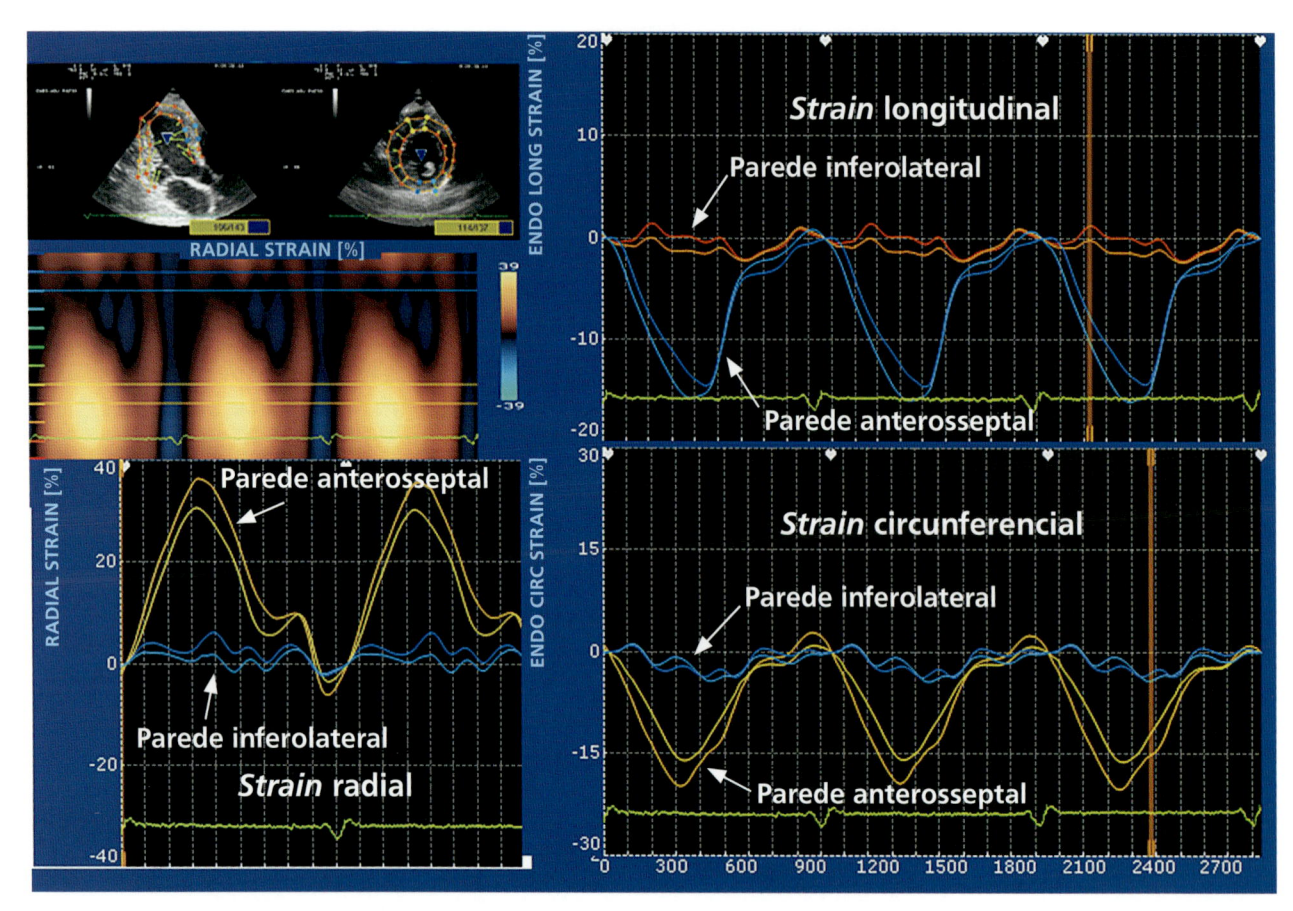

Fig. 13-19. *Strain* longitudinal, circunferencial e radial em paciente com doença arterial coronária. Observa-se diminuição da deformação na parede inferolateral do ventrículo esquerdo. A deformação da parede anterosseptal é normal.

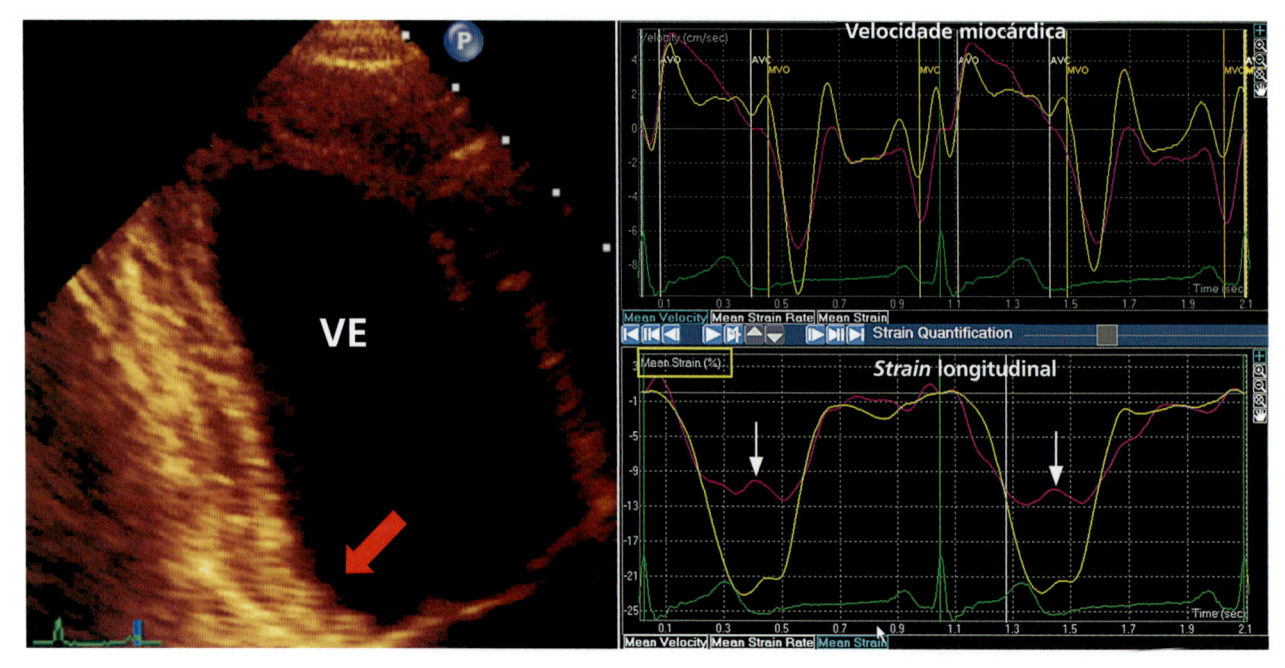

Fig. 13-20. Análise da velocidade do miocárdio e do *strain* longitudinal em paciente com doença arterial coronária exibindo efeito *tethering*. No painel superior direito, as velocidades miocárdicas nas paredes inferior e anterior são normais. No painel inferior direito, a deformação da parede inferior basal encontra-se diminuída.

modo M curvado evidenciam claramente esta situação (Fig. 13-21).

Em pacientes com infarto do miocárdio e remodelamento cardíaco, estudos com ressonância magnética demonstraram diminuição da deformação nos três planos ortogonais e aumento da deformação por cisalhamento *(shear strain)*, principalmente circunferencial radial. Isto pode ser atribuído à perda da matriz intersticial e à destruição da rede perimisial, que facilita a dilatação por aumento do deslizamento entre as camadas do miocárdio.[57] A análise com *speckle tracking* da região de transição entre a área isquêmica e não isquêmica em pacientes com aneurisma ventricular demonstra a diminuição da deformação radial, circunferencial e longitudinal, mesmo em áreas distantes da isquemia. A deformação por cisalhamento circunferencial radial encontra-se aumentada em alguns casos, principalmente na região de transição. A deformação por cisalhamento longitudinal radial encontra-se diminuída[58] (Fig. 13-22).

- Valvopatias: na avaliação da função sistólica em pacientes com sobrecargas volumétricas do ventrículo esquerdo o *strain rate* longitudinal é o único preditor independente da presença de reserva contrátil em pacientes portadores de regurgitação valvar mitral. Pacientes assintomáticos com disfunção sistólica apresentaram acurácia de 88%, quando o *strain rate* longitudinal era inferior a –1,07/s.[59]
- Avaliação do sincronismo cardíaco: a análise das velocidades miocárdicas baseadas no *speckle tracking* vem firmando-se como método-padrão para aferição do sincronismo cardíaco, pela capacidade de avaliar a região apical da cavidade ventricular por não depender do ângulo de insonação.[60]
- A análise do ventrículo direito com *strain* bidimensional, principalmente em pacientes com hipertensão pulmonar[61] e no pós-operatório de transposição dos grandes vasos pela técnica de Senning,[62] vem demonstrando os mecanismos de adaptação desta câmara à sobrecarga pressórica. Em condições normais a deformação longitudinal no ventrículo direito é maior que a deformação circunferencial, e a torção apical é semelhante à observada no ventrículo es-

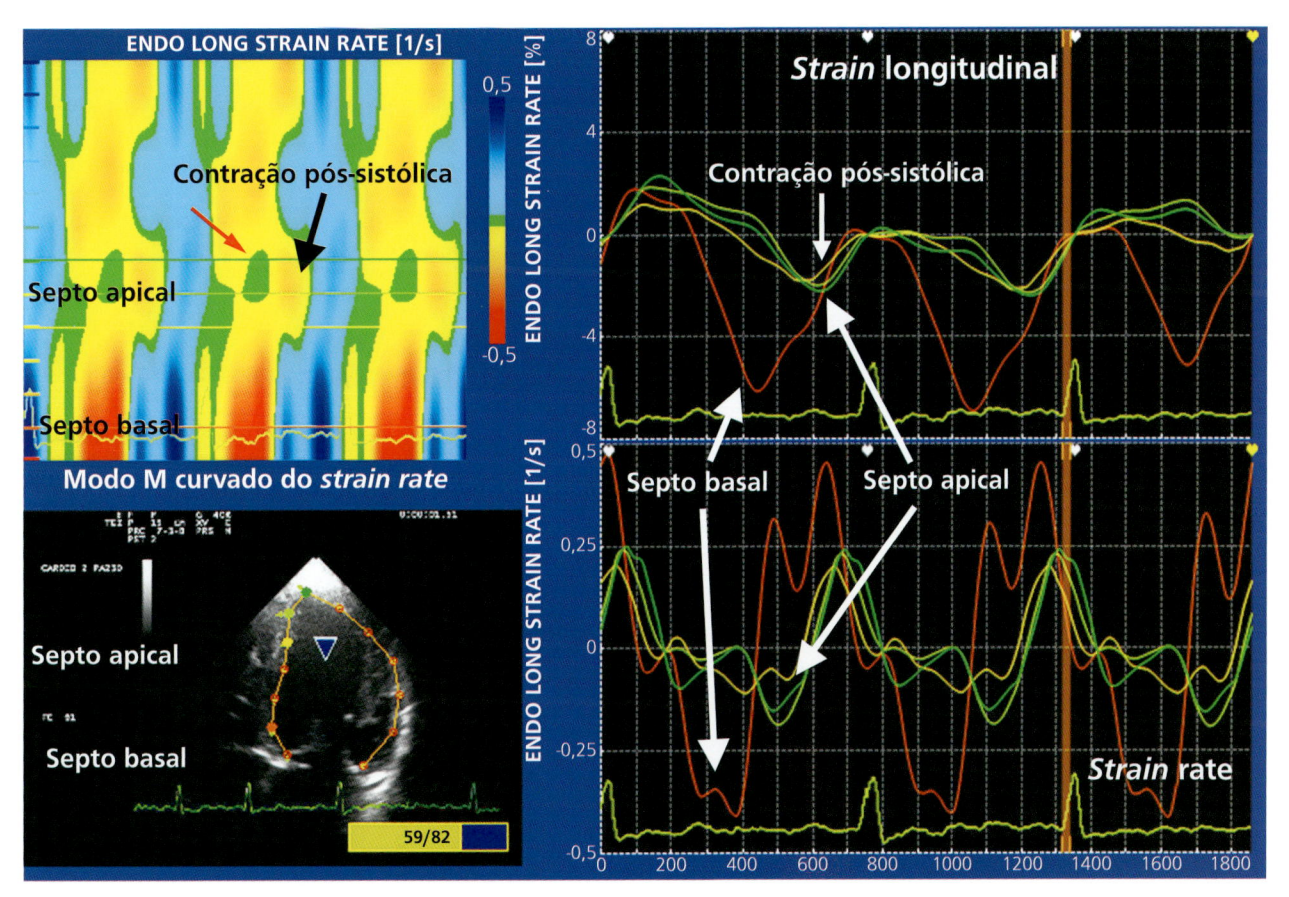

Fig. 13-21. Contração pós-sistólica em paciente com doença arterial coronária (infarto septo apical). Nos traçados de *strain* e *strain rate* observa-se retraso do pico de deformação. No traçado de modo M curvado há ausência de deformação sistólica (seta vermelha) e prolongamento da deformação na fase inicial da diástole.

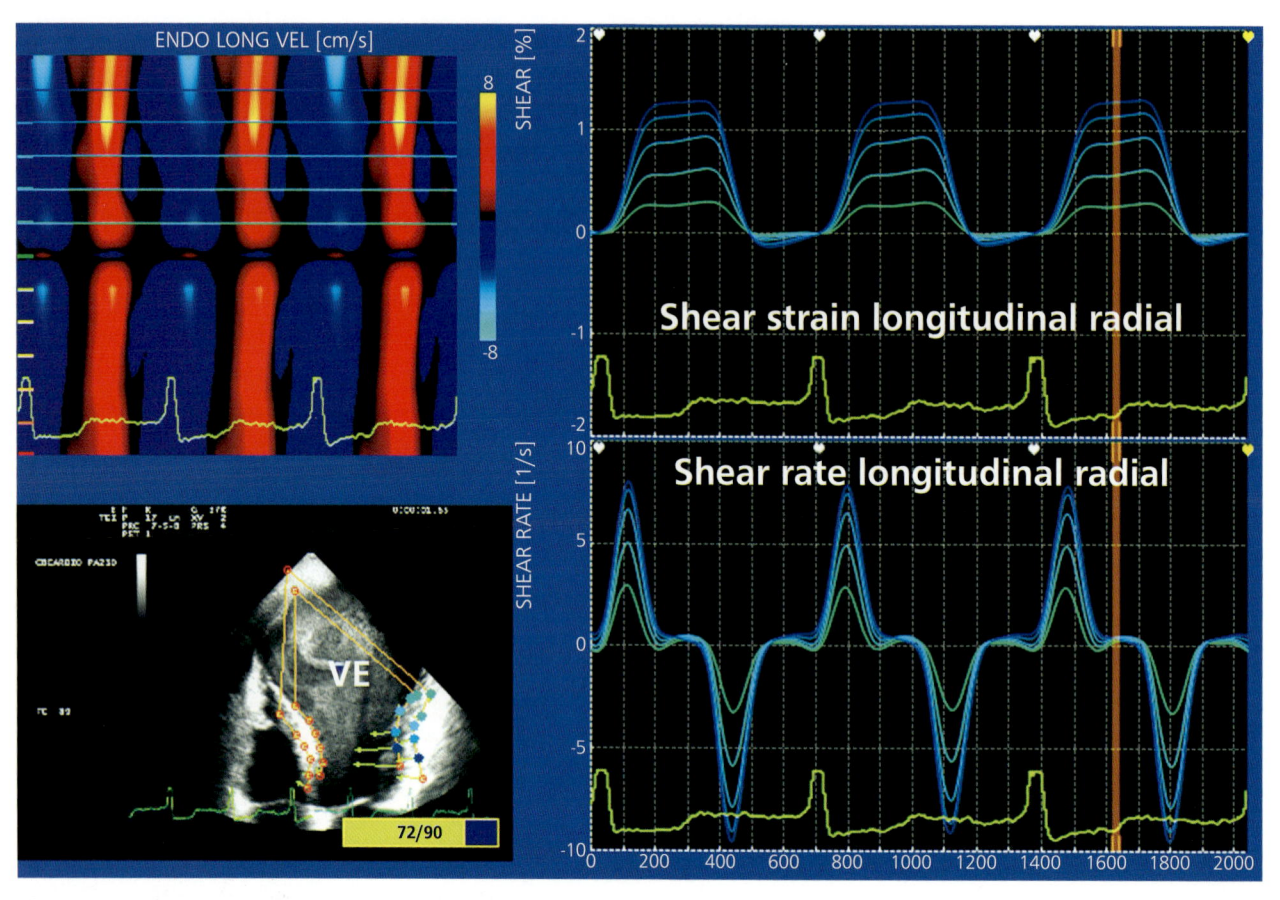

Fig. 13-22. *Shear strain* e *shear rate* longitudinal radial em paciente com aneurisma ventricular esquerdo isquêmico. Nota-se a diminuição progressiva da deformação por cisalhamento na região de transição entre as áreas não isquêmica e isquêmica.

querdo. No ventrículo direito submetido à sobrecarga pressórica, há predomínio da deformação circunferencial, diminuição importante da torção e diminuição significativa do *strain rate*. Estas mudanças podem ser interpretadas como mecanismo de adaptação ao aumento da carga, mas a diminuição do *strain rate* e da torção pode ser indicativa de disfunção ventricular.

- A pesquisa da deformação das paredes do átrio esquerdo, cujos valores de referência foram recentemente estabelecidos,[63] permite avaliar a contribuição desta câmara para o enchimento ventricular esquerdo durante a diástole tardia. Em pacientes com disfunção diastólica[64] e em casos de fibrilação atrial,[65] há significativa diminuição da deformação longitudinal desta cavidade.

A utilização cada vez mais intensiva desta metodologia, sem dúvida, continuará ampliando as possibilidades e aplicações da análise da deformação miocárdica, com base na ecocardiografia bidimensional.

SPECKLE TRACKING E ECOCARDIOGRAFIA TRIDIMENSIONAL

O desenvolvimento do conceito tridimensional da análise e do entendimento do coração permitiu derivar da técnica baseada no *speckle tracking* a possibilidade da aferição dos volumes ventriculares, da fração de ejeção do ventrículo esquerdo, da rotação, do giro cardíaco e da torção tridimensional (Figs. 13-23 a 13-30). A aplicação dos conceitos físicos da mecânica de deformação e torção miocárdica observados de forma bidimensional pode, atualmente, ser aplicada a observação tridimensional. Este é tema atual de grande interesse para a pesquisa avançada em ecocardiografia, passando pela fase de normatização de valores para indivíduos sãos,[66] até a sua aplicação a diversos cenários clínicos da cardiologia.[67-70]

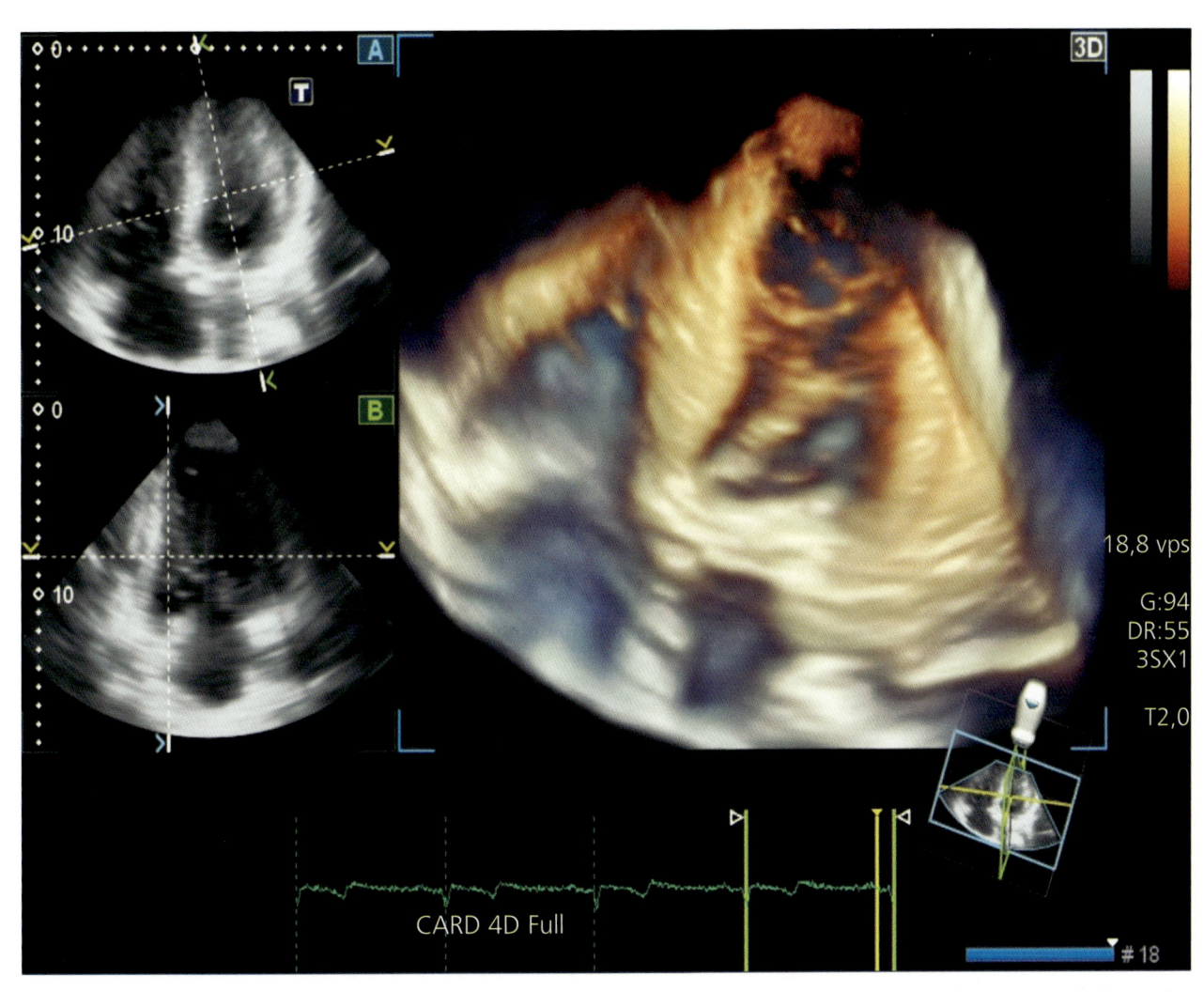

Fig. 13-23. Imagem transtorácica tridimensional do coração obtida com a técnica de *speckle tracking* em indivíduo portador de hipertrofia ventricular esquerda.

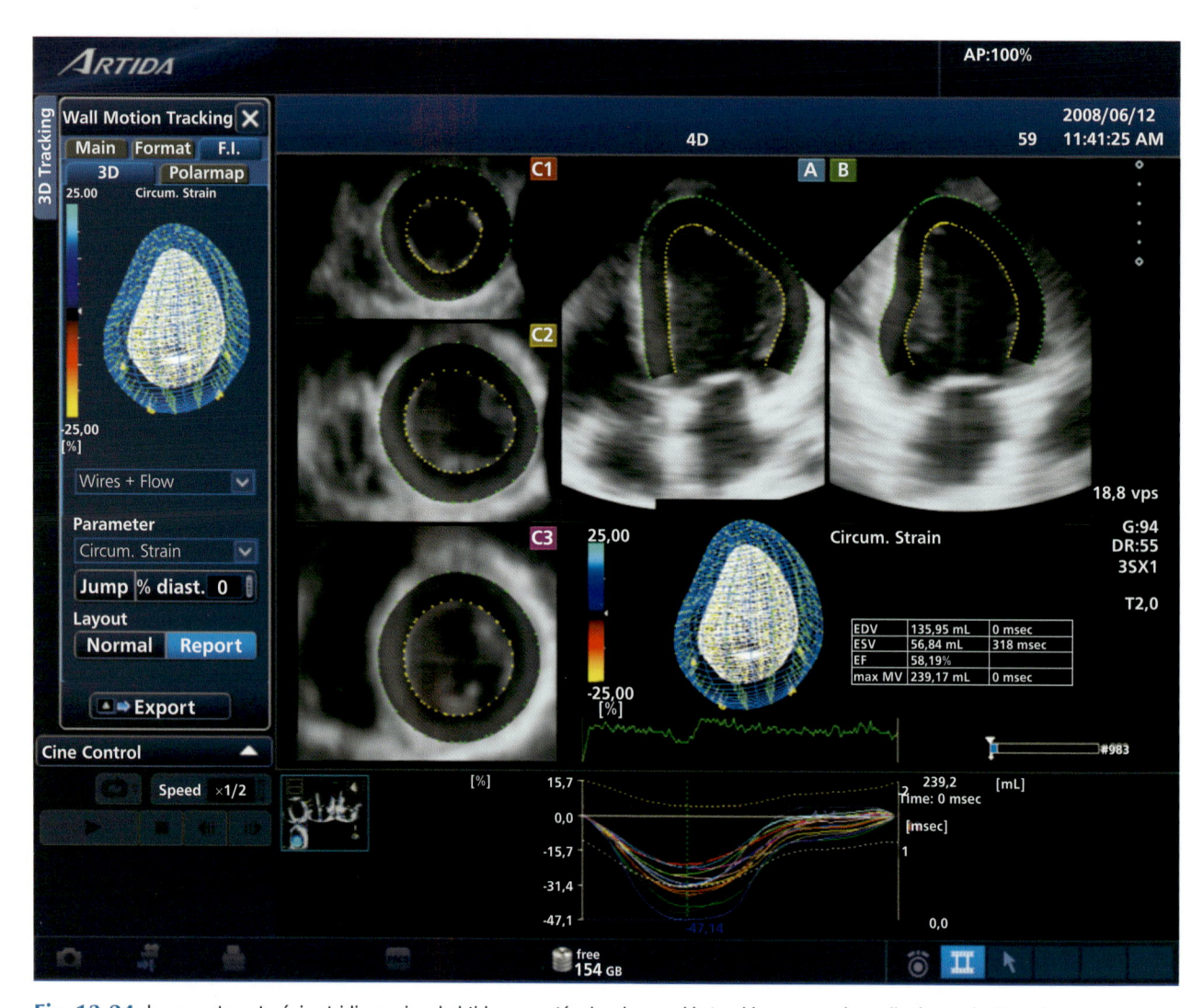

Fig. 13-24. Imagem transtorácica tridimensional obtida com a técnica de *speckle tracking* para a obtenção do *strain* circunferencial tridimensional do ventrículo esquerdo. Observam-se as medidas da fração de ejeção do ventrículo esquerdo (EF): 58,19%, do volume diastólico final do ventrículo esquerdo (EDV): 135,95 mL; e do volume sistólico final do ventrículo esquerdo (ESV): 56,84 mL.

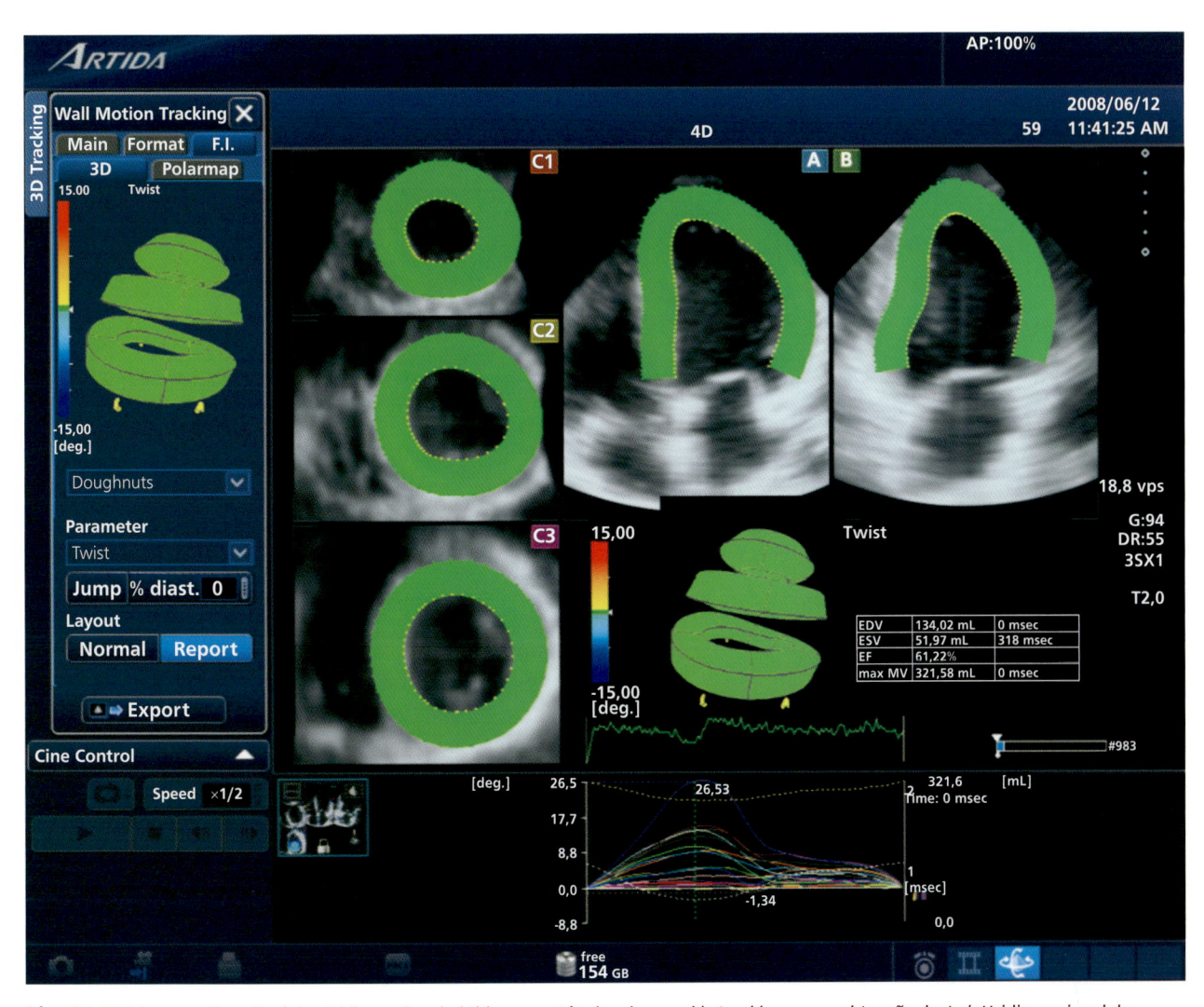

Fig. 13-25. Imagem transtorácica tridimensional obtida com a técnica de *speckle tracking* para a obtenção do *twist* tridimensional do ventrículo esquerdo.

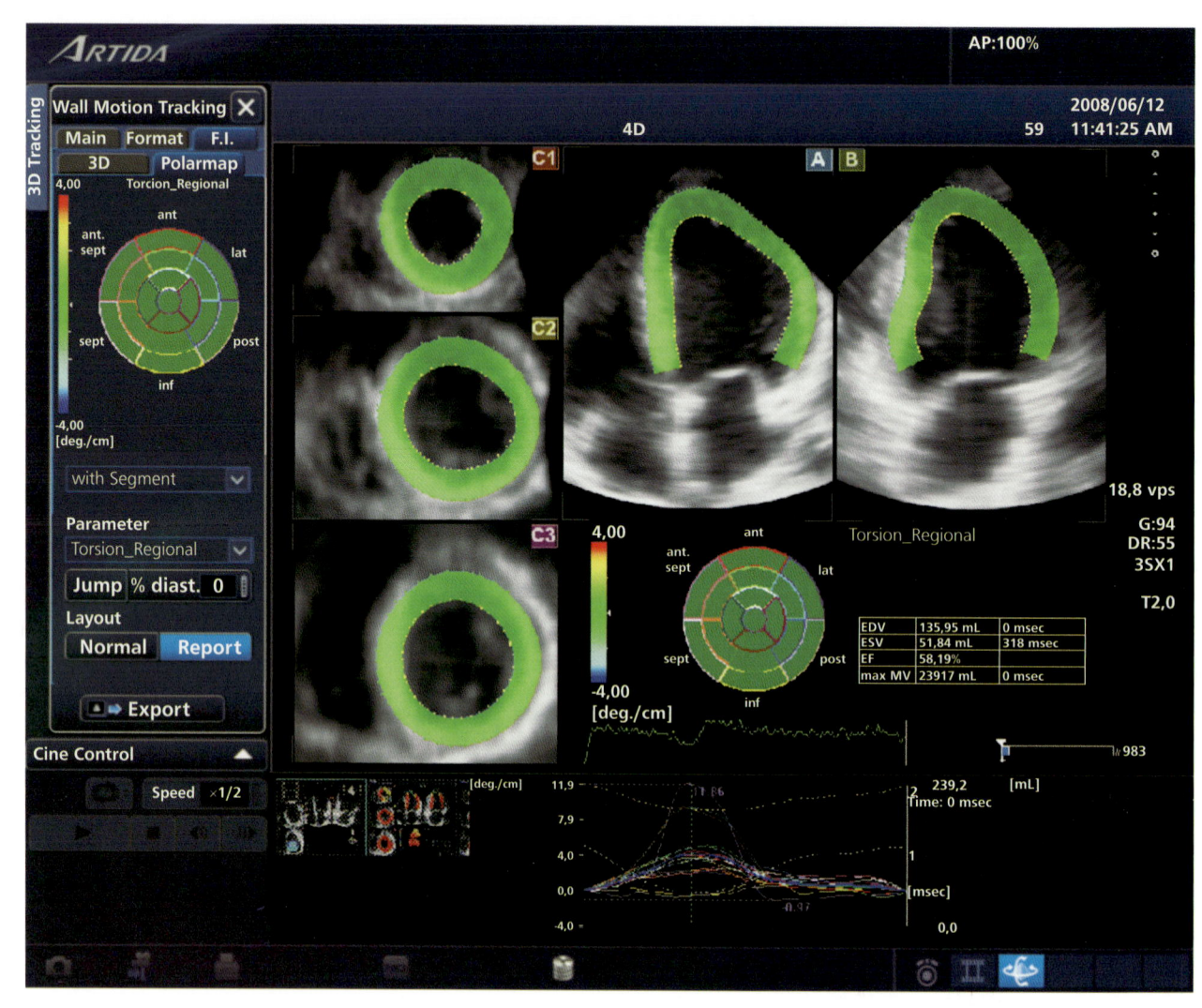

Fig. 13-26. Imagem transtorácica tridimensional obtida com a técnica de *speckle tracking* para a obtenção da torção (*torsion*) tridimensional do ventrículo esquerdo.

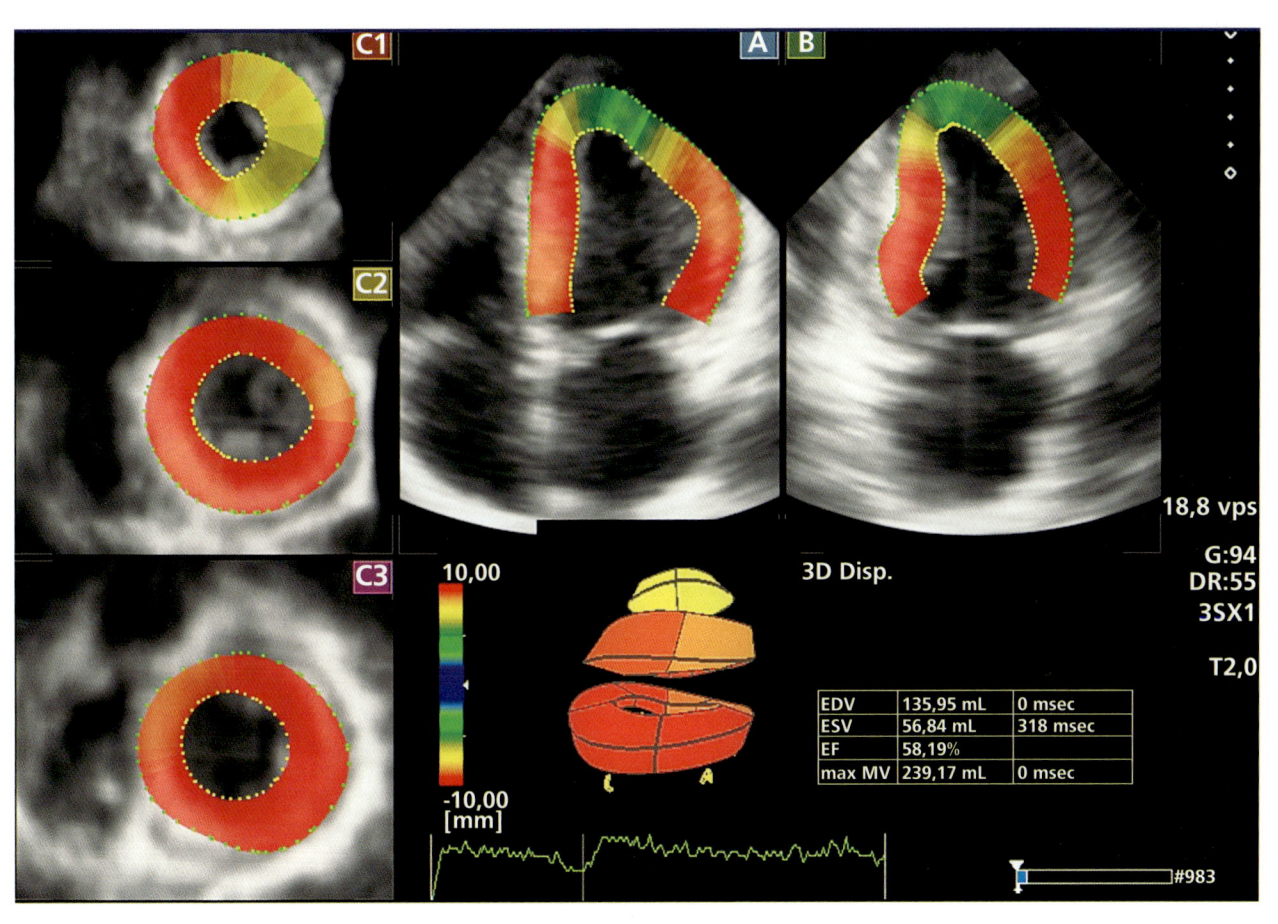

Fig. 13-27. Imagem transtorácica tridimensional obtida com a técnica de *speckle tracking* para a obtenção do deslocamento (*displacement*) tridimensional do ventrículo esquerdo.

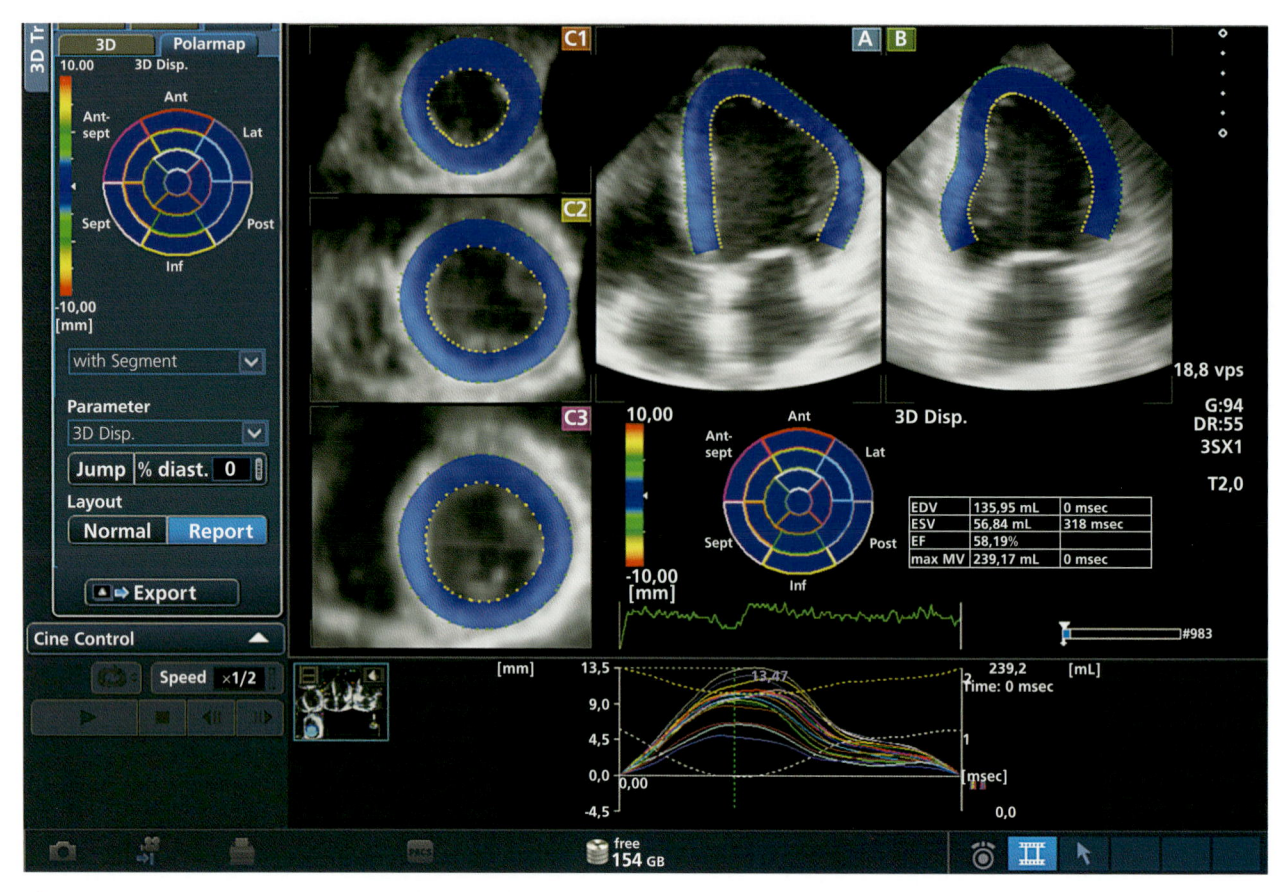

Fig. 13-28. Imagem transtorácica tridimensional obtida com a técnica de *speckle tracking* para a obtenção do deslocamento (*displacement*) tridimensional do ventrículo esquerdo, em demonstração paramétrica (*bull´s eye*) com distribuição nos diferentes segmentos do ventrículo esquerdo.

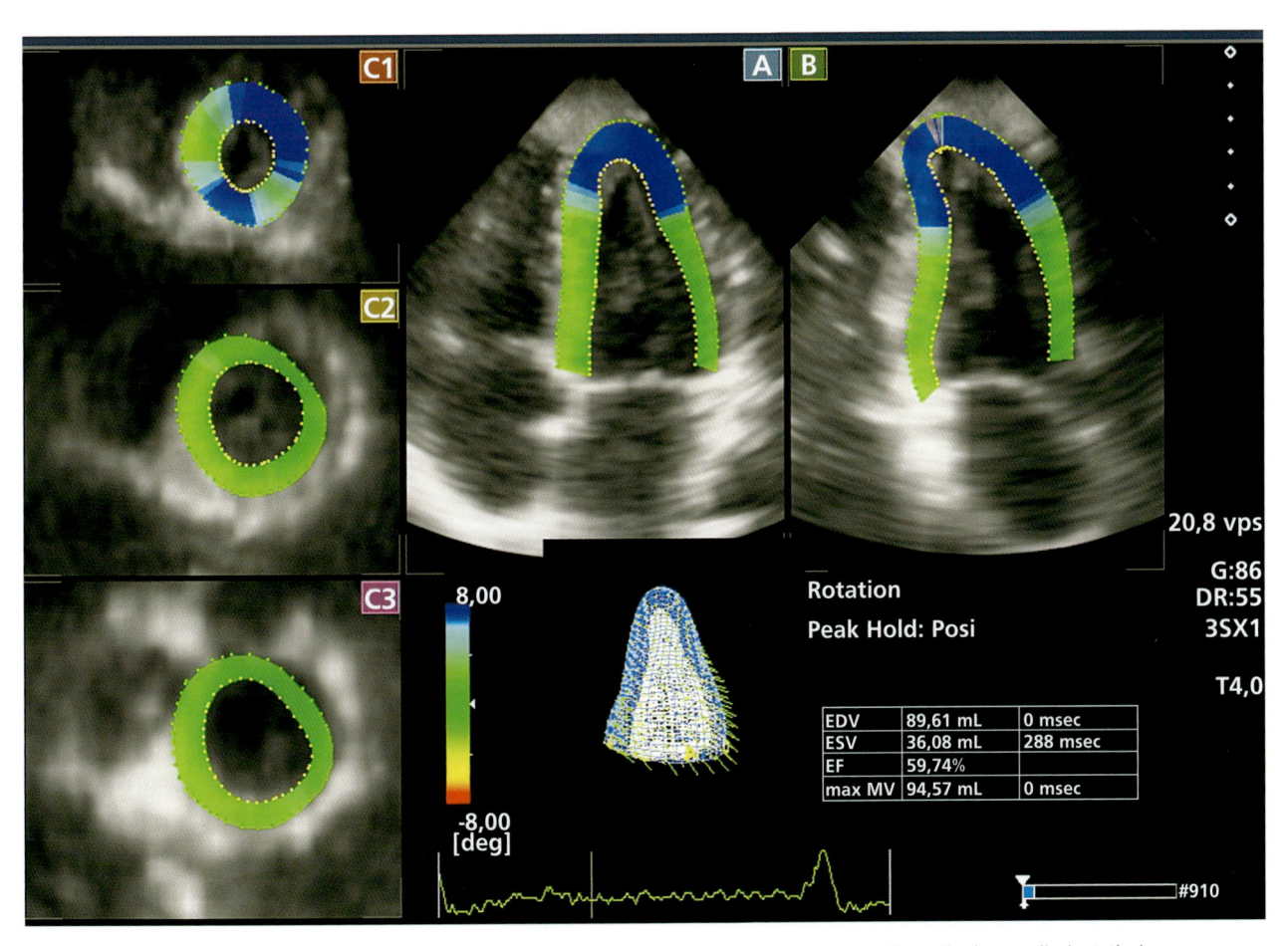

Fig. 13-29. Imagem transtorácica tridimensional obtida com a técnica de *speckle tracking* para obtenção da rotação (*rotation*) tridimensional do ventrículo esquerdo.

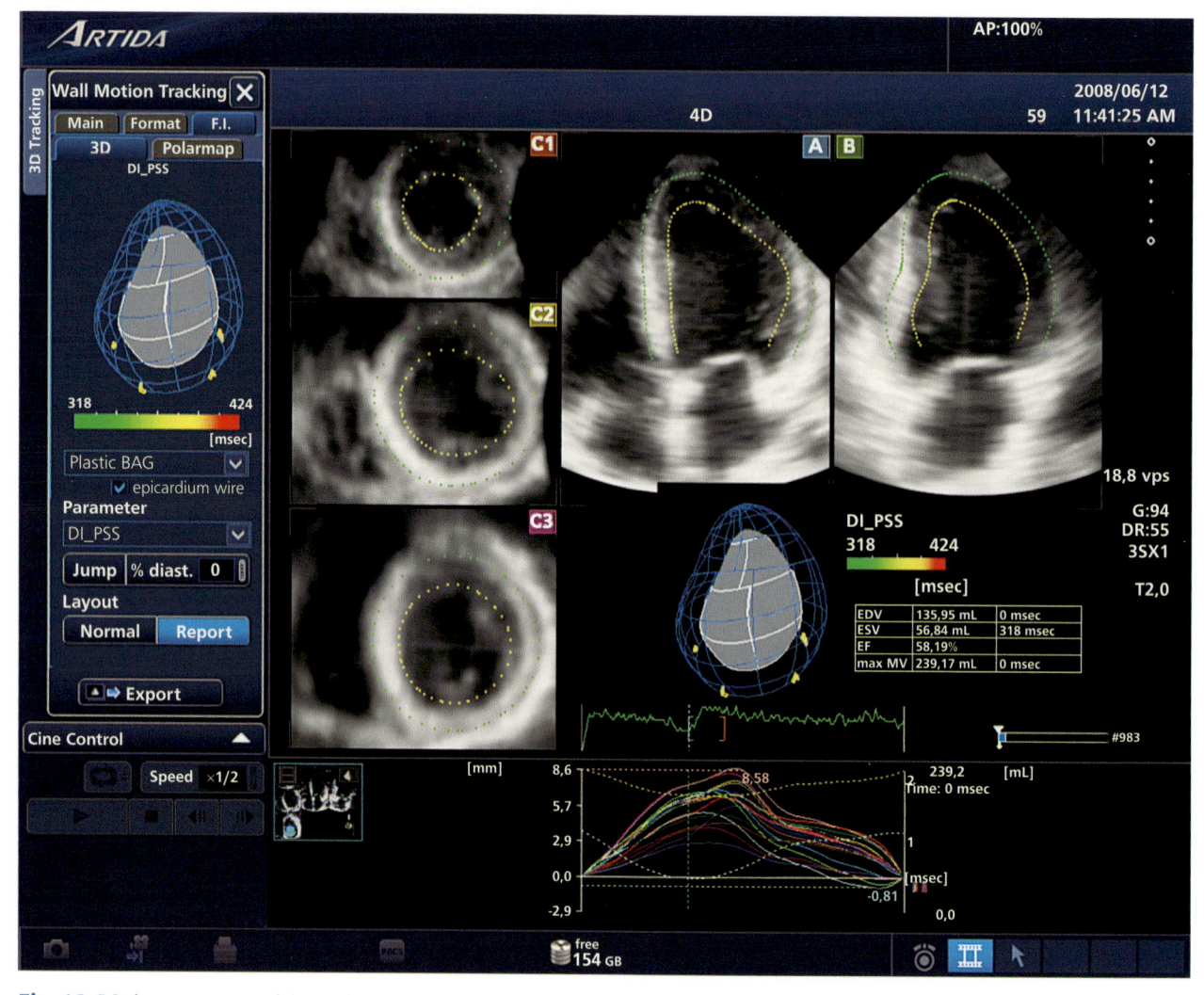

Fig. 13-30. Imagem transtorácica tridimensional obtida com a técnica de *speckle tracking* para a obtenção da análise de sincronia (DIPSS) tridimensional do ventrículo esquerdo. 3D DRT *analysis*: análise tridimensional da sincronia do ventrículo esquerdo.

REFERÊNCIAS BIBLIOGRÁFICAS

1. Mirsky I. Elastic properties of the myocardium: a quantitative approach with physiological and clinical applications. Handbook of physiology. The cardiovascular system. The Heart. Bethesda. *Am Physiol Soc* 1979;14:47-531, sect 2, vol I.

2. Yi L, Ge W, Sun LZ. Anisotropic elastography for local passive properties and active contractility of myocardium from dynamic heart imaging sequence. *Int J Biomed Imaging* 2006;(2006):1-15.

3. Rosen BD, Gerber BL, Edvarsen T et al. Late systolic onset of regional left ventricular relaxation demonstrated in three dimensional space by MRI tissue tagging. *Am J Physiol Heart Circ Physiol* 2004;287:1740-46.

4. Neizel M, Lossnitzer D, Korosoglou G et al. Strain-encoded MRI for evaluation of left ventricular function and transmurality in acute myocardial infarction. *Circulation* 2009;2:116-22.

5. Delfino JG, Johnson KR, Eisner RL et al. Three-directional myocardial phase-contrast tissue velocity MR imaging with navigator-echo gating. *Radiology* 2008;246:917-25.

6. Thompson RB, McVeigh ER. High temporal resolution phase contrast MRI with multiecho acquisitions. *Magn Reson Med* 2002;47:499-512.

7. Heimdal A, Stoylen A, Torp H et al. Real-time strain rate imaging of the left ventricle by ultrasound. *J Am Soc Echocardiogr* 1998;11:1013-19.

8. Castro PL, Greenberg NL, Drinko J et al. Potential pitfalls of strain rate imaging: angle dependency. *Biomed Sci Instrum* 2000;36:197-202.

9. D'hooge J, Heimdal A, Jamal F et al. Regional strain and strain rate measurements by cardiac ultrasound: principles, implementation and limitations. *Eur J Echocardiogr* 2000;1:154-70.

10. Helle-Valle T, Crosby J, Edvardsen T et al. New noninvasive method for assessment of left ventricular rotation: speckle tracking echocardiography. *Circulation* 2005;112:3149-56.

11. D'hooge J. Principles and different techniques for speckle tracking. In: Marwick TH, Yu CM. (Eds.).*Myocardial*

imaging: tissue Doppler and speckle tracking. Massachusetts: Blackwell Publishing 2007. p. 17-25.

12. Suhling M, Arigovindan M, Jansen C et al. Myocardial motion analysis from B-mode echocardiograms. *IEEE Trans Image Process* 2005;14:525-36.

13. Ramamurthy BS, Trahey GE. Potential and limitations of angle-independent flow detection algorithms using radio frequency and detected echo signals. *Ultrason Imaging* 1991;13:252-68.

14. Torrent-Guasp F. La estructura macroscópica del miocardio ventricular. *Rev Esp Cardiol* 1980;33:265-87.

15. Ser Piero L (da Vinci). *Codex Leicester*. Florence, circa 1506.

16. Lower R. *Tractatus de corde, Item de Motu & Colore Sanguinis et Chyli in e um Transitu*. 8vo Amsterdam: Danielem Elzevirium, 1669.

17. Senac JB. Traité de la structure du coeur, de son action, et de ses maladies. Paris: Chez Jacques Vincent, 1749.

18. Mall FP. On the muscular architecture of the ventricles of the human heart. *Am J Anatomy* 1910;11:211-66.

19. Streeter DD, Spotnitz HM, Patel DP et al. Fiber orientation in the canine left ventricle during diastole and systole. *Circ Res* 1969;24:339-47.

20. Arts T, Costa KD, Covell JW et al. Relating myocardial laminar architecture to shear strain and muscle fiber orientation. *Am J Physiol Heart Circ Physiol* 2001;280:2222-29.

21. Hanley PJ, Young AA, LeGrice IJ et al. 3-Dimensional configuration of perimysial collagen fibres in rat cardiac muscle at resting and extended sarcomere lengths. *J Physiol* 1999;517:831-37.

22. LeGrice IJ, Takayama Y, Covell JW. Transverse shear along myocardial cleavage plans provides a mechanism of normal systolic wall thickening. *Circ Res* 1995;77:182-93.

23. Jeremic A, Nehorai A. *Estimating mechanical properties of the heart using dynamic modeling and magnetic resonance imaging*. University of Illinois at Chicago, 2000. Disponível em: http://www.ese.wustl.edu/~nehorai/paper/00860224.pdf

24. Torrent-Guasp F. La mecánica agonista-antagonista de los segmentos descendente y ascendente de la banda miocárdica ventricular. *Rev Esp Cardiol* 2001;54:1091-102.

25. Ballester-Rodés M, Flotats A, Torrent-Guasp F et al. The sequence of regional ventricular motion. *Eur J Cardiothorac Surg* 2006;29S:S139-44.

26. Buckberg GD, Castellá M, Gharib M et al. Structure/function interface with sequential shortening of basal and apical components of the myocardial band. *Eur J Cardiothorac Surg* 2006;29:75-97.

27. Buckberg GD. Basic science review: the helix and the heart. *J Thorac Cardiovasc Surg* 2002;124:863-83.

28. Moore CC, Lugo-Olivieri CH, McVeigh ER et al. Three-dimensional systolic strain patterns in the normal human left ventricle: characterization with tagged MR imaging. *Radiology* 2000;214(2):453-66.

29. Buckberg GD, Mahajan A, Jung B et al. MRI myocardial motion and fiber tracking: a confirmation of knowledge from different imaging modalities. *Eur J Cardio-Thorac Surg* 2006;295:165-77.

30. Behar V, Adam D, Lysyansky P et al. The combined effect of nonlinear filtering and window size on the accuracy of tissue displacement estimation using detected echo signals. *Ultrasonics* 2004;41:743-53.

31. Papademetris X, Sinusa AJ, Dione DP et al. Estimation of 3D left ventricular deformation from echocardiography. *Med Image Anal* 2001;5:17-28.

32. Del Castillo JM, Herszkowicz N, Ferreira C. Speckle Tracking – A contratilidade miocárdica em sintonia fina. *Rev Bras Ecocardiogr Imagem Cardiovasc* 2010;23:43-54.

33. Kim HK, Sohn DW, Lee SE et al. Assessment of left ventricular rotation and torsion with two-dimensional speckle tracking echocardiography. *J Am Soc Echocardiogr* 2007;20:45-53.

34. Takeuchi M, Otsuji Y, Lang RM. Evaluation of left ventricular function using left ventricular twist and torsion parameters. *Curr Cardiol Reports* 2009;11:225-30.

35. Del Castillo JM, Herszkowicz N. Strain bidimensional (X-strain): utilização do método para avaliação de cardiopatias. *Rev Bras Ecocardiogr Imagem Cardiovasc* 2008;21:29-35.

36. Del Castillo JM, Herszkowicz N, Boschilia T et al. Deformação miocárdica tangencial (Shear Strain) em indivíduos normais: o seu significado. *Rev Bras Ecocardiogr Imagem Cardiovasc* 2009;22:20-26.

37. Sengupta PP, Tajik AJ, Chandrasekaran K et al. Twist mechanics of the left ventricle: principles and application. *J Am Coll Cardiol Img* 2008;1:366-76.

38. Lang RM, Bierig M, Devereux RB et al. Recommendations for chamber quantification: a report from the American Society of Echocardiography's guidelines and Standards Committee and the Chamber Quantification Writing Group, developed in conjunction with the European Association of Echocardiography, a branch of the European Society of Cardiology. *J Am Soc Echocardiogr* 2005;18:1440-63.

39. Bussadori C, Moreo A, Di Donato M et al. A new 2-D based method for myocardial velocity strain and strain rate quantification in a normal adult and paediatric population: assessment of reference values. *Cardiovasc Ultrasound* 2009;7:8.

40. Amundsen B, Helle-Valle T, Edvarsen T et al. Noninvasive myocardial strain measurement by speckle tracking echocardiography: validation against sonomicrometry and tagged magnetic resonance imaging. *J Am Coll Cardiol* 2006;47:789-93.

41. Li Y, Garson CD, Xu Y et al. Quantification and MRI validation of regional contractile dysfunction in mice post myocardial infarction using high resolution ultrasound(abstract). *Circulation* 2006;114:II_133.

42. Abraham TP, Nishimura R. Myocardial strain: can we finally measure contractility? *J Am Coll Cardiol* 2001;37:731-34.

43. Park S, Seo HS, Shim CY et al. Effect of geometric remodeling of left ventricular longitudinal contractile reserve in patients with hypertension. *J Am Soc Echocardiogr* 2008;21:246-50.

44. Poulsen SH, Sogaard P, Nielsen-Kudsk JE et al. Recovery of left ventricular systolic longitudinal strain after valve replacement in aortic stenosis and relation to natriuretic peptides. *J Am Soc Echocardiogr* 2007;20:877-84.

45. Sengupta PP, Mehta V, Arora R et al. Quantification of regional nonuniformity and paradoxical intramural mechanics in hypertrophic cardiomyopathy by high frame rate ultrasound myocardial strain mapping. *J Am Soc Echocardiogr* 2005;18:737-42.

46. Saghir M, Areces M, Makan M. Strain rate imaging differentiates hypertensive cardiac hypertrophy from physiologic cardiac hypertrophy (athlete's heart). *J Am Soc Echocardiogr* 2007;20:151-57.
47. Nottin S, Doucende G, Schuster-Beck I *et al.* Alteration in left ventricular normal and shear strains evaluated by 2-D strain echocardiography in the athlete's heart. *J Physiol* 2008;586(19):4721-33.
48. Stefani L, Toncelli L, Di Tante V *et al.* Supernormal functional reserve of apical segments in elite soccer players: an ultrasound speckle tracking handgrip stress study. *Cardiovasc Ultrasound* 2008;6:14.
49. Del Castillo JM, Herszkowicz N, Rêgo LCG *et al.* Strain bidimensional do ventrículo esquerdo na forma indeterminada da doença de Chagas. *Rev Bras Ecocardiogr Imagem Cardiovasc* 2009;22:31-35.
50. Del Castillo JM, Herszkowicz N. Strain bidimensional (X-strain): utilização do método para avaliação de cardiopatias. *Rev Bras Ecocardiogr Imagem Cardiovasc* 2008;21:29-35.
51. Silva CES, Ferreira LDC, Peixoto LB *et al.* Evaluation of segmental contractility in Chagas' disease by using the integral of the myocardial velocity gradient (myocardial strain) obtained through tissue Doppler echocardiography. *Arq Bras Cardiol* 2005;84:285-91.
52. Miyasaka Y, Haiden M, Kamihata H *et al.* Usefulness of strain rate imaging in detecting ischemic myocardium during dobutamine stress. *Int J Cardiol* 2005;102:225-31.
53. Nesser HJ, Winter S. Speckle tracking in the evaluation of left ventricular dyssyncrony. *Echocardiography* 2009;26:324-36.
54. Hanekom L, Jenkins C, Jeffries L *et al.* Incremental value of strain rate analysis as an adjunct to wall-motion scoring for assessment of myocardial viability by dobutamine echocardiography. *Circulation* 2005;112:3892-900.
55. Kowalski M, Herregods MC, Herbots L *et al.* The feasibility of ultrasonic regional strain and strain rate imaging in quantifying dobutamine stress echocardiography. *Eur J Echocardiogr* 2003;4:81-91.
56. Belohlavek M, Pislaru C, Bae RY *et al.* Real-time strain rate echocardiographic imaging: temporal and spatial analysis of postsystolic compression in acutely ischemic myocardium. *J Am Soc Echocardiogr* 2001;14:360-69.
57. Rodriguez F, Langer F, Harrington KB *et al.* Alterations in transmural strains adjacent to ischemic myocardium during acute midcircumflex occlusion. *J Thorac Cardiovasc Surg* 2005;129:791-803.
58. Del Castillo JM, Herszkowicz N, Ferreira C. Analysis of strain in patients with myocardial infarction and remodelation. Relationship with systolic wall stress. Euroecho 2010. Poster presentation number 50130. Copenhagen, Denmark.
59. Wahi S, Marwick TH. Myocardial imaging in valvular heart disease. In: Marwick TH, Yu CM. (Eds.). *Myocardial imaging: tissue Doppler and speckle tracking*. Massachusetts: Blackwell Publishing 2007. p. 223-32.
60. Cannesson M, Tanabe M, Suffoletto MS *et al.* Velocity vector imaging to quantify ventricular dyssynchrony and predict response to cardiac resynchronization therapy. *Am J Cardiol* 2006;98:949-53.
61. Sugiura E, Dohi K, Takamura T *et al.* Reversible right ventricular regional non-uniformity quantified by speckle tracking strain imaging in patients with acute pulmonary thromboembolism. *J Am Soc Echocardiogr* 2009;22:1353-59.
62. Pettersen E, Helle-Valle T, Edvarsen T *et al.* Contracion pattern of the systemic right ventricle. Shift from longitudinal to circumferential shortening and absent global ventricular torsion. *J Am Coll Cardiol* 2007;49:2450-56.
63. Cameli M, Caputo M, Mondillo S *et al.* Feasibility and reference values of left atrial longitudinal strain imaging by two-dimensional speckle tracking. *Cardiovasc Ultrasound* 2009;7:6.
64. Kurt M, Wang J, Torre-Amione G *et al.* Left atrial function in diastolic heart failure. *Circ Cardiovasc Imaging* 2009;2:10-15.
65. Inaba Y, Yuda S, Kobayashi N *et al.* Strain rate imaging for noninvasive functional quantification of the left atrium: comparative studies in controls and patients with atrial fibrillation. *J Am Soc Echocardiogr* 2005;18:729-36.
66. Andrade J, Cortez LD, Campos O *et al.* Left ventricular twist: comparison between two- and three-dimensional speckle-tracking echocardiography in healthy volunteers. *Eur J Echocardiogr* 2010 Sept. 3. [Epub ahead of print].
67. Thebault C, Donal E, Bernard A *et al.* Real-time three-dimensional speckle tracking echocardiography: a novel technique to quantify global left ventricular mechanical dyssynchrony. *Eur J Echocardiogr*. 2010 Aug 24. [Epub ahead of print].
68. Cheung YF, Hong WJ, Chan GC *et al.* Left ventricular myocardial deformation and mechanical dyssynchrony in children with normal ventricular shortening fraction after anthracycline therapy. *Heart* 2010;96(14):1137-41.
69. Maffessanti F, Nesser HJ, Weinert L *et al.* Quantitative evaluation of regional left ventricular function using three-dimensional speckle tracking echocardiography in patients with and without heart disease. *Am J Cardiol* 2009 15;104(12):1755-62.
70. Seo Y, Ishizu T, Enomoto Y *et al.* Validation of 3-dimensional speckle tracking imaging to quantify regional myocardial deformation. *Circ Cardiovasc Imaging* 2009;2(6):451-59.

Dessincronia Cardíaca

Ana Clara Tude Rodrigues
Viviane Tiemi Hotta
Marcelo Luiz Campos Vieira

A terapia de ressincronização cardíaca (TRC) é uma alternativa eficaz para o tratamento de pacientes com insuficiência cardíaca grave com QRS prolongado, resultando em melhora da sintomatologia e da mortalidade,[1,2] e de remodelamentos estrutural e funcional cardíacos. Têm indicação Classe I para a TRC, de acordo com as diretrizes da AHA/ACC (2009), pacientes com insuficiência cardíaca classe funcional III ou IV (NYHA) refratária ao tratamento clínico otimizado, em ritmo sinusal, com QRS ≥ 120 ms e fração de ejeção do ventrículo esquerdo ≤ 35%.[3] Cerca de um terço destes pacientes, no entanto, não responde adequadamente à TRC,[4] sendo que a duração do QRS não parece predizer o sucesso do tratamento.[5] A partir desta premissa, outros métodos têm sido propostos para selecionar potenciais candidatos à TRC. O ecocardiograma tem sido frequentemente utilizado para identificar a presença de dessincronia mecânica associada à dessincronia elétrica evidenciada ao ECG, para dessa forma tentar aperfeiçoar os critérios de seleção para esta terapia.

Embora vários estudos não randomizados observacionais tenham mostrado a eficácia do ecocardiograma para a seleção dos pacientes para a TRC,[6,7] inúmeras limitações têm sido observadas neste contexto. O modo M permite apenas a análise simultânea de dois segmentos miocárdicos (segmento basal das paredes inferolateral e anterosseptal); além disso, este método apresenta limitações na presença de alterações isquêmicas e ausência de espessamento sistólico. O Doppler tecidual (DT), por sua vez, possibilita apenas a avaliação da contração miocárdica longitudinal, o que corresponde somente de 15 a 20% das fibras miocárdicas. Este método apresenta também limitações relacionadas com a angulação do Doppler, sofrendo ainda influência da movimentação resultante da respiração e do movimento de translação cardíaco. Adicionalmente, este método é relativamente dependente de pré- e pós-carga e, não infrequentemente, em função da dificuldade de obtenção de imagens claras do pico da velocidade sistólica, pode existir considerável variabilidade intra e interobservador (Fig. 14-1). Em efeito, os achados dos estudos prévios não foram confirmados por estudos randomizados mais recentes.[8] A partir de dados do estudo PROSPECT, os autores concluíram que nenhum índice ecocardiográfico para análise da dessincronia deve ser recomendado, isoladamente, para melhorar a seleção dos pacientes para a TRC, dada a variação considerável da avaliação intra e interobservador. Neste estudo, porém, não foram incluídos dados a respeito da dessincronia cardíaca avaliada pela ecocardiografia tridimensional (Eco 3D). Dessa forma, a Eco 3D surge como uma alternativa para superar estas limitações, principalmente àquelas relacionadas com a angulação do Doppler e dificuldades técnicas referentes à necessidade

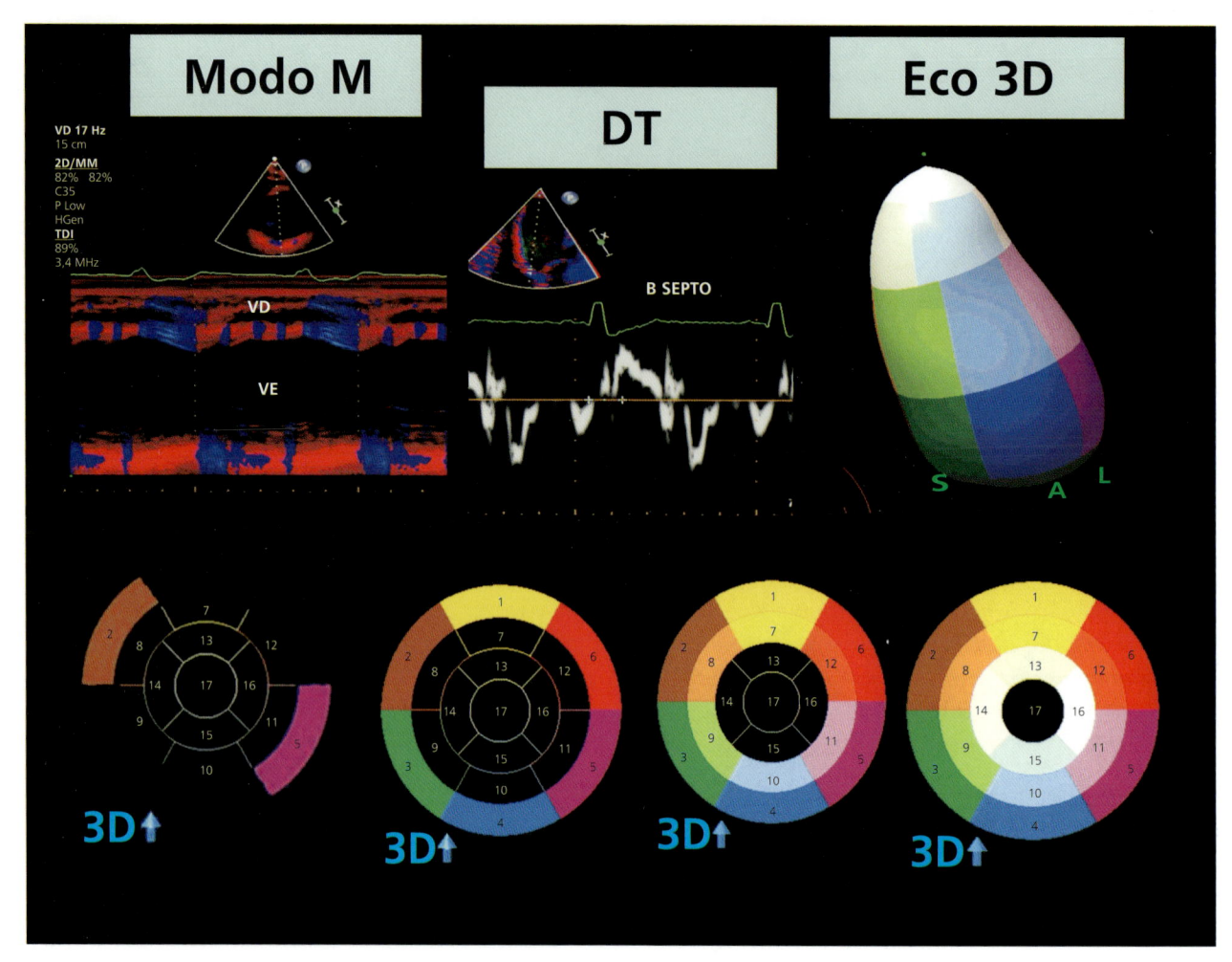

Fig. 14-1. Nesta representação gráfica, podem ser observadas as vantagens da Eco 3D em relação à análise pelo Modo M e Doppler tecidual. O Modo M permite a avaliação de apenas dois dos 17 segmentos miocárdicos, enquanto o Doppler tecidual exclui os segmentos apicais e avalia os intervalos eletromecânicos em diferentes ciclos cardíacos. A Eco 3D, por sua vez, permite a avaliação simultânea da dessincronia cardíaca dos 17 segmentos miocárdicos.

de múltiplas aquisições de imagens. É importante observar que, no entanto, não há ainda uma padronização definida, tanto em relação aos parâmetros ecocardiográficos utilizados para seleção de pacientes, como para critérios de melhora (clínica ou ecocardiográfica).

PRINCÍPIOS BÁSICOS

O ventrículo esquerdo segue um padrão de despolarização que acontece a partir do nó sinusal, com a contração ventricular esquerda, ocorrendo de maneira homogênea em indivíduos normais. Em pacientes com insuficiência cardíaca congestiva e disfunção miocárdica, observa-se a presença frequente de distúrbios da condução ventricular.[9] Na presença de bloqueio de ramo esquerdo, a despolarização se faz mais tardiamente em algumas paredes ventriculares, ocasionando uma contração também irregular e, consequentemente, perda da sua eficiência. Adicionalmente, em função do grande atraso de alguns segmentos, parte da sístole será realizada temporalmente durante a diástole, tornando-a também ineficaz. A presença de dessincronia elétrica nem sempre se correlaciona com a dessincronia mecânica,[10] sendo esta, possivelmente, uma das causas da falha terapêutica após a ressincronização.

ECOCARDIOGRAFIA TRIDIMENSIONAL EM TEMPO REAL PARA AVALIAÇÃO DE DESSINCRONIA

A Eco 3D oferece a possibilidade do estudo da dessincronia cardíaca por intermédio da análise dos tempos de variação volumétrica dos segmentos miocárdicos durante o ciclo cardíaco. Esta análise é realizada a partir da reconstrução semiautomática dos volumes ventriculares esquerdos, com a vantagem de mostrar os valores individualizados para cada segmento de maneira simultânea. As imagens com os tempos de contração ventricular sistólica podem ainda ser dispostas de maneira paramétrica num gráfico do tipo mapa polar *(bull's eye)*, permitindo a identificação imediata de áreas com contração mais tardia, para dessa forma orientar o posicionamento do eletrodo no segmento miocárdico com maior atraso (Fig. 14-2).

TÉCNICA PARA A REALIZAÇÃO DO ECOCARDIOGRAMA TRIDIMENSIONAL

A obtenção das imagens para a avaliação da dessincronia cardíaca é feita a partir da projeção apical de 4 câmaras, e a profundidade é ajustada para fins de otimização da taxa de repetição de quadros *(frame rate)*. É fundamental a inclusão do ventrículo esquerdo em sua totalidade no bloco volumétrico *(full volume)* adquirido (Fig. 14-3). O número de quadros por segundo varia de 20 a 25 Hz, habitualmente o suficiente para a análise. A aquisição é feita no final da expiração e em apneia, durante 4 a 7 ciclos cardíacos consecutivos. Os dados adquiridos são unificados tridimensionalmente na forma de uma pirâmide, contendo o coração, e as imagens dispostas num *software* específico, onde é feita a secção dos voxels em múltiplos planos bidimensionais, com detecção automática das bordas realizada para cada um destes planos.

ANÁLISE DAS IMAGENS

Primeiramente, é escolhido um ciclo cardíaco com qualidade adequada, e é realizado o alinhamento entre a ponta das cúspides da valva mitral e o ápice do ventrículo esquerdo nos planos coronal e sagital (Fig. 14-4). Em

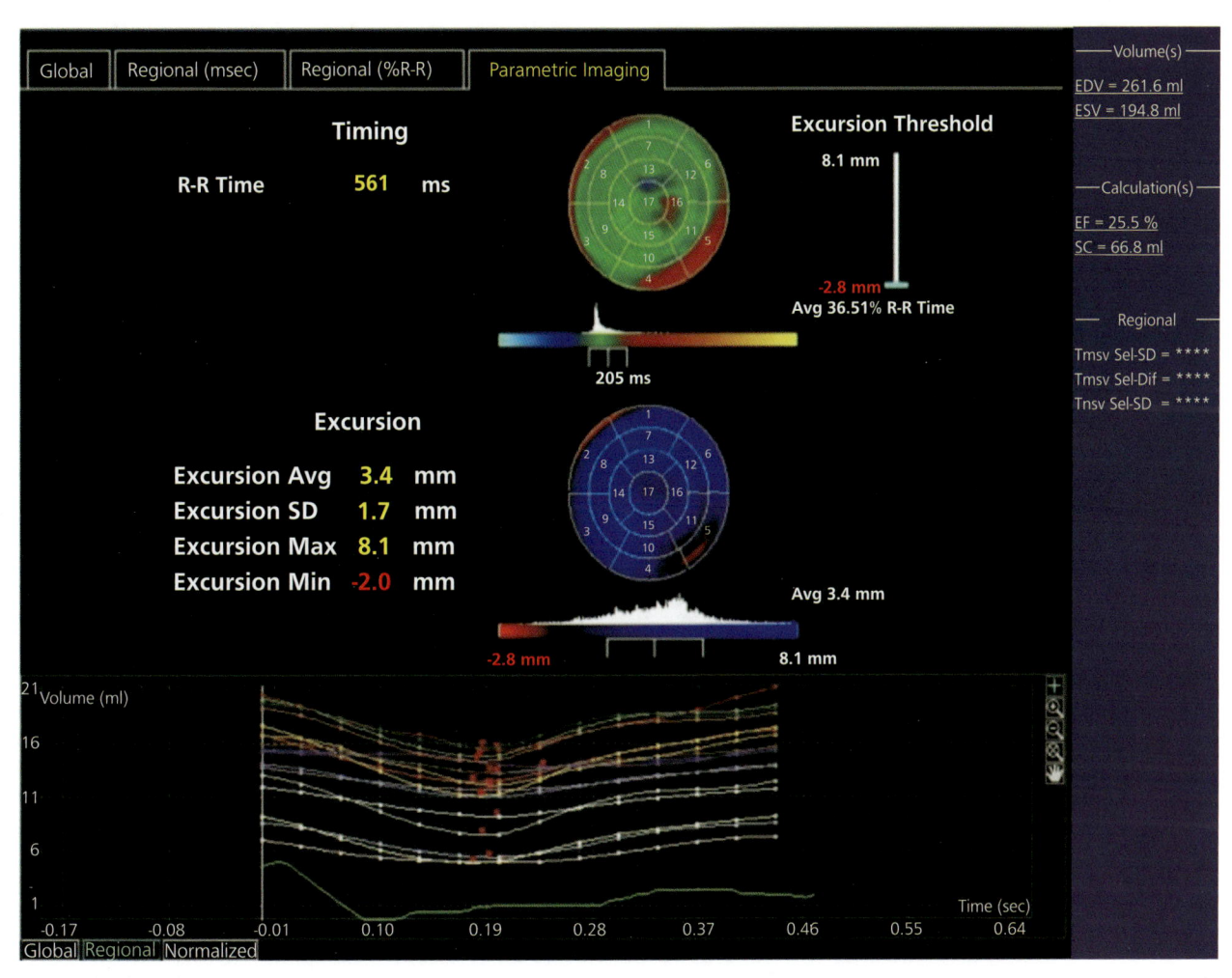

Fig. 14-2. Observa-se o mapa polar colorido (*bull's eye*) mostrando os tempos até o pico de menor volume sistólico para cada segmento do ventrículo esquerdo e a representação gráfica de cada uma das curvas de tempo-volume correspondentes. Neste exemplo, o paciente apresenta-se com disfunção ventricular importante, porém sem dessincronia ventricular significativa.

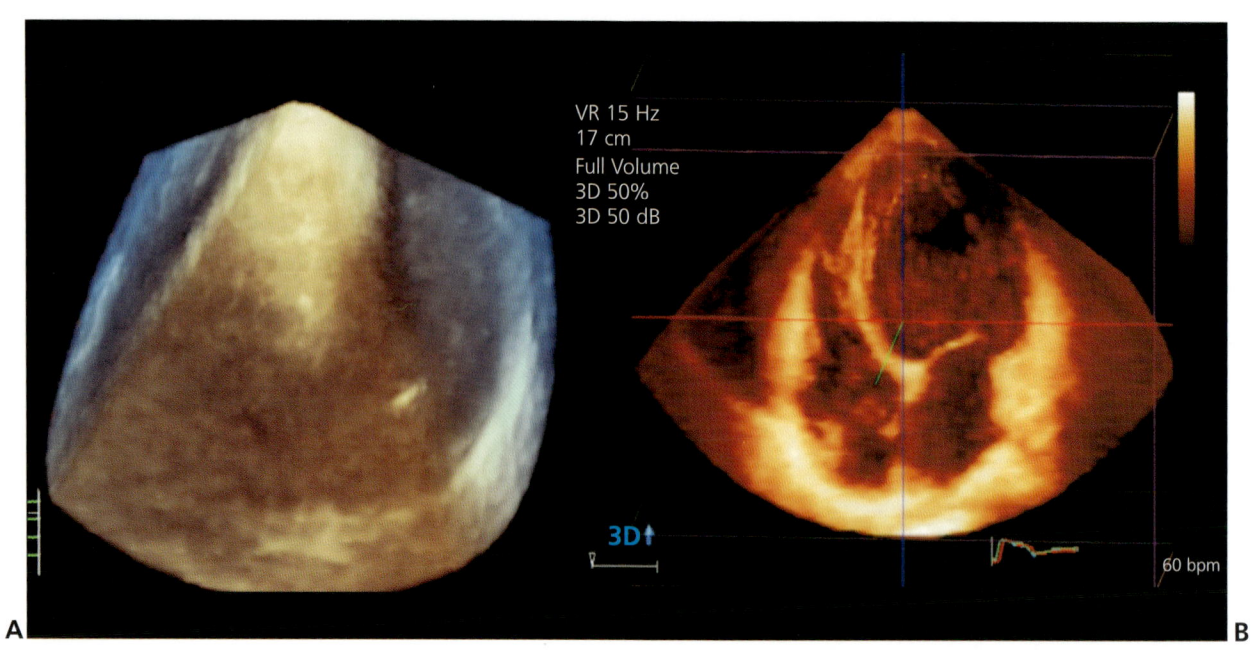

Fig. 14-3. A partir da projeção apical de 4 câmaras, é feita a aquisição do bloco volumétrico (*full volume*) (**A**). É fundamental a inclusão do ventrículo esquerdo em sua totalidade no bloco volumétrico adquirido (**B**).

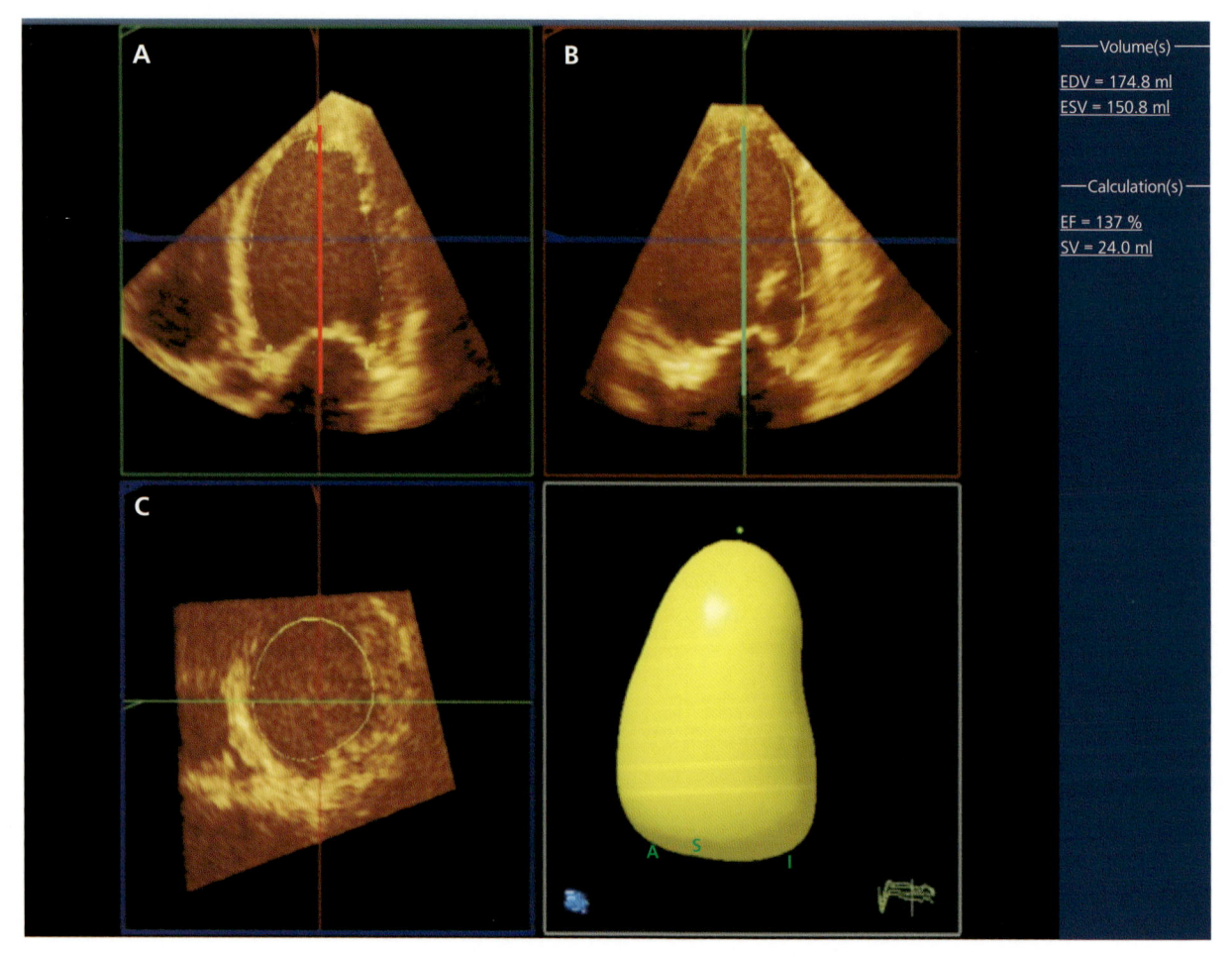

Fig. 14-4. Os dados do Eco 3D foram separados nos planos coronal (**A**), sagital (**B**) e transversal (**C**) para a realização do delineamento semiautomático das bordas e a geração de um molde tridimensional do ventrículo esquerdo. Os eixos devem-se cruzar perpendicularmente aos eixos cardíacos.

seguida, é feita a identificação manual de cinco pontos de referência: segmentos basais das paredes inferosseptal, anterolateral, anterior, inferior, e ápice ventricular esquerdo nas fases de diástole (maior cavidade ventricular) e sístole (menor cavidade ventricular). A partir dos pontos de referência, o endocárdio ventricular é tracejado automaticamente, resultando num molde tridimensional da cavidade ventricular esquerda, e sua variação volumétrica é disposta durante todo o ciclo cardíaco.

São obtidas curvas de volume em função do tempo, gerando os volumes diastólico e sistólico do ventrículo esquerdo, a partir dos quais é calculada a fração de ejeção (Fig. 14-5). O delineamento da cavidade poderá ainda ser editado manualmente, nos casos de reconhecimento automático insatisfatório das bordas endocárdicas. O ventrículo é dividido em um modelo de 17 segmentos, os quais são identificados por diferentes cores. O tempo do início do ciclo cardíaco até seu menor volume sistólico é mensurado, e são construídos, automaticamente, gráficos referentes aos tempos para cada um dos segmentos. Este gráfico mostrará curvas de tempo homogêneas, caso o ventrículo esquerdo esteja se contraindo sincronicamente, o que ocorre para indivíduos normais. Por outro lado, em pacientes com dessincronia ventricular significativa, observa-se uma grande dispersão destes tempos, sendo possível a visualização simultânea imediata dos segmentos dessincrônicos, e a análise do grau de dessincronia apresentado (Fig. 14-6).

O índice de dessincronia (ID) corresponde ao desvio-padrão da média dos tempos desde o início do ciclo cardíaco até o pico máximo da contração de cada segmento, representado pelo menor volume sistólico ventricular obtido pelo Eco 3D (Fig. 14-6). Este valor pode ser expresso em porcentagem do ciclo cardíaco total, para possibilitar a comparação entre índices de dessincronia em pacientes com frequências cardíacas distintas.[11] A vantagem da análise tridimensional consiste na possibilidade de integração da avaliação da contrati-

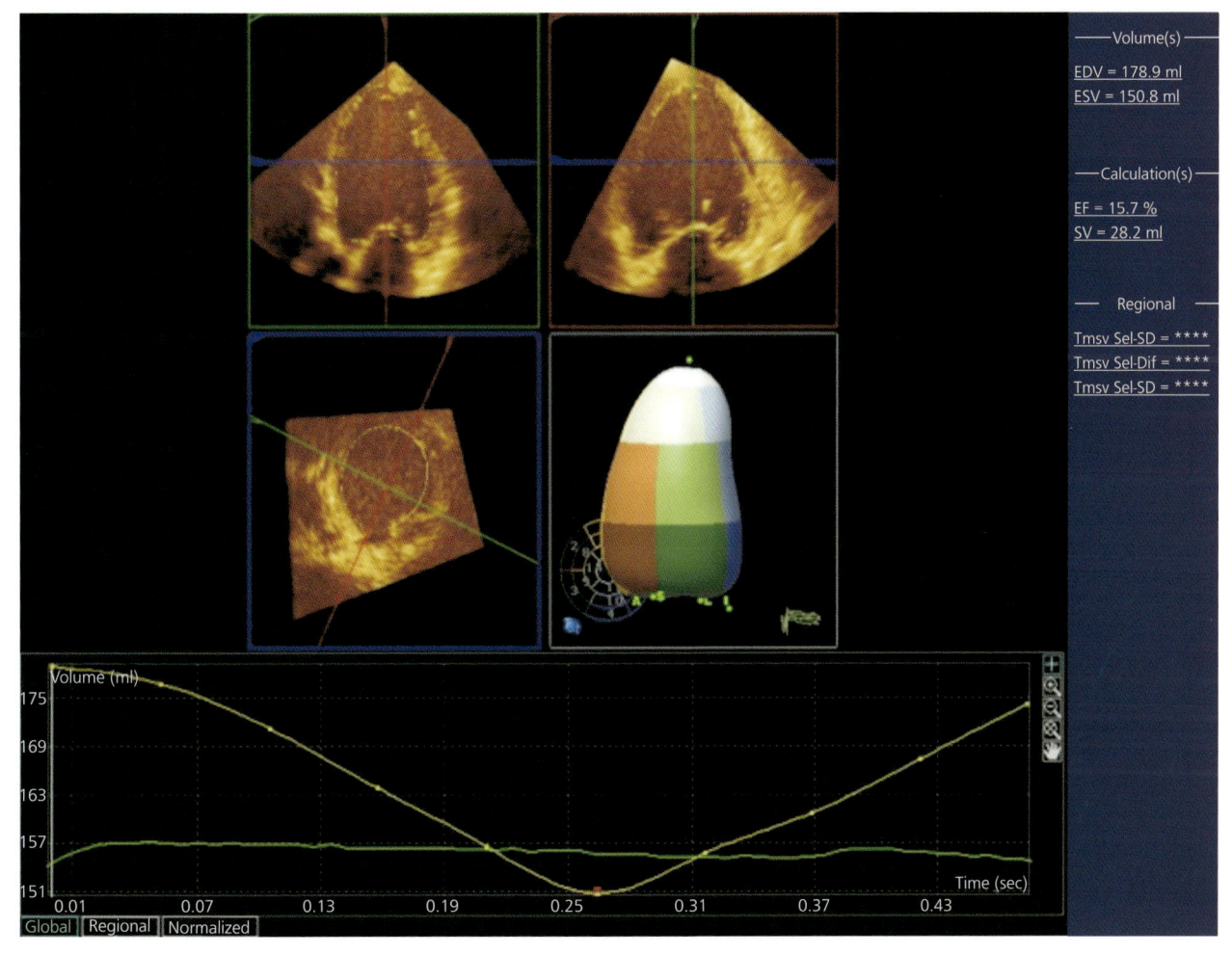

Fig. 14-5. Uma curva de volume é gerada a partir dos dados obtidos pela Eco 3D, representando as mudanças de volume em função do tempo, e é calculada a fração de ejeção do ventrículo esquerdo. Com um *software* específico, o voxel é dividido em subvolumes.

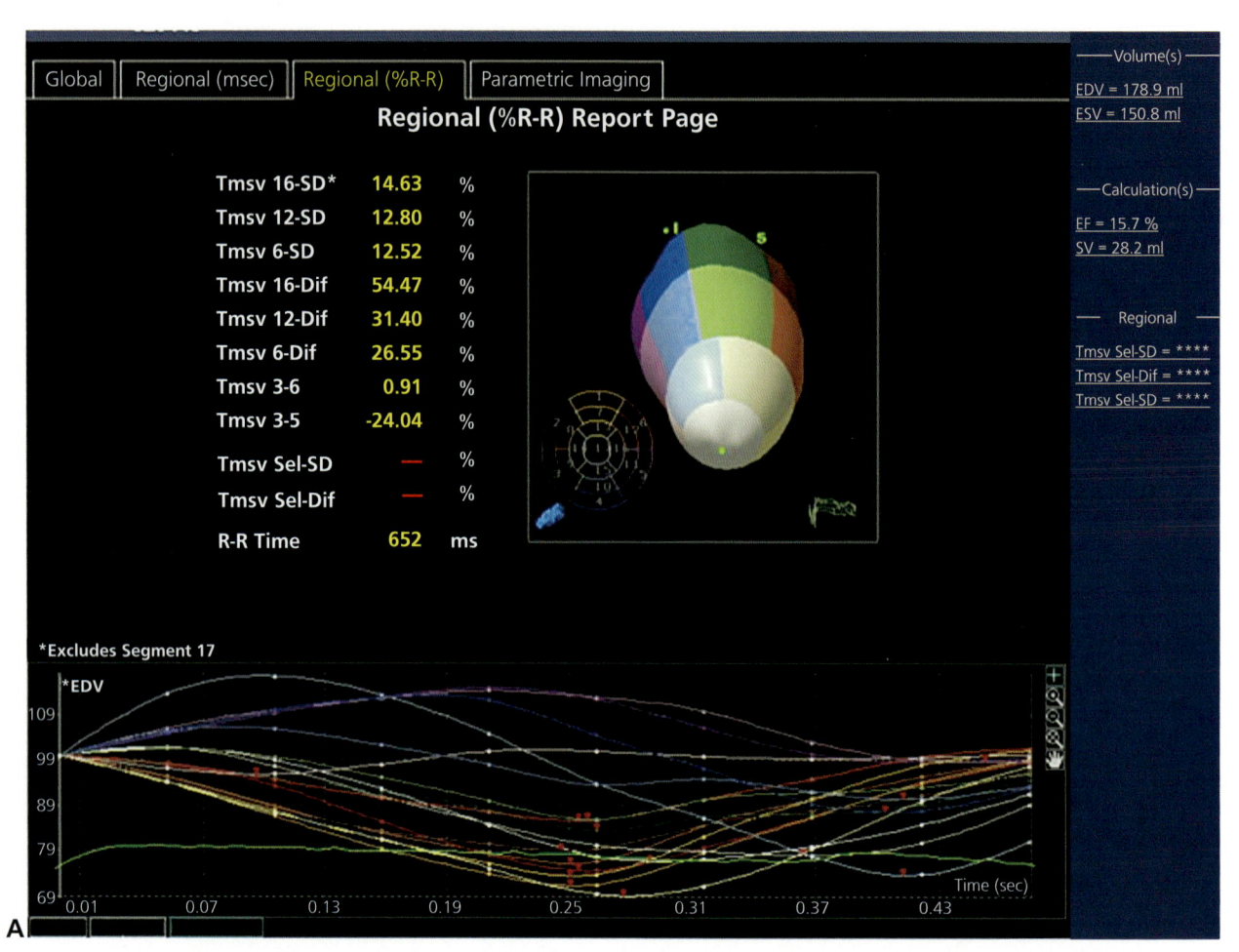

Fig. 14-6. (A) Para cada segmento miocárdico, é gerada uma curva de volume *versus* tempo. O índice de dessincronia (ID) é fundamentado no desvio-padrão da média dos tempos a partir da onda R ao ECG até o volume mínimo dos 16 segmentos. Neste exemplo, observa-se uma grande dispersão das curvas em um paciente com disfunção ventricular importante e ID denotando dessincronia cardíaca significativa. *(Continua.)*

lidade miocárdica longitudinal, radial e circunferencial. A aquisição dos dados é feita em 4 a 5 segundos, e a análise é realizada em cerca de 1 minuto, desde que não seja necessária sua edição. Em média, o estudo é, habitualmente, realizado em 5 a 10 minutos.[12]

ESTUDOS CLÍNICOS

Diversas publicações têm enfatizado a utilidade da Eco 3D como um método promissor para a detecção e quantificação de dessincronia ventricular esquerda. Recentemente, Gimenes et al.[13] avaliaram os valores do ID em 131 indivíduos normais do sexo masculino e mostraram o valor médio desse índice de 1,21 ± 0,66%, com valor máximo de 3,8% para 6 segmentos, médio de 1,29 ± 0,71% e máximo de 4,01% para 12 segmentos e médio de 1,59 ± 0,99% e máximo de 4,88% para 16 segmentos. Vieira et al.[14] analisaram o índice de dessincronia pela Eco 3D em 96 indivíduos, mostrando que indivíduos normais apresentam uma variação muito pequena neste índice (1,8 ± 1,7%), ao contrário de pacientes com disfunção ventricular (11,1 ± 7,1%). À medida que a função sistólica ventricular esquerda se deteriora, aumenta também o grau de dessincronia, observando-se uma correlação direta entre o grau de disfunção e o ID: disfunção discreta, ID = 5,4 ± 0,83%; moderada, ID = 10,0 ± 2%; importante, ID = 15,6 ± 1%.[11]

Quanto maior o ID, melhor a resposta à TRC, sendo que a redução deste índice após o implante do ressincronizador está associada à resposta positiva após a TRC.[11,15] Este índice permite, ainda, a avaliação dos segmentos apicais do ventrículo esquerdo, cuja análise é muitas vezes limitada. Adicionalmente, a Eco 3D possibilita de maneira reprodutível a análise adequada do remodelamento ventricular decorrente da TRC, com excelente variabilidade intra e interobservador.[11] Por esta metodologia, no entanto, também não foi observada correlação entre a dessincronia elétrica e a mecânica.[11]

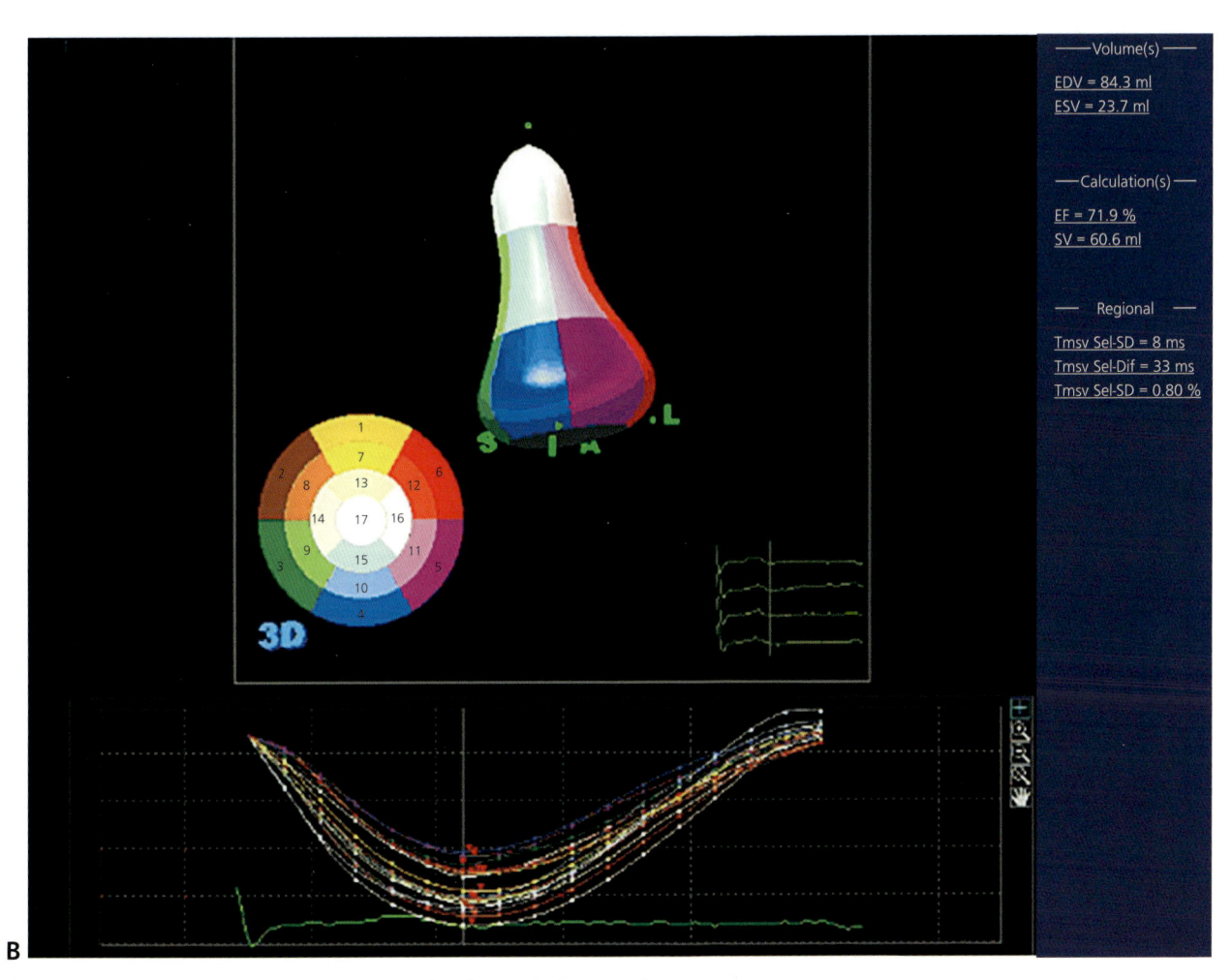

Fig. 14-6. (*Cont.*) (**B**) Curvas sincronizadas em função ventricular normal.

Confirmando resultados observados por meio de outras metodologias,[16] a Eco 3D também mostrou a presença de dessincronia mecânica em um subgrupo de pacientes com disfunção ventricular sem bloqueio de ramo esquerdo, ou seja, sem dessincronia elétrica aparente. Esta população, que potencialmente poderia se beneficiar de TRC, não é habitualmente estudada por apresentar QRS com duração normal.

1. **Estudos em fase aguda:** num pequeno grupo de pacientes com indicação para implante de ressincronizador, Van Dyck[17] observou uma correlação direta do ID pela Eco 3D com o aumento da dP/dt$_{máx}$ medida invasivamente logo após o procedimento, sugerindo melhora imediata da função ventricular após o implante nos pacientes com dessincronia mecânica mais acentuada. Ainda na fase aguda, Marsan[15] estudou 56 pacientes com indicação para TRC, dos quais 63% apresentaram resposta imediata ao tratamento (diminuição do volume sistólico em 15% após 48 horas do implante). Neste grupo, a única variável que identificou os pacientes responsivos à terapia foi o ID pela Eco 3D, com valor de corte de 5,6% (sensibilidade de 88% e especificidade de 86%). Após a terapia, observou-se diminuição significativa do ID no grupo responsivo. Apenas 7% dos pacientes foram excluídos por apresentarem janela inadequada.

2. **Estudos a longo prazo:** recentemente, Soliman[18] avaliou, em estudo prospectivo, 90 pacientes com insuficiência cardíaca refratária e implante de ressincronizador. Neste estudo, 78% dos pacientes apresentaram remodelamento reverso significativo a longo prazo, com diminuição do volume sistólico pela Eco 3D em mais de 15% do seu valor basal. O valor do ID pela Eco 3D > 10% no momento pré-implante mostrou-se adequado para identificar os

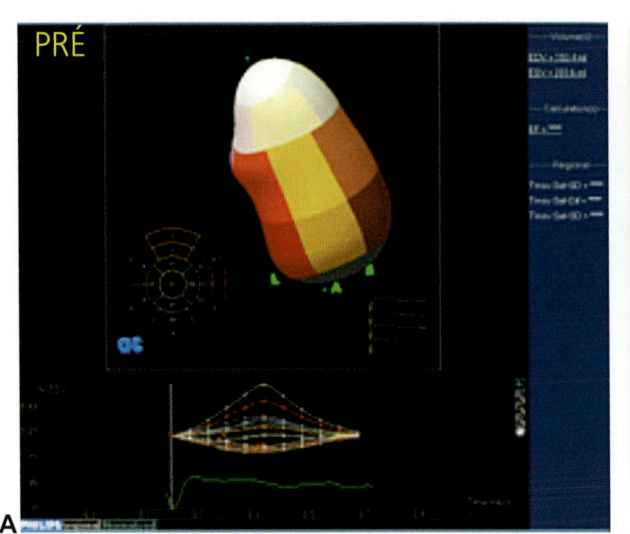

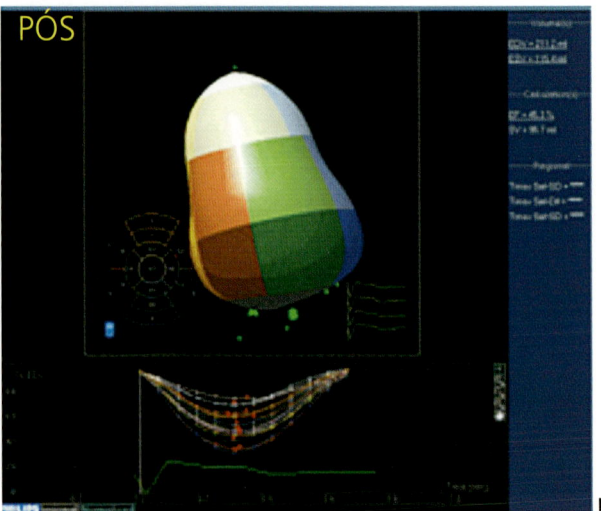

Fig. 14-7. Ecocardiografia transtorácica em tempo real pré-ressincronização (**A**) e pós-ressincronização (**B**).

pacientes responsivos à TRC com sensibilidade de 96% e especificidade de 88%.

Em estudo recente de Hotta, Vieira et al.,[19] a Eco 3D foi eficaz na detecção do remodelamento reverso (redução dos volumes ventriculares esquerdos e melhora da fração de ejeção do ventrículo esquerdo) seis meses após a TRC. O remodelamento reverso tem sido descrito como um forte preditor de sobrevida livre de eventos após a TRC.[20,21] Neste estudo, o ID foi o único preditor independente de remodelamento reverso após a TRC (Fig. 14-7). Apresentaram maior taxa de resposta, seis meses após a TRC, os pacientes com menores volumes ventriculares esquerdos e maior fração de ejeção ventricular esquerda, além de maior dessincronia cardíaca (ID < 11%) avaliados pela Eco 3D. Neste estudo, foi possível ainda a elaboração de uma equação para predizer o remodelamento reverso após a TRC, a partir de dados integrados de anatomia, função e dessincronia cardíaca ventricular esquerda pela Eco 3D.

$$\text{Resposta} = -0{,}4 \text{ DDVE (mm)} + 0{,}5 \text{ FEVE (\%)} + 1{,}1 \text{ ID (\%)}$$

onde: DDVE = diâmetro diastólico do ventrículo esquerdo (em mm) avaliado pela Eco bidimensional, FEVE = fração de ejeção ventricular esquerda (em%) avaliada pela Eco 3D, e ID = índice de dessincronia (em%) à Eco 3D. **Nesta equação, pacientes respondedores apresentam resultado maior que zero.** Esta equação apresenta melhores resultados quando os valores das variáveis avaliadas estiverem entre os seguintes intervalos:

	Mínimo	Máximo
DDVE (mm)	63	95
FEVE (%)	13	34
ID (%)	3	17

CONSIDERAÇÕES GERAIS

É importante destacar que o valor de corte específico de ID pelo Eco 3D para a identificação de pacientes responsivos ainda não está bem definido, observando-se valores de normalidade distintos de acordo com o número de segmentos analisados (ID de 4,0% contra 4,5%, para a avaliação de 16 e 17 segmentos respectivamente). Além disso, observa-se relativa sobreposição de valores de ID pela avaliação à Eco 3D; indivíduos sem miocardiopatia, porém com bloqueio de ramo esquerdo, apresentam valores de corte duas vezes maiores que o normal; por outro lado, pacientes com miocardiopatia dilatada e disfunção ventricular importante (FE < 35%) podem apresentar aumento do ID independentemente da presença de bloqueio de ramo esquerdo. Especula-se que a baixa amplitude das curvas de volume neste subgrupo de pacientes possa ser responsável pela análise inadequada dos tempos de ejeção.[22]

Em função da necessidade de critérios bem estabelecidos para identificação da presença e grau de dessincronia mecânica significativa e seu valor prognóstico, são necessários estudos mais abrangentes para a caracterização definitiva destes parâmetros, sendo que, até o presente momento, não existem publicações com a Eco 3D neste sentido. Além disso, não há ainda um consenso estabelecido para valores de corte do ID em pacientes com insuficiência cardíaca, e nem para a definição de parâmetros discriminativos uniformes para resposta terapêutica.

VANTAGENS DO ECOCARDIOGRAMA TRIDIMENSIONAL PARA A SELEÇÃO DE PACIENTES PARA TRC

1. Oferece uma análise da estrutura cardíaca de maneira não invasiva mais acurada, pois não pressupõe formas geométricas, mas calcula as mesmas (volumes ventriculares esquerdos e, consequentemente, fração de ejeção), com excelente reprodutibilidade e correlação de resultados com a ressonância magnética.

2. Apesar de ainda se encontrar em estágio inicial, um número razoável de evidências sugere que o seu uso ofereça grande potencial para a seleção dos pacientes que irão se beneficiar da TRC, através da definição e quantificação da dessincronia, tanto pré-implante quanto para a otimização dos seus parâmetros.

LIMITAÇÕES

Algumas limitações persistem para esta metodologia, mais especificamente relacionadas com a técnica de aquisição. O método ainda apresenta baixa resolução temporal (40-50 ms) em função do número limitado de quadros/s (15 a 25 quadros/s), sendo que sua análise é totalmente dependente de imagens de alta qualidade.[23] Adicionalmente, como a aquisição de dados necessita de vários batimentos regulares consecutivos, a presença de irregularidade do ritmo (fibrilação atrial ou extrassistolia frequente) impossibilita a aquisição adequada de imagens; esta limitação técnica está sendo lidada presentemente e, como alternativa, encontramos equipamentos que permitem a avaliação tridimensional a partir da aquisição de somente um batimento, eliminando a influência de arritmias ou da respiração (Figs. 14-8 a 14-10).

Eventualmente, pacientes com disfunção sistólica e dilatação ventricular, mais especificamente em região apical, podem ter a sua aquisição tecnicamente limitada em função da dificuldade de inclusão completa do ápex no bloco volumétrico.

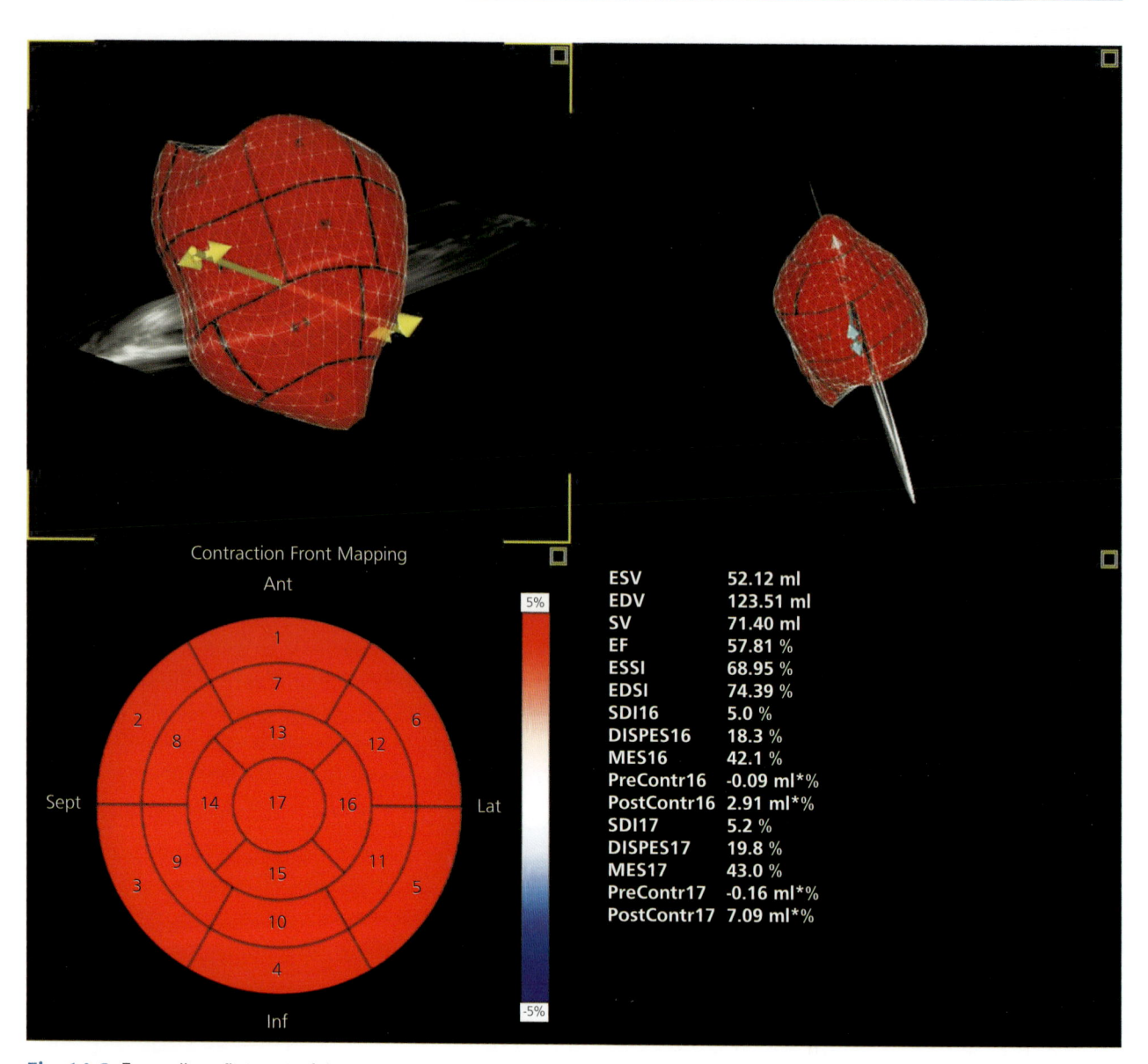

Fig. 14-8. Ecocardiografia transtorácica em tempo real (a partir de batimento cardíaco único) em indivíduo normal, com demonstração da aferição dos volumes ventriculares (ESV, EDV, SV, da fração de ejeção do ventrículo esquerdo (EF): 57,81%, e do índice de sincronia cardíaca (SDI16): 5,0%).

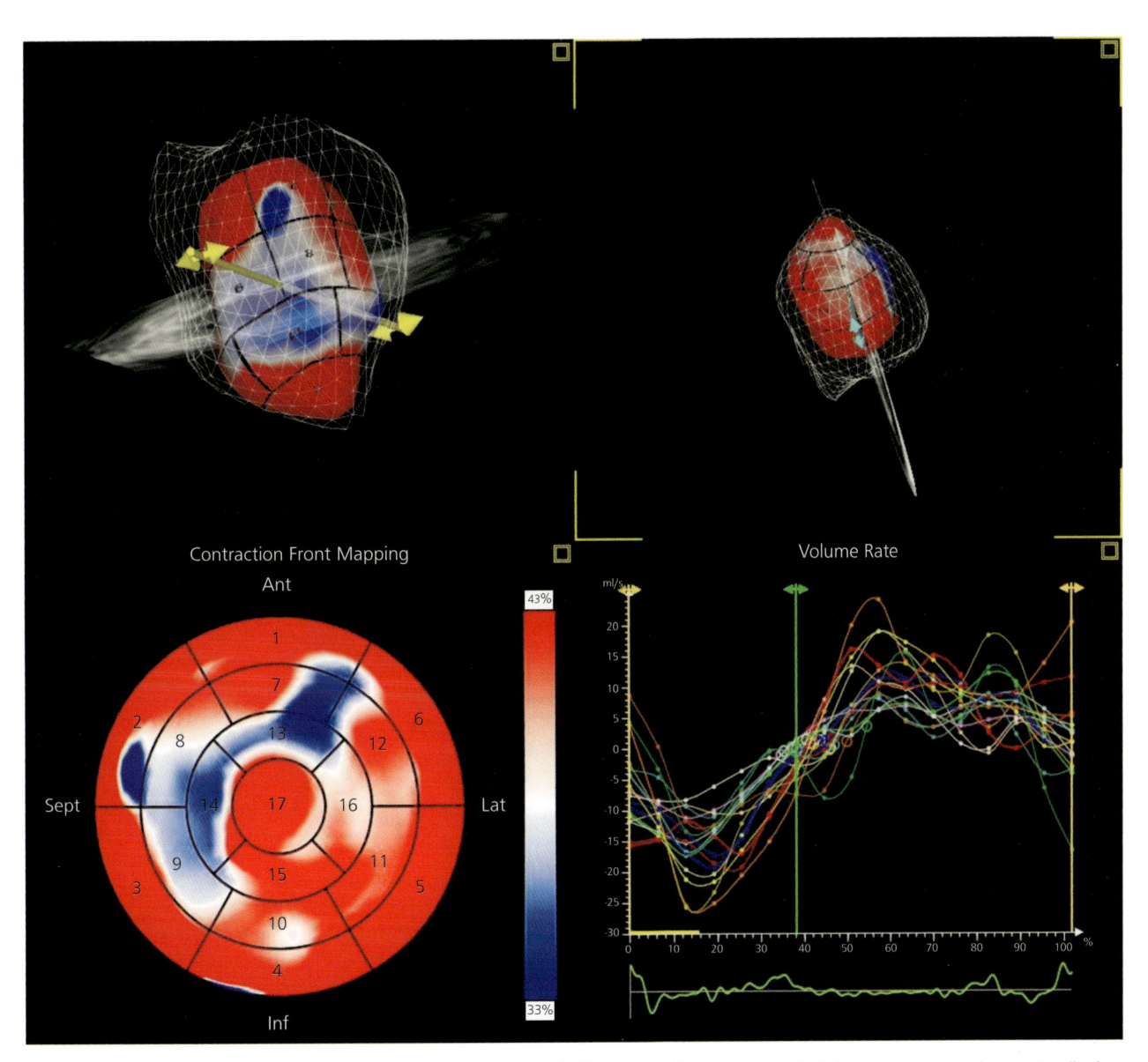

Fig. 14-9. Ecocardiografia transtorácica em tempo real (a partir de batimento cardíaco único) em indivíduo normal, com demonstração do tempo da frente de contração e da variação dos volumes do ventrículo esquerdo em relação ao ciclo cardíaco.

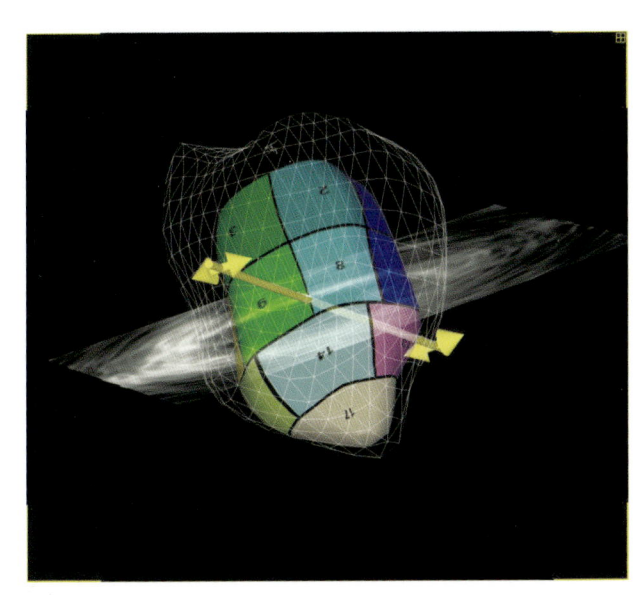

Fig. 14-10. Ecocardiografia transtorácica em tempo real (a partir de batimento cardíaco único) em indivíduo normal, com ampliação da visualização do ventrículo esquerdo com análise em modelo de 17 segmentos ventriculares. Setas amarelas (eixo de rotação espacial circunferencial).

REFERÊNCIAS BIBLIOGRÁFICAS

1. Cleland JG, Daubert JC, Erdmann E *et al.* The effect of cardiac resynchronization on morbidity and mortality in heart failure. *N Engl J Med* 2005;352:1539-49.
2. Bradley DJ, Bradley EA, Baughman KL *et al.* Cardiac resynchronization and death from progressive heart failure: a meta-analysis of randomized controlled trials. *JAMA* 2003;289:730-40.
3. Epstein AE, DiMarco JP, Ellenbogen KA *et al.* ACC/AHA/HRS 2008 guidelines for device-based therapy of cardiac rhythm abnormalities: a report of the American College of Cardiology/American Heart Association task force on practice guidelines (Writing Committee to Revise the ACC/AHA/NASPE 2002 Guideline Update for Implantation of Cardiac Pacemakers and Antiarrhythmia Devices): developed in collaboration with the American Association for Thoracic Surgery and Society of Thoracic Surgeons. *Circulation* 2008;117:e350-408.
4. Abraham WT, Fisher WG, Smith AL *et al.* Cardiac resynchronization in chronic heart failure. *N Engl J Med* 2002;346:1845-53.
5. Reuter S, Garrigue S, Barold SS *et al.* Comparison of characteristics in responders versus nonresponders with biventricular pacing for drug-resistant congestive heart failure. *Am J Cardiol* 2002;89:346-50.
6. Pitzalis MV, Iacoviello M, Romito R *et al.* Cardiac resynchronization therapy tailored by echocardiographic evaluation of ventricular asynchrony. *J Am Coll Cardiol* 2002;40:1615-22.
7. Bax JJ, Bleeker GB, Marwick TH *et al.* Left ventricular dyssynchrony predicts response and prognosis after cardiac resynchronization therapy. *J Am Coll Cardiol* 2004;44:1834-40.
8. Chung ES, Leon AR, Tavazzi L *et al.* Results of the predictors of response to CRT (PROSPECT) trial. *Circulation* 2008;117:2608-16.
9. Iuliano S, Fisher SG, Karasik PE *et al.* QRS duration and mortality in patients with congestive heart failure. *Am Heart J* 2002;143:1085-91.
10. Fauchier L, Marie O, Casset-Senon D *et al.* Reliability of QRS duration and morphology on surface electrocardiogram to identify ventricular dyssynchrony in patients with idiopathic dilated cardiomyopathy. *Am J Cardiol* 2003;92:341-44.
11. Kapetanakis S, Kearney MT, Siva A *et al.* Real-time three-dimensional echocardiography: a novel technique to quantify global left ventricular mechanical dyssynchrony. *Circulation* 2005;112:992-1000.
12. Monaghan MJ. Role of real time 3D echocardiography in evaluating the left ventricle. *Heart* 2006;92:131-36.
13. Gimenes VML, Vieira ML, Andrade MM *et al.* Standard values for real-time thrastoracic three-dimensional echocardiographic dyssynchrony indexes in a normal population. *J Am Soc Echocardiogr* 2008;21:1229-35.
14. Vieira ML, Cury AF, Gustavo N *et al.* Ventricular dyssynchrony index: comparison with two-dimensional and three-dimensional ejection fraction. *Arq Bras Cardiol* 2008;91:142-47, 156-62.
15. Marsan NA, Bleeker GB, Ypenburg C *et al.* Real-time three-dimensional echocardiography as a novel approach to assess left ventricular and left atrium reverse remodeling and to predict response to cardiac resynchronization therapy. *Heart Rhythm* 2008;5:1257-64.
16. Yu CM, Yang H, Lau CP *et al.* Regional left ventricle mechanical asynchrony in patients with heart disease and normal QRS duration: implication for biventricular pacing therapy. *Pacing Clin Electrophysiol* 2003;26:562-70.
17. van Dijk J, Knaapen P, Russel IK *et al.* Mechanical dyssynchrony by 3D echo correlates with acute haemodynamic response to biventricular pacing in heart failure patients. *Europace* 2008;10:63-68.
18. Soliman OI, Geleijnse ML, Theuns DA *et al.* Usefulness of left ventricular systolic dyssynchrony by real-time three-dimensional echocardiography to predict long-term response to cardiac resynchronization therapy. *Am J Cardiol* 2009;103:1586-91.
19. Hotta VT. Tese de Doutorado (2010). Faculdade de Medicina da Universidade de São Paulo.
20. Yu CM, Bleeker GB, Fung JW *et al.* Left ventricular reverse remodeling but not clinical improvement predicts long-term survival after cardiac resynchronization therapy. *Circulation* 2005;112(11):1580-86.
21. Ypenburg C, van Bommel RJ, Borleffs CJ *et al.* Long-term prognosis after cardiac resynchronization therapy is related to the extent of left ventricular reverse remodeling at midterm follow-up. *J Am Coll Cardiol* 2009;53(6):483-90.
22. Sonne C, Sugeng L, Takeuchi M *et al.* Real-time 3-dimensional echocardiographic assessment of left ventricular dyssynchrony: pitfalls in patients with dilated cardiomyopathy. *JACC Cardiovasc Imaging* 2009;2:802-12.
23. Soliman OI, van Dalen BM, Nemes A *et al.* Quantification of left ventricular systolic dyssynchrony by real-time three-dimensional echocardiography. *J Am Soc Echocardiogr* 2009;22:232-39.

Doenças do Pericárdio

Cláudia Gianini Mônaco
Adriana Cordovil
Vera Márcia Lopes Gimenes

INTRODUÇÃO

O pericárdio é constituído por duas membranas serosas com, aproximadamente, 1 a 2 mm de espessura que cobrem a superfície externa do coração – os pericárdios visceral (interno, seroso e transparente) e parietal (externo, fibroso e translúcido) – separados por uma mínima quantidade de fluido, num espaço virtual. O saco pericárdico contém, normalmente, de 15 a 50 mL de líquido, que possui ação lubrificante. Este líquido pode aumentar em várias situações, tais como processos inflamatórios, invasão neoplásica, hipotireoidismo, irradiação e trauma.

Em raras situações podemos observar pacientes com o defeito congênito de ausência do pericárdio. Esta ausência pode ser parcial à esquerda (70% dos casos), parcial à direita (15%) ou total (muito rara). Em 30% dos casos existe associação com outras anormalidades congênitas. Do ponto de vista prático, observamos um deslocamento cardíaco lateral e superior à esquerda, aumento de mobilidade e certo aumento de risco para dissecação de aorta tipo A.

A ausência do tipo parcial à esquerda pode ter como complicações herniações de apêndice atrial esquerdo ou de ventrículo esquerdo. A suspeita diagnóstica surge com a radiografia de tórax e é confirmada por tomografia computadorizada e/ou ecocardiografia.

As doenças mais comuns que acometem o pericárdio são a pericardite, derrame pericárdico com ou sem tamponamento, pericardite constritiva e constritiva efusiva.[1]

PERICARDITE AGUDA

Etiologia

Na grande maioria dos casos, as pericardites são virais ou idiopáticas, constituindo 90% dos casos. Os principais agentes virais são: coxsackie, echovirus, EBV, Influenza, HIV etc.

Pode constituir-se de outros agentes infecciosos, como bacteriana (tuberculose, estafilocóccica, *Haemophillus*, pneumococo) e fúngica (histoplasmose, blastomicose, coccidioodomicose etc.).

Pode ser por vasculites ou doenças do tecido conectivo, como artrite reumatoide, lúpus e esclerose sistêmica. Pericardite autoimune: febre reumática, pós-cardiotomia, pós-IAM (Dressler); de causa metabólica, como uremia, mixedema (hipotireoidismo); traumática, como cirurgias, trauma de tórax ou pós-radioterapia.

Pericardite neoplásica: primária (mesotelioma, sarcoma) ou secundária (pulmão, mama, linfomas). Existem, ainda, outras causas, como pós-infarto agudo do miocárdio (associada à necrose transmural em fase subaguda-epistenocárdica), dissecação aórtica, pleurite e infarto pulmonar. Pode estar relacionada com drogas, como procainamida, hidralazina, metildopa, hidantoína, minoxidil, sulfa, drogas quimioterápicas etc.[2]

O ecocardiograma pode ser útil na detecção destas várias afecções que podem acometer o pericárdio. A maioria das doenças envolve o pericárdio difusamente. Porém, quando o acometimento é localizado, é necessária uma investigação mais detalhada, obedecendo a uma sequência de cortes ecocardiográficos, a saber: cortes paraesternal longitudinal e transversal da base ao ápice, apical de 4 câmaras, apical de 2 câmaras e, finalmente, corte subcostal, com foco no pericárdio que envolve as câmaras direitas.[3]

DERRAME PERICÁRDICO E TAMPONAMENTO

Definição de tamponamento – Fisiopatologia

Compressão cardíaca por conteúdo pericárdico: líquidos, sangue, coágulos, pus, gás ou combinações. Ocorre quando a pressão intrapericárdica torna-se superior à pressão intracardíaca com diminuição progressiva do enchimento ventricular (diastólico) e consequente queda no volume sistólico e débito cardíaco. Neste momento o organismo inicia uma série de mecanismos de compensação adrenérgica, que incluem taquicardia e aumento de inotropismo e de resistência vascular sistêmica e periférica. Fisiologicamente, o tamponamento é um *continuum*, com amplo espectro, variando desde pacientes assintomáticos até altas pressões pericárdicas, as quais resultam em pulso paradoxal, hipotensão, choque ou parada cardiorrespiratória em dissociação eletromecânica ou atividade elétrica sem pulso. Os elementos determinantes de fisiopatologia do tamponamento são: volume e velocidade de acúmulo, complacência pericárdica e interdependência ventricular.

Modalidades de tamponamento

Pode ser cirúrgico ou traumático, com acúmulos de cerca de 150 mL; clínico ou crônico, com acúmulos maiores, de até 1 a 2 litros.

Em 1935 Beck estabeleceu a tríade, relacionada com a modalidade de tamponamento cirúrgico: hipotensão, elevação da pressão venosa central e abafamento de bulhas cardíacas.

O tamponamento é uma emergência médica de ameaça iminente à vida e que exige diagnóstico rápido e eficiente para instituição imediata de drenagem terapêutica.

Evidências diagnósticas ao ecocardiografia transtorácico bidimensional

O ecocardiograma proporciona evidências diagnósticas de tamponamento como se segue:[4]

- Colapso diastólico da parede anterior livre do ventrículo direito (VD) ou da via de saída do VD, que antecede o tamponamento clínico (queda da pressão arterial média). Pode ser ausente em hipertrofia do VD ou infarto do VD. Sinal com especificidade alta e sensibilidade menor em casos agudos com volume pequeno.
- Colapso sistólico do átrio direito: é um sinal precoce, específico quando persiste por mais de um terço do ciclo cardíaco.
- Colapso do átrio esquerdo e raramente do ventrículo esquerdo; é um sinal muito específico, menos sensível.
- Aumento da espessura da parede do ventrículo esquerdo, também chamado de "pseudo-hipertrofia".
- Dilatação da veia cava inferior que não colaba à inspiração: é muito sensível, mas pouco específico.
- *Swinging heart:* é o aumento da rotação no eixo maior do coração que se relaciona com o fenômeno eletrocardiográfico de alternância elétrica e com o estado de tamponamento cardíaco.
- Aumento na velocidade do fluxo tricúspide (80%) e diminuição do mitral na inspiração (40%). Ocorre o contrário na expiração.

PERICARDITE CONSTRITIVA

Definição

Consequência incapacitante de inflamação crônica e fibrose do pericárdio, resultando em restrição do enchimento cardíaco e redução da função ventricular (disfunção diastólica).

Etiologia

As principais causas são tuberculose, pós-viral, irradiação mediastinal, cirurgias cardíacas prévias, pós-trauma, doenças do tecido conectivo, insuficiência renal crônica e pericardite recorrente.

Do ponto de vista hemodinâmico, ocorre um enchimento ventricular inicial rápido, seguido de parada abrupta, quando o limite de expansão ventricular é atingido. Ao contrário das situações de derrame e tamponamento, as flutuações da pressão pleural com o ciclo respiratório não são transmitidas às cavidades cardíacas em razão do denso bloqueio do encarceramento pericárdico.

Evidências diagnósticas ao ecocardiograma transtorácico bidimensional

O ecocardiograma transtorácico bidimensional é de grande auxílio no diagnóstico da pericardite constritiva. Podemos destacar:[5]

- Espessamento pericárdico e calcificações (ausente em 20% dos casos).
- Aumento leve dos átrios e ventrículos com tamanho e função normais.
- Veias hepáticas e cava muito dilatadas, com variações respiratórias restritivas.
- Anormalidades no posicionamento e movimentação dos septos atrial e ventricular, com abaulamento inspiratório para o lado esquerdo.
- Achatamento da parede posterior do ventrículo esquerdo.
- Aumento do tempo de relaxamento isovolumétrico, com variação respiratória marcante (> 50%).
- Padrão restritivo em ambos os ventrículos com variação respiratória maior que 25% nas valvas atrioventriculares. Se não evidente, repetir a avaliação do fluxo mitral após inspiração profunda ou realização de manobras que reduzem a pré-carga (como levantar, sentar ou forçar diurese).
- O diâmetro do ventrículo esquerdo não aumenta após o enchimento.
- Aumento expiratório (> 25%) na velocidade da onda E mitral e redução expiratória (> 25%) na velocidade de fluxo diastólico associada a aumento no fluxo reverso diastólico na veia hepática.
- Maior enchimento ventricular direito, com reciprocidade nas dimensões ventriculares, tempos de ejeção e velocidades de fluxo aórtico e pulmonar.
- Maior redução inspiratória na velocidade de fluxo aórtico e no tempo de ejeção ventricular esquerdo.
- Fluxo diastólico do ventrículo direito para a artéria pulmonar (60% dos casos).
- Aumento expiratório (> 25%) na velocidade diastólica venosa pulmonar.

Pericardite constritiva efusiva

A pericardite constritiva efusiva é uma síndrome clínico-hemodinâmica em que a constrição do coração pelo pericárdio visceral ocorre na vigência de derrame tenso no espaço pericárdico. A persistência de pressão atrial dircita elevada (queda menor que 50% ou nível superior a 10 mmHg), após a pressão intrapericárdica ser reduzida a níveis normais (próximo de 0 mmHg) pela remoção do líquido pericárdico, confirma seu diagnóstico clínico. O ecocardiograma apresenta baixa acurácia diagnóstica, sendo necessário cateterismo antes e após a pericardiocentese para confirmação diagnóstica.[6]

ECOCARDIOGRAMA TRANSESOFÁGICO EM DOENÇAS PERICÁRDICAS

Quando o ecocardiograma transtorácico (ETT) não for adequado para obter imagens do pericárdio ou do enchimento ventricular, devemos considerar a possibilidade de realizar ecocardiograma transesofágico (ETE). Derrame pericárdico loculado é de difícil visualização ao ETT, e o ETE tem sido de grande valor nos pós-operatórios de pacientes com tamponamento, cuja causa seja hemopericárdio loculado.[7]

ETE é útil também para obter fluxo de veia pulmonar ao Doppler, definindo diagnóstico de tamponamento ou de pericardite constritiva. Além disso, pode-se medir a espessura do pericárdio, que tem boa correlação com aquela medida com tomografia computadorizada, assim como na avaliação de estruturas anômalas próximas ao pericárdio, tais como cisto pericárdico ou tumor metastático.[8]

ECOCARDIOGRAMA TRIDIMENSIONAL EM DOENÇAS PERICÁRDICAS

A avaliação das doenças pericárdicas pelo ecocardiograma tridimensional não tem sido frequentemente documentada. Os estudos encontrados na literatura são escassos, e se concentram na sua maioria em relatos de caso isolados. O estudo mais consistente foi de Vazquez de Prada et al.[9] que quantificaram o volume do derrame pericárdico criado *in vitro* em cães, pelo ecocardiograma tridimensional e compararam sua acurácia com o método bidimensional. Os 41 tipos diferentes de derrames pericárdicos assimétricos, loculados, foram criados por meio de cateter pericárdico. A quantificação dos volumes foi feita "off line" pelo método elipsoide. Observaram que os volumes obtidos pelo ecocardiograma tridimensional correlacionaram-se bem com os volumes reais criados (r = 0,98). O ecocardiograma bidimensional apresentou correlação aceitável (r = 0,84), mas durante a quantificação individual observou-se um grau significativo de variação do valor real. Concluíram que a quantificação do volume do derrame pericárdico pelo ecocardiograma tridimensional *in vivo* é acurada, mesmo quando o fluido é distribuído assimetricamente. Em relato de caso apresentado por Little *et al.*, o ecocardiograma tridimensional foi útil para definir a geometria da ruptura ventricular e da expansão hemopericárdica sistólica. A anatomia da área miocárdica envolvida no infarto foi mais bem delineada, e as informações obtidas com o método auxiliaram na estratégia cirúrgica.[10] Em relato de caso, D'Cruz *et al.*[11] observaram melhor visualização das estruturas cardíacas durante derrame pericárdico com tamponamento no ecocardiograma tridimensional, em comparação com o bidimensional. O colapso dos átrios e a deformação causada pelo derrame na veia cava inferior (segmento intratorácico) foram detectados com maior nitidez. Zagol *et al.*[12] publicaram um relato de caso de pericardite constritiva efusiva com documentação pelo ecocardiograma bidimensional, tridimensional e ressonância magnética. Observaram que as alterações mais significativas foram detectadas pelos três métodos. Entretanto, no ecocardiograma tridimensional foi possível observar, por "dissecação" eletrônica, a estratificação do pericárdio visceral em camadas, cuja aparência é homogênea no exame bidimensional.

Hernandez *et al.*[13] estudaram 19 pacientes com diversas afecções pericárdicas, comparando ecocardiograma bidimensional transtorácico (Eco 2DTT) com ecocardiograma tridimensional transtorácico (Eco 3DTT), demonstrando superioridade deste último. Dentre as doenças encontradas, destacam-se derrames pericárdicos volumosos, pericardite por tuberculose, tamponamento cardíaco, hematomas mediastinais e pericárdicos, cisto pericárdico, massas pericárdicas (possíveis metástases) e pericardite constritiva.

A visualização do pericárdio visceral e parietal é superior na Eco 3DTT. A técnica tridimensional proporcionou identificação de granulomas tuberculosos no pericárdio visceral e de implantes metastáticos no pericárdio parietal, não visualizados à Eco 2DTT. Estas informações são muito importantes[14] no planejamento terapêutico e acompanhamento dos pacientes. A visualização de massas pericárdicas à 3D pode ser de grande ajuda na determinação do tamanho e localização espacial de lesão. O ecocardiograma tridimensional dimensiona, com maior acurácia, hematomas pericárdicos, assim como sua localização e extensão. Ainda é possível identificar se o conteúdo é somente fluido ou se compõe de material sólido como pequenos coágulos.[13]

Cistos pericárdicos são estruturas benignas que contêm um fluido claro e podem ser diagnosticados por meio da tomografia computadorizada ou da Eco 2DTT.[15] Não há dúvidas de que Eco 3DTT oferece vantagens em relação à Eco 2DTT na sua capacidade de examinar o interior destas lesões, se homogêneas ou com tecidos trabeculares, implicando, muitas vezes, na mudança de conduta terapêutica.[16-18]

Na pericardite constritiva, a 3DTT é capaz de determinar a extensão da constrição, localizando as calcificações e, determinando, assim, o quanto cada ventrículo está envolvido, à semelhança das informações que a tomografia computadorizada proporciona.[19] Como se observa nas Figuras 15-1 a 15-9.

Estudos com número de casos relevante são necessários para adequada determinação da real utilidade do ecocardiograma tridimensional na avaliação das doenças pericárdicas. Aparentemente, o método apresenta potencial para agregar informações, principalmente nos casos de derrames loculados ou de imagens tecnicamente difíceis no bidimensional.

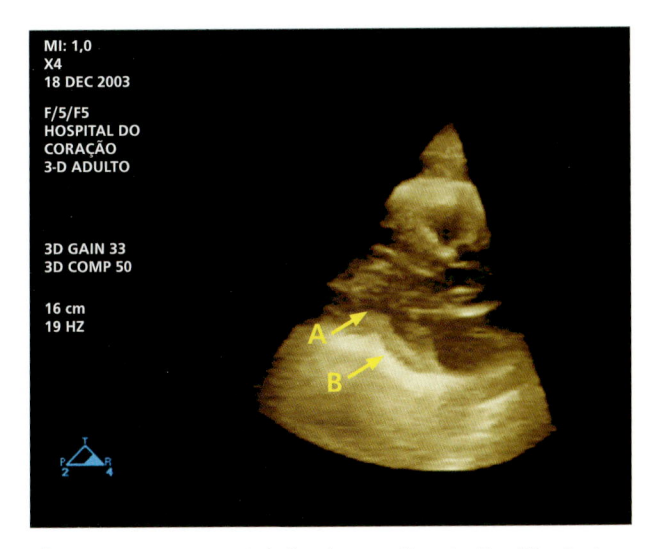

Fig. 15-1. Derrame pericárdico de grau discreto. Eco 3D – Corte paraesternal longitudinal. As setas mostram o pericárdio visceral (A) e o pericárdio parietal (B).

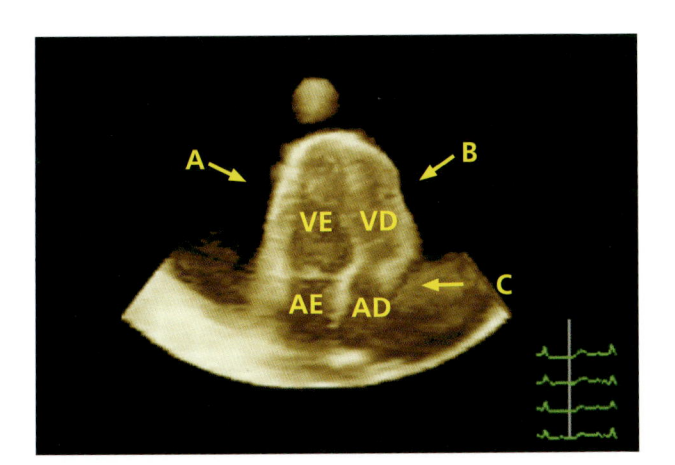

Fig. 15-2. Tamponamento pericárdico. Eco 3D – Corte apical de 4 câmaras. As setas A e B indicam o derrame pericárdico. A seta C mostra o grande trombo próximo ao átrio direito. Observe o sinal de compressão do átrio direito pelo trombo e do ventrículo direito pelo derrame.

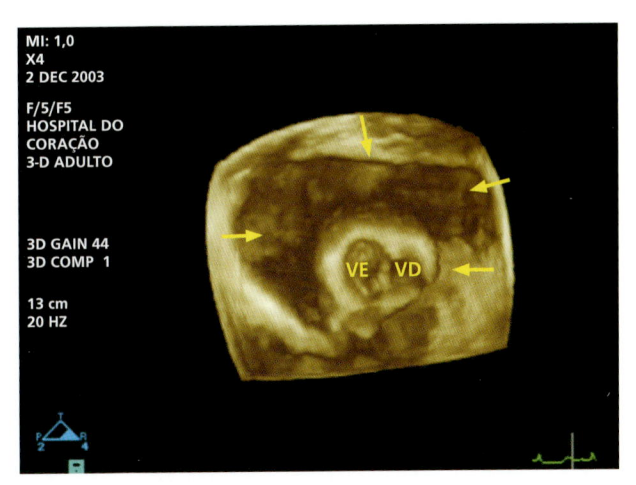

Fig. 15-3. Tamponamento pericárdico. Eco 3D – Corte apical de 4 câmaras com visão superior da imagem. As setas indicam os vários trombos de diferentes tamanhos no volumoso derrame pericárdico em relação ao tamanho do coração. Esta imagem só é possível com a Eco 3D.

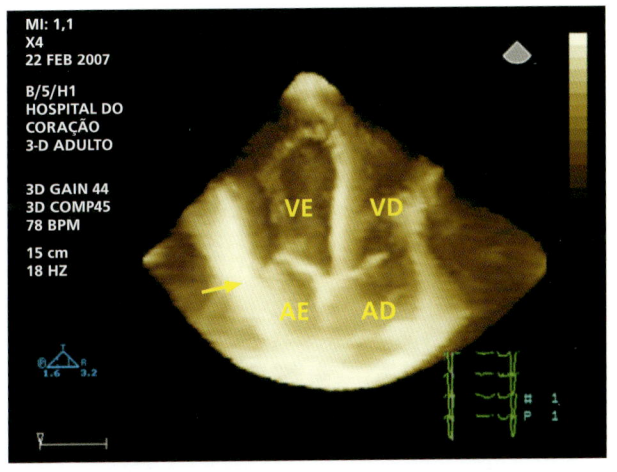

Fig. 15-4. Pericardite constritiva. Eco 3D – Corte apical de 4 câmaras. A seta indica o espessamento pericárdico com ecogenicidade aumentada na parede lateral do ventrículo esquerdo, átrios e parede lateral do ventrículo direito.

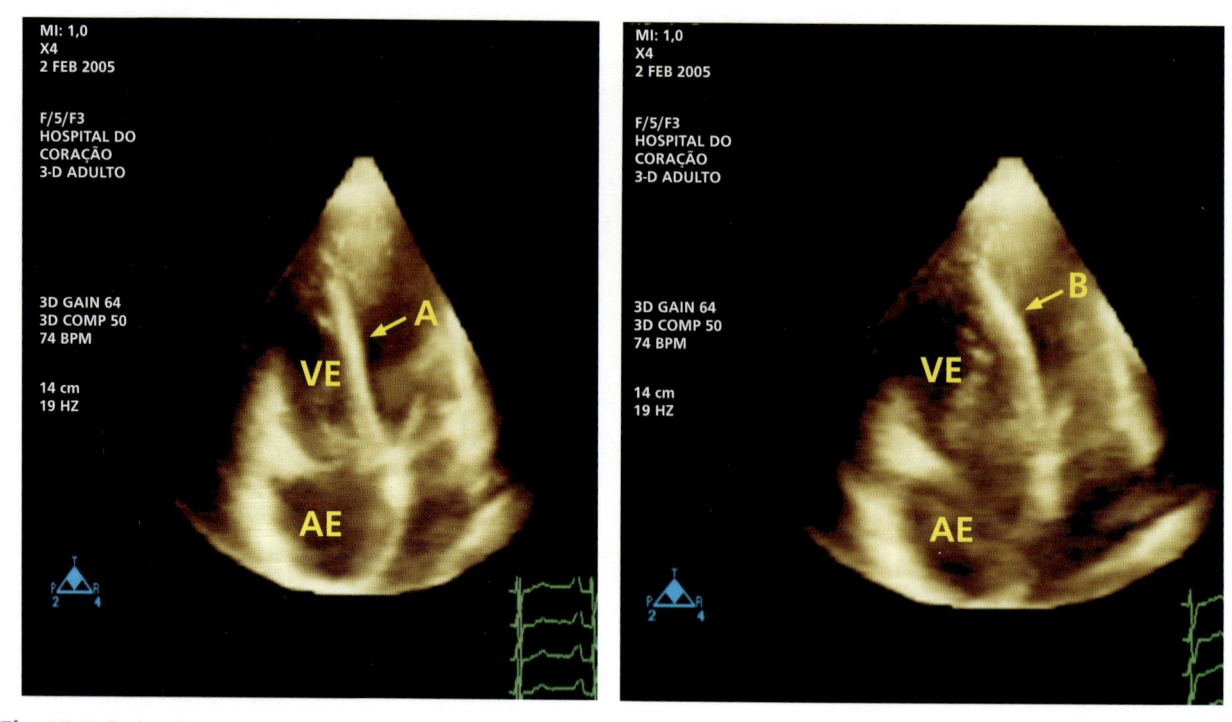

Fig. 15-5. Pericardite constritiva. Eco 3D – Corte apical de 4 câmaras. A seta *A* indica o movimento septal na direção do ventriculo esquerdo. A seta *B* indica o movimento septal na direção do ventrículo direito, mostrando em tempo real como se faz o movimento anômalo que se observa no ecocardiograma bidimensional.

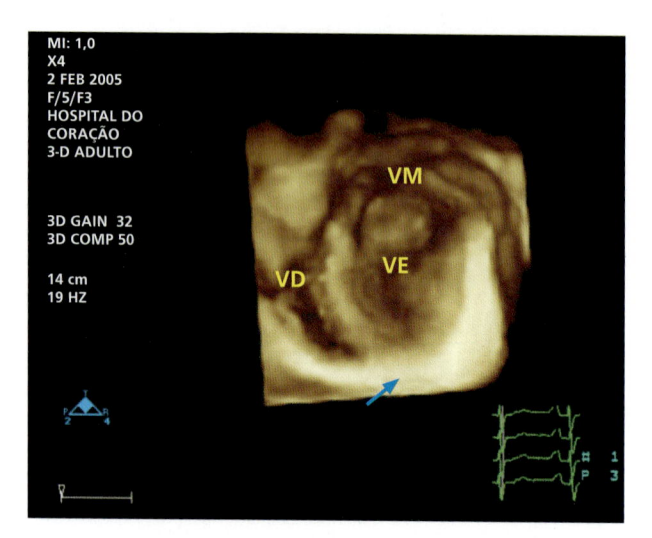

Fig. 15-6. Pericardite constritiva. Eco 3D – Corte paraesternal em eixo menor com visão superior, mostrando a valva mitral (VM) e os ventrículos. A seta indica e localiza a extensão do espessamento pericárdico que circunda os ventrículos. Esta imagem só é possível com a Eco 3D.

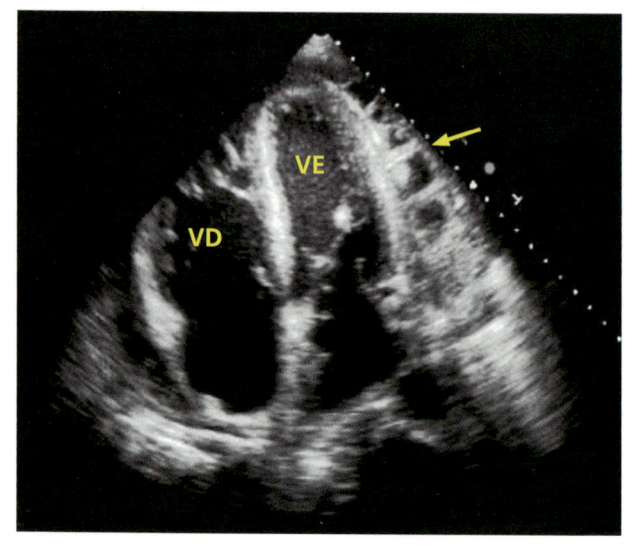

Fig. 15-7. Pericardite constritiva observada por meio da ecocardiografia bidimensional.

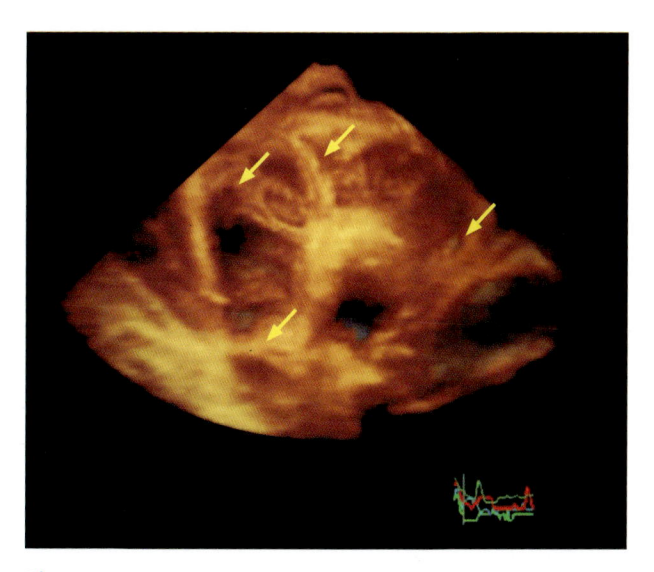

Fig. 15-8. Pericardite constritiva efusiva. Eco 3D – Corte apical de 4 câmaras em visão frontal. As setas indicam a presença de traves de fibrina e líquido na região anterior do coração e na parede lateral dos ventrículos.

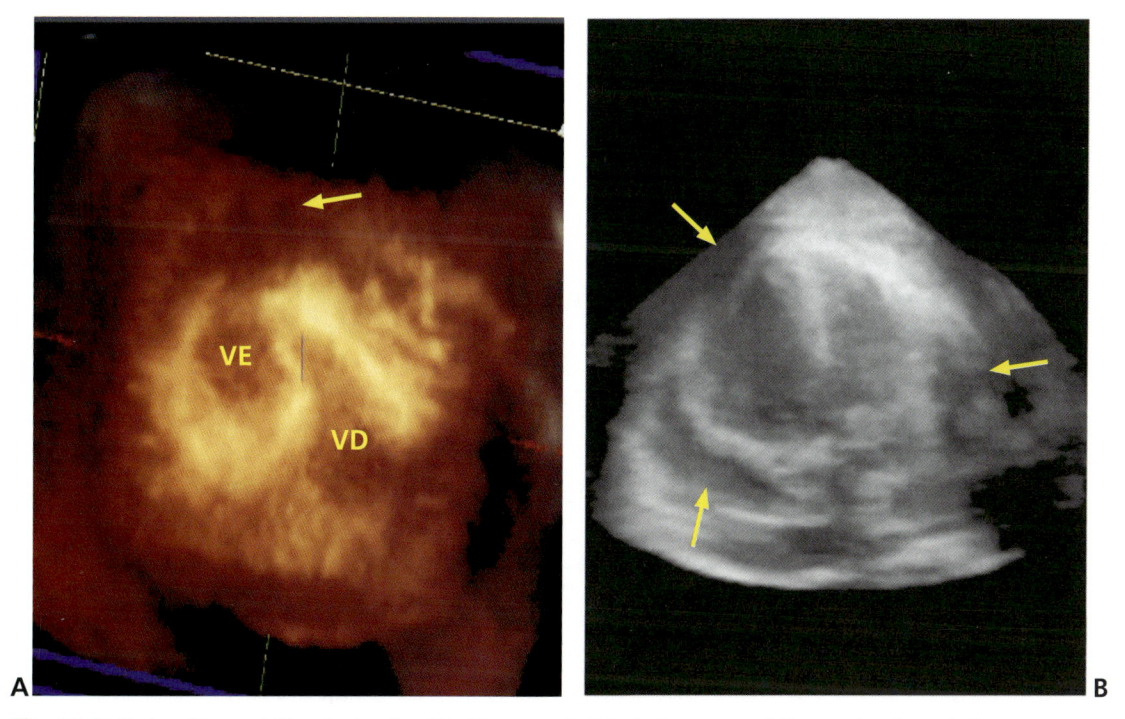

Fig. 15-9. Pericardite constritiva efusiva. Eco 3D: (**A**) corte apical de 4 câmaras em visão superior. A seta indica a presença de traves de fibrina e líquido na região anterior e lateral dos ventrículos; (**B**) corte apical de 4 câmaras em visão frontal. As setas indicam a presença de traves de fibrina e líquido na região apical, lateral dos ventrículos e dos átrios.

REFERÊNCIAS BIBLIOGRÁFICAS

1. Maish B, Seferovic PM, Ristic AD et al. Guidelines on the diagnosis and management of pericardial diseases execttive summary: the task force on the diagnosis and management of pericardial diseases of the European Society of Cardiology. *Eur Heart J* 2004;25:587-610
2. Lange RA, Hillis LD. Acute pericarditis. *N Engl J Med* 2004;21:2195-202.
3. Little WC, Freeman GL. Pericardial disease. *Circulation* 2006;1622-32.
4. Spodick DH. Acute cardiac tamponade. *N Engl J Med* 2003;349:684.
5. Oh JK, Tajik AJ, Seward JB. Diagnostic role of Doppler echocardiography in constrictive pericarditis. *J Am Coll Cardiol* 1994;23:154-62.
6. Sagrista-Sauleda J, Angel J, Sanchez A et al. Effusive-constrictive pericarditis. *J N Engl J Med* 2004;350:469.
7. Oh JK, Seward JB, Tajik AJ. *The echo manual*. Philadelphia: Lippincott, Wiliams and Wilkins, 2006. p. 289-309.
8. Wann S, Passen E. Echocardiography in pericardial disease. *J Am Soc Echocardiogr* 2008;21:7-13.
9. Prada JAV, Jiang L, Handschumacher MD et al. Quantification of pericardial effusions by three-dimensional echocardiography. *J Am Coll Cardiol* 1994;24(1):254-59.
10. Little S, Ramasubbu K, Zoghbi W. Real-time 3-dimensional echocardiography demonstrates size and extent of acute left ventricular free wall rupture. *J Am Soc Echocardiogr* 2007;20:538, e1-e3.
11. D´Cruz I, Khouzam RN, Minderman D. Three-dimensional echocardiographic appearences of pericardial effusion with tamponade. *Echocardiogr* 2007;24(2):162-65.
12. Zagol B, Minderman D, Munir A et al. Effusive constrictive pericarditis: 2D, 3D echocardiography and MRI imaging. *Echocardiogr* 2007;24:1110-14.
13. Hernandez CM, Singh P, Hage FG et al. Live/real time three-dimensional transthoracic echocardiographic assessment of pericardial disease. *Echocardiogr* 2009;26:1250-63.
14. Kalra MK, Abbara S. Imaging cardiac tumors. *Cancer Treat Res* 2008;143:177-96.
15. Patel J, Park C, Michaels J et al. Pericardial cyst: case reports and literature review. *Echocardiogr* 2004;42:269-72.
16. Duncan K, Nanda NC, Foster WA et al. Incremental value of live/real tiome three-dimensional transthoracic echocardiography in the assessment of lrft ventricular thrombi. *Echocardiogr* 2006;23:68-72.
17. Mehmood F, Nanda NC, Vengala S et al. Live three-dimensional transthoracic echocardiographic assessment of left atrial tumorsd. *Echocardiogr* 2005;22:137-43.
18. Reddy VK, Faulkner M, Bandarupalli N et al. Incremental value of live/real time three-dimensional transthoracic echocardiography in the assessmentof right ventricular masses. *Echocardiogr* 2009;26:598-609.
19. Rienmuller R, Groll R, Lioton Mj. CT and MR imaging of pericardial disease. *Radiol Clin North Am* 2004;42:587-601, vi.

Cardiopatias Congênitas

Samira Saady Morhy
José Lázaro de Andrade

INDRODUÇÃO

A incidência de cardiopatias congênitas tem permanecido estável ao longo dos anos (aproximadamente, 1%), mas a sobrevida dos pacientes até a vida adulta tem aumentado bastante, em razão do desenvolvimento de novas técnicas de correção destas anomalias, como os procedimentos percutâneos e cirúrgicos.[1] Estima-se que a cada ano haja um aumento de 5% de sobrevida de pacientes com cardiopatias congênitas, muitos deles necessitando de reoperação.[2,3]

Sabidamente, o diagnóstico correto e preciso das cardiopatias congênitas interfere no resultado cirúrgico. O ecocardiograma com suas modalidades de imagem modo M, bidimensional, Doppler pulsátil e contínuo, e mapeamento do fluxo em cores, tem ocupado espaço de destaque nesta avaliação, principalmente por se tratar de exame não invasivo.

A complexidade das alterações anatômicas cardiovasculares, inerente às cardiopatias congênitas, faz com que as imagens ecocardiográficas tridimensionais adicionem novas informações, mais especificamente sobre a relação espacial das estruturas cardíacas.

O desenvolvimento do ecocardiograma tridimensional com transdutor pediátrico pequeno e de alta de alta frequência (2 a 7 MHz) trouxe melhora na resolução espacial das imagens cardiovasculares até mesmo em neonatos.

Na última década centenas de publicações mostram a exequibilidade e aplicabilidade clínica da ecocardiografia tridimensional.[4] Esta nova técnica é utilizada, principalmente, para: identificação da morfologia cardíaca, quantificação de volumes e função das câmaras e fluxo sanguíneo e orientação de procedimentos percutâneos invasivos.

Neste capítulo iremos focalizar a avaliação da anatomia cardíaca das anomalias congênitas, além de informações básicas sobre a análise dos volumes e funções das câmaras. Iremos também discutir em quais situações as imagens tridimensionais adicionam informações às imagens bidimensionais nos pacientes pediátricos.

VALVAS CARDÍACAS

A grande vantagem da imagem tridimensional, em relação à bidimensional, é a melhor visibilização anatômica e espacial das valvas atrioventriculares e semilunares.[4,5]

Pela imagem bidimensional, apenas as bordas das cúspides são identificadas, e em um plano único. Pela imagem tridimensional é possível identificar toda a superfície dos folhetos e, consequentemente, as zonas de coaptação. Além disso, a imagem tridimensional obtida em tempo real permite observar a dinâmica e os movimentos coordenados das cúspides e do aparelho subvalvar, diferentemente da visão do cirurgião que, apesar de também ser uma visão tridimensional, é estática.

Informações adicionais podem ser obtidas em virtude da possibilidade de visualização das valvas por outros ângulos, como a visão atrial das valvas atrioventriculares e a visão ventricular das valvas semilunares.

VALVAS ATRIOVENTRICULARES

Vários autores têm estudado diferentes anomalias das valvas atrioventriculares[6-9] e, apesar das imagens tridimensionais não terem mudado o diagnóstico feito com base nas imagens bidimensionais, detalhes como morfologia das cúspides, comissuras e aparelho subvalvar foram mais bem visualizados pela imagem tridimensional (Figs. 16-1 e 16-2) (Quadro 16-1).

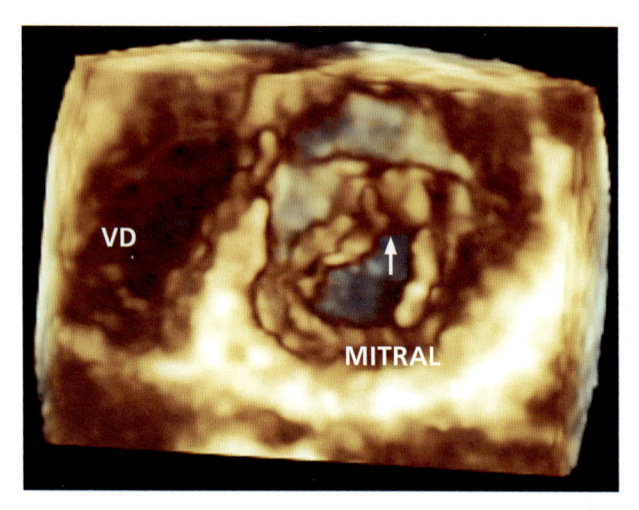

Fig. 16-1. Ecocardiografia tridimensional da valva mitral vista pelo lado do ventrículo esquerdo, mostrando toda a extensão da fenda isolada do folheto anterior. VD = ventrículo direito.

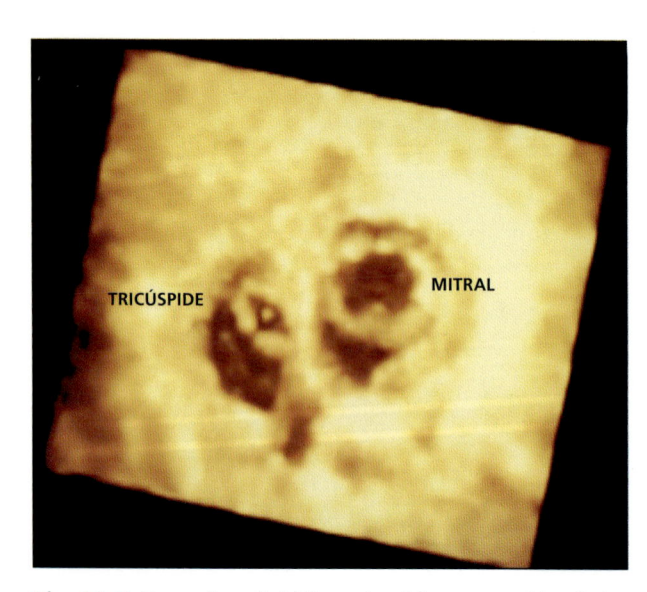

Fig. 16-2. Ecocardiografia tridimensional de caso com hipoplasia do ventrículo direito, mostrando valva tricúspide hipoplásica e valva mitral normal vista pelos átrios.

Quadro 16-1

INFORMAÇÕES ADICIONAIS OBTIDAS PELA ECOCARDIOGRAFIA TRIDIMENSIONAL NAS ANOMALIAS DAS VALVAS ATRIOVENTRICULARES[6-9]

Anomalias valvares	Informações adicionais
Mitral	
Prolapso	Melhor identificação dos *scallopings* das cúspides
Displasia	Redundância das cúspides e os defeitos de coaptação
Estenose	Tamanho do anel valvar
Arcada	Morfologia das cordas tendíneas
Duplo orifício	Relação dos orifícios com a valva aórtica
Fenda	Extensão inteira da fenda
Insuficiência	Mecanismo da insuficiência e geometria da valva
Tricúspide	
Ebstein	Superfície das cúspides e comissuras
	Fixação das cordas no septo, parede livre e via de saída do ventrículo direito
	Obstrução da via de saída do ventrículo direito
Insuficiência	Mecanismo da insuficiência e geometria da valva
Estenose	Tamanho do anel valvar

VALVA PULMONAR E VIA DE SAÍDA DO VENTRÍCULO DIREITO

Em pacientes adultos, a valva pulmonar é a menos estudada entre todas as valvas cardíacas. O exame tridimensional é útil na visualização da valva pulmonar em plano transversal, permitindo a identificação simultânea das três válvulas e comissuras, o que não é possível pela imagem bidimensional, a não ser em alguns casos em neonatos e crianças pequenas.

Anwar *et al.*,[10] estudando 50 pacientes adultos com cardiopatias congênitas diversas, obtiveram imagens aceitáveis em 68% e excelentes em 24% dos exames. Observaram que em 70% dos casos foi possível a visualização da valva pulmonar no plano transversal, com a identificação do número, espessura e mobilidade das válvulas e, ainda, das comissuras. Neste estudo o exame tridimensional foi superior ao bidimensional na avaliação da geometria, diâmetro e área da via de saída do ventrículo direito, e do diâmetro e área da valva pulmonar, porém não foi superior na avaliação das artérias pulmonares (Fig. 16-3).

Kelly *et al.*[11] avaliaram a valva pulmonar pelo exame tridimensional em 200 pacientes adultos, com cardiopatias diversas. A maioria (51,5%) das imagens das cúspides e comissuras da valva pulmonar obtidas foi de qualidade adequada, sendo ruim em 41%, boa em 7% e exce-

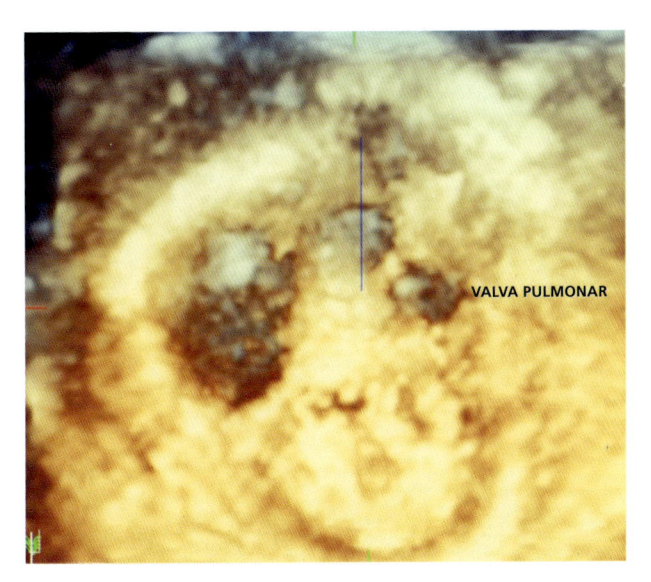

Fig. 16-3. Ecocardiografia tridimensional de mesmo caso da Figura 16-2 mostrando valva pulmonar hipoplásica vista da base do coração.

lente em 0,5%. A visualização adequada da valva pulmonar foi dependente da qualidade da imagem obtida, previamente, pelo estudo bidimensional. Quando excluídos os pacientes com qualidade ruim das imagens pelo estudo bidimensional (46 pacientes), a visualização adequada da morfologia valvar aumentou para 76,6%. Os autores também observaram uma curva de aprendizagem, com aumento de 45% para 75% da obtenção de imagens da valva pulmonar nos últimos 100 pacientes.

VALVA AÓRTICA E VIA DE SAÍDA DO VENTRÍCULO ESQUERDO

A avaliação anatômica da estenose subvalvar aórtica ainda é um desafio, em razão da complexa anatomia desta cardiopatia, com vários tipos de manifestação. O exame bidimensional não fornece uma completa visualização da geometria da via de saída do ventrículo esquerdo, identificando apenas as bordas da obstrução, enquanto o exame tridimensional acrescenta informações importantes, permitindo a obtenção de imagem circunferencial do estreitamento, além de também permitir avaliar se houve envolvimento do aparelho subvalvar mitral na obstrução, assim como a presença de bandas musculares anômalas[4,12] (Fig. 16-4).

Na avaliação de estenose valvar aórtica congênita, o exame tridimensional fornece melhores medidas do anel valvar, identifica melhor o local da fusão das válvulas e identifica nódulos e excrescências das valvas displásicas.[4,13] Com a imagem tridimensional é possível identificar o local de maior estreitamento valvar para cálculo do orifício efetivo, assim como identificar com maior acurácia as imperfurações e retrações com diminuição da superfície das válvulas, o que muito auxilia no planejamento cirúrgico, possibilitando a realização de valvoplastias em vez de trocas valvares.[4]

DEFEITO DO SEPTO ATRIAL

O exame tridimensional possibilita a visualização da circunferência inteira do defeito do septo atrial, diferentemente do exame bidimensional, em que é necessária a obtenção de várias imagens em diferentes planos para identificação das bordas do defeito. Este método também possibilita a visualização do defeito tanto pela face atrial esquerda, quanto pela face atrial direita (Fig. 16-5).

Em decorrência da aquisição das imagens tridimensionais, foi observado que o defeito do septo atrial muda de forma e tamanho durante o ciclo cardíaco, e por isto esta técnica é muito utilizada na escolha da prótese para fechamento percutâneo.[4,14,15] Também a quantificação do tamanho do defeito pela imagem tridimensional foi mais acurada do que a obtida pela bidimensional, quando comparada com as medidas obtidas durante a cirurgia.[14]

DEFEITO DO SEPTO VENTRICULAR

O exame bidimensional, juntamente com o estudo do fluxo pelo Doppler pulsátil e contínuo, e pelo mapeamento em cores, tem sido de grande utilidade no diagnóstico e acompanhamento dos pacientes com comunicação interventricular (CIV).[16] No entanto, a avaliação da forma e bordas dos defeitos, assim como nos defeitos do septo atrial, é feita com a aquisição de múltiplos planos e reconstrução tridimensional mental. Neste aspecto, a ecocardiografia tridimensional trouxe valiosas informações adicionais, possibilitando a obtenção mais acurada do tamanho, forma e relação do defeito com as estruturas vizinhas.[14,17,18]

Uma importante informação adicional obtida pela imagem tridimensional é a possibilidade de visualizar o defeito pela face ventricular direita (Fig. 16-6), que é a mesma visão obtida pelo cirurgião, com uma vantagem de que, na visão do cirurgião a CIV, frequentemente, está parcialmente ocluída por tecido da valva tricúspide (nas perimembranosas) ou pelas bandas musculares do ventrículo direito (nas musculares). Isso não acontece na ecocardiografia tridimensional, pois, com o tratamento das imagens volumétricas obtidas, é possível re-

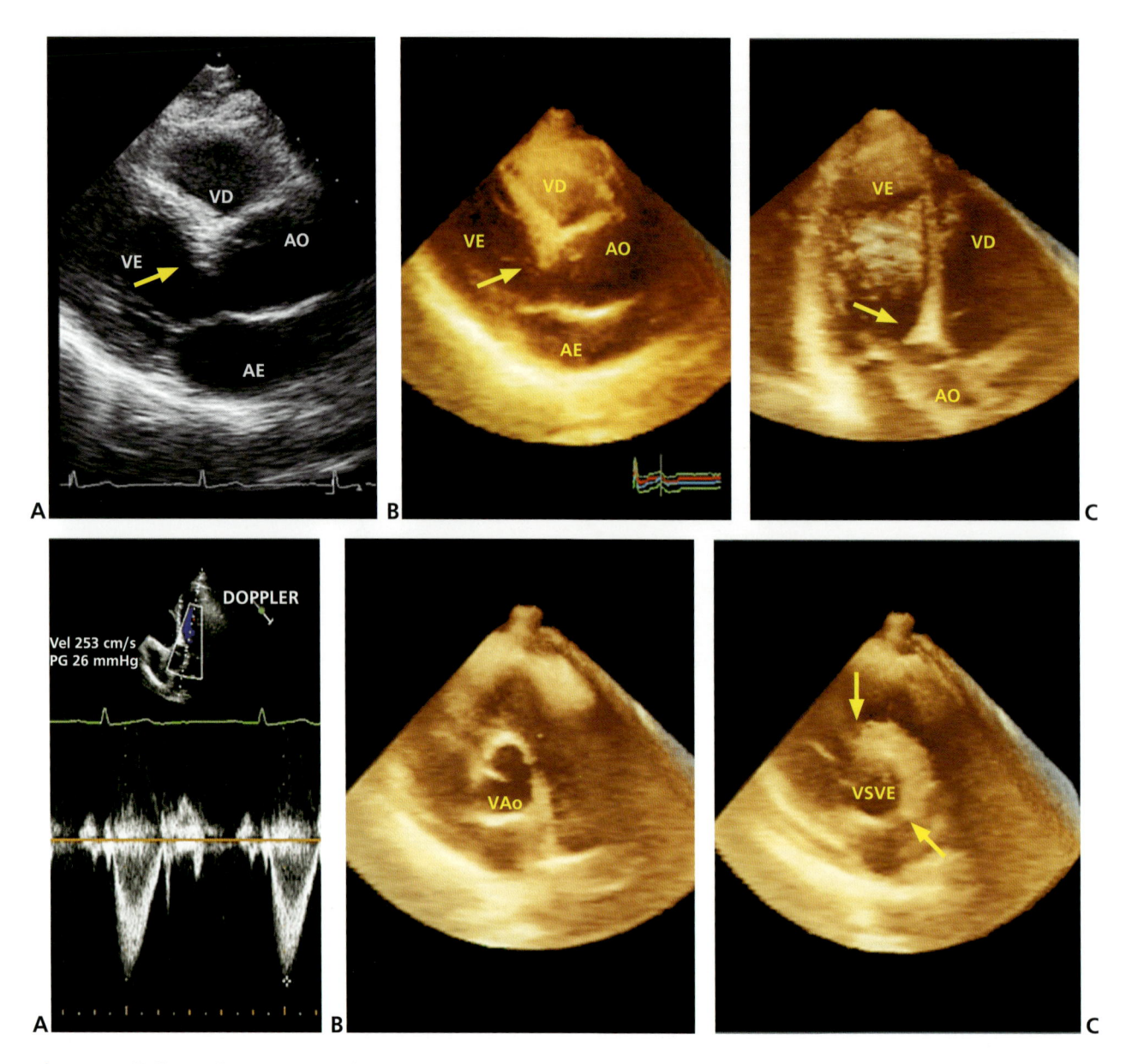

Fig. 16-4. (A) Hipertrofia muscular subaórtica indicada pela seta. (*a*) Ecocardiografia de modo bidimensional em corte paraesternal longitudinal: (*b*) ecocardiografia de modo tridimensional em corte paraesternal longitudinal; (*c*) ecocardiografia de modo tridimensional em corte apical de 5 câmaras. Todos os cortes mostram apenas a presença da hipertrofia subaórtica. **(B)** Hipertrofia muscular subaórtica. Mesmo paciente da figura anterior: (*a*) Doppler pulsado da via de saída do ventrículo esquerdo com gradiente leve de 26 mmHg; (*b*) ecocardiografia tridimensional em corte paraesternal, mostrando que, ao nível da valva aórtica, não há obstrução muscular; (*c*) ecocardiografia tridimensional em corte paraesternal, mostrando que, ao nível subvalvar aórtico, há a presença de músculo em forma de semicírculo onde as setas mostram o início e o fim do mesmo. O eco tridimensional mostra a presença, localização e extensão da hipertrofia muscular.

cortar estas estruturas, permitindo medir o tamanho e a forma real do defeito.[17]

A visualização da CIV pela face ventricular esquerda também é muito importante, principalmente durante o fechamento percutâneo dos defeitos, para uma correta medida da extensão das bordas do defeito e a relação com as estruturas vizinhas (por exemplo a aorta, nos defeitos perimembranosos).[4,18]

Uma das imagens possíveis de ser obtida é a que destaca o fluxo sanguíneo sobre a transparência do coração, possibilitando ver a forma da CIV apenas pelo jato do fluxo sanguíneo.[4] Assim, como observado nas imagens tridimensionais dos defeitos do septo atrial, as CIVs também mudam de tamanho e forma durante o ciclo cardíaco, de maneira menos intensa, porém significativa.[17]

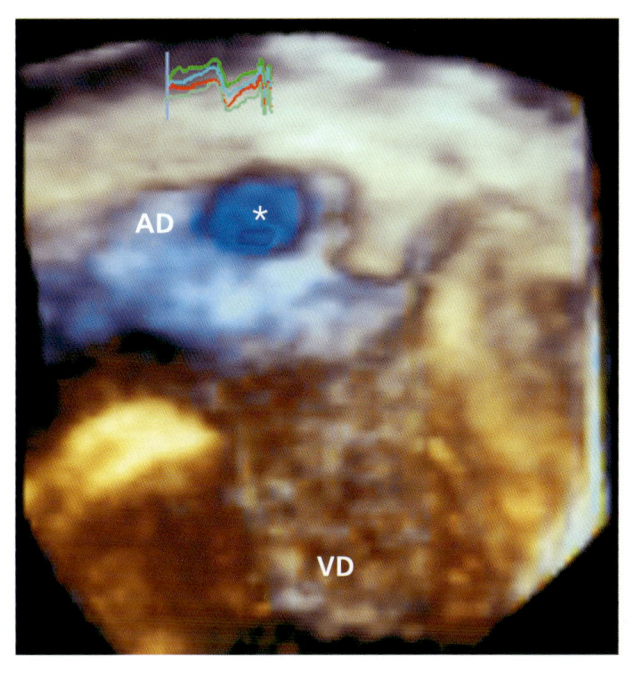

Fig. 16-5. Ecocardiografia tridimensional de caso com defeito septal atrial tipo *ostium secundum* (*) visto pela face lateral do átrio direito. AD = átrio direito; VD = ventrículo direito.

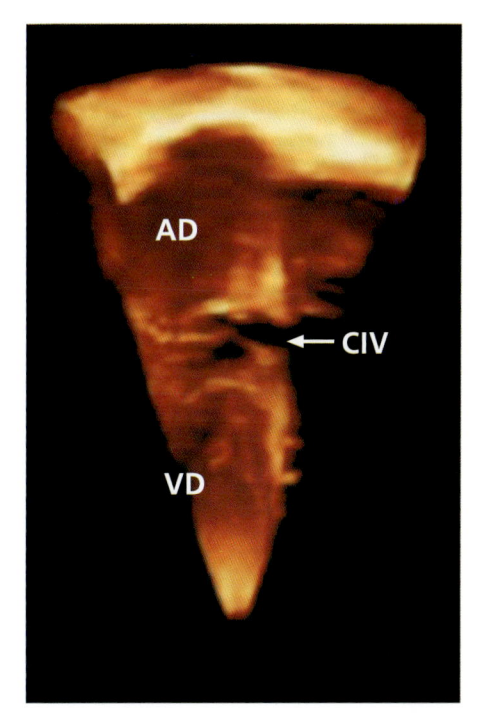

Fig. 16-6. Ecocardiografia tridimensional de caso com defeito septal ventricular perimembranoso visto pelo lado do ventrículo direito. AD = átrio direito; AE = átrio esquerdo; CIV = comunicação interventricular; VD = ventrículo direito; VE = ventrículo esquerdo.

DEFEITO DO SEPTO ATRIOVENTRICULAR

Nesta anomalia, o índice de reoperações por estenose ou insuficiência valvar varia de 15 a 40%, em decorrência, principalmente, das limitações de informação da morfologia da valva atrioventricular pelo exame bidimensional. A ecocardiografia tridimensional permite a visualização de todos os cinco folhetos da valva atrioventricular comum, simultaneamente, permitindo determinar a morfologia e tamanho, assim como a coaptação[19,20] (Fig. 16-7). A morfologia variável do folheto ponte anterossuperior da valva atrioventricular comum, como a classificada por Rastelli em A, B e C, é mais bem observada pela imagem tridimensional, e é de grande impor-

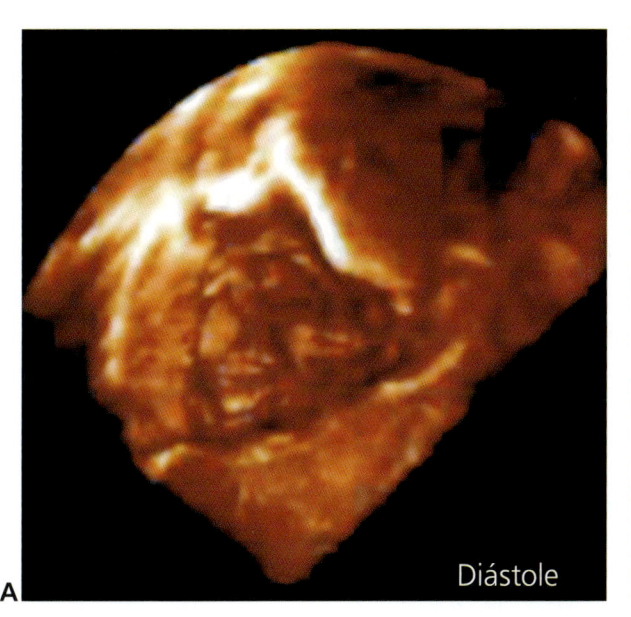

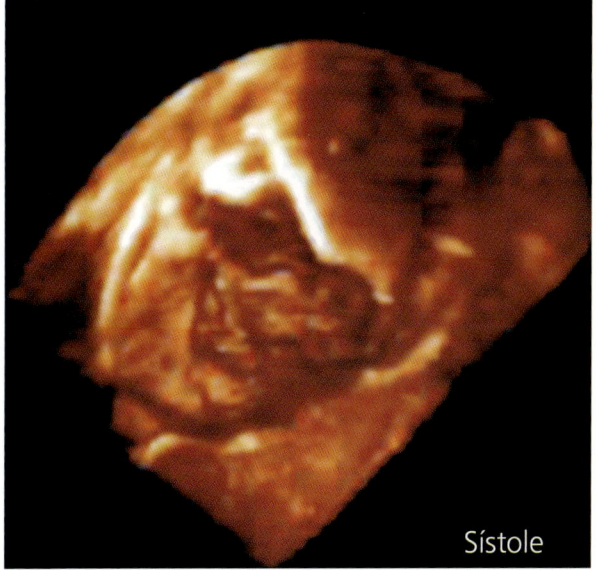

Fig. 16-7. Ecocardiografia tridimensional de caso com defeito septal atrioventricular visto dos ventrículos, mostrando valva atrioventricular única em diástole (**A**) e em sístole (**B**).

tância no planejamento cirúrgico, pois muitos pacientes com pequeno folheto ponte anterossuperior e grande folheto mural apresentam insuficiência importante na zona de coaptação destes folhetos, fato que necessita de reparo cirúrgico.[19]

Outra informação valiosa é referente à presença de obstrução na via de saída do ventrículo esquerdo que, como já discutido anteriormente, é mais bem avaliada pelo exame tridimensional.[19,20]

Também na avaliação pós-operatória de pacientes adultos com defeito do septo atrioventricular, a ecocardiografia tridimensional demonstrou ser melhor que a bidimensional na avaliação anatômica da valva atrioventricular e na anatomia da obstrução da via de saída do ventrículo esquerdo.[21]

MALFORMAÇÕES CONOTRUNCAIS

Em cardiopatias como transposição das grandes artérias e dupla via de saída do ventrículo direito, o tamanho da CIV e sua relação com as grandes artérias é de importância primordial para o planejamento cirúrgico, para que seja evitada obstrução subvalvar aórtica ou pulmonar, ou ainda que haja lesão da valva atrioventricular.

A imagem tridimensional permite identificar melhor a relação da CIV com estas estruturas, fornecendo informações que o cirurgião, com o coração parado, tem dificuldade de ver.[4,19]

No tronco arterioso comum a função da valva truncal, assim como da relação da CIV com o tronco comum, também é mais bem avaliada pela ecocardiografia tridimensional.

ANOMALIAS DO ARCO AÓRTICO E ARTÉRIAS PULMONARES

O exame tridimensional, com o mapeamento do fluxo em cores, permite adquirir "angiogramas" do arco aórtico, artérias pulmonares (manobra de Lecompte) e de anastomoses sistêmico-pulmonares.[22] Estes angiogramas são obtidos suprimindo a imagem anatômica, sendo visualizado apenas o mapeamento em cores do fluxo do vaso (Fig. 16-8). Hlavacek *et al.*[22] estudaram 17 pacientes utilizando esta técnica para avaliação das estruturas descritas previamente e observaram que a imagem tridimensional foi melhor na identificação da área de coarctação e da hipoplasia do arco aórtico, permitiu a visualização de toda a extensão de um canal arterial tortuoso, demonstrou o estreitamento da anastomose sistêmico-pulmonar e ainda a relação entre as artérias no pós-operatório em que foi utilizada a manobra de Lecompte.

VOLUME E FUNÇÃO VENTRICULAR

A avaliação de volume e função ventricular pela ecocardiografia bidimensional é limitada, pois utiliza suposições geométricas, o que induz ao cálculo inadequado, e também tem pouca reprodutibilidade.

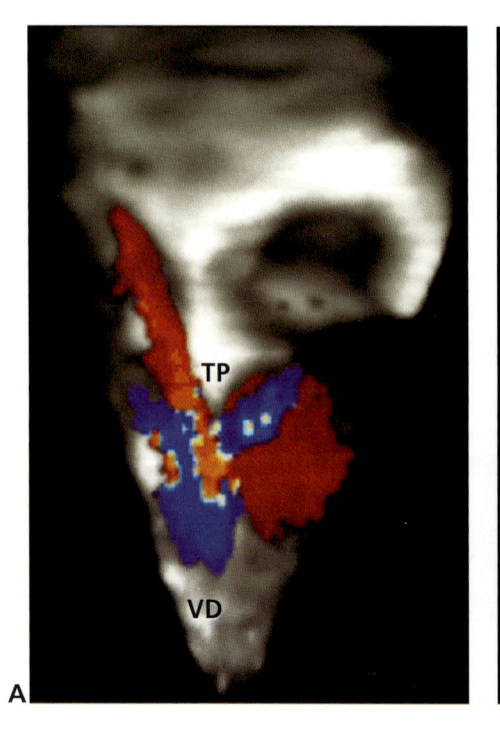

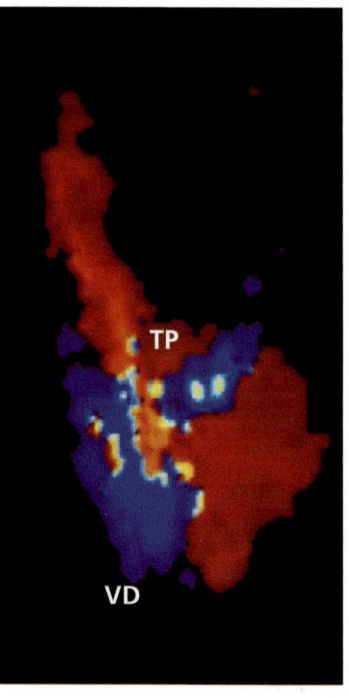

Fig. 16-8. Ecocardiografia tridimensional pós-operatório de caso com hipoplasia do ventrículo esquerdo pela técnica de Sano, com mapeamento de fluxo em cores do tubo do ventrículo direito para o tronco pulmonar (**A**) e "angiograma" obtido suprimindo a imagem anatômica (**B**). VD = ventrículo direito; TP = tronco pulmonar.

Esta avaliação é extremamente importante nas cardiopatias congênitas, e a ecocardiografia tridimensional pode fornecer informações acuradas, pois mede diretamente o volume e função das câmaras (Fig. 16-9), tendo resultados similares à ressonância magnética, que ainda é considerada como padrão-ouro, porém é um exame caro, demorado, que na maioria das vezes necessita de anestesia, e também é contraindicada em pacientes com marca-passo. Em outro capítulo deste livro já foi demonstrado como calcular os volumes e fração de ejeção. No Quadro 16-2 apresentamos a correlação entre as medidas de volumes, massa e fração de ejeção dos ventrículos obtidas pela ecocardiografia tridimensional e pela ressonância magnética.[23-28]

LIMITAÇÕES

Em ecocardiografia tridimensional pediátrica, a resolução ainda é considerada subideal, resultando na presença de artefatos, e as análises *on line* e *off line* das imagens volumétricas ainda consomem muito tempo. Outras limitações do método são: o ângulo estreito das imagens volumétricas e a dificuldade de aquisição dessas imagens em ritmo cardíaco irregular, comum em crianças. Tem sido descrito na literatura um período que varia de 4 a 10 meses para a curva de aprendizado.[18,19] Porém, não há dúvidas de que com as melhorias necessárias, esta modalidade entrará para a rotina da ecocardiografia pediátrica, como um complemento do exame ecocardiográfico bidimensional.

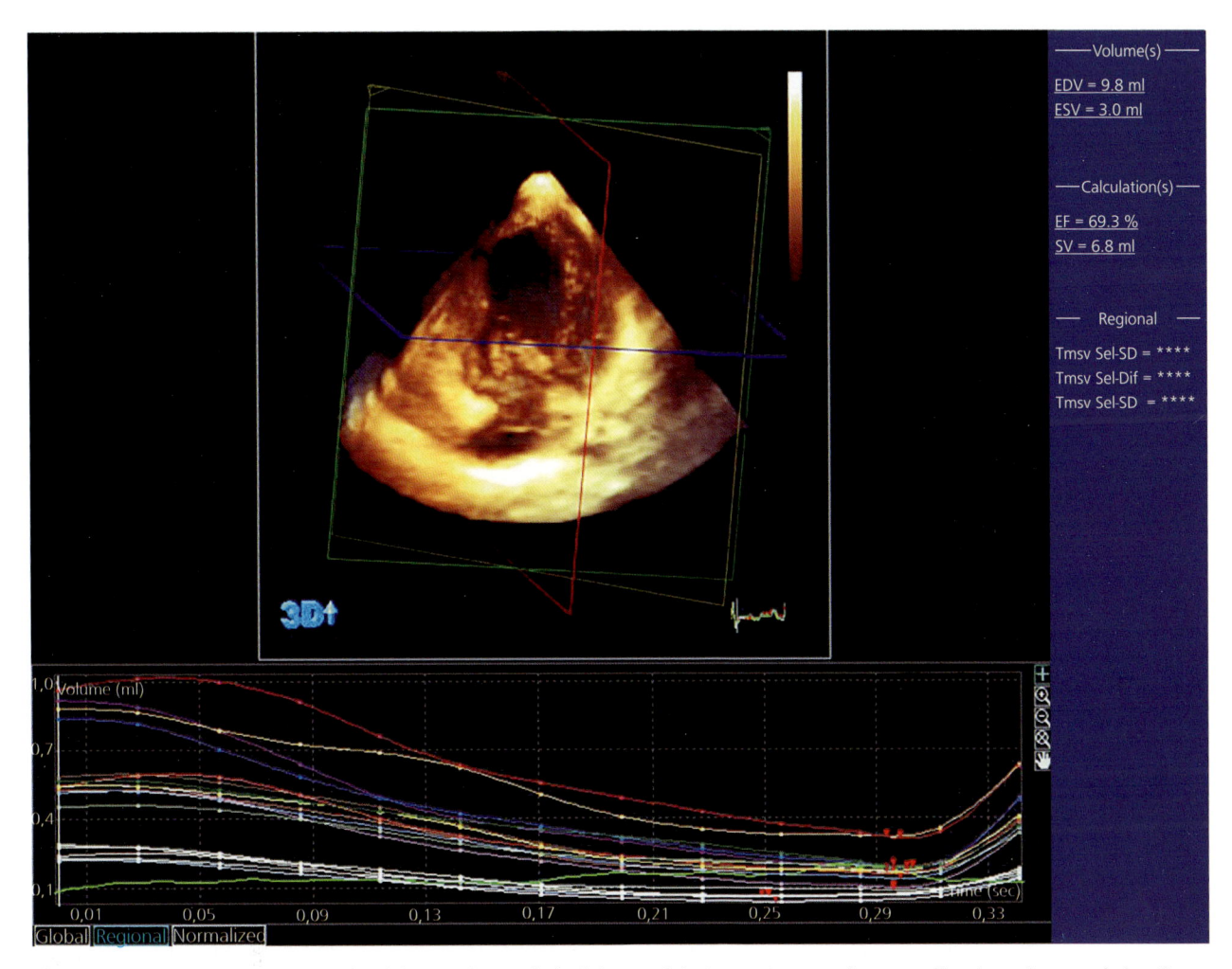

Fig. 16-9. Ecocardiografia tridimensional de caso de ventrículo único morfologicamente esquerdo com análise dos volumes e da função contrátil.

Quadro 16-2

CORRELAÇÃO ENTRE AS MEDIDAS DE VOLUMES, MASSA E FRAÇÃO DE EJEÇÃO DOS VENTRÍCULOS OBTIDAS PELA ECOCARDIOGRAFIA TRIDIMENSIONAL E PELA RESSONÂNCIA MAGNÉTICA[24-29]

Ventrículos	Correlações
Ventrículo esquerdo Volumes, massa e fração de ejeção[24,25,26]	Obtenção em todos os casos
	Boa correlação com os valores obtidos pela ressonância magnética (0,98 para os volumes, 0,96 para massa e 0,69 para fração de ejeção)
Ventrículo direito Volumes e fração de ejeção[27,28]	Obtenção em mais de 80% dos pacientes
	Boa correlação com os valores obtidos pela ressonância magnética (0,91 a 0,93 para volume e 0,74 para fração de ejeção)
	Subestimação dos volumes pela ecocardiografia tridimensional
Ventrículo único Volumes, massa e fração de ejeção[29]	Obtenção em mais de 90% dos pacientes
	Boa correlação com os valores obtidos pela ressonância magnética (0,93 a 0,94 para volume, 0,84 para massa e 0,65 para fração de ejeção)
	Subestimação dos volumes pela ecocardiografia tridimensional

REFERÊNCIAS BIBLIOGRÁFICAS

1. Marelli AJ, Mackie AS, Ionescu-Ittu R et al. Congenital heart disease in the general population: changing prevalence and age distribution. *Circulation* 2007;115:163-72.
2. Warnes CA, Libertheson R, Danielason GK et al. Task force1: the changing profile of congenital heart disease in adult life. *J Am Coll Cardiol* 2001;37(5):1170-75.
3. Wren C, O'Sullivan JJ. Survival with congenital heart disease and need for follow up in adult life. *Heart* 2001;85(4):438-43.
4. Marx GR, Xiaohong S. Three-dimensional echocardiography in congenital heart disease. *Cardiol Clin* 2007;25:357-65.
5. Shirali GS. Three-dimensional echocardiography in congenital heart disease. *Ann Pediatr Cardiol* 2008;1:8-7.
6. Seliem MA, Fedec A, Szwast A et al. Atrioventricular valve morphology and dynamics in congenital heart disease as imaged with real-time 3-dimensional matrix array echocardiography: comparison with 2-dimensional imaging and surgical findings. *J Am Soc Echocardiogr* 2007;20:869-76.
7. Rawlins DB, Austin C, Simpson. Live three-dimensional paediatric intraoperative epicardial echocardiography as a guide to surgical repair of atrioventricular valves. *Cardiol Young* 2006;16:34-39.
8. Furtado M, Andrade J, Atik E et al. Pre and post operative 3D echocardiographic appearance of isolated cleft of the anterior mitral valve leaflet. *Pediatr Cardiol* 2010;31:741-43
9. Acar P, Abadir S, Roux D et al. Ebstein's anomaly assessed by real time 3-D echocardiography. *An Thorac Surg* 2006;82:731-33.
10. Anwar AM, Soliman O, van den Bosch AE et al. Assessment of pulmonary valve and right ventricular outflow tract with real-time three-dimensional echocardiography. *Int J Cardiovasc Imaging* 2007;23:167-75.
11. Kelly NFA, Platts DG, Burstow DJ. Feasibility of pulmonary valve imaging using three-dimensional transthoracic echocardiography. *J Am Soc Echocardiography* 2010 (Epub ahead of print).
12. Bharucha T, Ho SY, Vettukattil JJ. Multiplanar review analysis of three-dimensional echocardiographic datasets gives new insights into the morphology of subaortic stenosis. *Eur J Echocardiogr* 2008;9:614-20.
13. Sadagopan SN, Veldtman GR, Sivaprakasam MC et al. Correlations with operative anatomy of real time three-dimensional echocardiographic imaging of congenital aortic valvar stenosis. *Cardiol Young* 2006;126:490-94.
14. Cheng TO, Xie MX, Wang XF et al. Real-time 3-dimensional echocardiography in assessing atrial and ventricular septal defects: an echocardiographic-surgical correlative study. *Am Heart J* 2004;148:1091-95.
15. Handke M, Schäfer DM, Müller G et al. Dynamic changes of atrial septal defect area: new insights by three-dimensional volume rendered echocardiography with high temporal resolution. *Eur J Echocardiography* 2001;2:46-51.
16. Andrade JL.The role of doppler echocardiography in the diagnosis, follow-up and management of ventricular septal defects. *Echocardiography* 1991;8:501-16.
17. Van den Bosch AE, Ten Harkel DJ, McGhie JS et al. Feasibility and accuracy of real-time three dimensional echocardiographic assessment of ventricular septal defects. *J Am Soc Echocardiogr* 2006;19:7-13.
18. Mercer-Rosa L, Seliem M, Fedec A et al. Illustration of the additional value of real-time 3-dimensional echocardiography to conventional transthoracic and transesophageal 2-dimensional echocardiography in imaging muscular ventricular septal defects: does this have any impact on individual patient treatment? *J Am Soc Echocardiogr* 2006;19:1511-19.
19. Van den Bosch AE. Real-time 3D echocardiography, an extra dimension in the echocardiographic diagnosis of

congenital heart disease (Tese de Doutorado). Rotterdam, the Netherlands: Erasmus University, 2006.
20. Hlavacek AM, Chessa K, CrawfordFA et al. Real-time three –dimensional echocardiography is useful in the evaluation of patients with atrioventricular separa defects. Echocardiography 2006;23:225-31.
21. Van den Bosch AE, Van Dijik VF, McGhie JS et al. Real time transthoracic three-dimensional echocardiography provides additional information of the left sided AV valve morphology after AVSD repair. Int J Cardiol 2006;106:360-64.
22. Hlavacek A, Lucas J, Baker H et al. Feasibility and utility of three dimensional color flow echocardiography of the aortic arch: the "echocardiographic angiogram". Echocardiography 2006;23:860-64.
23. Riehle TJ, Mahle WT, Parks WJ et al. Rrla time three-dimensional echocardiographic acquisistion and quantification of left ventricular indices in children and young adults with congenital heart disease: comparison with magnetic resonance imaging. J Am Soc Echocardiogr 2008;21:78-83.
24. Lu X, Xie M, Nadavoretskiy V et al. How accurately, reproducibly and efficiently can we measure left ventricular indexes in children using m-mode, 2D and 3D echocardiography? Am Heart J 2008;155:946-53.
25. Laser KT, Bunge M, Hauff P et al. left ventricle volumetry in health children and adolescents: comparison of two different real-time three dimensional matrix transducers with cardiovascular magnetic resonance. Eur J Echocardiogr 2010;11:138-48.
26. Iriart X, montaudon M, Lafitte S et al. Right ventricle three-dimensional echocardiography in corrected tetralogy of Fallot: accuracy and variability. Eur J Echocardiogr 2009;10:784-92.
27. Van der Zwaan H, Helbing WE, McGhie J et al. Clinical value of real-time three dimensional echocardiography for right ventricular quantification in congenital heart disease: validation with cardiac magnetic resonance imaging. J Am Soc Echocardiogr 2010;23:134-40.
28. Soriano BD, Hoch M, Ithualde A et al. Mtrix array 3-diemsnional echocardiographic assessment of volumes, mass, and ejection fraction in young pediatric patients with a functional single ventricle. Circulation 2008;117:1842-48.

Implante de Próteses – CIA, FOP e CIV

17

Simone R. F. Fontes Pedra
Renata de Sá Cassar

INTRODUÇÃO

A oclusão percutânea dos defeitos do septo atrial e das comunicações interventriculares (CIV) musculares congênitas e pós-infarto do miocárdio se tornou uma alternativa terapêutica muito bem estabelecida em pacientes selecionados. Tais procedimentos, realizados no laboratório de cateterismo, são necessariamente monitorados pela ecocardiografia e pela fluoroscopia.[1-4] A ecocardiografia transesofágica bidimensional foi a primeira técnica descrita e utilizada para este fim, sendo até hoje o principal método de imagem empregado em todo o mundo. Alguns centros têm boa experiência com o uso da ecocardiografia transtorácica nas intervenções percutâneas em crianças. Nos Estados Unidos, a ecocardiografia intracardíaca emergiu como o principal método de imagem de monitoração da oclusão da CIA e do FOP por permitir guiar o tratamento sem a necessidade de anestesia geral e intubação endotraqueal, reduzindo o tempo de procedimento.[5-7] Entretanto, em razão do alto custo do cateter transdutor, esta tecnologia não se difundiu mundo afora.

O sucesso da terapêutica percutânea dos defeitos septais está diretamente relacionado com a boa definição da anatomia do defeito e das estruturas contíguas. Neste sentido, a ecocardiografia tem vital importância na seleção dos pacientes que serão submetidos às estas técnicas terapêuticas.[1-4] Por isso, quanto maior o número e melhor a qualidade das informações obtidas ao ecocardiograma previamente e durante estes procedimentos, maiores serão as chances de sucesso, e menores, as taxas de complicação. É justamente nesse cenário que a ecocardiografia tridimensional traz consigo a grande expectativa de contribuir significativamente para que as técnicas terapêuticas percutâneas se tornem ainda mais seguras e eficazes e que venham substituir definitivamente a terapêutica cirúrgica na grande maioria dos pacientes portadores de CIA *ostium secundum*, forame oval patente e CIVs musculares.

Eco 3D NA OCLUSÃO PERCUTÂNEA DA CIA DO FOP

A oclusão percutânea da CIA está indicada em pacientes portadores de CIA localizada na região da fossa oval com repercussão hemodinâmica e que não apresente defeitos associados que necessitem abordagem cirúrgica.[1,4] A anatomia do septo atrial deve ser cuidadosamente avaliada previamente à indicação do procedimento no que se refere à localização, tamanho e número de defeitos.[4] Até o momento, todos os dispositivos disponíveis no mercado são do tipo duplo disco, requerendo que as bordas ao redor do defeito sejam suficientemente longas e firmes para que os sustentem no septo interatrial. A grande maioria dos defeitos apresenta geometria complexa, com formato elíptico por vezes multifenestrado.[7,8] A visibilização anatômica do septo interatrial pela ecocardiografia bidimensional requer a aquisição de imagens em múltiplos planos e ângulos, forçando o operador a reconstruir mentalmente a imagem tridimensional real do septo, vislumbrando a localização do defeito e a possível inter-relação do mesmo com as estruturas contíguas, como as valvas mitral e tricúspide, veias cavas superior e inferior, veias pulmonares, valva de Eustáquio e o seio coronário (Fig. 17-1).

Embora a ecocardiografia transtorácica permita a adequada avaliação das estruturas relacionadas com o septo atrial em crianças pequenas por via subcostal, em decorrência do posicionamento mais posterior deste e das suas estruturas vizinhas, a ecocardiografia transesofágica é essencial para este estudo em crianças maiores e em adultos. No final da década de 1990, quando surgiram novas opções de próteses para o tratamento percutâneo da CIA, em particular a Amplatzer Septal Occluder (AGA Medical, Golden Valley, MN), alguns autores iniciaram a avaliação do septo interatrial pela ecocardiografia tridimensional, chamando a atenção para a natureza dinâmica do defeito, que assumia as suas maiores dimensões na fase sistólica do ciclo cardíaco.[8-12] Nesta época, a reconstrução tridimensional do septo interatrial era feita *off-line*. Para tal, as imagens eram obtidas empregando-se sondas esofágicas bidimensionais multiplanas, gateadas pelo eletrocardiograma e pela respiração, e posteriormente analisadas em estações de trabalho Tom Tec (Munique, Alemanha). O tempo de aquisição das imagens poderia durar de 3 a 4 minutos, requerendo mais alguns minutos para o armazenamento das informações. Posteriormente, as imagens eram analisadas na estação de trabalho, o que impedia qualquer aplicação da técnica durante o procedimento. Por todos estes motivos, a disponibilização, desde 2007, da ecocardiografia tridimensional transesofágica em tempo real vem, realmente, despontando nesta área como uma técnica bastante interessante no tratamento percutâneo da CIA.

Empregando-se a tecnologia disponível atualmente, é possível obter imagens do septo interatrial em 3 modos principais: Live 3D que permite a obtenção de

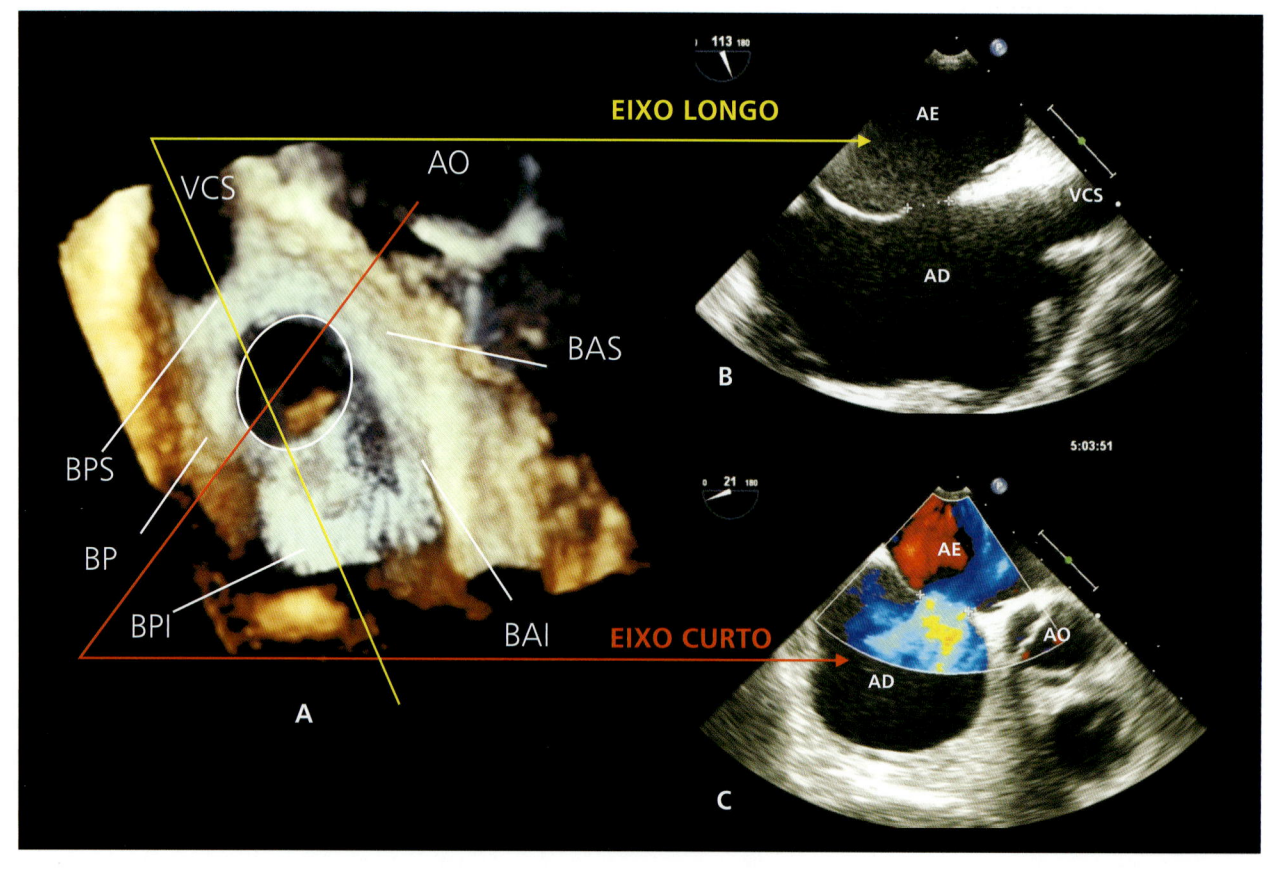

Fig. 17-1. Figura ilustrativa da comunicação interatrial *en face* observada ao ecocardiograma tridimensional transesofágico (**A**) e a correlação com as imagens bidimensionais (**B** e **C**) obtidas nos respectivos planos ecocardiográficos (eixo curto em vermelho e eixo longo em amarelo). VCS = veia cava superior; AO = aorta; BAS = borda anterossuperior; BPS = borda posterossuperior; BP = borda posterior; BPI = borda posteroinferior; BAI = borda anteroinferior; AD = átrio direito; AE = átrio esquerdo.

pirâmides de 30° × 60°, sendo útil principalmente no momento da abertura do dispositivo; 3D zoom, favorece a uma rápida visualização do septo interatrial como um todo, podendo-se obter imagens dos lados direito e esquerdo do mesmo. Esta é a mais frequente técnica empregada na avaliação do septo interatrial e tem a vantagem de não necessitar do eletrocardiograma, não havendo interferência da respiração na qualidade das imagens. As aquisições em *full volume* são as que permitem a melhor observação das estruturas contíguas e, são interessantes para avaliação da posição final do dispositivo dentro do coração.[13] O mapeamento de fluxo em cores na ecocardiografia tridimensional só pode ser realizado com aquisições do tipo *full volume*.

A avaliação da CIA pelo ecocardiograma tridimensional deve se iniciar pelo 3D zoom, abrindo-se amplamente o setor nos 2 planos ortogonais, permitindo uma visão geral do septo interatrial. O bloco deve ser rodado, de modo que o ápice da pirâmide esteja na frente do bloco, e com pequenos ajustes é possível obter a primeira vista do septo *en face* pelo átrio esquerdo. Além de se obter a vista de todo o defeito e a sua localização no septo, esta projeção permite avaliar a borda relacionada com o folheto anterior da valva mitral. O bloco, então, deve ser adquirido em digital. Faz-se a rotação para o lado direito, e com pequenos cortes (ferramenta *cropping*) elimina-se a parede livre do átrio direito. Esta visão se assemelha à visão do septo interatrial que o patologista busca durante o preparo do espécime. O ideal é que se posicione o bloco em posição anatômica de modo que as veias cavas fiquem à esquerda da tela, e a aorta superior, à direita. Pequenas rotações no bloco permitem observar todas as bordas em torno do defeito e a inter-relação do orifício com as estruturas contíguas (Fig. 17-1).

Embora o equipamento não permita a utilização das medidas *on-line* como *caliper* e *trace*, este permite a interposição de uma tela quadriculada por sobre a imagem adquirida, cujos quadrados têm comprimentos predeterminados. Com isso é possível obter as medidas dos diâmetros do defeito durante o procedimento (Fig. 17-2). O *software* denominado Q LAB, que pode ser acionado no próprio equipamento, permite medida de diâmetros e áreas dos defeitos. Alguns estudos têm demonstrado ótima correlação entre a medida do maior diâmetro da CIA pela ecocardiografia tridimensional em tempo real e o diâmetro estirado obtido pela técnica do balão.[14] Esta última medida é habitualmente realizada pela interposição de um balão complacente por intermédio do defeito que é insuflado até o ponto que o *shunt*, pelo orifício, se encerre quando avaliado ao mapeamento de fluxo em cores (denominada técnica do *stop flow*). O diâmetro estirado é obtido pelo ecocardiograma bidimensional e comparado com a medida realizada nas imagens da fluoroscopia. Este passo, embora seja muito importante para a seleção no número adequado do dispositivo a ser empregado, prolonga o tempo do procedimento e requer várias trocas de cateteres. A eliminação deste processo certamente ressalta uma das claras vantagens da ecocardiografia tridimensional na abordagem percutânea da CIA.[14]

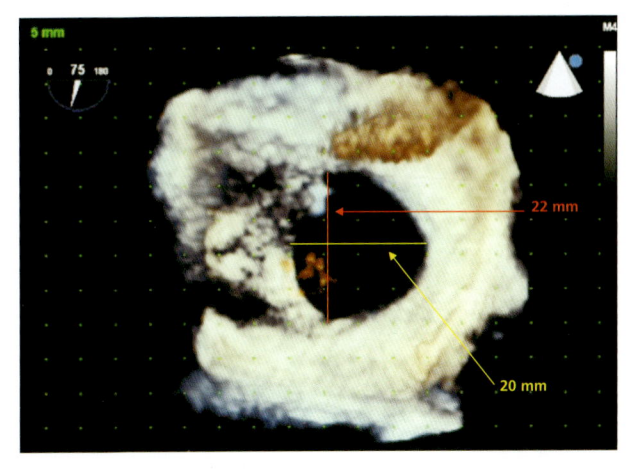

Fig. 17-2. Estimativa do tamanho do orifício da comunicação interatrial vista ao ecocardiograma tridimensional, empregando-se a tela quadriculada de medidas (grid) permitindo a medida do defeito nos diferentes planos. A distância entre cada ponto verde é de 5 mm.

No caso de CIAs muito grandes, em que a ecocardiografia bidimensional transesofágica não consegue definir idealmente a borda posteroinferior, a imagem tridimensional em face do septo pode auxiliar na tomada de decisão, se há ou não possibilidade do implante de um dispositivo oclusor. Nos pacientes com enormes CIAs, cujos maiores diâmetros do orifício são entre 33 a 35 mm, implanta-se a maior prótese disponível no mercado, seja de 38 mm (linha Amplatzer®) ou 39 mm (linha Ocluttech™), desde que ela seja compatível com a superfície corpórea e o tamanho do átrio esquerdo do paciente (Figs. 17-4 e 17-5).

A monitoração do implante do dispositivo pode ser realizada pela técnica bidimensional ou pelo eco 3D (Fig. 17-6). Pela maior familiaridade do hemodinamicista com as imagens bidimensionais, estas ainda são preferidas em relação às tridimensionais nesta fase do procedimento. A imagem-chave na abertura da prótese

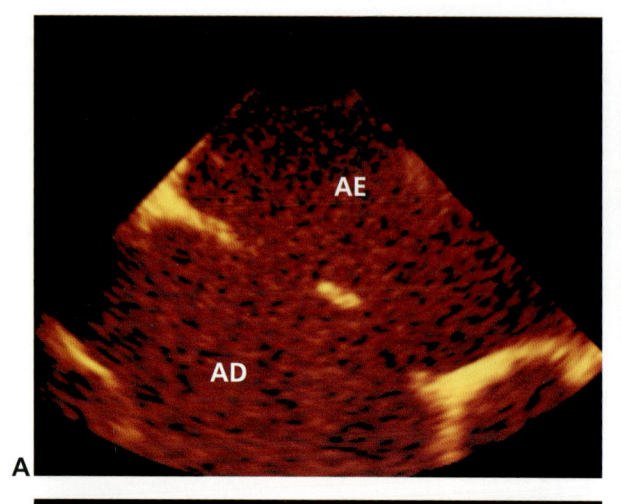

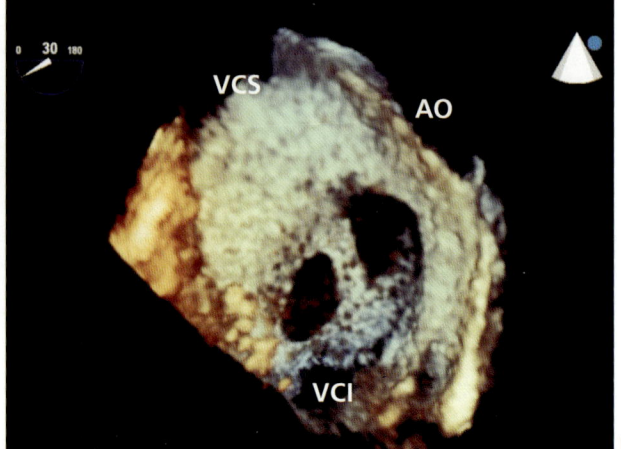

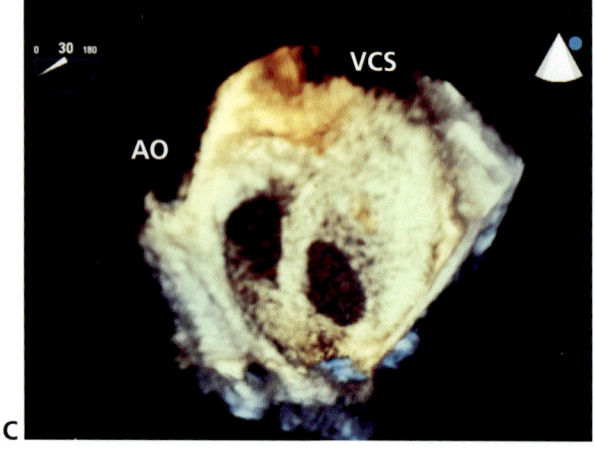

Fig. 17-3. Duas comunicações interatriais do tipo *ostium secundum* vistas pelo ecocardiograma bidimensional (**A**) e tridimensional em tempo real, visão dos átrios direito e (**B**) esquerdo. AD = átrio direito; AE = átrio esquerdo; VCS = veia cava superior; VCI = veia cava inferior; AO = aórtica.

é aquela que demonstra a relação do disco esquerdo em abertura com a raiz aórtica (aproximadamente 45° no esôfago mais superior). O importante é mostrar que não há prolapso do disco esquerdo para o átrio direito nesta porção. Caso se utilize a eco tridimensional nesta fase, deve-se lançar mão da técnica "Live 3D". Certamente com a maior familiarização dos operadores com as imagens 3D, o procedimento em breve poderá ser guiado totalmente pelo eco tridimensional.

Após a abertura dos discos e posicionamento adequado do dispositivo, a avaliação ecocardiográfica é essencial para que a prótese possa ser liberada, e o procedimento, encerrado. Neste momento, deve-se analisar se o septo se encontra entre os discos do dispositivo em todas as suas regiões. Outros aspectos essenciais que devem ser analisados antes do encerramento do procedimento são: se o disco esquerdo não está incomodando a movimentação do folheto anterior da valva mitral (no caso de CIAs mais baixas); se o disco esquerdo não estiver raspando na raiz aórtica (o que é descrito como um potencial fator para o desencadeamento de erosão nas CIAs localizadas nas porções anterossuperiores do septo); e se o disco esquerdo não estiver raspando no teto do átrio esquerdo, o que pode acontecer quando se usa dispositivos grandes em CIAs localizadas nas regiões posterossuperiores do septo, cuja borda relacionada com a veia cava superior é deficiente.

A avaliação pós-implante e pré-liberação da prótese pode ser feita pela técnica 3D zoom. As reconstruções do tipo *full volume* também permitem avaliar a interação do dispositivo com as estruturas cardíacas. Lembrar que as aquisições do tipo *full volume* requerem a correlação com o eletrocardiograma e necessitam que o paciente fique imóvel por pelo menos 5 ciclos cardíacos. Nesta fase, normalmente, solicitamos ao anestesista que desconecte o paciente do aparelho de ventilação e permita um pequeno período de apneia, para que as imagens não saiam entrecortadas.

As mesmas considerações feitas para a avaliação tridimensional da comunicação interatrial com vistas ao tratamento percutâneo são feitas para o forame oval patente. Os aspectos mais relevantes na escolha da prótese

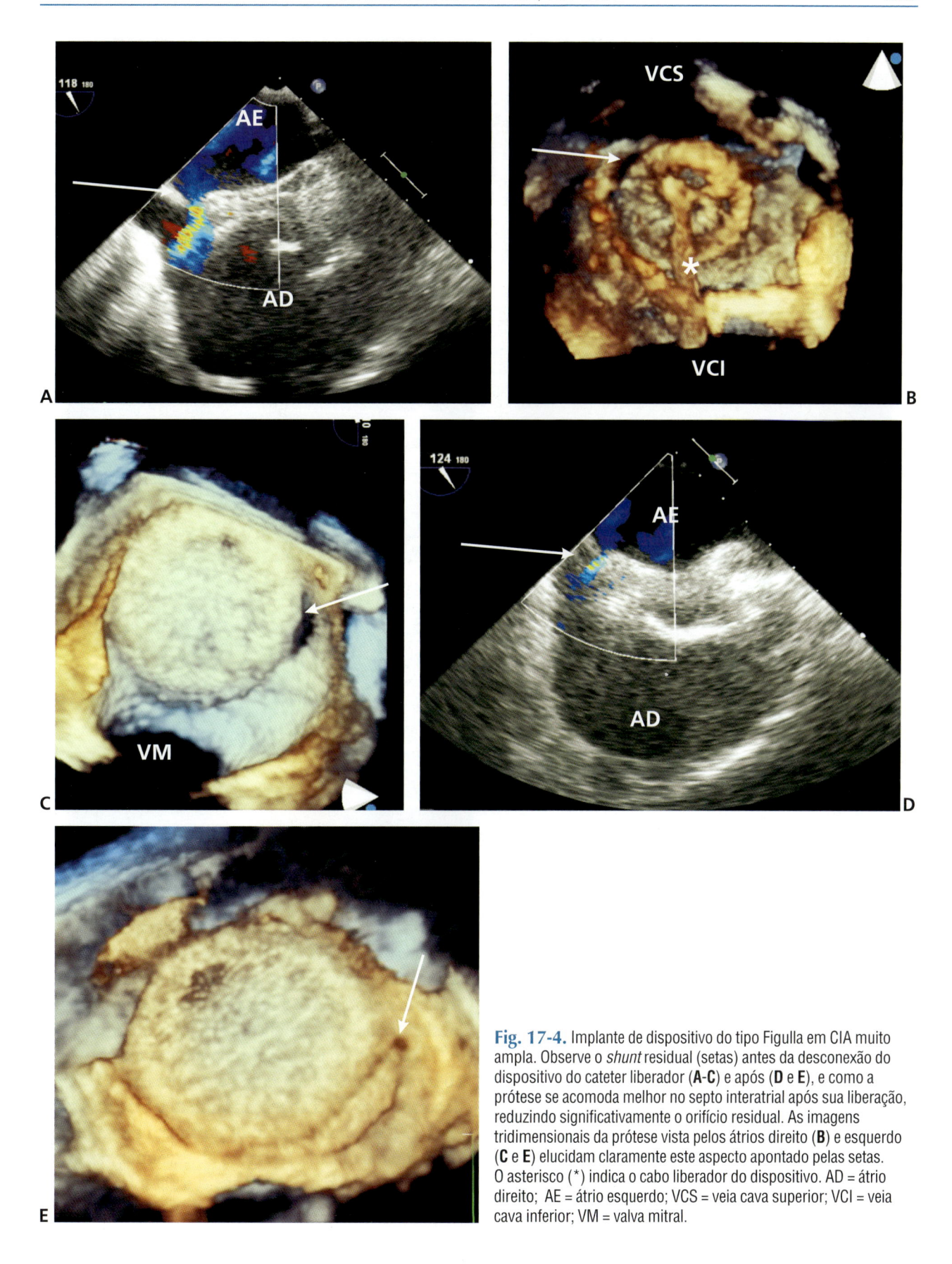

Fig. 17-4. Implante de dispositivo do tipo Figulla em CIA muito ampla. Observe o *shunt* residual (setas) antes da desconexão do dispositivo do cateter liberador (**A-C**) e após (**D** e **E**), e como a prótese se acomoda melhor no septo interatrial após sua liberação, reduzindo significativamente o orifício residual. As imagens tridimensionais da prótese vista pelos átrios direito (**B**) e esquerdo (**C** e **E**) elucidam claramente este aspecto apontado pelas setas. O asterisco (*) indica o cabo liberador do dispositivo. AD = átrio direito; AE = átrio esquerdo; VCS = veia cava superior; VCI = veia cava inferior; VM = valva mitral.

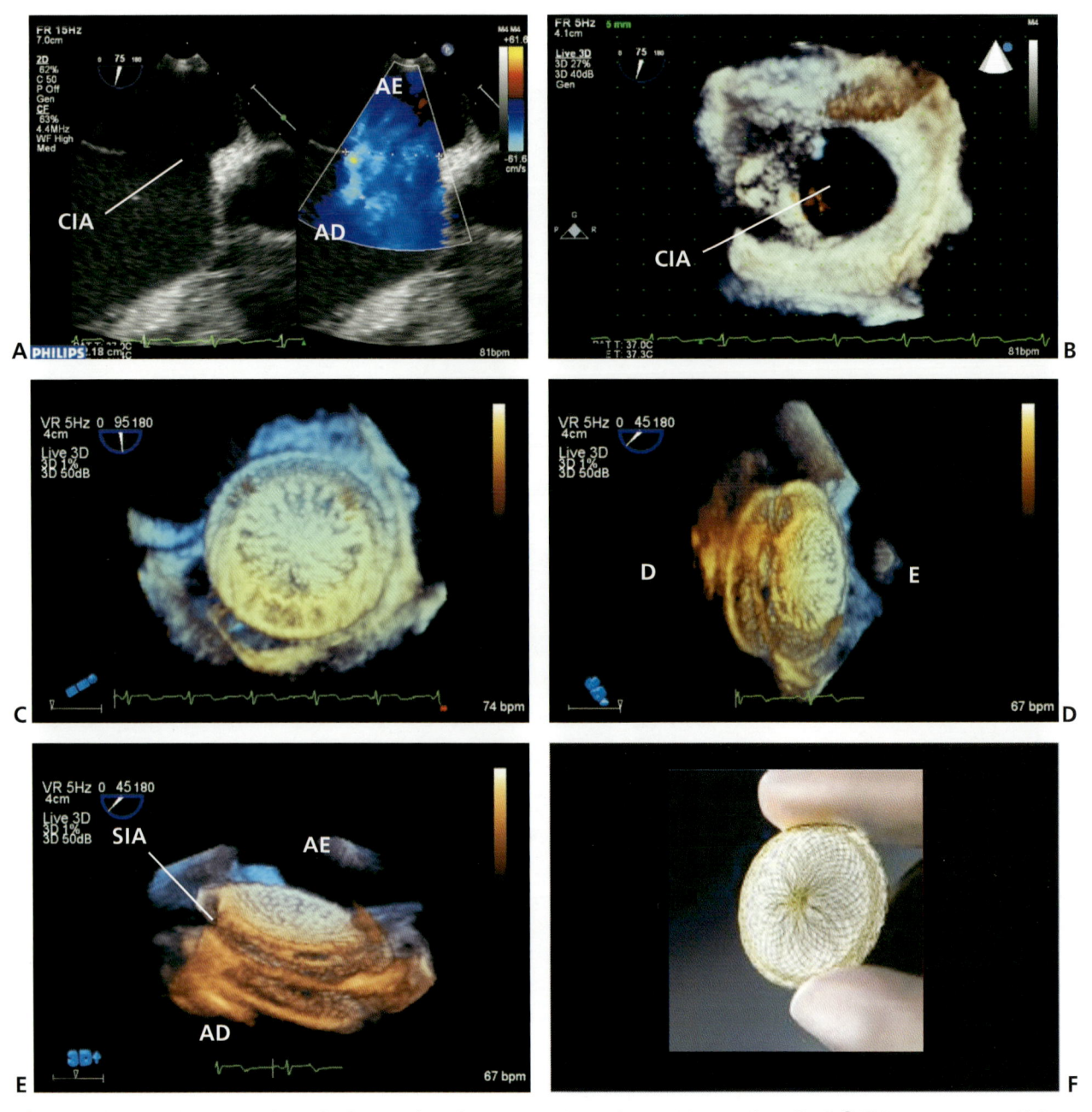

Fig. 17-5. Imagens demonstrando a oclusão percutânea de uma comunicação interatrial com prótese Figulla® (**A**) Imagem transesofágica bidimensional com Doppler colorido da CIA. (**B**) Imagem transesofágica tridimensional em tempo real do orifício da CIA e estimativa do tamanho pela interposição da tela quadriculada. (**C-E**) Imagem tridimensional da prótese posicionada mostrando septo interatrial entre os discos direito e esquerdo. (**F**) Exemplo da prótese Figulla®.

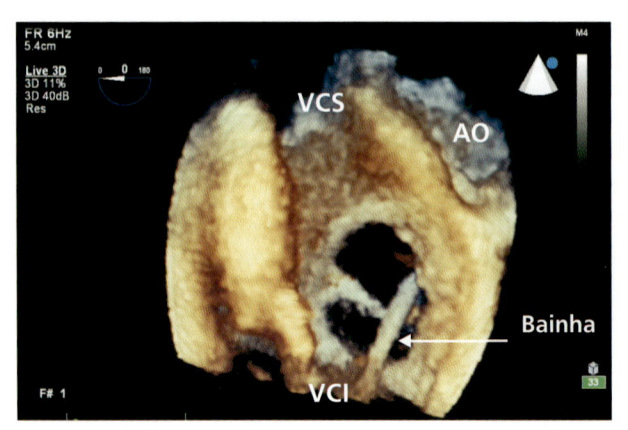

Fig. 17-6. Ecocardiografia tridimensional em tempo real mostrando o lado direito da fossa oval com 2 grandes orifícios. Nesta imagem observa-se a bainha proveniente da veia cava inferior atravessando o septo interatrial para o átrio esquerdo pela CIA superior. VCS = veia cava superior; VCI = veia cava inferior; AO = aorta.

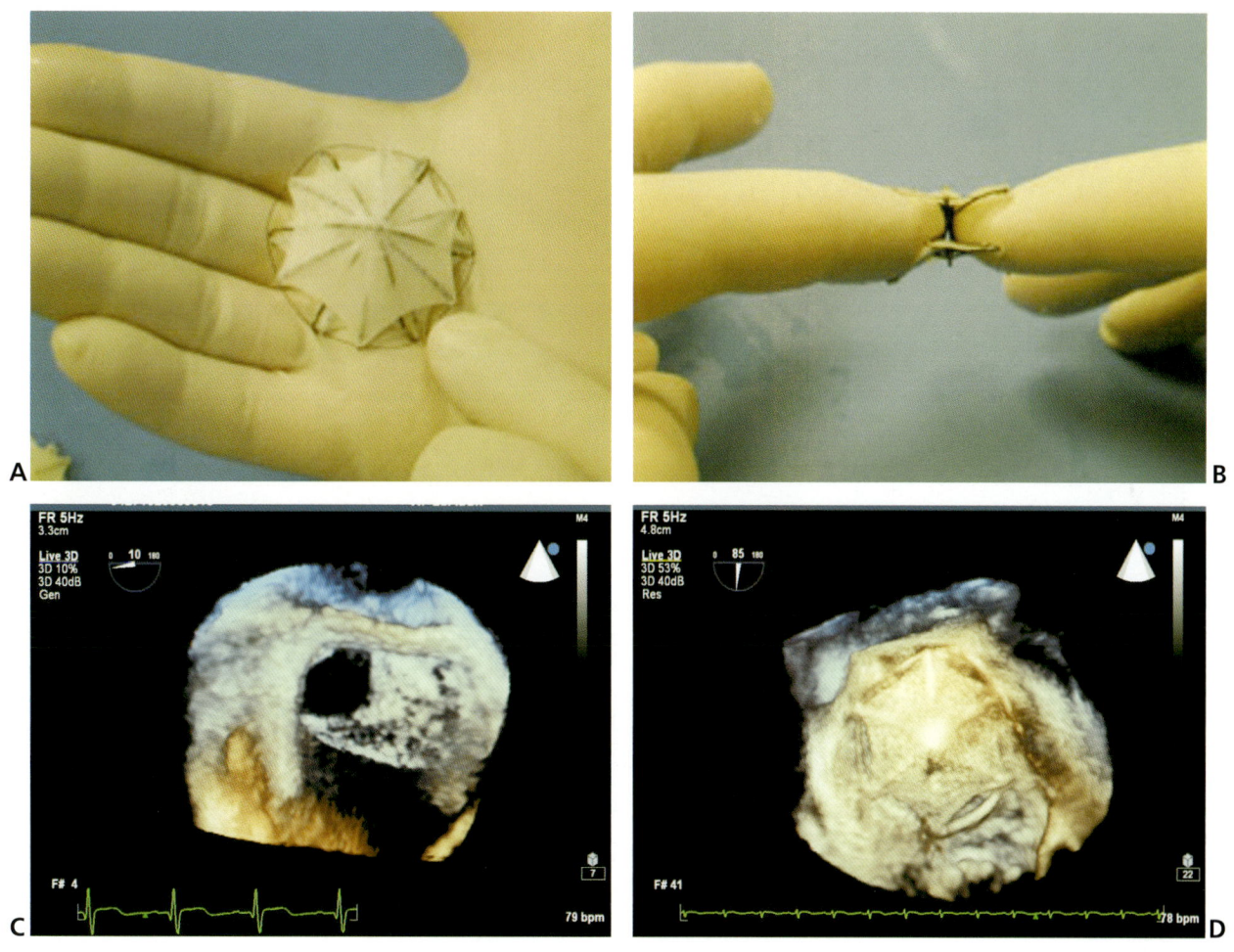

Fig. 17-7. Oclusão percutânea da comunicação interatrial com a prótese CARDIA® (**A** e **B**) Prótese CARDIA® para CIA. (**C**) Imagem tridimensional da comunicação interatrial. (**D**) Imagem tridimensional da prótese posicionada no septo interatrial.

a ser utilizada e da estratégia terapêutica correspondem à anatomia do septo interatrial e do forame oval. Este pode ser simplesmente um forame oval patente, em que há um orifício entre os septos *primum* e *secundum*, o forame oval em túnel e o forame oval associado a aneurisma do septo interatrial.

O forame oval em túnel é assim caracterizado quando existe uma sobreposição dos septos *primum* com o *secundum* de pelo menos 10 mm, sendo que o *shunt* pelo septo se faz entre as lâminas.[1] Esta situação pode prejudicar o implante de próteses pelas vias habituais, necessitando muitas vezes que a abordagem terapêutica seja por punção transeptal, posicionando o dispositivo bem no meio do septo, ou utilizem-se dispositivos configurados para esta anatomia septal particular como é o caso da prótese Premere® (St. Jude). Este dispositivo é formado por uma espécie de âncora que fica do lado esquerdo, unindo-se ao disco direito por um fio que pode assumir dimensões ajustáveis de acordo com o comprimento do túnel (Fig. 17-8). Dessa forma, a prótese se ajusta perfeitamente no septo interatrial, não sofrendo deformações. A Figura 17-9 ilustra uma prótese da linha Occlutech implantada no forame oval em forma de túnel. Observe a visão esquerda do dispositivo no septo interatrial, em que o disco se encontra afastado do septo posterior. A "cavidade" deixada entre o disco esquerdo e a porção posterior do septo interatrial pode ser um local propício para a formação de trombos. Diante deste aspecto duas posturas podem ser tomadas: troca-se o dispositivo ou mantém-se a profilaxia antiagregante com AAS e Clopidogrel associados por um tempo mais prolongado. Esta preocupação poderia ser evitada, se as técnicas descritas para forame oval em túnel tivessem sido empregadas.

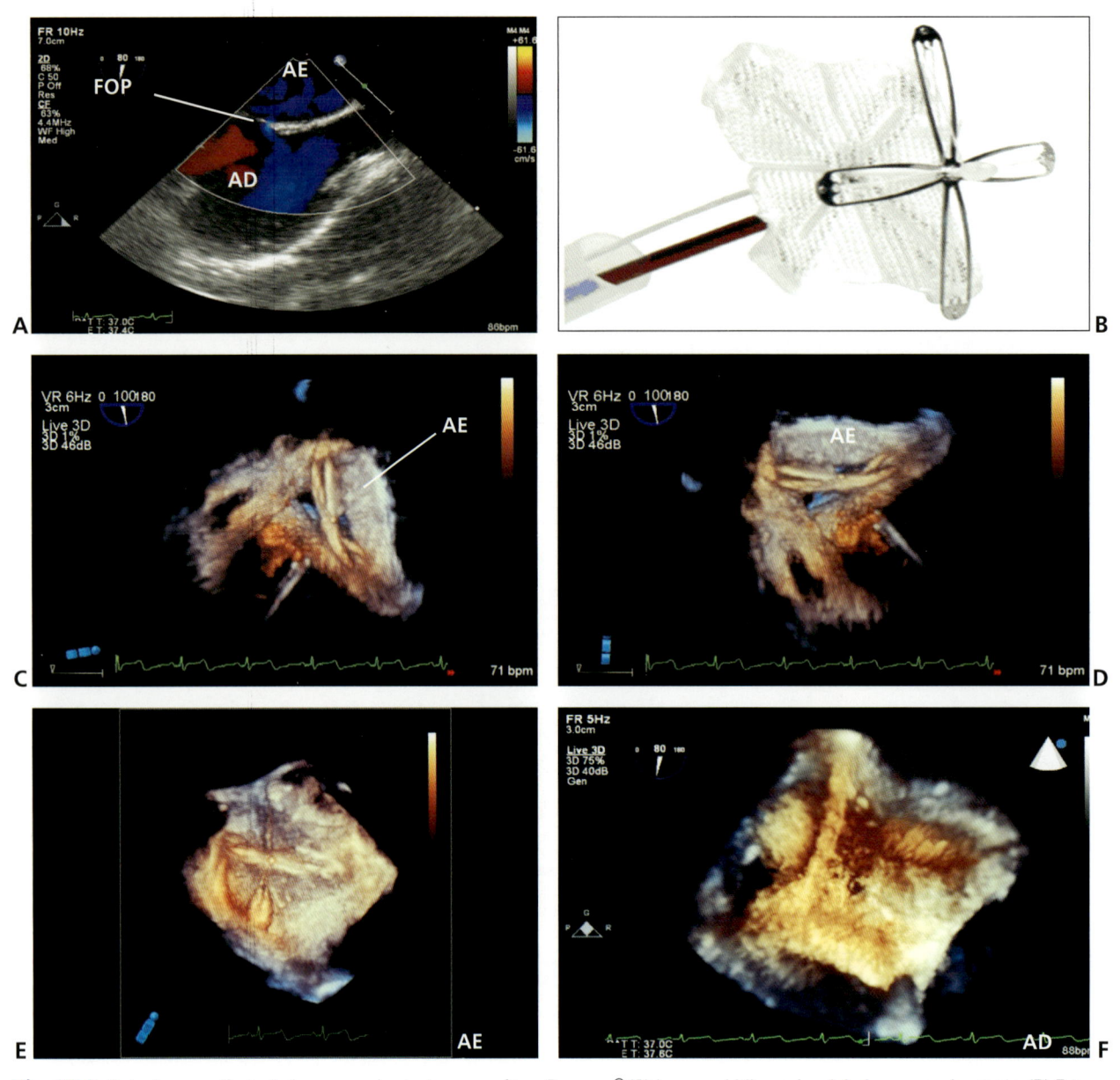

Fig. 17-8. Oclusão percutânea do forame oval patente com prótese Premere®. (**A**) Imagem bidimensional do forame oval patente. (**B**) Foto da prótese Premere® (**C** e **D**) Imagem tridimensional da prótese sendo posicionada. (**E** e **F**) Imagens tridimensionais da prótese já posicionada. (**E**) Visão da prótese pelo lado esquerdo (AE). (**F**) Visão da prótese pelo lado direito (AD).

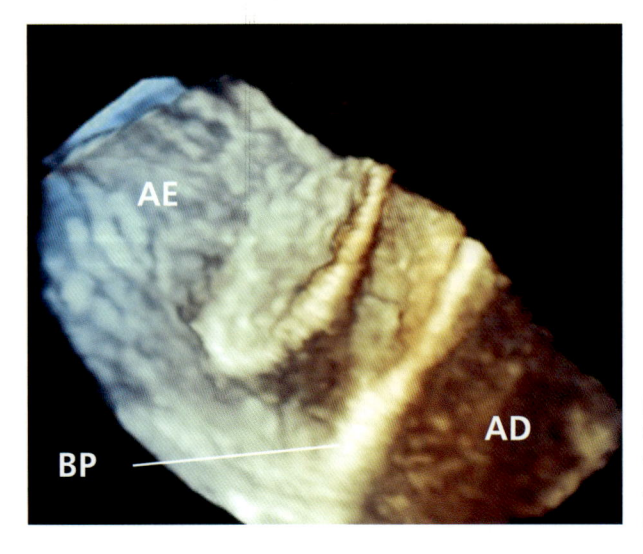

Fig. 17-9. Visão tridimensional de uma prótese Figulla® pelo lado esquerdo implantada no forame oval patente em túnel. Observe que na região posterior do septo o disco esquerdo encontra-se afastado do mesmo.
AE = átrio esquerdo; AD = átrio direito; BP = borda posterior.

O forame oval associado a aneurisma do septo interatrial, caracteriza-se por um septo muito fino e móvel, cuja excursão excede 10 mm. É bastante comum o encontro de mais de um orifício muitas vezes distantes entre si. O aspecto fino e móvel do septo predispõe a *drop outs* na avaliação tridimensional. Por este motivo é mais seguro associar ao eco tridimensional à avaliação bidimensional com mapeamento de fluxo em cores, para que todos os orifícios sejam identificados. Nestes casos, a estratégia preferida é introduzir o cateter liberador pelo orifício mais central de modo que o dispositivo cubra todo o aneurisma e ao mesmo tempo sele o forame oval. A Figura 17-10 ilustra um aneurisma do septo interatrial visto pelo ecocardiograma bidimensional e tridimensional associado a uma valva de Eustáquio longa e redundante. O reconhecimento deste último aspecto é importante, pois o intervencionista deve estar atento à possibilidade desta longa valva de Eustáquio se enroscar no cabo liberador, interferindo no processo de desrrosqueamento da prótese.

A tecnologia para a avaliação tridimensional do septo interatrial vem trazendo indubitáveis benefícios no auxílio do tratamento percutâneo da CIA. Com o recente lançamento no mercado da sonda esofágica tridimensional pediátrica, a tecnologia poderá ser empregada, também, para a monitoração de procedimentos em crianças.

A visão tridimensional do septo interatrial durante o procedimento intervencionista requer um processo de adaptação e interpretação das imagens tanto do ecocardiografista, quanto do intervencionista que por tantos anos estiveram acostumados às imagens bidimensionais. Entretanto, na nossa experiência, parece que o uso rotineiro da tecnologia tridimensional predispõe a entendimentos tão melhores da anatomia complexa do septo interatrial, tornando-a quase que imprescindível em CIAs e FOPs mais complexos.

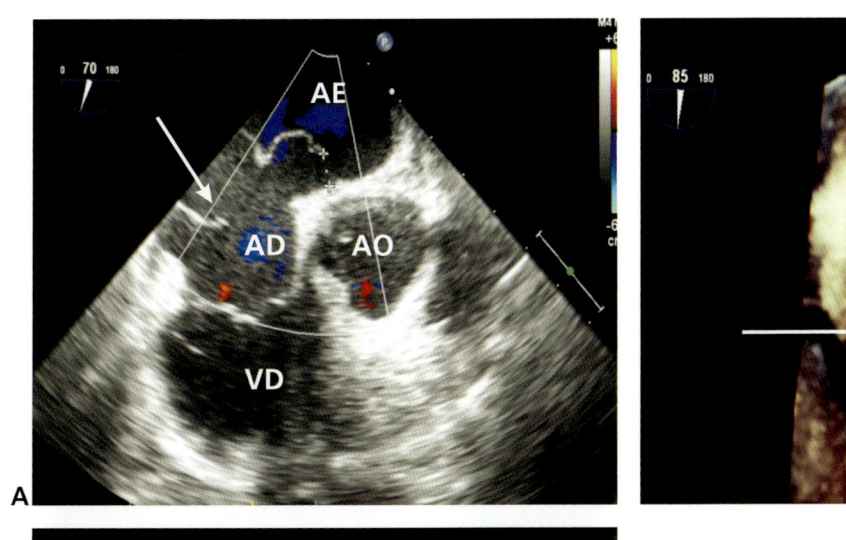

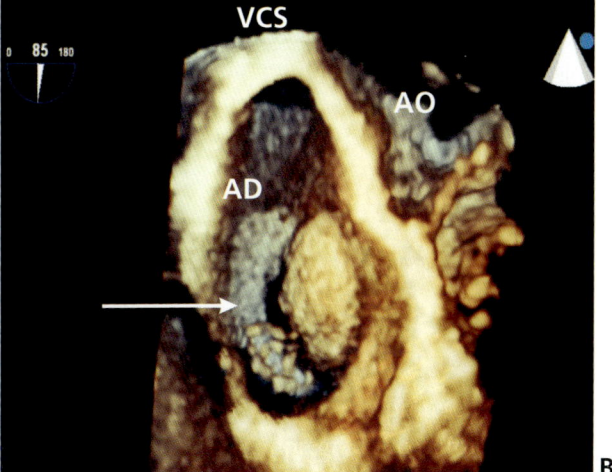

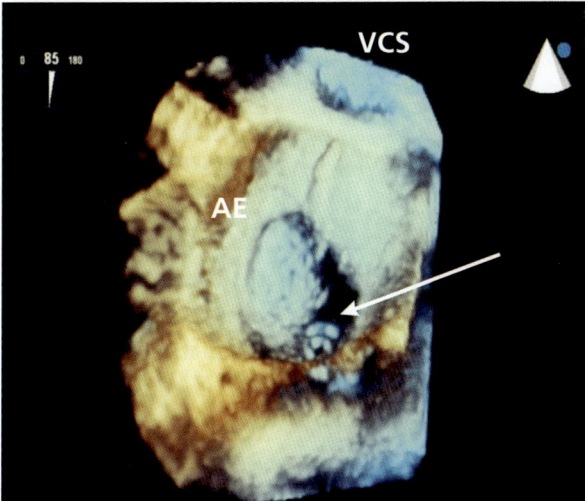

Fig. 17-10. Figura ilustrando um ecocardiograma transesofágico bidimensional (**A**) e tridimensional em tempo real (**B**), visão do átrio direito e (**C**) visão do átrio direito de um aneurisma do septo interatrial com forame oval patente que se abre amplamente na excursão do aneurisma. As setas mostram a valva de Eustáquio longa e redundante. AD = átrio direito; AE = átrio esquerdo; AO = aorta; VCS = veia cava superior.

Eco 3D na oclusão percutânea da CIV

Até o momento, as comunicações interventriculares (CIVs) que podem ser tratadas com o implante de próteses são aquelas localizadas no septo muscular trabecular ou apical, sejam congênitas ou pós-infarto do miocárdio.[15] O fechamento percutâneo das CIVs localizadas na região perimembranosa apresenta algumas ressalvas.[2,3] Embora nós tenhamos iniciado a nossa experiência da oclusão percutânea da CIV perimembranosa com a prótese Amplatzer no ano de 2000, esta se restringiu a aproximadamente 40 casos. Este fato se deveu à alta taxa de bloqueio atrioventricular total (5%), revelada pela experiência mundial, o que também aconteceu em um dos nossos pacientes. Por este motivo, o FDA não aprovou o dispositivo para uso clínico nos Estados Unidos, impedindo a renovação da licença pela ANVISA para o seu uso no Brasil. Atualmente existem dois dispositivos liberados para o tratamento da CIV perimembranosa no nosso meio no momento. O primeiro é o Nit Occlud®, caracterizado por uma mola em formato de um tornado que é posicionado dentro do saco aneurismático, que se forma em torno da CIV perimembranosa pelo tecido acessório da valva tricúspide. Por isso, para optarmos pelo uso deste dispositivo, é necessário que haja vasto e firme tecido em torno do orifício (Fig. 17-11). O outro dispositivo é a prótese CERA® (Lifetech Scientific, Shenzhen, China), caracterizada por uma malha de nitinol recoberta de uma camada de 0,09 nanômetro de cerâmica líquida em forma de dois discos unidos por uma cintura. A sua efetividade e segurança está sendo testada por um estudo multicêntrico no Brasil programado para recrutar 100 pacientes até o final do ano 2010 com um período de acompanhamento de, no mínimo, 2 anos. Por estes motivos a oclusão percutânea da CIV perimembranosa não é ainda a prática diária do intervencionista. A literatura relacionada com o emprego da ecocardiografia tridimensional neste cenário é bastante restrita.

Os principais aspectos que devem ser avaliados pela ecocardiografia na oclusão percutânea da CIV perimembranosa são a localização (se próxima ou não da valva aórtica), a presença ou não de aneurisma do septo interventricular, o tamanho do orifício no septo propriamente dito (onde fica a porção esquerda do dispositivo, o orifício voltado para o ventrículo esquerdo), o número de orifícios efetivos de fluxo voltado para o ventrículo direito, que são determinados pelo tecido acessório em torno da CIV e a função das valvas tricúspide, mitral e aórtica.[1-3]

Além disso, a ecocardiografia monitora o posicionamento de guias, cateteres e bainhas no interior do coração e determina a disposição dos discos esquerdo e direito da prótese antes e após a sua liberação.[1] Em razão da natureza anatômica complexa do saco aneurismático, formado pelo tecido acessório, estas informações dificilmente podem ser obtidas apenas pela ecocardiografia. As angiografias realizadas pela CIV complementam o estudo ecocardiográfico, inclusive quando a prótese já está posicionada no local, antes da sua liberação. A nosso ver ainda necessitaremos de imagens de melhor resolução para abordarmos estes aspectos pela ecocardiografia tridimensional.

Em se tratando de CIVs musculares, a situação já é bastante diferente. Em decorrência da alta segurança e efetividade da técnica percutânea, hoje considera-se como método terapêutico de escolha. A técnica percutânea é realizada em pacientes com peso corpóreo superior a 6-8 kg. Como existe a necessidade de acesso venoso e arterial, evita-se o procedimento em lactentes pequenos. Por este motivo a técnica híbrida tem sido cada vez mais adotada, favorecendo a oclusão de grandes defeitos em crianças pequenas e muito sintomáticas que requerem tratamento já dentro dos primeiros meses de vida, evoluindo com muita dificuldade de ganhar peso.[16]

O procedimento híbrido para a oclusão da CIV muscular consiste na abertura do tórax por uma toracotomia mediana e implante de uma prótese no orifício septal com o coração batendo, sem o uso de circulação extracorpórea. O único método de monitoração é a ecocardiografia transesofágica. A grande vantagem da técnica é ser rápida e sem CEC, prevenindo as frequentes e graves crises de hipertensão pulmonar observadas nestes pacientes após a saída de bomba e durante os primeiros dias de pós-operatório. Associação de coartação da aorta, ou mesmo do canal arterial com estas CIVS não é incomum e estes defeitos podem ser abordados no mesmo ato cirúrgico após o implante da prótese que reduz o *shunt* da esquerda para direita e diminui a pressão e dilatação dos vasos pulmonares.

O papel da ecocardiografia se inicia no estudo pré-procedimento, ainda do laboratório de ecocardiografia. Como são pacientes bastante sintomáticos, invariavelmente, as CIVS são muito amplas e, por vezes, múltiplas. Torna-se de vital importância que a anatomia detalhada do septo interventricular seja definida antes de a criança ser levada para a sala cirúrgica. Os principais aspectos analisados são o número e diâmetro dos

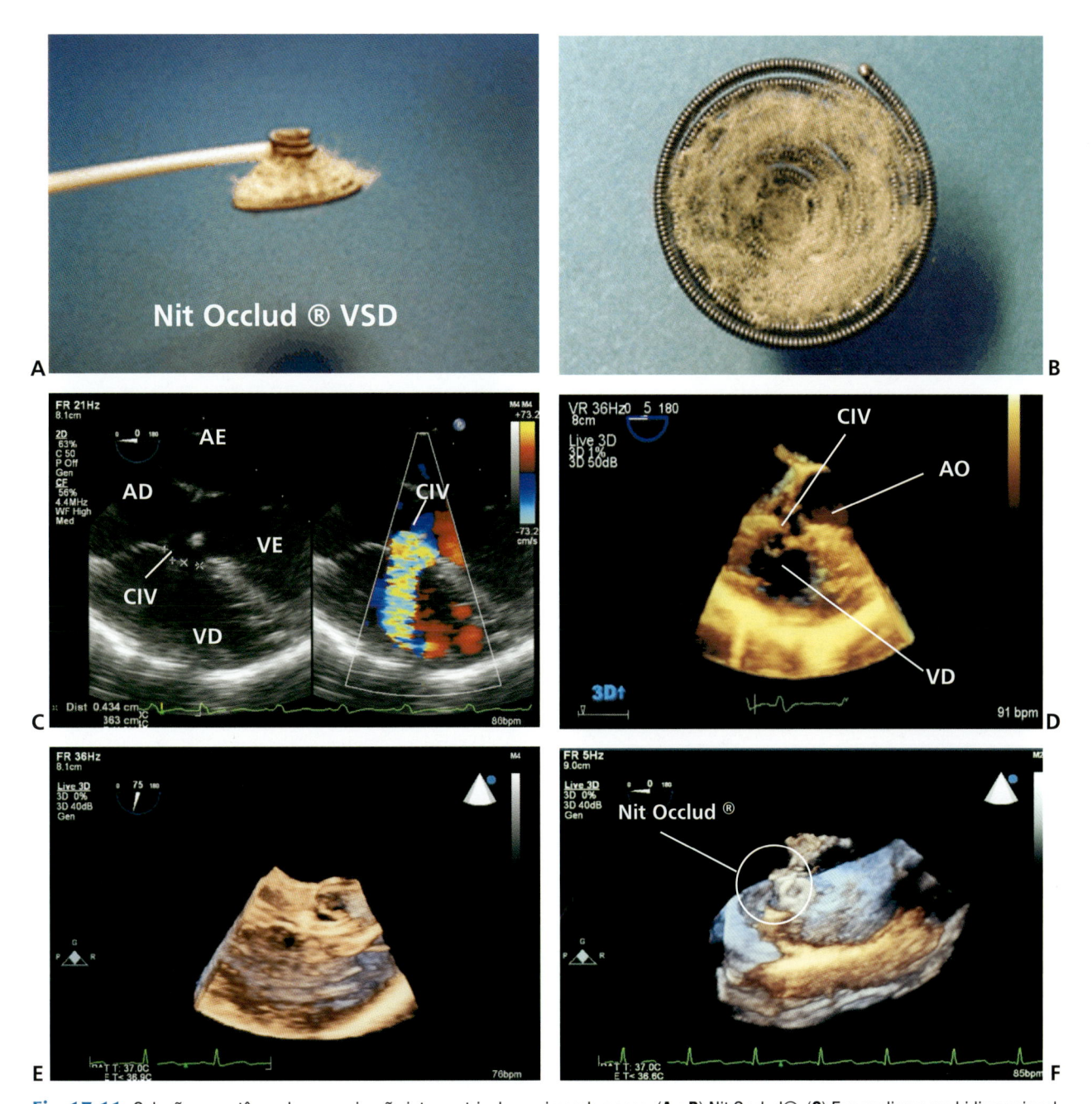

Fig. 17-11. Oclusão percutânea da comunicação interventricular perimembranosa. (**A** e **B**) Nit Occlud®. (**C**) Ecocardiograma bidimensional transesofágico em corte transverso com as medidas dos orifícios. (**D**) Imagem tridimensional do orifício da comunicação interventricular. (**E** e **F**) Imagens tridimensionais da prótese Nit Occlud®, posicionada. (**F**) Prótese sendo vista pelo lado esquerdo.

defeitos, a posição do papilar septal da valva tricúspide em relação à borda do orifício, a identificação de trabeculações tanto à direita, como à esquerda que possam impedir a total abertura dos discos da prótese, assim como a localização do defeito no septo muscular. Com a recente chegada da sonda pediátrica esofágica tridimensional em tempo real no nosso mercado, provavelmente essa irá contribuir significativamente na elucidação das principais informações do septo interventricular muscular antes do procedimento. A Figura 17-12 demonstra o ecocardiograma tridimensional de uma CIV muscular ampla em lactente de 4 kg, evoluindo com ICC de difícil controle. A seta indica o local de inserção do músculo papilar do folheto septal da valva tricúspide e a sua relação com a borda da CIV.

No procedimento híbrido, a prótese é introduzida no coração através de uma punção na parede livre do ventrículo direito.[16,17] A localização da punção é defi-

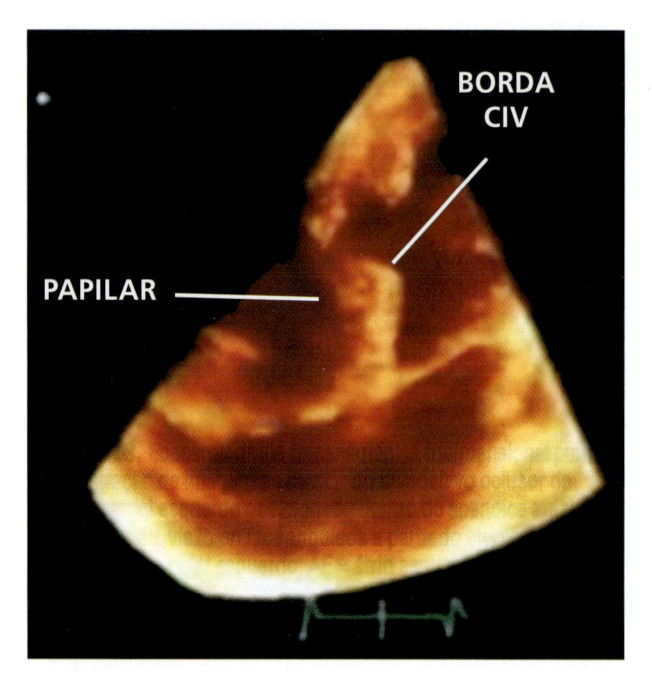

Fig. 17-12. Visão tridimensional de uma comunicação interventricular do tipo muscular trabecular. Observe a posição do músculo papilar do folheto septal da valva tricúspide em relação à borda da CIV, cuja distância é suficientemente longa para o posicionamento de uma prótese da linha Amplatzer para CIV muscular.

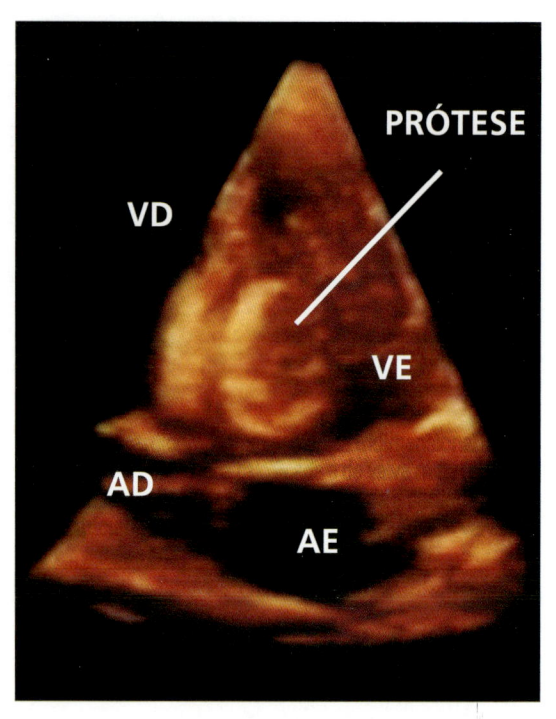

Fig. 17-13. Prótese Amplatzer posicionada no septo interventricular muscular trabecular, visão tridimensional mostrando adequado posicionamento do dispositivo que foi implantado por via periventricular.

nida pela observação ao ecocardiograma se o local da parede livre do ventrículo direito que o cirurgião está comprimindo se direciona ao orifício. Neste local será feita a sutura em bolsa por onde entrarão o guia, a bainha e o cateter liberador do dispositivo. O processo de ultrapassagem do guia do ventrículo direito para o esquerdo também é monitorado pela ecocardiografia.[16] Posteriormente, procede-se com o posicionamento da bainha dentro do ventrículo esquerdo, e por último a demonstração da abertura dos discos da esquerda e da direita da prótese que devem estar adequadamente apostos no septo sem incomodar o aparato subvalvar tricúspide e mitral.

Imagens tridimensionais do dispositivo implantado no septo podem ser obtidas na avaliação ecocardiográfica pós-operatória (Fig. 17-13). Mas certamente, em breve, todos estes passos serão mais detalhadamente analisados com a utilização da sonda esofágica pediátrica tridimensional dentro da sala cirúrgica.

Como as CIVs musculares correspondem apenas a 10% das comunicações interatriais e a oclusão percutânea da CIV perimembranosa não é uma rotina na maioria dos serviços, a experiência da monitoração destes procedimentos com a ecocardiografia tridimensional é bastante escassa, com pouca literatura disponível a este respeito.[18] Acreditamos que, se os resultados do estudo multicêntrico que está sendo realizado no Brasil com o emprego da prótese CERA® demonstrarem, a médio e longo prazo não só efetividade como segurança, principalmente no que tange à incidência de distúrbios de condução, em breve estaremos nos beneficiando significativamente da tecnologia tridimensional para guiar o procedimento. É inquestionável que esta nos trará um maior entendimento da posição do defeito, da inter-relação deste com as estruturas contíguas e do posicionamento do dispositivo neste cenário.[18]

REFERÊNCIAS BIBLIOGRÁFICAS

1. Pedra SR, Pontes Jr SC, Cassar RS *et al.* [The role of echocardiography in the percutaneous treatment of septal defects]. *Arq Bras Cardiol* 2006;86(2):87-96.
2. Pedra CA, Pedra SR, Esteves CA *et al.* Percutaneous closure of perimembranous ventricular septal defects with the Amplatzer device: technical and morphological considerations. *Catheter Cardiovasc Interv* 2004;61(3):403-10.
3. Pedra CA, Pedra SR, Esteves CA *et al.* Transcatheter closure of perimembranous ventricular septal defects. *Expert Rev Cardiovasc Ther* 2004;2(2):253-64.

4. Pedra SR, Pedra CA, Assef JE *et al.* Percutaneous closure of atrial septal defects. The role of transesophageal echocardiography. *Arq Bras Cardiol* 1999 Jan.;72(1):59-69.

5. Mullen MJ, Dias BF, Siu SC *et al.* Intracardiac echocardiography guided device closure of atrial septal defects. *J Am Coll Cardiol* 2003;41:285-92.

6. Zanchetta M, Onorato E, Rigatelli G *et al.* Intracardiac echocardiography-guided transcatheter closure of secundum atrial septal defect: a new efficient device selection method. *J Am Coll Cardiol* 2003;42:1677-82.

7. Zanchetta M, Rigatelli G, Pedon L *et al.* Transcatheter atrial septal defect closure assisted by intracardiac echocardiography: 3-year follow-up. *J Interv Cardiol* 2004:17(2):95-98.

8. Acar P, Saliba Z, Bonhoeffer P *et al.* Influence of atrial septal defect anatomy in patient selection and assessment of closure with the Cardioseal device. A three-dimensional transesophageal echocardiography reconstruction. *Eur Heart J* 2000;21:573-81.

9. Rigatelli G, Zanchetta M, Onorato E *et al.* A fenestrated fossa ovalis aneurysm mimicking and atrial septal defect: correct diagnosis and treatment by intracardiac echocardiography. *Ital Heart J* 2002;3:538-39.

10. Cão QL, Radtke W, Berger F *et al.* Transcatheter closure of multiple atrial septal defects. Initial results and value of two-and three-dimensional transesophageal echocardiography. *Eur Heart J* 2000;21:941-47.

11. Marx GR, Fulton DR, Pandian NG *et al.* Delineation of site, relative size and dynamic geometry of atrial septal defects by real-time three-dimensional echocardiography. *J Am Coll Cardiol* 1995;25:482-90.

12. Marx GR, Sherwood MC, Fleishman C *et al.* Three-dimensional echocardiography or the atrial septum. *Echocardiography* 2001;18(5):433-43.

13. Price MJ, Smith MR, Rubenson DS. Utility of on-line three-dimensional transesophageal echocardiography during percutaneous atrial septal defect closure. *Catheter Cardiovasc Interv.* 2009 Jun. 23.

14. Abdel-Massih T, Dulac Y, Taktak A *et al.* Assessment of atrial septal defect size with 3D-transesophageal echocardiography: comparison with balloon method. *E<->chocardiography* 2005;22(2):121-27.

15. Butera G, Chessa M, Carminati M. Percutaneous closure of ventricular septal defects. *Cardiol Young* 2007;17(3):243-53.

16. Amin Z, Cao QL, Hijazi ZM. Closure of muscular ventricular septal defects: Transcatheter and hybrid techniques. *Catheter Cardiovasc Interv* 2008;72(1):102-11.

17. Pedra CA, Pedra SR, Chaccur P *et al.* Perventricular device closure of congenital muscular ventricular septal defects. *Expert Rev Cardiovasc Ther* 2010 May;8(5):663-74.

18. Mercer-Rosa L, Seliem MA, Fedec A *et al.* Illustration of the additional value of real-time 3-dimensional echocardiography to conventional transthoracic and transesophageal 2-dimensional echocardiography in imaging muscular ventricular septal defects: does this have any impact on individual patient treatment? *J Am Soc Echocardiogr* 2006 Dec.;19(12):1511-19.

Patologias da Aorta

Vera Márcia Lopes Gimenes
Cláudio Henrique Fischer
Marcelo Luiz Campos Vieira

INTRODUÇÃO

A avaliação da aorta torácica e de suas anormalidades e doenças sempre constituiu um desafio à técnica ecocardiográfica. Por meio da ecocardiografia transtorácica (ETT) é possível a avaliação de todos os segmentos da aorta, porém, habitualmente, com limitação da imagem, sobretudo nos segmentos mais distantes do transdutor, como o segmento descendente. Mesmo o segmento ascendente, mais próximo do transdutor transtorácico, pode ter a sua visibilização bastante limitada em situações de interposição de tecidos e artefatos, como na hiperinsuflação pulmonar (ventilação mecânica, doença pulmonar obstrutiva crônica), pneumotórax, enfisema subcutâneo, obesidade, presença de drenos e curativos, deformidade torácica etc. Com exceção dos neonatos, quando se podem utilizar transdutores de alta frequência e a grande maioria dos diagnósticos é feita com a avaliação conjunta pelos acessos paraesternal, supraesternal e subcostal, o método transtorácico costuma ser insuficiente para um completo diagnóstico das patologias da aorta. Isto não exclui seu valor, pois serve como exame inicial e mesmo de triagem em situações de diagnóstico diferencial, como na síndrome coronariana aguda e em outras causas de dor torácica. Além disso, seu baixo custo e versatilidade, quando comparado com a tomografia e a ressonância magnética, por exemplo, tornam-no exame de primeira linha de investigação na maioria das instituições. Porém, como a definição da imagem costuma ser de qualidade inferior em relação aos outros métodos diagnósticos, é frequente a necessidade de confirmação e complementação das informações.

Com o advento da ecocardiografia transesofágica (ETE), muitas das limitações do método transtorácico foram superadas e os métodos tornaram-se complementares. A proximidade entre o esôfago e a aorta torácica descendente possibilita a avaliação estrutural da aorta e a identificação de lesões com acurácia semelhante à tomografia e à ressonância. O maior diferencial da ETE é a sua alta resolução temporal, o que a torna método preferencial quando é importante a avaliação do fluxo sanguíneo, como nas dissecações aórticas. Alguma dificuldade é encontrada na avaliação do arco aórtico de alguns pacientes, sobretudo em sua porção proximal, que, em conjunto com a porção distal da aorta ascendente, compõem a zona cega – região aórtica não visibilizada adequadamente em razão da interposição da traqueia. Outro desafio encontrado no método esofágico é a limitada orientação espacial quando se avalia o segmento aórtico torácico descendente, em razão da ausência de referências anatômicas e da rotação helicoidal em sua relação com o esôfago, ou seja, de posicionamento anterior no segmento proximal passa a lateral e, finalmente, posterior na transição toracoabdominal. Da mesma forma, encontra-se dificuldade na definição de estruturas adjacentes à aorta, sobretudo à medida que se afastam do esôfago, e suas relações topográficas. Neste caso, métodos que permitem a visão de todo o tórax mostram-se vantajosos.

O recente surgimento da ecocardiografia transesofágica tridimensional (ETE 3D) em tempo real agregou novas possibilidades ao método, como visualização mais ampla das lesões aórticas e mais próximas das imagens anatômicas reais. Isto facilita o entendimento por parte de médicos não ecocardiografistas, sobretudo cirurgiões cardíacos, visto que as imagens proporcionadas pelo novo método se assemelham à visão cirúrgica. Por outro lado, as mesmas limitações de janela acústica e qualidade de imagem, eventualmente encontradas na abordagem bidimensional da aorta, continuam presentes no método tridimensional. Na realidade, a confiabilidade das imagens tridimensionais é diretamente proporcional à qualidade da imagem, já observada na avaliação bidimensional (Fig. 18-1).

PLACAS DE ATEROMA

A aorta torácica é uma das localizações mais frequentemente envolvidas nas lesões ateroscleróticas, sobretudo em seus segmentos transverso e descendente. As placas de ateroma podem ser detectadas por meio do ecocardiografia transesofágica bidimensional (ETE 2D) com boa correlação com os achados anatomopatológicos,[1] havendo certa discrepância apenas na identificação de ulcerações superficiais.[2] A detecção de placas ateroscleróticas na aorta representa um marcador de doença aterosclerótica difusa, geralmente associada a placas na carótida, coronária e doença vascular periférica, e à ocorrência de embolia sistêmica.[3] Assim, a avaliação destas placas tem importância como preditor de eventos cardíacos e embólicos, de coronariopatia e de mortalidade. As placas de ateroma são definidas como espessamento localizado da camada mediointimal maior que 1 mm (Fig. 18-2). A lesão é considerada complexa quando mede 5 mm ou mais de espessura, apresenta componente móvel ou é ulcerada[4] (Figs. 18-3 e 18-4). Há vários graus de complexidade, de acordo com a presença de trombos e debris, porém seu significado patológico e extensão são incertos[2] (Fig. 18-5).

A composição da placa pode ser sugerida pela ETE. A hiperecogenicidade, sugestiva de calcificação, é importante pelo fato de o risco embólico ser baixo nesta situação.[5] O mesmo não ocorre nas placas hipoecoicas, que são mais sensíveis à ruptura e trombose.[6] A ETE 3D avalia melhor a localização, a delimitação e a quantificação da placa aterosclerótica.[7] As lesões ateroscleróticas são dinâmicas: algumas placas com componentes móveis evoluem com resolução espontânea, enquanto outras desenvolvem mobilidade por ruptura da placa.[8] Por outro lado, placas complexas na aorta ascendente e no arco aórtico, além de marcadores da doença aterosclerótica, são importantes causas de acidente

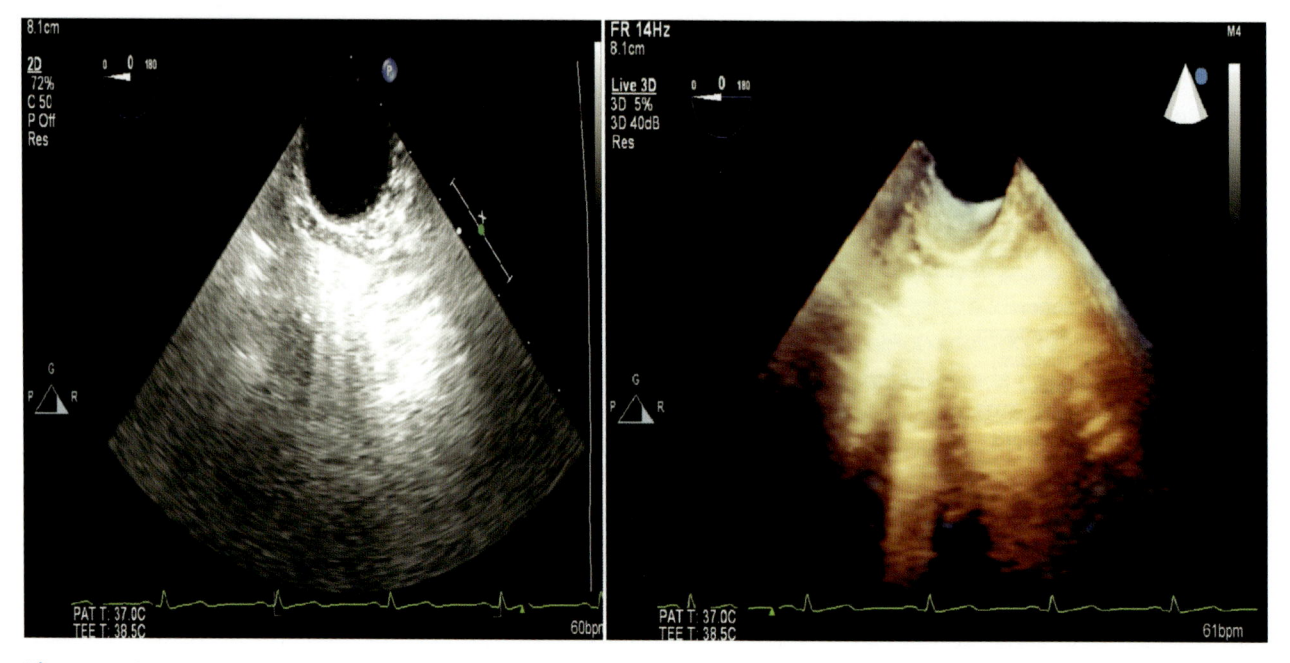

Fig. 18-1. Aorta normal. Ecocardiografia transesofágica bidimensional (imagem à esquerda); ecocardiografia transesofágica tridimensional (imagem à direita); aorta normal, projeção transversal do arco aórtico.

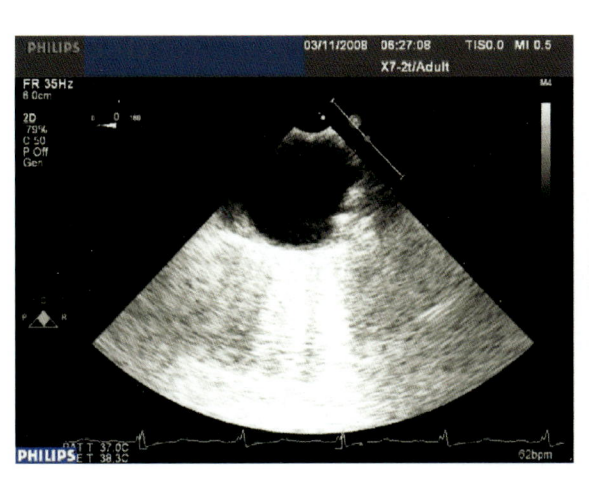

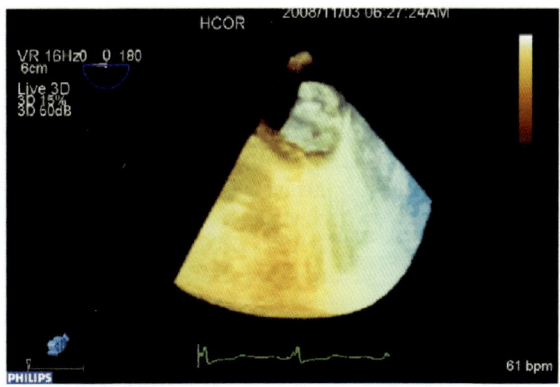

Fig. 18-2. Ecocardiografia transesofágica bidimensional (imagem à esquerda); placa simples de ateroma em 3-4 horas em aorta descendente, plano transversal. Ecocardiografia transesofágica tridimensional (imagem à direita); placas de ateroma simples em cordão percorrendo grande segmento da parede da aorta descendente, plano transversal.

vascular cerebral (AVC) isquêmico espontâneo ou iatrogênico e de embolia periférica, com chance de evento embólico 14 vezes maior que placas de 1 mm, ao contrário de placas complexas na aorta descendente, cuja razão de chance para AVC é apenas 1,5 vez maior.[9] Nos pacientes com placas complexas, a embolia geralmente é por trombo de lesão instável.[9] A ETE tem sensibilidade de 91% e especificidade de 90% para detectar a presença de trombo na aorta.[2] Contudo, há ainda muita controvérsia na literatura. Enquanto Cardenas *et al.*,[10] estudando 308 pacientes com doença vascular, mostraram que placas na aorta torácica com protrusão superior a 5 mm eram potenciais fontes emboligênicas, Meissner *et al.*,[11] em 585 pacientes estudados, mostraram que placas na aorta torácica não tinham relação com eventos embólicos cardíacos ou vasculares, não sendo, portanto, fatores de risco independentes. Tenembaum *et al.*[1] observaram, em 569 pacientes, e Di Tullio *et al.*,[12] em 220 pacientes, com e sem AVC, risco moderado de embolia na lesão fixa e protrusa e risco importante nas lesões móveis, principalmente com localização na aorta descendente maior que no arco e na aorta ascendente.

Vários grupos[13,14] investigaram se a detecção de placas pelo ETE seria um marcador clinicamente útil no diagnóstico de coronariopatia. Foi identificada forte associação entre a presença e a gravidade da placa aórtica observada pela ETE e a presença e extensão da coronariopatia. A sensibilidade para prever a existência de coronariopatia varia entre 90 e 95%, e a especificidade entre 47 a 90%.[15] O VPN da aorta normal ao ETE para excluir coronariopatia varia entre 82 e 99%. A especificidade cai drasticamente nos idosos com mais de 70 anos, mas a sensibilidade e o VPN permanecem altos.[16]

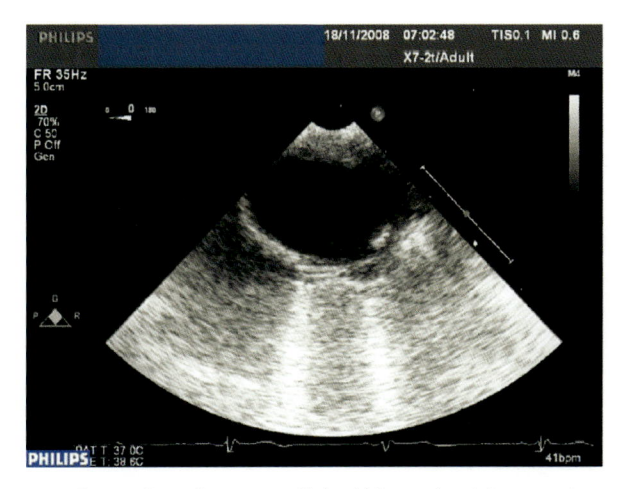

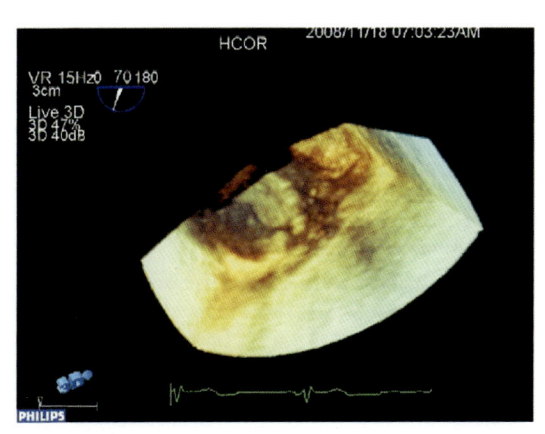

Fig. 18-3. Ecocardiografia transesofágica bidimensional (imagem à esquerda); aorta descendente com placas simples de ateroma em 4-5 horas, plano transversal. Ecocardiografia transesofágica tridimensional (imagem à direita); aorta descendente com placas de ateroma simples e complexas em toda aorta, plano transversal.

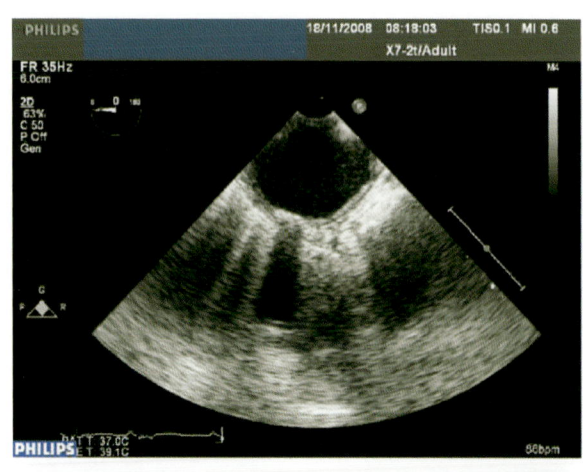

Fig. 18-4. Ecocardiografia transesofágica bidimensional (imagem superior); placa simples de ateroma em 7 horas e espessamento em 4-5 horas em aorta descendente, plano transversal. Ecocardiografia transesofágica tridimensional (imagem inferior à esquerda e à direita); placas de ateroma simples e complexa ulcerada com protrusão em aorta descendente, plano transversal.

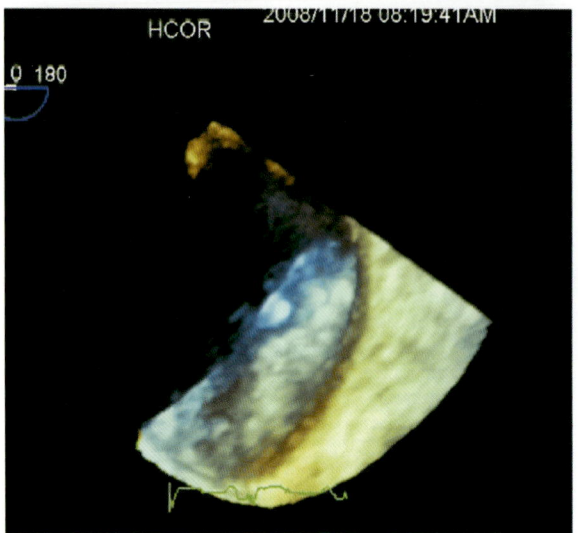

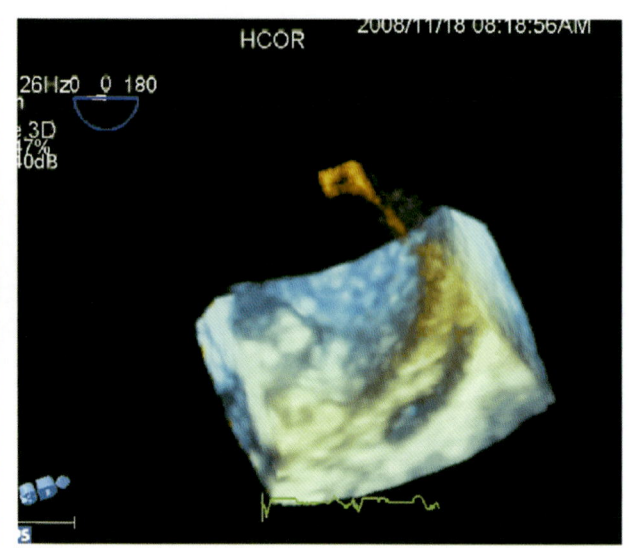

Nos pacientes que farão cirurgia vascular ou outra cirurgia cardíaca, pode-se utilizar, além do critério clínico, a ETE da aorta para decidir sobre a necessidade de angiografia coronária.[16] Karalis et al.[17] relataram a presença de embolia sistêmica em 17% dos pacientes com placas na aorta submetidos à angiografia por via femoral, em 50% dos pacientes em uso de balão intra-aórtico, e em 37% dos que apresentavam componentes móveis. A complexidade da placa de ateroma na aorta, mais do que sua extensão, está associada ao AVCI nos idosos,[18] o que reforça a importância da melhor caracterização das placas pela ETE 3D. Warner et al.[19] sugerem o uso da ETE em todo o paciente com AVC com evidência clínica de cardiopatia em ritmo de FA ou sinusal ou novo AVC. Cohen et al.[5] mostraram que, em pacientes com placas espessas hipoecoicas, sem cálcio, no arco aórtico, houve maior recidiva de AVC. Karalis et al.[20] observaram que, nas placas móveis, ocorreu embolia sistêmica em 73% e, nas placas fixas, em 12% dos pacientes, mostrando a importância da mobilidade das placas nas embolias. Tunik[21] observou embolia sistêmica em 33% dos portadores de placa protrusa, e apenas em 7% quando não havia placa de ateroma na aorta.

Como referido, a visualização da porção distal da aorta ascendente persiste limitada com o advento da imagem 3D. A ultrassonografia epicárdica mantém-se como método padrão na avaliação intraoperatória de placas na aorta ascendente. A associação de um cateter preenchido com fluido *(A-view method)* à ETE 2D mostrou alto valor preditivo em afastar lesões ateroscleróticas na aorta ascendente distal (VPN = 97%),[22] porém, persiste a dificuldade na avaliação estrutural das placas, suas dimensões e limites.[22,23] A associação deste novo método com a técnica tridimensional talvez possa suplantar esta limitação.

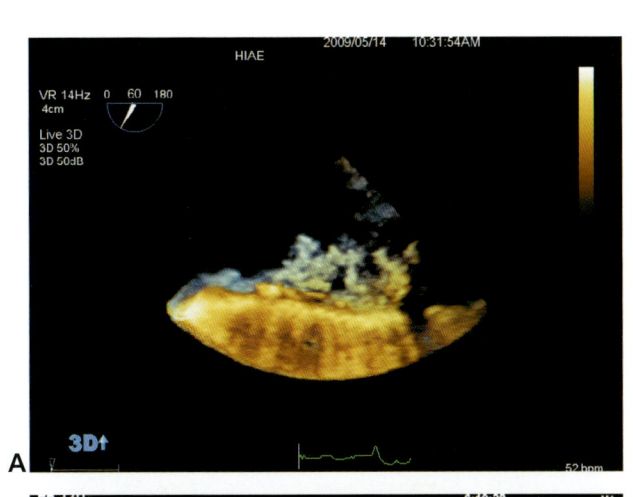

Fig. 18-5. (**A**) Ecocardiografia transesofágica tridimensional com imagem de ateromatose complexa em arco aórtico, plano longitudinal. (**B**) Ecocardiografia transesofágica tridimensional com imagem de ateromatose complexa em arco aórtico, plano longitudinal. (**C**) Ecocardiografia transesofágica tridimensional com imagem de ateromatose complexa em arco aórtico, plano longitudinal transladado. (**D**) Superior: ecocardiografia transesofágica 2D com demonstração de placa com sombra acústica posterior (cálcio) localizada em arco aórtico. Inferior: ecocardiografia transesofágica 3D com demonstração de placa com sombra acústica posterior (cálcio) localizada em arco aórtico. (**E**) Ecocardiografia transesofágica bidimensional (imagem à esquerda); ecocardiografia transesofágica tridimensional (imagem à direita); aorta normal, presença de fio-guia em aorta (seta), projeção transversal do arco aórtico.

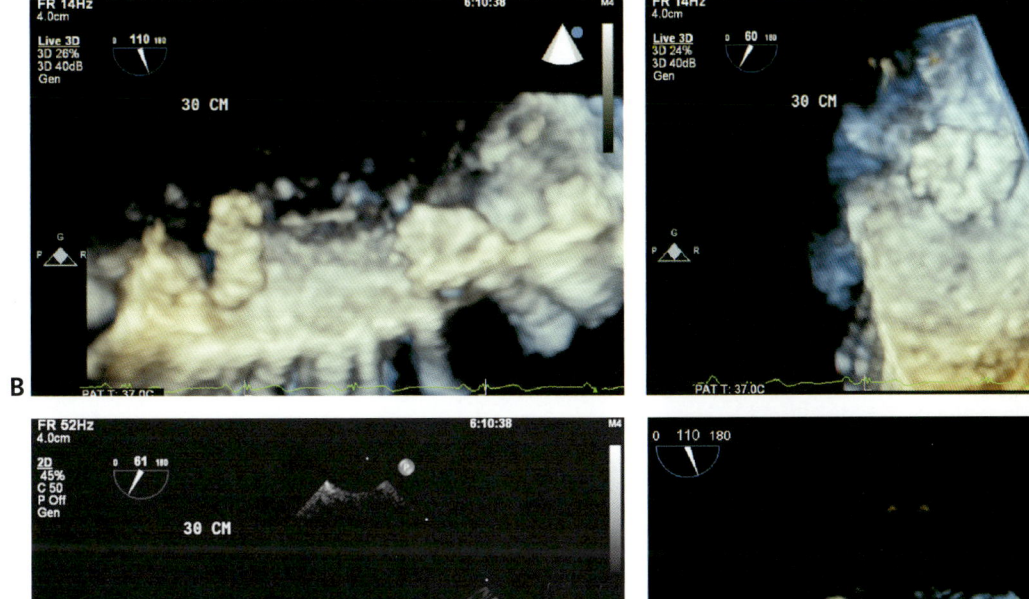

SÍNDROME AÓRTICA AGUDA

Síndrome aórtica aguda é um conjunto de doenças da aorta que cursam com dor torácica aguda e evolução rapidamente progressiva e que impõem risco de morte ao paciente.[24,25] Compõem este grupo a dissecação aórtica, o hematoma intramural, a úlcera penetrante aterosclerótica e a transecção traumática. Com exceção desta última, as demais condições apresentam características fisiopatológicas semelhantes e serão detalhadas a seguir. Para contemplar estas diferentes variações da dissecação aórtica, foi desenvolvida uma nova classificação:[26] classe 1, dissecação aórtica clássica com luzes verdadeira e falsa; classe 2, hematoma intramural; classe 3, úlcera aterosclerótica penetrante com ou na iminência de ruptura; classe 4, dissecação aórtica localizada com abaulamento da parede; classe 5, dissecação traumática ou iatrogênica.

DISSECAÇÃO AÓRTICA

A dissecação da camada íntima da parede aórtica costuma vir associada a quadro de intensa dor torácica, do tipo lancinante, o que contribui para a sua suspeita. Porém, mesmo nestes quadros de dor torácica seu diagnóstico pode ser negligenciado ou preterido em favor de situações clínicas mais frequentes e muitas vezes coexistentes, como a insuficiência coronariana aguda, desencadeando tratamento inicial inadequado ou deletério. Em muitas destas situações, sobretudo quando a dissecação envolve a aorta ascendente (tipos I e II na classificação anatômica de De Bakey,[27] ou tipo A na classificação funcional de Stanford,[28] e os sintomas se confundem com ou se sobrepõem aos da doença arterial coronariana, a pronta realização da ETT, apesar da baixa acurácia diagnóstica, determina um direcionamento adequado na estratégica terapêutica. Nestes casos, é importante que a ETT procure definir não só a presença da dissecação no segmento ascendente, mas também o local do orifício comunicante e a presença de condições diferenciais e de complicações, como envolvimento e oclusão de artérias coronárias, insuficiência valvar aórtica por desabamento da estrutura anelar ou invaginação retrógrada da membrana dissecante (Fig. 18-6), ou derrame pericárdico agudo e consequente tamponamento.[28] Infelizmente é frequente a necessidade de complementação diagnóstica à ETT, quer seja em decorrência da limitação de janela acústica ou da dificuldade de acesso, levando à insuficiência de informações. A decisão de qual método utilizar – tomografia computadorizada (TC), ressonância magnética (RM) ou ETE –, visto que todos apresentam níveis de acurácia semelhantes, será regida pelo custo, disponibilidade local e experiência da equipe médica, embora haja preferência pela rapidez e versatilidade da ETE, disponível à beira do leito ou no centro cirúrgico, condição vital em situações de emergência.

Nos casos de dissecação exclusiva da aorta descendente (tipo III de De Bakey ou B de Stanford), o quadro clínico tende a ser mais insidioso, muitas vezes oligo ou assintomático, com dor habitualmente exclusiva ou predominante na região dorsal torácica ou lombar. Seu diagnóstico à ETT costuma ser casual, sugerindo por imagem de linha de dissecação na aorta abdominal proximal ou no arco aórtico, quando as janelas subcostal ou supraesternal, respectivamente, se mostram favoráveis. A visualização do segmento torácico descendente costuma ser limitada, obtida quase sempre a partir do corte apical de duas câmaras, buscando-se o eixo longo da aorta. Caso não haja instabilidade hemodinâmica decorrente de ruptura da aorta ou de compressão da verdadeira luz e consequente isquemia distal, torna-se conveniente a locomoção do paciente para investigação diagnóstica por RM ou TC – sobretudo com tecnologia helicoidal e com 64 ou mais canais, que apresenta excelente resolução de imagem e demanda poucos minutos para sua aquisição. Porém, havendo disponibilidade da ETE, esta se faz

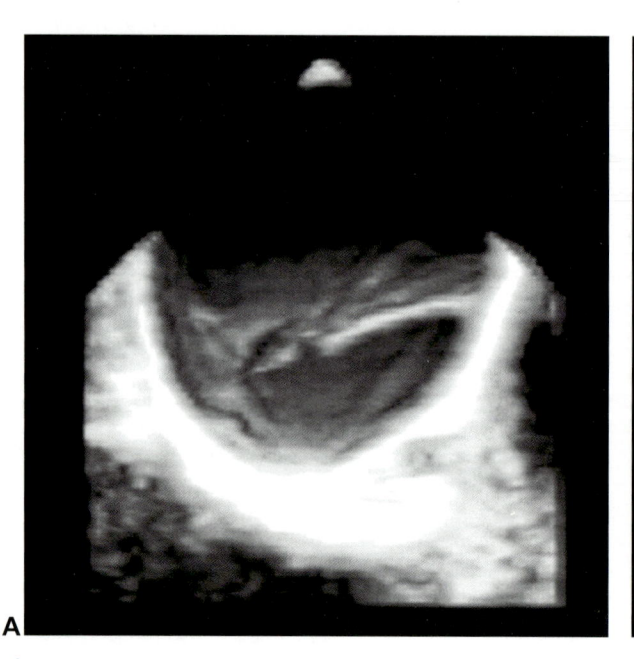

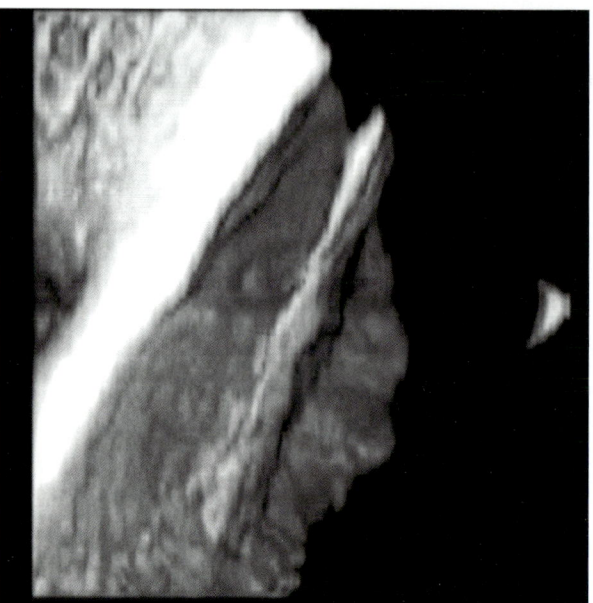

Fig. 18-6. (**A**) Ecocardiografia transesofágica tridimensional com imagem de dissecação de aorta torácica (arco aórtico), plano transversal. (**B**) Ecocardiografia transesofágica tridimensional com imagem de dissecação de aorta torácica (arco aórtico), plano longitudinal.

preferencial na suspeita de dissecação aórtica em razão de seu maior potencial na avaliação dos fluxos, fator importante no esclarecimento do mecanismo de lesão e de propagação da linha de dissecação e que impacta na definição da melhor estratégia terapêutica.

No diagnóstico da dissecação aórtica há alguns aspectos que devem, obrigatoriamente, ser pesquisados. É fundamental definir o local do orifício comunicante principal, invariavelmente o mais proximal caso haja mais de um, e o sentido do fluxo na falsa luz. A mortalidade relatada em casos de dissecação aórtica do tipo A é de 1 a 2% nas primeiras horas, atingindo 50% nas primeiras 48 horas.[29a] Esta apresentação agressiva e sombria é muito clara naqueles que apresentam orifício comunicante na aorta ascendente, sobretudo quando próximo à raiz, causando, com frequência, obstrução de artéria coronária e insuficiência aórtica aguda e evoluindo para derrame pericárdico progressivo. Nestes pacientes a indicação cirúrgica é imediata, de emergência, e a ETT pode ser o único exame suficiente para a definição da conduta. Entretanto, dissecações da aorta ascendente onde o orifício comunicante localizar-se na região do istmo e o envolvimento se fez por extensão retrógrada da falsa luz (chamada por alguns autores de "dissecação do tipo B retrógrada") costumam ter evolução menos catastrófica, possibilitando estabilização clínica prévia e programação cirúrgica, clássica ou intervencionista em regime de urgência. Nesta situação, a linha da íntima dissecada pode não ser tão nítida à ETT, pois pode não haver o característico movimento ondulatório *(flapping)*, e a falsa luz pode estar parcial ou totalmente preenchida por trombo, tornando seu diagnóstico mais difícil. Tais características são também frequentes na dissecação localizada da aorta ascendente (classe 4), e ambas podem ser confundidas com o hematoma intramural (classe 2). A ETE 2D apresenta melhor acurácia diagnóstica, mas é justamente nestas situações onde ocorrem dúvidas e o método bidimensional apresentou as piores sensibilidade e especificidade, sobretudo em estudos com sonda uni ou biplanar.[29b] A ETE 3D acrescenta melhor entendimento espacial da aorta sem perder as informações da ETE convencional. Semelhante à reconstrução tridimensional da TC, facilita o entendimento da progressão habitualmente helicoidal da falsa luz e o envolvimento da emergência da artéria coronária e do anel valvar aórtico, que impacta na decisão do momento e sobre o tipo de abordagem cirúrgica (troca valvar associada ou sustentação do anel valvar, por exemplo). Nas situações de formação de artefatos do tipo reverberação, tanto axial (parede da aorta) como lateral (artéria pulmonar), em que a imagem fantasma se faz dentro da imagem da aorta ascendente à ETT e mesmo à ETE,[30] o emprego do modo M ajuda em sua diferenciação, pois permite perceber a regularidade do movimento em sua sincronicidade com outras estruturas adjacentes.[31a] Ao contrário, há situações em que a dissecação está localizada (classe 4) ou ocorre trombose total da falsa luz, e o diagnóstico pode ser difícil mesmo pela ETE 2D.[31b] A ETT 3D e, sobretudo, a ETE 3D podem facilitar a diferenciação entre artefato e linha de dissecação, assim como entre falsa luz trombosada e trombose laminar, porém, ainda não há dados suficientes na literatura que confirmem sua melhor acurácia.

Nos casos de dissecação da aorta ascendente é fundamental observar a movimentação em tempo real da membrana intimal – possível com a avaliação dinâmica do método ecocardiográfico e bastante limitada pela angio-TC e angio-RM – e definir se a linha de dissecação na raiz aórtica está causando oclusão da emergência da artéria coronária (com maior frequência da direita e que pode ocorrer também por expansão da falsa luz para dentro das coronárias) ou invaginação diastólica da membrana intimal dissecada na valva aórtica e consequente insuficiência valvar significativa (Fig. 18-6).

A ETE também permite excelente avaliação dinâmica por meio do Doppler colorido e pulsátil nas verdadeira e falsa luzes. Isto possibilita a definição da dissecação (Doppler colorido não respeita os limites da imagem se for artefato, ao contrário da linha de dissecação) e diferenciação entre as luzes (falsa luz, em geral, é mais ampla, tem fluxo de menor velocidade e se expande na diástole). Permite definir se os fluxos são concordantes ou discordantes, ou seja, se há fluxo retrógrado na falsa luz e se há obstrução ao fluxo anterógrado da verdadeira luz (aceleração do fluxo), levando à isquemia distal, o que impacta na estratégia cirúrgica e no prognóstico. Com o uso do Doppler pode-se complementar a avaliação funcional, observando-se o sentido do fluxo no orifício comunicante principal e demais orifícios, na sístole e na diástole, com compreensão do enchimento da falsa luz e eventual compressão da verdadeira luz. Sabe-se, desde as primeiras abordagens cirúrgicas da dissecação aórtica, que esta compressão e consequente isquemia distal são decorrentes do regime de alta pressão diastólica na falsa luz, decorrente, na maioria das vezes, da ausência de orifício comunicante de saída distal, terminando a falsa luz em fundo cego. A criação de um orifício distal constituía tratamento paliativo para a compressão da verdadeira luz. Um local frequente de ocorrência de estreitamento e obstrução ao fluxo na verdadeira luz é a transição toracoabdominal e consiste, atualmente, em indicação formal para tratamento endovascular (*stent* aórtico) em dissecação do tipo B (Fig. 18-7). Outro aspecto relevante é que, por meio da imagem bidimensional, pode-se observar a presença de fluxo lento e trombose progressiva da falsa luz, tanto mais intensos quanto mais distantes do orifício comunicante.

A avaliação de todos estes aspectos em conjunto permite melhor compreensão do caso e seu prognóstico do que a mera classificação da dissecação. A utilização do método tridimensional acrescenta a todas estas observações um entendimento espacial nem sempre possível por meio da ETE 2D e, em alguns casos, esclarece lacunas que podem ter impacto na decisão terapêutica. É o caso de ausência de alguns dados ou discrepância entre eles pelo método bidimensional. Por exemplo, nem sempre é possível visibilizar o orifício comunicante que explicaria certo fluxo na falsa luz ou maior movimentação da membrana intimal à ETE 2D, sendo o mecanismo causador inferido.

Outro papel decisivo da ETE 2D é na monitoração do implante de endoprótese em casos de dissecação aórtica.[32a] A visibilização é simultânea à abertura do *stent* encapado, possibilitando imediata definição sobre a oclusão do orifício comunicante, formação de contraste espontâneo e trombose na falsa luz e identificação de eventuais complicações[32b] (Fig. 18-7). Dificuldade maior é encontrada na definição de *endoleaks* e caracterização de seus diferentes tipos e mecanismos durante o acompanhamento. A ETE 2D, embora pouco utilizada no acompanhamento de rotina, tem vantagem sobre a TC e a RM nestes casos, justamente em razão da avaliação do fluxo que alimenta a falsa luz, por vezes parcialmente

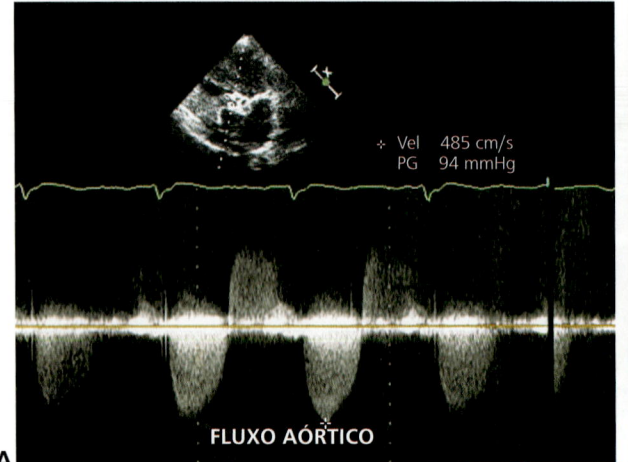

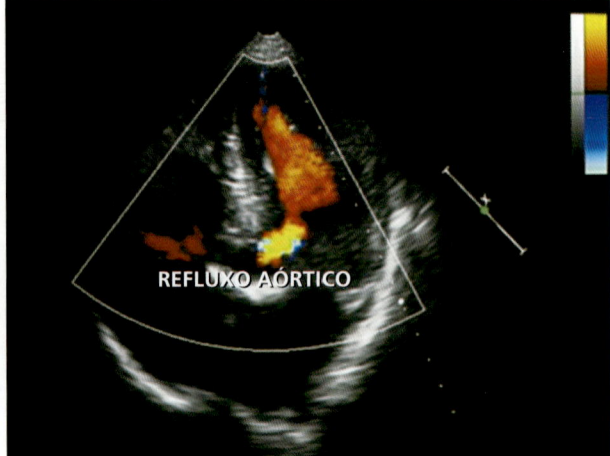

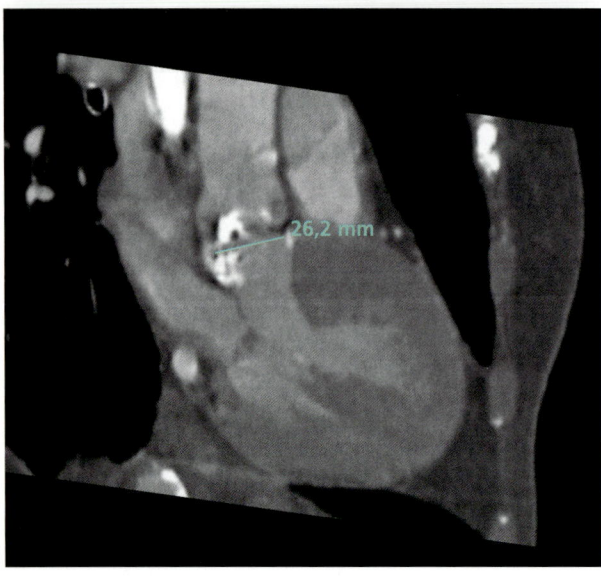

Fig. 18-7. Prótese em aorta por implante percutâneo. (**A**) Ecocardiografia transtorácica bidimensional com Doppler contínuo e mapeamento de fluxo em cores para demonstração de estenose valvar aórtica importante (gradiente transvalvar máximo de 94 mmHg) e insuficiência valvar aórtica discreta. (**B**) Tomografia ultrarrápida de 64 canais para a demonstração da medida do anel valvar aórtico (26,2 mm).

Patologias da Aorta

Posicionamento da prótese

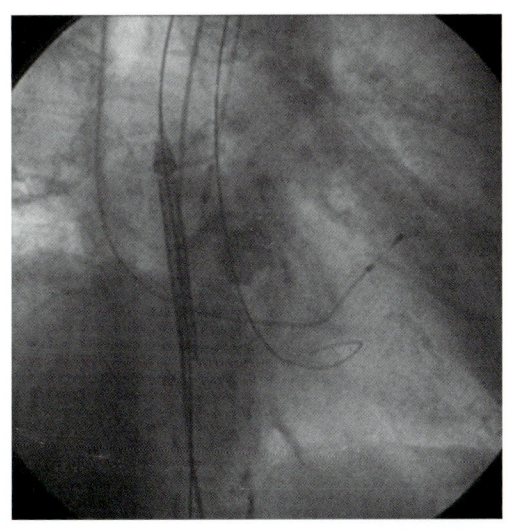

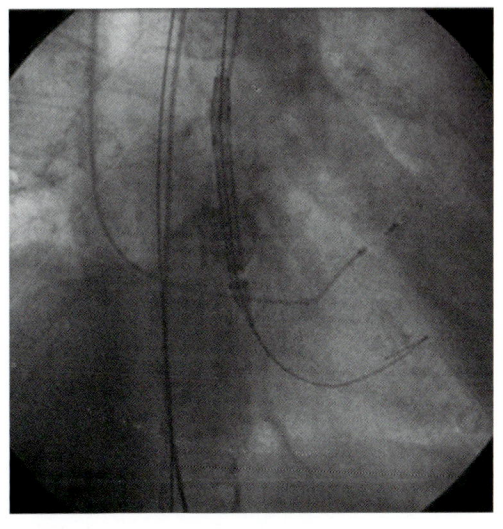

Posição da prótese com bainha parcialmente retirada

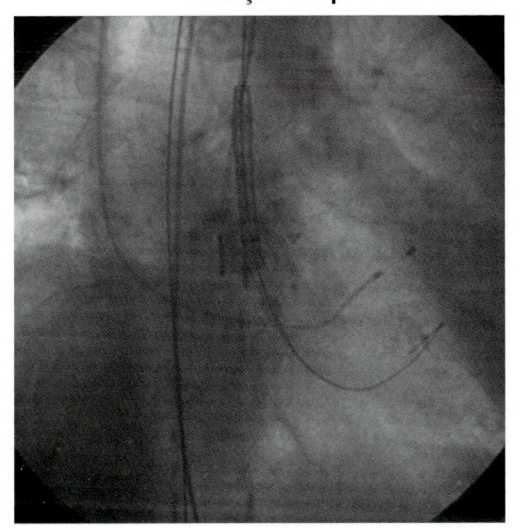

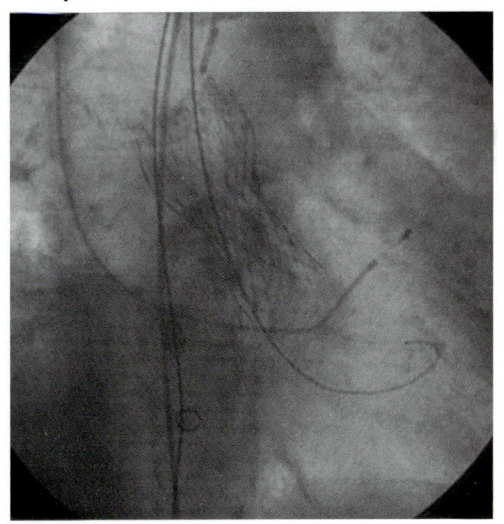

Resultado final

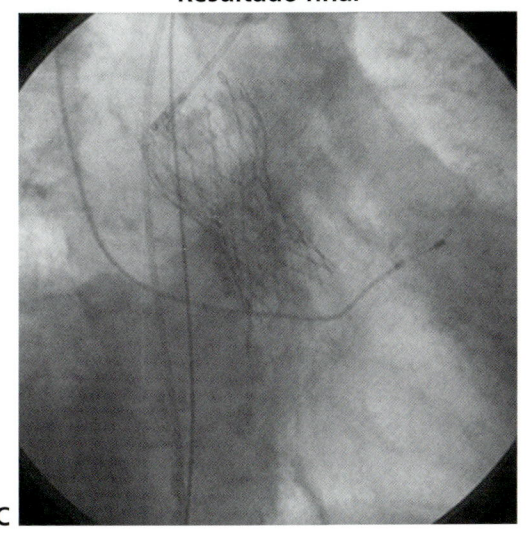

C

Fig. 18-7. (*Cont.*) (**C**) Posicionamento final da prótese (visão por fluoroscopia). (*Continua.*)

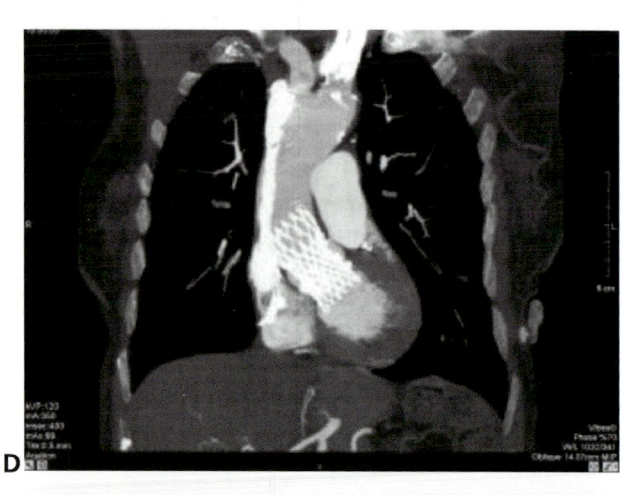

Fig. 18-7. (*Cont.*) (**D**) Tomografia ultrarrápida de 64 canais para a demonstração do posicionamento final da prótese em posição aórtica. (**E**) Imagem de cateter posicionado em arco aórtico (à esquerda em imagem transesofágica bidimensional; à direita em imagem transesofágica tridimensional). (**F**) Ecocardiografia transesofágica tridimensional com a demonstração da imagem de prótese aórtica implantada por via percutânea normoposicionada em aorta. Imagem à direita (visão a partir da via de saída do ventrículo esquerdo); imagem à esquerda (visão longitudinal com a abertura da aorta ascendente).

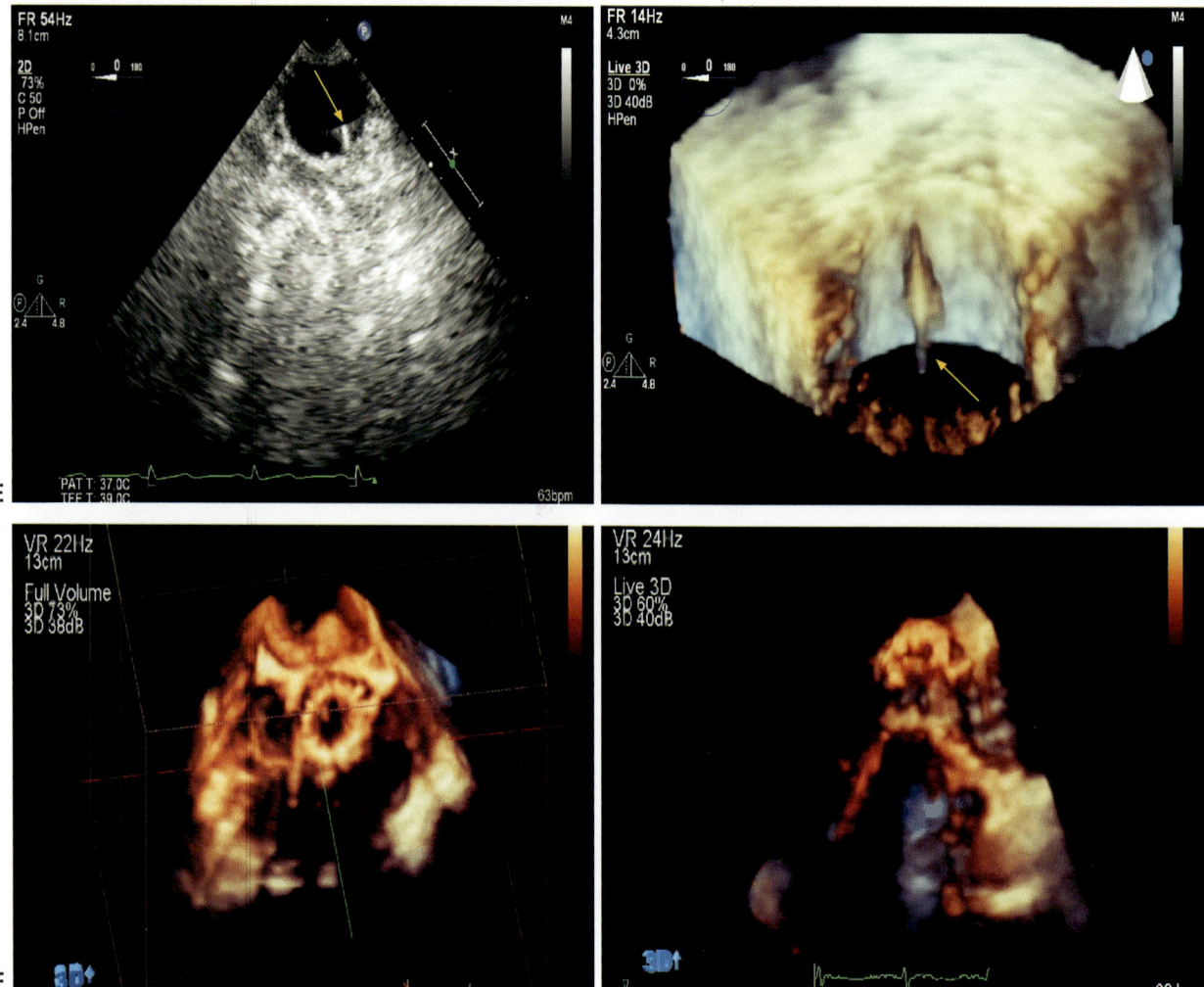

Terapêutica
Prótese Aórtica

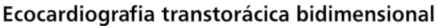

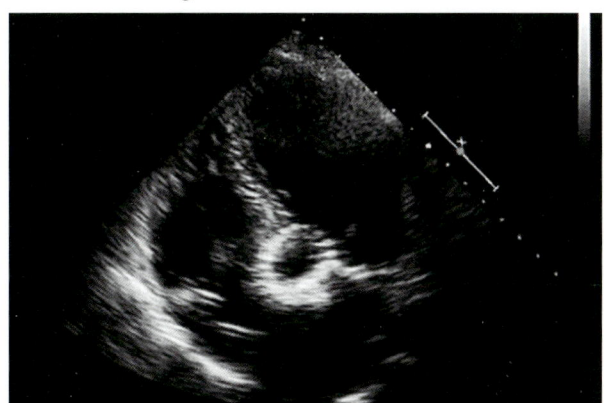

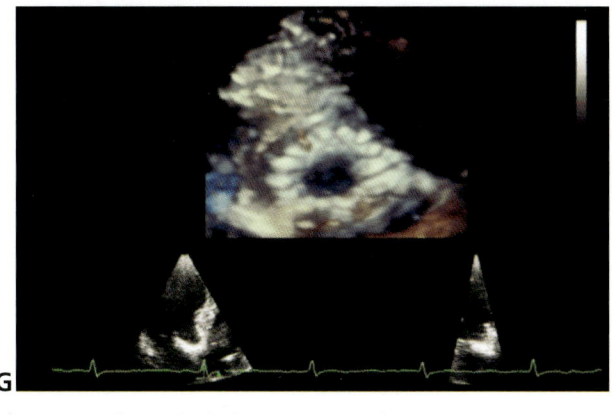

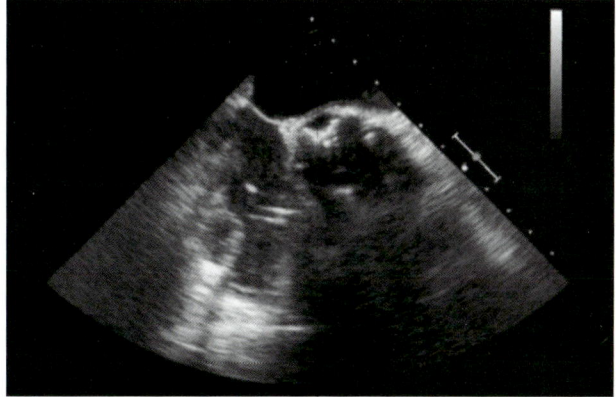

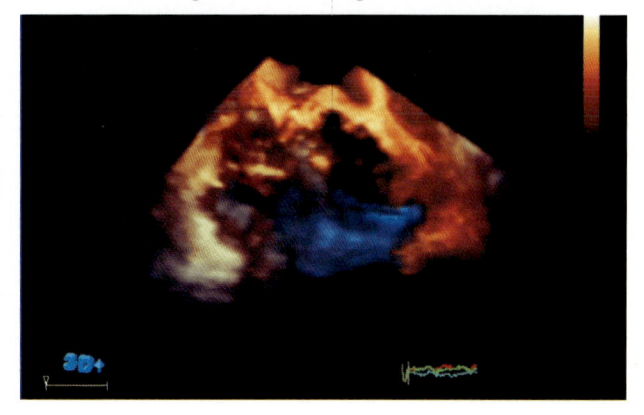

Fig. 18-7. (*Cont.*) (**G**) Análise ecocardiográfica com o emprego de múltiplas modalidades (ecocardiografia transtorácica bidimensional, ecocardiografia transesofágica bidimensional, ecocardiografia transtorácica tridimensional, ecocardiografia transesofágica tridimensional) de prótese aórtica implantada por via percutânea.

identificado. Porém, o componente metálico do *stent* gera reverberação do sinal ultrassonográfico e impede a plena visualização da falsa luz e de seu fluxo. Aspectos observados nas extremidades proximal e distal da endoprótese costumam dirimir as dúvidas existentes e, ao contrário dos outros métodos, definir o mecanismo de lesão. Por exemplo, a presença de fluxo retrógrado na falsa luz a jusante da prótese sugere que o mecanismo causador é o enchimento por um orifício distal, menos preocupante do que um proximal ou intraprotético, e habitualmente autolimitado, desde que haja controle pressórico. De forma geral, nestes casos a dúvida diagnóstica é intensa por qualquer dos métodos (TC, RM, ETE 2D e angiografia) e a ETE 3D, em razão da possibilidade de melhor compreensão anatômica associada às vantagens da ETE 2D quanto à avaliação funcional mencionada anteriormente, pode ser a melhor opção.

Nas situações de implante de prótese valvar aórtica por via percutânea, o emprego da ecocardiografia transesofágica tridimensional também acrescenta informações anatômicas importantes, devendo ser utilizada em associação à tomografia computadorizada ultrarrápida para a melhor definição estrutural e para a escolha do tamanho mais adequado de prótese para cada indivíduo, como mostram as imagens deste paciente (Fig. 18-7).

HEMATOMA INTRAMURAL

Embora infrequente em estudos de dissecação aórtica mais antigos,[33] o hematoma intramural vem sendo cada vez mais diagnosticado com o advento e evolução dos novos métodos diagnósticos.[34] É caracterizado pela separação entre as camadas da parede aórtica por sangue parcial ou totalmente trombosado, na ausência de orifício comunicante com o lúmen, possivelmente decorrente da ruptura dos *vasa vasorum* da camada média. Assume formato em crescente, pois habitualmente não envolve toda circunferência da aorta e não exerce pressão sobre o lúmen central, ao contrário da dissecação aórtica clássica. A diferenciação com dissecação aórtica com falsa luz trombosada é problemática mesmo à necropsia e, provavelmente, há sobreposição dessas patologias em diferentes casuísticas.[34] Isto pode explicar resultados opostos quanto ao prognóstico em diferentes séries, a maioria sugerindo pior prognóstico e maior risco de ruptura do que na dissecação, sobretudo quando envolve a porção ascendente da aorta,[35,36] enquanto outros autores acreditam em um caráter benigno, com eventual reabsorção e desaparecimento do hematoma.[37] Como não há fluxo na lesão, a avaliação hemodinâmica não tem a mesma importância que na dissecação aórtica. A avaliação é basicamente anatômica, sendo muito mais importante a imagem bidimensional que a avaliação com Doppler. O acompanhamento costuma ser feito com RM ou TC. A ETE 3D, além de facilitar a visibilização do hematoma, permite melhor detalhamento da superfície intimal, sua diferenciação com trombose laminar da parede aórtica e exclusão de fenda intimal trombosada ou úlcera penetrante como mecanismo causal do hematoma.

ÚLCERA ATEROSCLERÓTICA PENETRANTE

Uma ulceração na placa aterosclerótica torna-se penetrante quando ultrapassa os limites da lâmina elástica interna (íntima) e atinge a camada média.[38] Como consequência, pode haver um divulsionamento da camada média com formação de hematoma mural ou de dissecação localizada. Caso o hematoma seja extenso, pode ser confundido com o hematoma intramural, sobretudo quando a ateromatose aórtica não é significativa. É fundamental uma avaliação criteriosa de toda superfície intimal relacionada com o hematoma para o correto diagnóstico diferencial entre estas duas patologias. A ETE 3D, em razão da possibilidade de visão mais detalhada da superfície intimal, pode facilitar esta diferenciação, que tem impacto no prognóstico e evolução da lesão. Outro aspecto relevante no caso da úlcera penetrante que evolui com dissecação é o fato de a membrana dissecante ser formada pela íntima e parte da camada média, sendo, portanto, mais espessa e com menor ou sem mobilidade, mesmo ao redor do orifício comunicante, ao contrário da membrana dissecante da dissecação clássica. Em contrapartida, a parede aórtica no ponto da úlcera fica restrita à adventícia e parte restante da camada média. Isto explica a formação de pseudoaneurisma e a alta incidência de ruptura.[39]

Em resumo, a alta resolução oferecida pela ETE 2D e 3D tem importante papel na definição da fisiopatologia da doença da aorta e do manuseio do paciente com doença da aorta torácica. A ETE é particularmente útil no diagnóstico de doença aterosclerótica da aorta torácica pela sua habilidade de obter imagens de alta resolução da interface íntima-lúmen. A ETE 3D é superior à ETE 2D na avaliação das placas na aorta descendente quanto à identificação, localização, extensão e presença de complicações. Nas dissecações aórticas e variantes, sua contribuição maior é quanto a aspectos anatômicos e relação espacial da lesão e estruturas. Sua exata posição entre os recursos diagnósticos será definida em estudos futuros.

REFERÊNCIAS BIBLIOGRÁFICAS

1. Tenenbaum A, Motro M, Shapira I et al. Fluid dynamics and atherosclerosis development in the human thoracic aorta: a transesophageal echocardiographic evaluation of protruding aortic plaque distribution and motion. *J Med* 2003;31:63-76.
2. Vaduganathan P, Ewton A, Nagueh SF et al. Pathologic correlates of aortic plaques, thrombi and mobile "aortic debris" imaged in vivo with transesophageal echocardiography. *J Am Coll Cardiol* 1997;30:357-63.
3. Nihoyannopoulos P, Joshi J, Athanasopoulos G et al. Detection of atherosclerotic lesions in the aorta by transesophageal echocardiography *Am J Cardiol* 1993;71:1208-12.
4. Frazin LJ, Glowney JW. Mobile ascending aortic atheroma diagnosed by transesophageal achocardiography as souce of peripheral vascular embolism. *J Am Soc Echocardiogr* 2009;22:972e1-972e4.
5. Cohen A, Tzourio C, Bertrand B et al. Aortic plaque morphology and vascular events: a follow-up study in patients with ischemic stroke. *Circulation* 1997;96:3838-41.
6. Davies MJ, Richardson PD, Woolf N et al. Risk of thrombosis in human atherosclerotic plaques: role of extracellular lipid, macrophage, and smooth muscle cell content. *Br Heart J* 1993;69:377-81.
7. Baimbridge D. 3D imaging for aortic plaque assessment. *Cardiov Vasc Anesth* 2005;9:163-65.
8. Willens HJ, Kessler KM. Transesophageal echocardiography in the diagnosis of diseases of the thoracic aorta: Part II – Atherosclerotic and traumatic diseases of the aorta. *Chest* 2000;117:233-43.
9. Kronzon I, Tunik PA. Aortic atherosclerotic disease and stroke. *Circulation* 2006;114:63-75.
10. Cardenas F. Protruding plaques of the thoracic aorta in the transesophageal echocardiogram: clinical and echocardiographic characteristics. *Rev Med Chil* 1996;124:1093-99.

11. Meissner I, Khanderia BK, Sheps SG *et al.* Atherosclerosis of the aorta:risk factor,risk markeror innocent bystander? *J Am Coll Cardiol* 2004;44:1018-24.
12. Di Tullio MR, Sacco RL, Gersony D *et al.* Aortic atheromas and acute ischemic stroke. *Neurology* 1996;46:1560-66.
13. Khalfallah A, Najjar K, Hadrich M. Predictive value of aortic atherosclerosis detected by transesophageal echocardiography for the presumption of coronary artery disease. *Arch Mal Coeur Vaiss* 2004;97(9):868-74.
14. Varga A, Gruber N, Forster T *et al.* Atherosclerosis of the descending aorta predicts cardiovascular events: a transesophageal echocardiography study. *Cardiovasc Ultrasound* 2004;2:21-28.
15. Fazio GB, Redberg RF, Winslow T *et al.* Transesophageal echocardiographically detected atherosclerotic plaque is a marker for coronary artery disease. *J Am Coll Cardiol* 1993;21:144-50.
16. Matsumara Y, Takata J, Yabe T *et al.* Atherosclerotic aortic plaque detected by transesophageal e<->chocardiography: its significance and limitation as a marker for coronary artery disease in the elderly. *Chest* 1997;112:81-86.
17. Karalis DG, Quinn V, Victor MF *et al.* Risk of catheter-related emboli in patients with atherosclerotic debris in the thoracic aorta. *Am Heart J* 1996;131:1149-55.
18. Di Tullio ME, Sacco RL, Savoia MT *et al.* Aortic atheroma morphology and the risk of ischemic stroke in a multiethnic population. *Am Heart J* 2000;139:329-36.
19. Warner MF, Momah KI. Routine transesophageal echocardiography for cerebral ischemia: is it really necessary? *Arch Intern Med* 1996;156:1719-23.
20. Karalis DG, Krishnaswamy C, Victor MF *et al.* Recognition and embolic potential of intraaortic atherosclerotic debris. *J Am Coll Cardiol* 1991;17:73-78.
21. Tunik PA, Rosenzweig BP, Katz ES *et al.* High risk for vascular events in patients with protruding atheromas: a prospective study. *J Am Coll Cardiol* 1994;23:1085-90.
22. van Zaane B, Nierich AP, Bruinsnma GJBB *et al.* Diagnostic accuracy of modified transoesophageal echocardiography for pre-incision assessment of aortic atherosclerosis in cardiac surgery patients. *Br J Anaesth* 2010;105:131-38.
23. van Zaane B, Nierich AP, Buhre WF *et al.* Resolving the blind spot of transoesophageal echocardiography: a new diagnostic device for visualizing the ascending aorta in cardiac surgery. *Br J Anaesth* 2007;98:434-41.
24. O'Gara PT, DeSanctis RW. Acute aortic dissection and its variants: toward a common diagnostic and therapeutic approach. *Circulation* 1995;92:1376-78.
25. Vilacosta I, San Roman J. Acute aortic syndrome. *Heart* 2001;85:365-68.
26. Erbel R, Alfonso F, Boileau C *et al.* Diagnosis and management of aortic dissection. Recommendations of the Task Force on Aortic Dissection, European Society of Cardiology. *Eur Heart J* 2001;22:1642-81.
27. DeBakey M, McCollum C, Crawford E *et al.* Dissection and dissecting aneurysms of the aorta: twenty-year follow-up of five hundred twenty-seven patients treated surgically. *Surgery* 1982;92:1118-34.
28. Daily P, Trueblood H, Stinson EB *et al.* Management of acute aortic dissections. *Ann Thorac Surg* 1970;10:237-47.
28b. Meredith EL, Masani ND. Echocardiography in the emergency assessment of acute aortic syndromes European J Echocardiography 2009;10:i31-i39.
29. Chirillo F, Marchiori M, Andriolo L *et al.* Outcome of 290 patients with aortic dissection. A 12-year multicentre experience. *Eur Heart J* 1990;11:311-19.
29b. Nienaber CA, Kodolitsch YV, Nicholas V *et al.* The diagnosis of thoracic aortic dissection by noninvasive imaging procedures. *N Engl J Med* 1993;328:1-9.
30. Applebe AF, Walker PG, Yeoh JK *et al.* Clinical significance and origin of artifacts in transesophageal echocardiography of the thoracic aorta. *J Am Coll Cardiol* 1993;21:754-60.
31. Evangelista A, Garcia del Castillo H, Gonzalez-Alujas T *et al.* Diagnosis of ascending aortic dissection by transesophageal echocardiography: utility of M-mode in recognizing artifacts. *J Am Coll Cardiol* 1996;27:102-7.
31b. Nishino M, Tanouchi J, Tanaka K *et al.* Transesophageal echocardiographic diagnosis of thoracic aortic dissection with the completely thrombosed false lumen. *J Am Soc Echocardiogr* 1996;9:79-85.
32. Nienaber CA, Fattori R, Lund G *et al.* Nonsurgical reconstruction of thoracic aortic dissection by stent-graft placement. *N Engl J Med* 1999;340:1539-45.
32b. Fischer CH, Campos Filho O, Palma da Fonseca JH *et al.* [Use of transesophageal echocardiography during implantation of aortic endoprosthesis (stent). Initial experience]. *Arq Bras Cardiol* 2001 July;77(1):1-8.
33. Hirst A, Johns V, Kime S. Dissecting aneurysm of the aorta: a review of 505 cases. *Medicine (Baltimore)* 1958;37:217-79.
34. Willens HJ, Kessler KM. Transesophageal echocardiography in the diagnosis of diseases of the thoracic aorta: part I. *Chest* 1999;116:1772-79.
35. Mohr-Kahaly S, Erbel R, Kearney P *et al.* Aortic intramural hemorrhage visualized by transesophageal echocardiography: findings and prognostic implications. *J Am Coll Cardiol* 1994;23:658-64.
36. Harris KM, Braverman AC, Guitierrez FR *et al.* Transesophageal echocardiographic and clinical features of aortic intramural hematoma. *J Thorac Cardiovasc Surg* 1997;114:619-26.
37. Kang DH, Song JK, Song MG *et al.* Clinical and echocardiographic outcomes of aortic intramural hemorrhage compared with acute aortic dissection. *Am J Cardiol* 1998;81:202-6.
38. Stanson AW, Kazmier FJ, Hollier LH *et al.* Penetrating atherosclerotic ulcers of the thoracic aorta: natural history and clinicopathologic correlations. *Ann Vasc Surg* 1986;1:15-23.
39. Coady M, Rizzo J, Elefteriades J. Pathologic variants of thoracic aortic dissections. Penetrating atherosclerotic ulcers and intramural hematomas. *Cardiol Clin North Am* 1999;17:637-57.

Ecocardiografia de Estresse

19

Vera Márcia Lopes Gimenes

INTRODUÇÃO

A ecocardiografia bidimensional de estresse é o método-padrão para detectar a presença de viabilidade, isquemia miocárdica e gravidade da doença arterial coronária.[1-3] Contudo, nem todos os segmentos do ventrículo esquerdo podem ser avaliados, resultando em risco potencial de não serem observadas alterações segmentares estresse-induzidas, como os segmentos muito localizados ou alterações segmentares discretas.[4] Não somente os fatores técnicos, mas também as características dos pacientes, afetam significativamente a acurácia diagnóstica do estresse com dobutamina como a inclusão de pacientes previamente infartados, o que aumenta muito a sensibilidade do método.[5] O não alinhamento do plano de corte entre o repouso e o estresse pode resultar em super ou subestimativa das alterações contráteis, principalmente naqueles pacientes que já apresentam alterações segmentares no repouso. A discinesia apical é achado comum durante e imediatamente após o estresse, porém, a hipercinesia do estresse pode resultar em falsa aparência de normal da região apical no paciente que apresenta isquemia nesta região. A Eco 3D avalia melhor que a Eco 2D a região apical, eliminando a distorção de compressão apical segundo Sawada et al.,[6] afirmação esta diferente da de Takechi et al.[7] que mostraram ser limitada a sensibilidade para detectar a presença de isquemia apical. Talvez a melhoria técnica dos aparelhos possa explicar esta diferença de opinião. A aquisição da imagem no pico do estresse é operador dependente, o que pode reduzir a sensibilidade e especificidade com alta variabilidade interobservador. Isto se torna um problema, visto que o tempo para aquisição da imagem no pico do estresse é muito curto, e importantes informações diagnósticas podem se perder, resultando em interpretação incorreta da contratilidade segmentar. A introdução do ecocardiograma tridimensional permite a visualização de todos os segmentos do ventrículo esquerdo, o que tem sido útil para delinear as alterações segmentares induzidas pelo estresse.[8-10] Podem-se obter imagens em vários planos ou fatias.[11] Dessa forma, a Eco de estresse tridimensional resolveu parcialmente as limitações da Eco de estresse bidimensional. A habilidade de adquirir diferentes planos de imagem de uma única imagem de volume total (pirâmide) reduz o tempo de aquisição durante o estresse, usando aparelhos de primeira geração de Eco 3D[12] ou de segunda geração.[13] Porém, não ocorrem somente vantagens com a Eco 3D, existem também as desvantagens em relação à Eco 2D na prática diária.[14] As potenciais vantagens e desvantagens estão mostradas no Quadro 19-1.

Quadro 19-1

VANTAGENS E DESVANTAGENS DA ECOCARDIOGRAFIA DE ESTRESSE TRIDIMENSIONAL EM RELAÇÃO À ECO DE ESTRESSE BIDIMENSIONAL

Vantagens	Desvantagens
Visão tomográfica ilimitada	Menor qualidade das imagens
Aquisição mais rápida	Maior diâmetro do transdutor
Menor dependência do observador	Arritmia interfere na qualidade da imagem
Maior reprodutibilidade	Maior tempo para aquisição do Doppler colorido
Evita distorção apical	Artefatos respiratórios
Comparação mais precisa repouso-estresse	Sem imagem lado a lado
Visão simultânea dos três planos	Depende da boa imagem 2D
Obtenção do número desejado de cortes	Análise *off-line*

Na avaliação da Eco 3D de estresse a preferência é pela imagem de volume total (piramidal) pela possibilidade de rápida aquisição de uma única imagem, porém, um único ciclo cardíaco tem densidade insuficiente, resultando em pobre resolução espacial e *frame rate* insuficiente, o que resulta em baixa resolução temporal para a ecocardiografia de estresse.[15] Portanto, o ideal são vários ciclos sequenciais, e a respiração deve estar suspensa para reduzir os artefatos respiratórios.

A possibilidade de obtenção de vários cortes da imagem volumétrica 3D em repouso e no pico do estresse sugere que esta técnica possa melhorar a sensibilidade da Eco de estresse para a detecção de isquemia, particularmente para os pacientes com obstrução de um único vaso. As imagens podem ser comparadas em repouso e durante o estresse com cortes precisamente semelhantes da mesma área do miocárdio. Ainda não existe consenso sobre quais e quantos cortes devam ser usados para esta análise.[6]

As imagens consideradas como de qualidade satisfatória variam entre 74 e 100%[6] e de segmentos interpretáveis 90% com tendência maior para a Eco 2D, como se observa no Quadro 19-2. A análise da concordância interobservador entre o estresse bidimensional e o estresse tridimensional mostra-se excelente, como se observa no Quadro 19-3.

O transdutor 3D é maior do que o transdutor 2D, o que torna menor o sucesso da obtenção da imagem do segmento anterolateral do VE.[7] Apesar disso, na avaliação da acurácia entre os dois métodos bi e tridimensional, não houve diferença significativa, como se observa no Quadro 19-4. Aggeli *et al.*[8] e Matsumura *et al.*[13] mostraram que estresse 2D e 3D são semelhantes para detectar alterações segmentares da contratilidade com a vantagem somente do menor tempo de aquisição da imagem 3D sem comprometer a acurácia diagnóstica. Lembrando que o 3D requer tempo adicional para a análise do exame. Segundo Vanero *et al.*,[16] atualmente, não há vantagem clínica que justifique o uso do estresse tridimensional, visto que tanto o consenso americano como o europeu ainda não recomendam o método como rotina. Segundo Pratali *et al.*,[17] em investigação de 111 pacientes com Eco 3D de esforço, conclui-se que a imagem pela Eco 2D tem maior tempo de aquisição que a imagem pela Eco 3D, porém, a imagem pela Eco 3D tem maior tempo para análise que a imagem da

Quadro 19-2

SUCESSO DE IMAGEM 2D E 3D NO PICO DO ESTRESSE

Autor	Data	Nº de Pacientes	Estresse	Sucesso 2D	Sucesso 3D	Significância
Matsumura[13]	2005	224	dobuta	90%	89%	NS
Eroglu[15]	2006	648	dobuta	98%	97%	NS
Takeuchi[7]	2006	1.248	dobuta	100%	97%	< 0,01
Yang[9]	2006	1.600	dobuta	100%	100%	NS
Petreiro[6]	2007	84	TE	99%	92%	< 0,05
Varnero[16]	2008	391	dipi	98%	95%	NS

Dobuta = dobutamina; TE = teste ergométrico; dipi = dipiridamol; 2D = bidimensional; 3D = tridimensional.

Quadro 19-3
CONCORDÂNCIA INTEROBSERVADOR ENTRE IMAGENS 2D E 3D NO PICO DO ESTRESSE

Autor	data	2D	3D
Ahmad[12]	2001	85%	93%
Yang[9]	2006	82%	87%
Aggeli[8]	2007	94%	92%
Petreiro[6]	2007	88%	87%
Nemes[20]	2007	74%	72%
Krenning[21]	2008	89%	86%
Varnero[16]	2008	91%	91%

Quadro 19-4
SENSIBILIDADE E ESPECIFICIDADE DA ECO DE ESTRESSE 2D E 3D

Autor	Pacientes	2D Sens	2D Esp	3D Sens	3D Esp	Signif
Ahmad[14]	90	79	81	88	88	NS
Petreiro[6]	84	84	76	78	73	NS
Takeuchi[7]	78	–	–	58	75	–
Matsumara[13]	56	86	83	86	80	NS
Aggeli[8]	56	73	93	78	89	NS
Eroglu[15]	36	93	75	93	75	NS

Sens = sensibilidade; Esp = especificidade; signif. = significado estatístico; NS = não significante.

Eco 2D e que a Eco 3D não acrescentou vantagem sobre a Eco 2D durante estresse. Sua recomendação é a aquisição da imagem com 20 frames/segundo para exame normal e 30 frames/segundo para captura digital e quando a frequência cardíaca for maior que 140 bpm. A Eco 3D tem 18 a 40 frames/segundo e na profundidade de 15 cm de 20 frames/segundo, o que prejudica a qualidade da imagem. Em nosso serviço temos observado a contribuição da Eco 3D durante o estresse, mostrando a extensão do segmento alterado, o que não é possível de ser observado com a Eco 2D. Como nos mostram as Figuras 19-1 a 19-6 de dois pacientes em que, na Eco 2D, tanto em repouso quanto no pico do

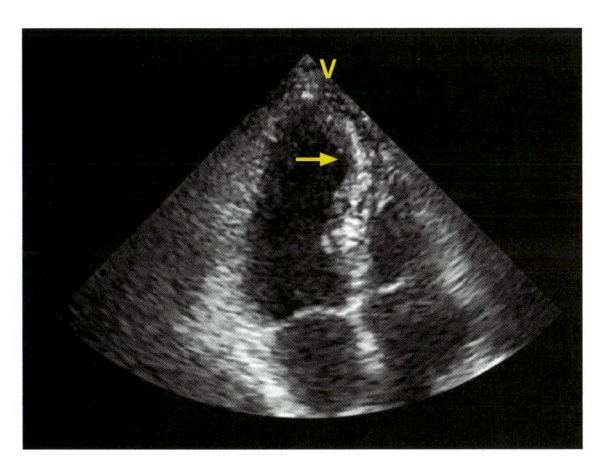

Fig. 19-1. Ecocardiografia bidimensional, posição apical de 4 câmaras em repouso. A seta mostra o **ponto** acinético (paciente 1).

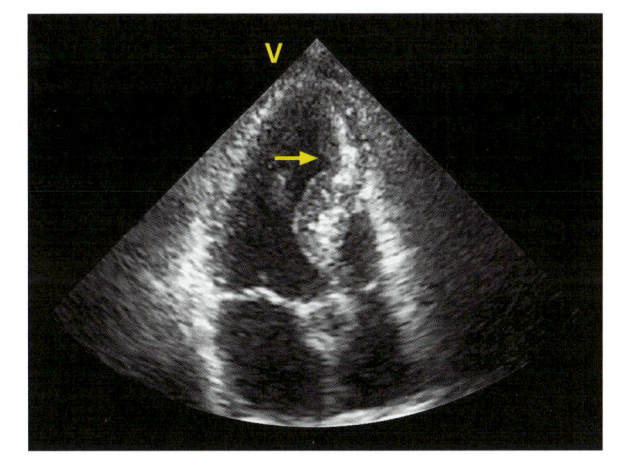

Fig. 19-2. Ecocardiografia bidimensional, posição apical de 4 câmaras no pico do estresse. A seta mostra o **ponto** acinético (paciente 1).

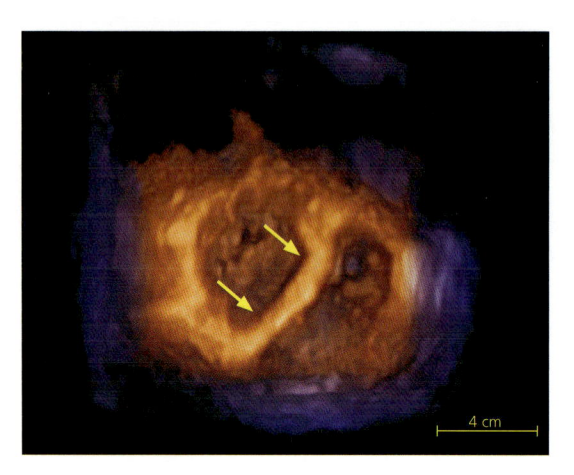

Fig. 19-3. Ecocardiografia tridimensional, posição apical de 4 câmaras e visão superior de eixo menor. A seta mostra o **segmento** acinético (paciente 1).

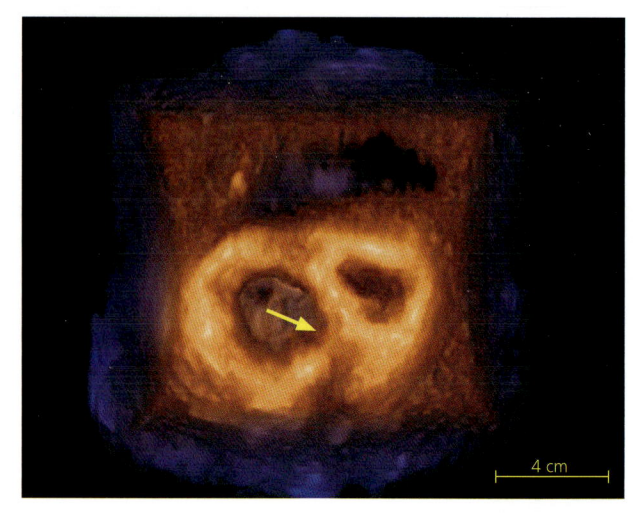

Fig. 19-6. Ecocardiograma tridimensional, posição apical de 4 câmaras e visão superior de eixo menor. A seta mostra o **ponto** acinético (paciente 2).

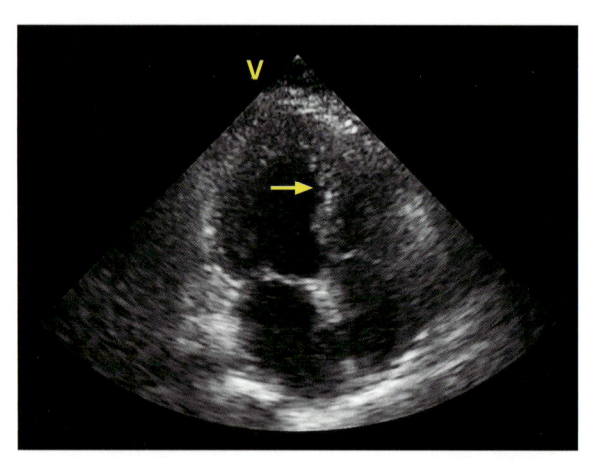

Fig. 19-4. Ecocardiografia bidimensional, posição apical de 4 câmaras em repouso. A seta mostra o **ponto** acinético (paciente 2).

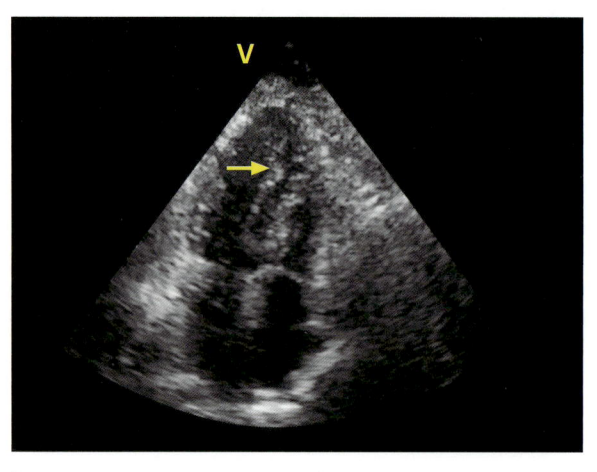

Fig. 19-5. Ecocardiografia bidimensional, posição apical de 4 câmaras no pico do estresse. A seta mostra o **ponto** acinético (paciente 2).

estresse são semelhantes quanto à localização do segmento acinético em ambos, mas muito diferentes quanto à extensão da acinesia, quando observada pela Eco 3D.

A opacificação do miocárdio com contraste pode melhorar a qualidade e o sucesso da obtenção das imagens no estresse tridimensional, lembrando que o exame tridimensional é factível, quando a imagem bidimensional é adequada em todos os segmentos.[18] Aggeli et al.[19] mostraram que apesar da baixa resolução espacial e temporal da Eco 3D, a introdução do contraste melhorou a avaliação do movimento de parede. Sawada et al.[6] mostraram que o sucesso das imagens 2D sem contraste é melhor que o sucesso da imagem 3D sem contraste. Nemes et al.[20] e Krenning et al.[21] mostraram que o contraste melhorou a qualidade da imagem 3D durante o estresse, usando sempre a segunda harmônica com baixo índice mecânico e não o *power modulation* ou *pulse inversion*. A visualização mais adequada dos segmentos leva à melhor qualidade da imagem e à maior concordância interobservador na avaliação dos segmentos. Em relação à superioridade dos dois métodos, a literatura não tem sido consistente. Apesar dos importantes benefícios teóricos e práticos do contraste, a melhora da sensibilidade foi somente moderada pela limitação técnica do exame, mesmo sendo mais preciso na comparação de segmentos idênticos.[21] Stergiopoulos et al.,[22] em 39 pacientes com contraste durante o estresse, mostraram que o número de segmentos com visualização adequada na Eco 3D foi maior na reconstrução manual que na reconstrução automática.

CONCLUSÃO

As limitações da imagem volumétrica tridimensional poderão ser superadas em futuro próximo, assim que os problemas das resoluções temporal e espacial forem superadas. Serão necessários menores transdutores que melhorem a imagem lateral e maior *frame rate* sem degradação da qualidade da imagem para avaliação segmentar em frequência cardíaca alta. No futuro, com a aquisição automática em batimento único talvez melhore a acurácia diagnóstica principalmente para obstruções de um único vaso. Os estudos devem ter maior número de pacientes com avaliação hemodinâmica para serem determinadas as sensibilidade e especificidade da Eco de estresse 3D. Importante também é determinar o potencial valor agregado do contraste no teste de estresse dos pacientes coronariopatas. Finalmente, o uso clínico da Eco estresse 3D depende do refinamento da tecnologia.

REFERÊNCIAS BIBLIOGRÁFICAS

1. Armstrong WF, Zoghbi WA. Stress echocardiography: current methodology and clinical applications. *J Am Coll Cardiol* 2005;45:1739-47.
2. Geleijnse ML, Fioretti PM, Roelandt JR. Methodology, feasibility, safety and diagnostic accuracy of dobutamine stress echocardiography. *J Am Coll Cardiol* 1997;30:595-606.
3. Marwick TH. Stress echocardiography. *Heart* 2003;89:113-18.
4. Walimbe V, Garcia M, Lalude O et al. Quantitative real-time 3-dimensional stress echocardiography: a preliminary investigation of feasibility and effectiveness. *J Am Soc Echocardiogr* 2007;20:13-22.
5. Geleijnse ML, Krenning BJ, Van Dalen BM et al. Factors affecting sensitivity and specificity of diagnostic testing: dobutamine stress echocardiography. *J Am Soc Echocardiogr* 2009;22:1199-1208.
6. Sawada SG, Thomaides A. Three-dimensional stress echocardiography: the promise and limitations of volumetric imaging. *Curr Opin Cardiol* 2009;24:426-32.
7. Takeuchi M, Otani S, Weinert L et al. Comparison of contrast-enhanced real-time live 3-dimensional Dobutamine stress echocardiography with contrast 2-dimensional echocardiography for detecting stress. induced wall. motion abnormalities. *J Am Soc Echocardiogr* 2006;19:294-99.
8. Aggeli C, Giannopoulos G, Misovoulos P et al. Real-time three-dimensional dobutamine stress echocardiography for coronary artery disease diagnosis: validation with coronary angiography. *Heart* 2007;93:672-75.
9. Hung J, Lang R, Flachskampf F et al. 3D echocardiography: a review of the current status and future directions. *J Am Soc Echocardiogr* 2007;20:213-33.
10. Lang RM, Mor-Avi V, Sugeng L et al. Three dimensional echocardiography: the benefits of the additional dimension. *J Am Coll Cardiol* 2006;48:2053. 2063.
11. Yoshitani H, Takeuchi M, Mor-Avi V et al. Comparative diagnostic accuracy of multiplane and multislice three-dimensional dobutamine stress echocardiography in the diagnosis of coronary artery disease. *J Am Soc Echocardiogr* 2009;22:437-42.
12. Ahmad M, Xie T, McCulloch M et al. Real. time three-dimensional dobutamine stress echocardiography in assessment of ischemia: comparison with two-dimensional dobutamine stress echocardiography. *J Am Coll Cardiol* 2001;37:1303-9.
13. Matsumura Y, Hozumi T, Arai K et al. Non-invasive assessment of myocardial ischemia using new real-time three-dimensional dobutamine stress echocardiography: comparison with conventional two-dimensional methods. *Eur Heart J* 2005;26:1625-32.
14. Ahmad M. Real time three-dimensional dobutamine stress echocardiography: a valuable adjunct or a superior alternative to two-dimensional stress echocardiography? *J Am Soc Echocardiogr* 2009;22:443-44.
15. Eroglu E, D'hooge J, Herbots L et al. Comparison of real-time tri-plane and conventional 2D dobutamine stress echocardiography for the assessment of coronary artery disease. *Eur Heart J* 2006;27:1719-24.
16. Varnero S, Santagata P, Pratali L et al. Head to head comparison of 2D vs real time 3D dipyridamole stress echocardiography. *Cardiovasc Ultrasound* 2008;3:31-39.
17. Pratali L, Molinaro S, Corciu AI et al. Feasibility of real-time three-dimensional stress echocardiography: pharmacological and semi-supine exercise. *Cardiovascular Ultrasound* 2010;8:10-17.
18. Pulerwitz T, Hirata K, Abe Y et al. Feasibility of using a real-time 3-dimensional technique for contrast dobutamine stress echocardiography. *J Am Soc Echocardiogr* 2006;16:540-45.
19. Aggeli C, Felekos J, Lampropoulos K et al. Feasibility of real-time 3D stress contrast echocardiography and agreement with 2D stress contrast echocardiography. *J Am Coll Cardiol* 2010;55(Suppl 1):10A.
20. Nemes A, Geleijnse ML, Krenning BJ et al. Usefulness of ultrasound contrast agent to imoprove image quality during real-time three-dimensional stress echocardiography. *Am J Cardiol* 2007;99:275-78.
21. Krenning BJ, Nemes A, Soliman OII et al. Contrast-enhanced three-dimensional dobutamine stress echocardiography: between Scylla and Charybdis? *Eur J Echocardiogr* 2008;9:757-60.
22. Stergiopoulos K, Bahrainy S, Buzzanca L et al. Initial experience using contrast enhanced real-time three-dimensional exercise stress echocardiography in a low-risk population. *Heart International* 2010;5:e8, 33-39.

Ecocardiografia Tridimensional Transesofágica

20

Marcelo Luiz Campos Vieira
Vera Márcia Lopes Gimenes

A introdução ao cenário clínico da ecocardiografia transesofágica bidimensional na década de 1970 (1976) trouxe a possibilidade da melhor investigação diagnóstica de situações de grande relevância,[1] tais como: (1) a investigação de fontes cardioembólicas; (2) a suspeita diagnóstica de endocardite infecciosa; (3) a suspeita de dissecação de aorta; (4) o melhor detalhamento anatômico do aparato valvar mitral e a determinação mais acurada do mecanismo responsável pela insuficiência da valva mitral; (5) a análise das próteses valvares cardíacas. Nestas situações clínicas o emprego da ecocardiografia transesofágica apresenta grande superioridade (sensibilidade, especificidade, acurácica) em relação à ecocardiografia transtorácica para a investigação diagnóstica.

Os primeiros protótipos de ecocardiografia transesofágica tridimensional foram lançados no início da década de 1990. Estes apresentavam grande limitação do ponto de vista rotacional, varredura angular restrita e necessidade de reconstrução estrutural demandado grande tempo em estação de trabalho *off-line*. As imagens obtidas demonstravam nitidez insatisfatória, sendo resultado de programas de computação em que a rotação espacial era limitada, o limite *(threshold)* entre os pontos de cinza apresentavam-se pouco reprodutíveis, resultando em variabilidade interobservador muito grande. Com a evolução da informática e com o grande aumento da velocidade dos processadores digitais, a ecocardiografia transesofágica tridimensional evoluiu, atualmente, para a obtenção de imagens em tempo real, apresentando grande correspondência anatômica, podendo vir a ser imprescindível na sala cirúrgica do século 21, visando ao tratamento de cardiopatias congênitas e adquiridas. A ecocardiografia transtorácica tridimensional apresenta modalidades de apresentação em tempo real *(live)*, em *zoom* ou em *full volume*. Cada uma destas *apresentações* deve ser empregada em situações anatômicas específicas ou com finalidade de investigação diagnóstica em especial. Exemplos do emprego da ecocardiografia transesofágica tridimensional e pequena comparação com imagens bidimensionais são demonstrados nas Figuras 20-1 a 20-38.

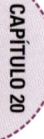

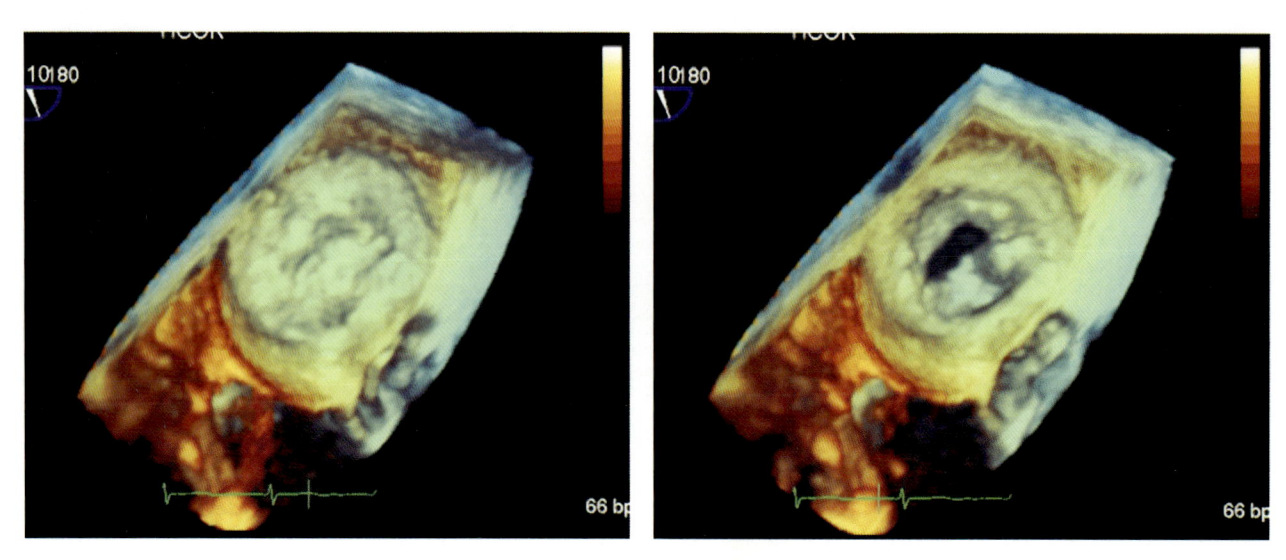

Fig. 20-1. Ecocardiografia transesofágica tridimensional mostrando a estenose valvar mitral importante em sístole (superior) e diástole (inferior) com visão a partir do átrio esquerdo.

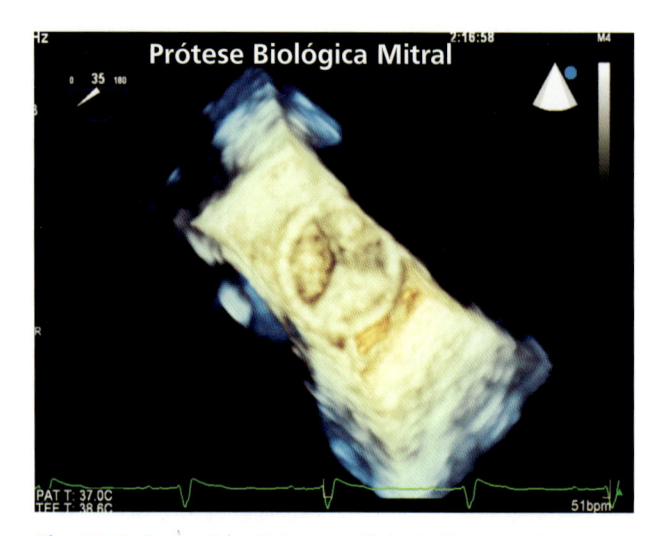

Fig. 20-2. Ecocardiografia transesofágica tridimensional para demonstração de prótese biológica em posição mitral normal em sístole (visão a partir do átrio esquerdo).

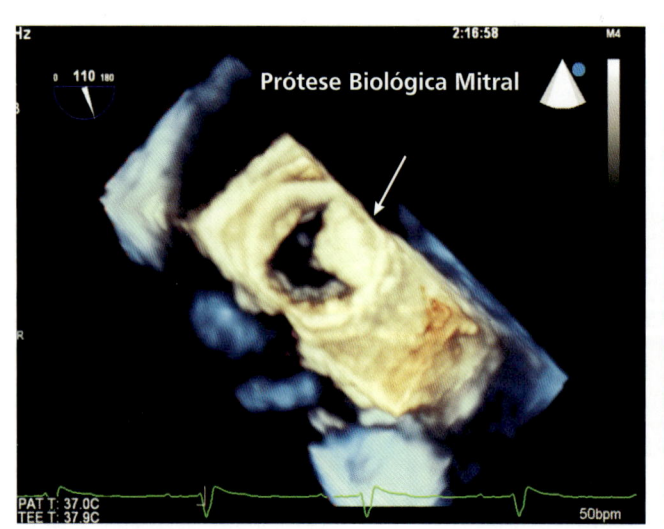

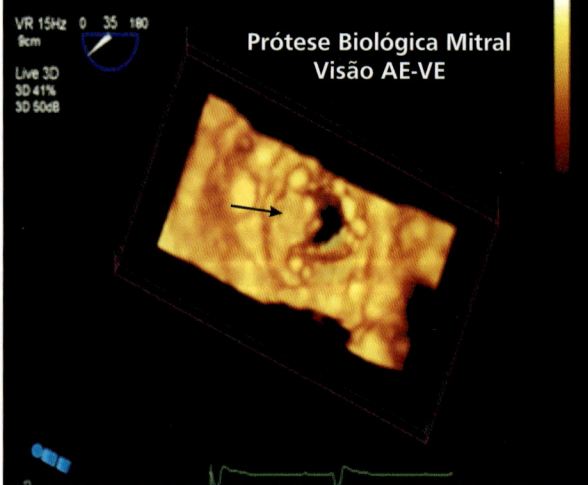

Fig. 20-3. Ecocardiografia transesofágica tridimensional para demonstração de prótese biológica em posição mitral com ausência de abertura do folheto lateral indicado pela seta: à esquerda – visão a partir do átrio esquerdo; à direita – visão a partir do ventrículo esquerdo.

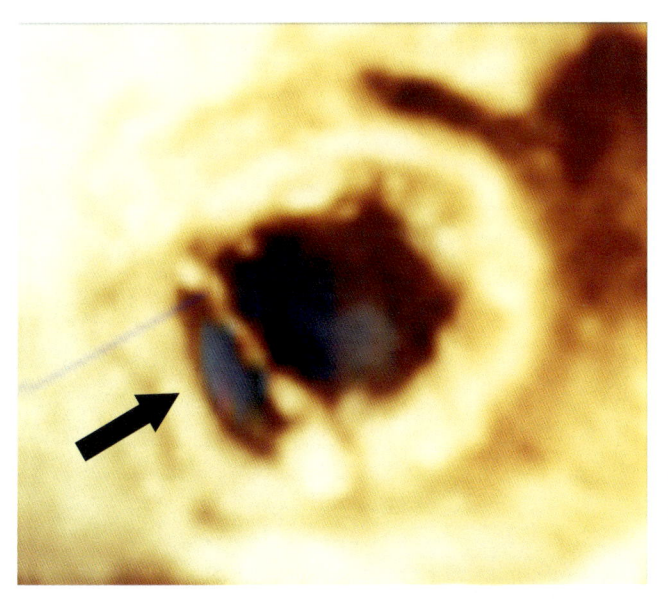

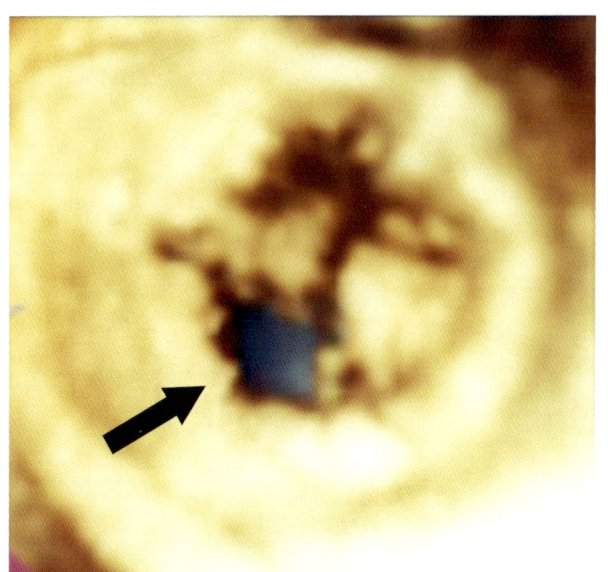

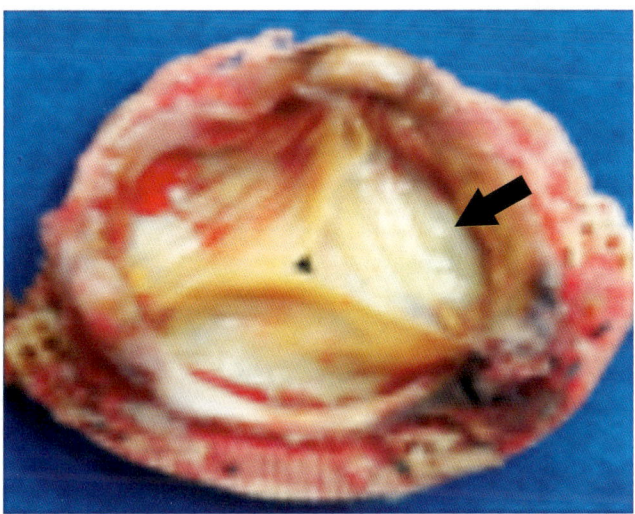

Fig. 20-4. Ecocardiografia transesofágica tridimensional para demonstração de prótese biológica em posição mitral, com visão do átrio esquerdo. Nota-se ausência de movimentação do folheto lateral indicado pela seta que resultava em importante insuficiência mitral: à esquerda em diástole; à direita em sístole; inferior – achado cirúrgico. Prótese aparentemente normal, porém, um dos folhetos, que era muito amolecido, sem movimento com fluxo transprotético.

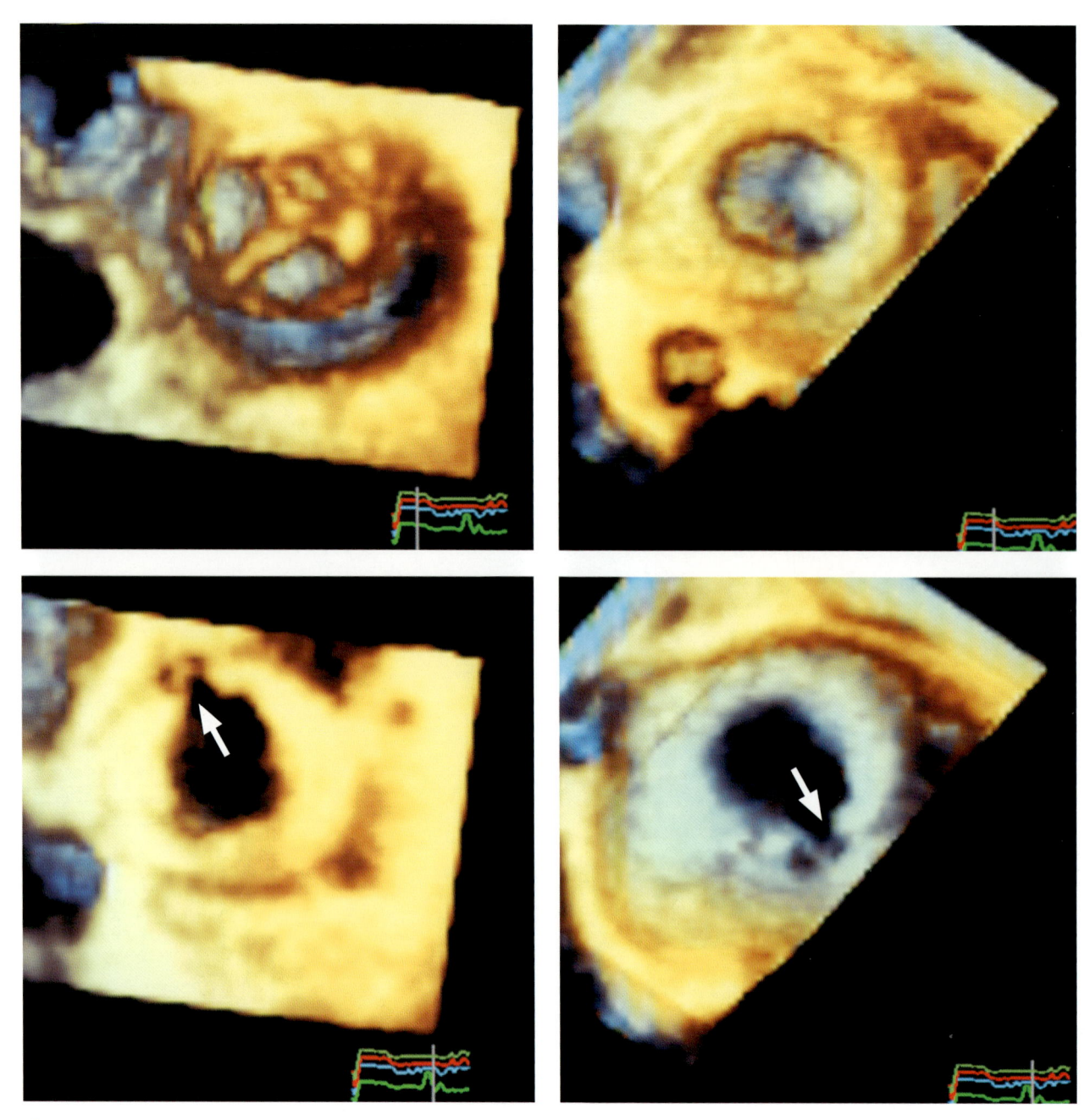

Fig. 20-5. Ecocardiografia transesofágica tridimensional para demonstração de prótese biológica em posição mitral com disfunção do anel indicado pela seta. À esquerda, prótese com visão pelo ventrículo esquerdo; à direita, prótese com visão pelo átrio esquerdo.

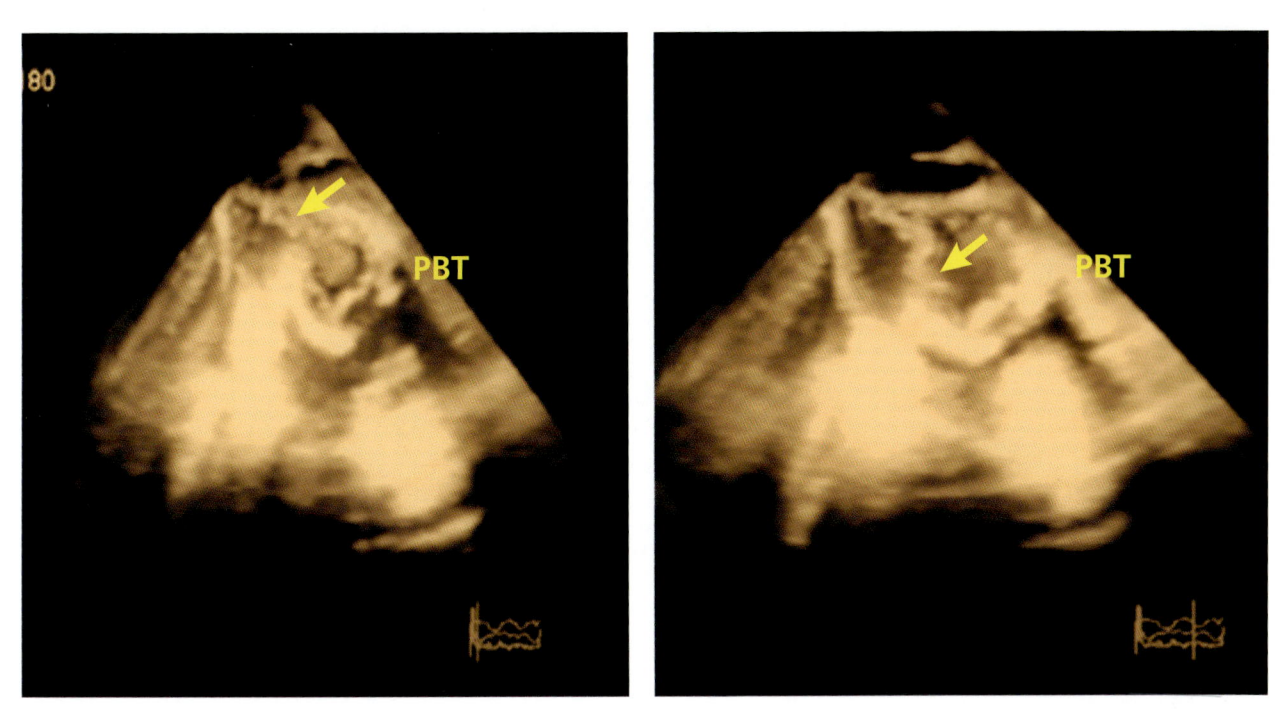

Fig. 20-6. Ecocardiografia transesofágica tridimensional para demonstração de prótese biológica em posição tricúspide com trombo alongado com inserção na veia cava inferior e na prótese com ampla movimentação no átrio direito. A seta indica o trombo. Imagem superior – em sístole; inferior – em diástole. PBT = prótese biológica tricúspide

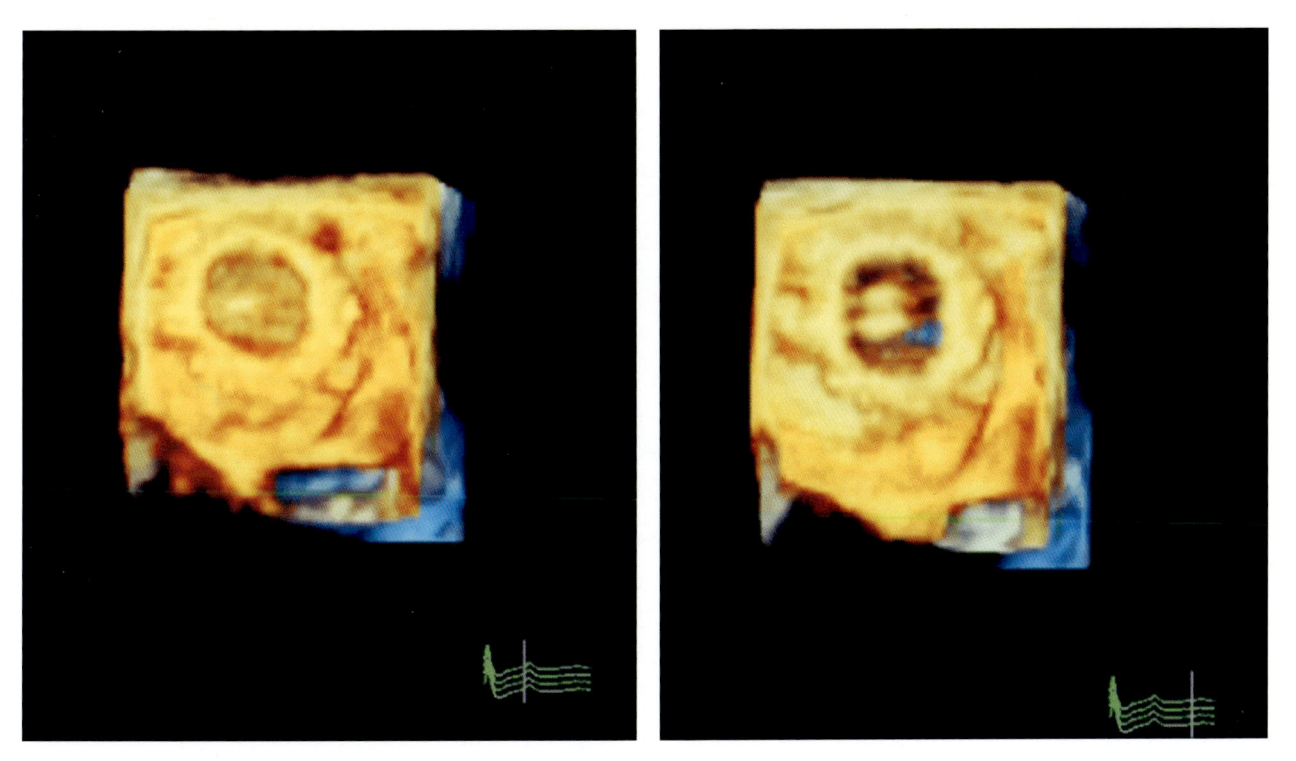

Fig. 20-7. Ecocardiografia transesofágica tridimensional para demonstração de prótese metálica de duplo disco em posição mitral normal em sístole à esquerda e em diástole à direita (visão a partir do átrio esquerdo).

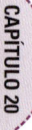

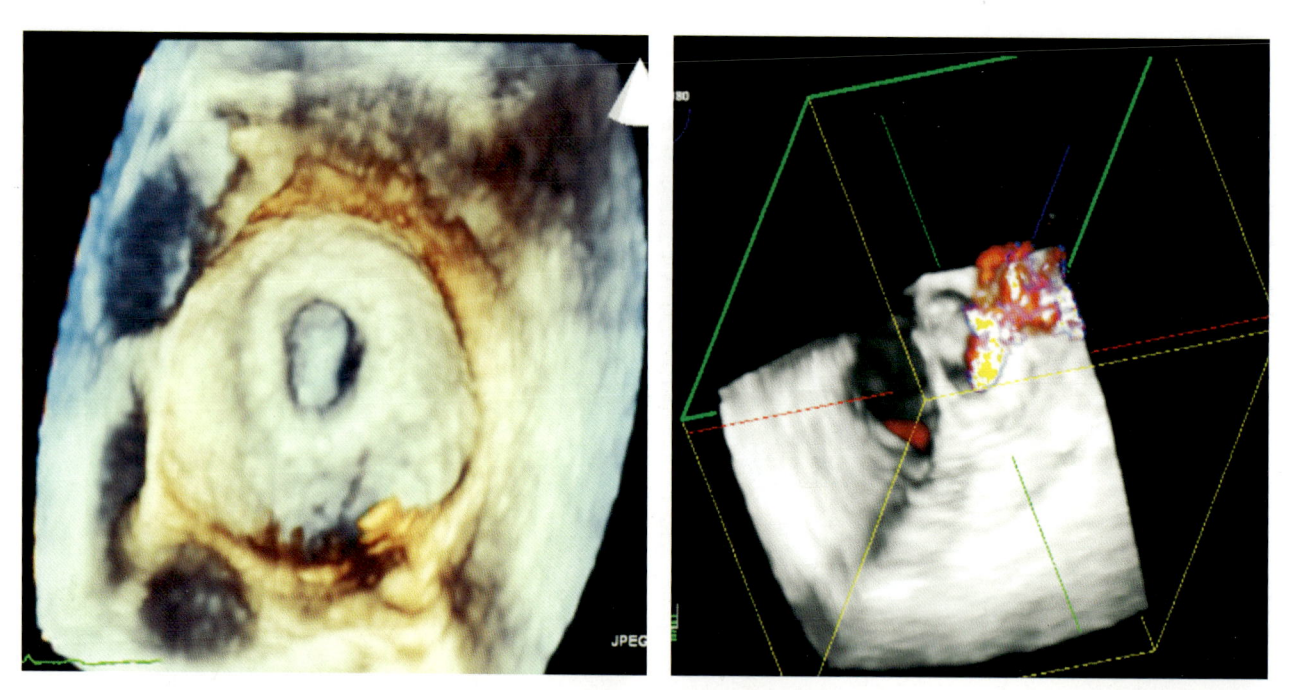

Fig. 20-8. Ecocardiografia transesofágica tridimensional para demonstração da implantação do anel de Carpentier na posição mitral. À esquerda, demonstração do anel de Carpentier com visão pelo átrio esquerdo. À direita, demonstração da presença da insuficiência de grau discreto pelo Doppler colorido.

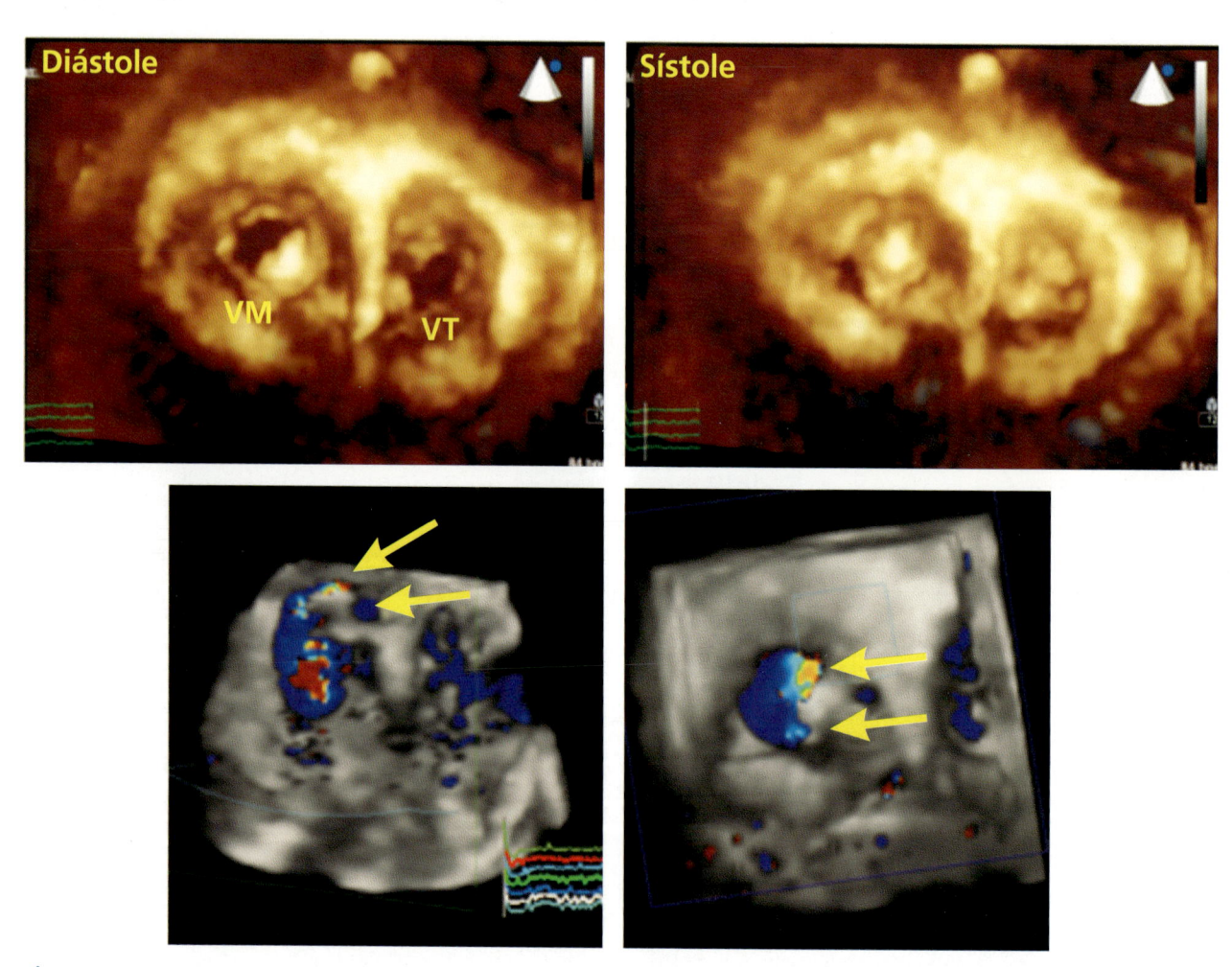

Fig. 20-9. Ecocardiografia transesofágica tridimensional para demonstração da morfologia da valva mitral após plastia em diástole e sístole com visão pelo átrio esquerdo, em paciente portadora de estenose valvar mitral e tricúspide, acima. Abaixo, a Eco 3D com Doppler colorido mostra a presença de dois jatos, tanto na visão lateral, como na visão superior. As setas indicam os jatos. VM = valva mitral; VT = valva tricúspide.

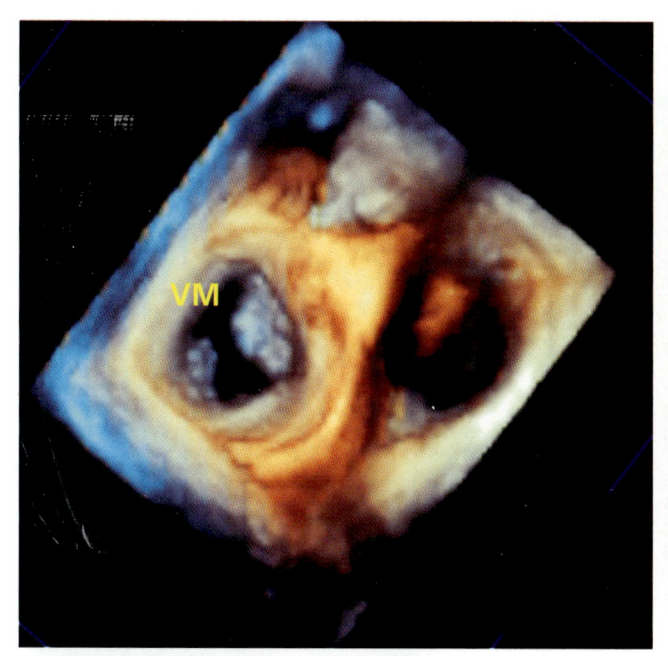

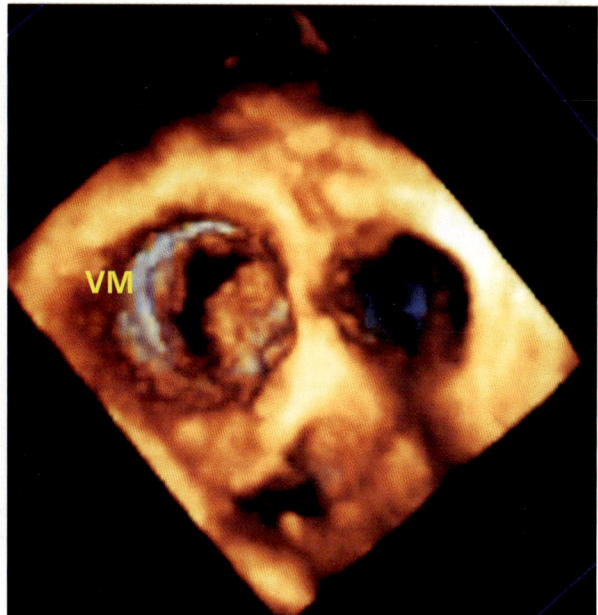

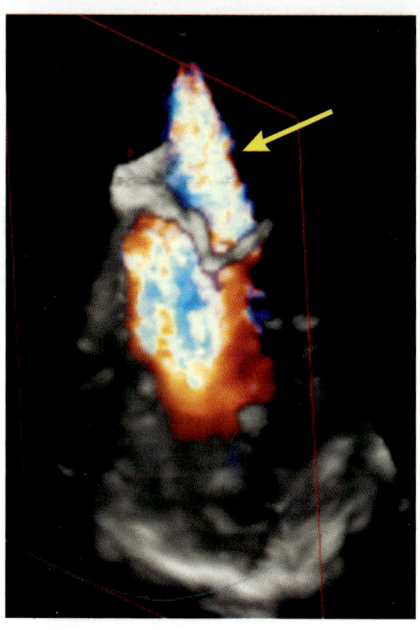

Fig. 20-10. Ecocardiografia transesofágica tridimensional para demonstração de vegetações por endocardite em valva mitral. À esquerda, vegetações na VM com visão pelo átrio esquerdo; à direita, vegetações na VM com visão pelo ventrículo esquerdo. A seta indica a presença de insuficiência valvar mitral. VM = valva mitral.

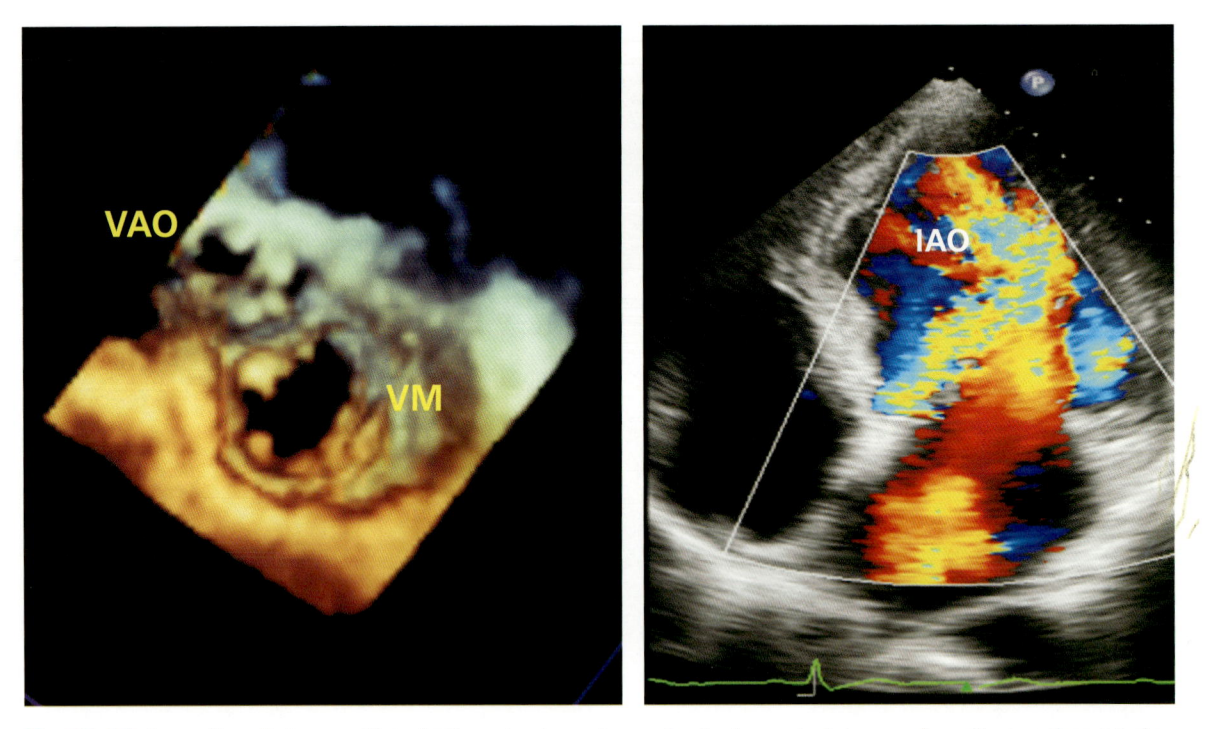

Fig. 20-11. Ecocardiografia transesofágica tridimensional para demonstração de vegetações por endocardite em valvas mitral e aórtica. À esquerda, vegetações na VM e Vao com visão pelo átrio esquerdo; à direita, Eco 2D com Doppler colorido mostrando a importante insuficiência valvar aórtica. VM = valva mitral; VAO = valva aórtica; IAO = insuficiência valvar aórtica.

ECOCARDIOGRAFIA TRIDIMENSIONAL TRANSESOFÁGICA

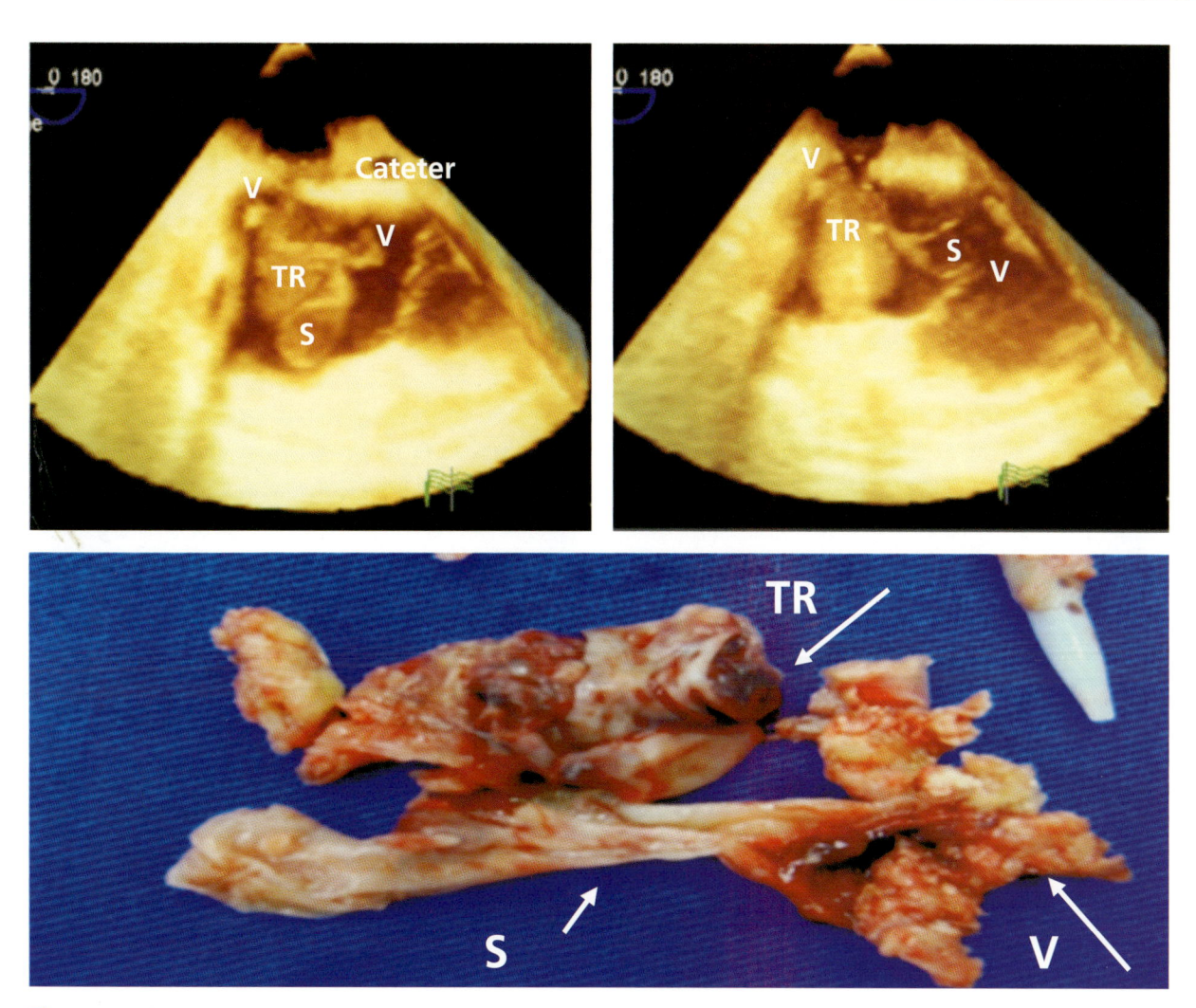

Fig. 20-12. Ecocardiografia transesofágica tridimensional para demonstração de vegetações por endocardite no trombo e na estrutura sacular aderida ao trombo. Imagem mais ecogênica do cateter de diálise. Imagem superior mostrando a posição sacular e imagem média mostrando a grande mobilidade da mesma. Imagem inferior da peça anatômica que confirmou os achados do Eco 3DTE. V = vegetações; TR = trombo; S = sacular.

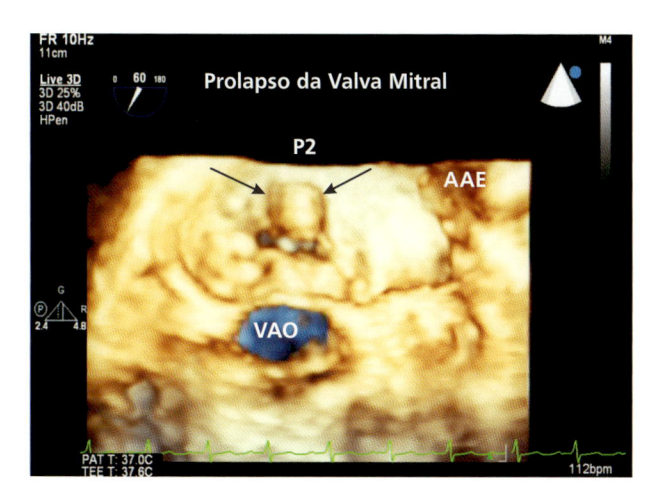

Fig. 20-13. Ecocardiografia transesofágica tridimensional para demonstração de prolapso da valva mitral (P2, setas). AAE = apêndice atrial esquerdo; VAO = valva aórtica.

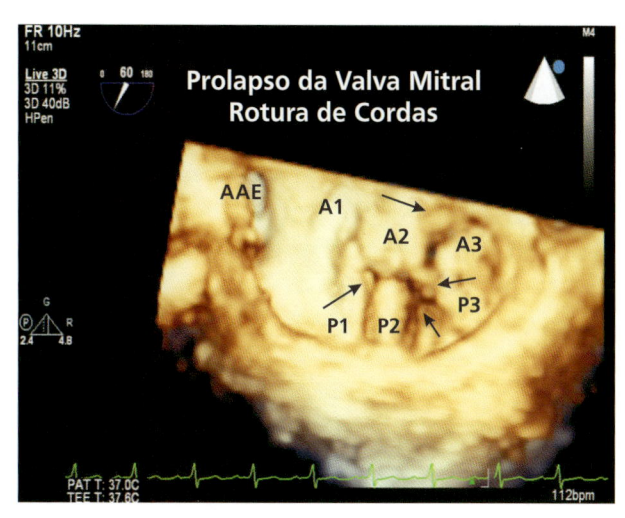

Fig. 20-14. Ecocardiografia transesofágica tridimensional para demonstração de prolapso da valva mitral (P2, A2, A3). Setas demonstrando ruptura de cordas. AAE = apêndice atrial esquerdo.

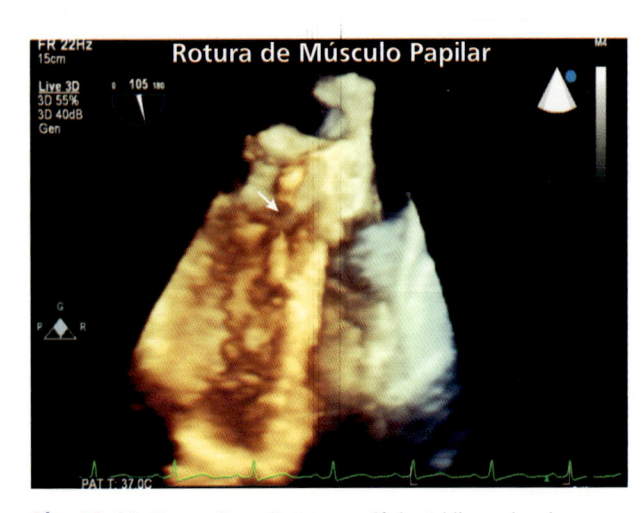

Fig. 20-15. Ecocardiografia transesofágica tridimensional para demonstração de paciente, apresentando ruptura de músculo papilar após infarto agudo do miocárdio (seta).

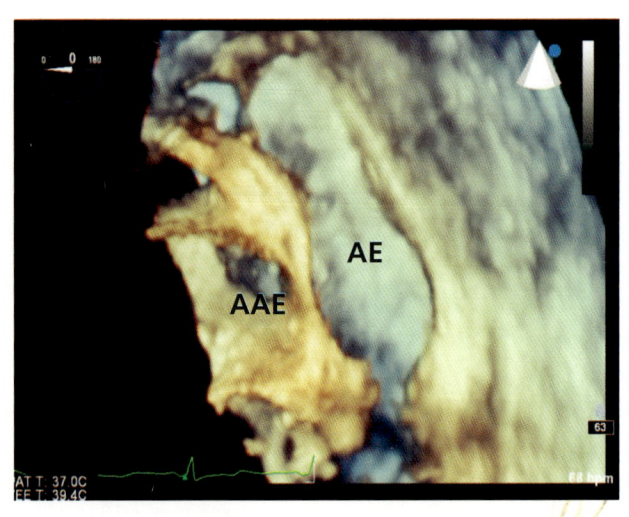

Fig. 20-17. Ecocardiografia transesofágica tridimensional para demonstração de imagem do apêndice atrial esquerdo (visão longitudinal vertical a partir do átrio esquerdo). AAE = apêndice atrial esquerdo; AE = átrio esquerdo.

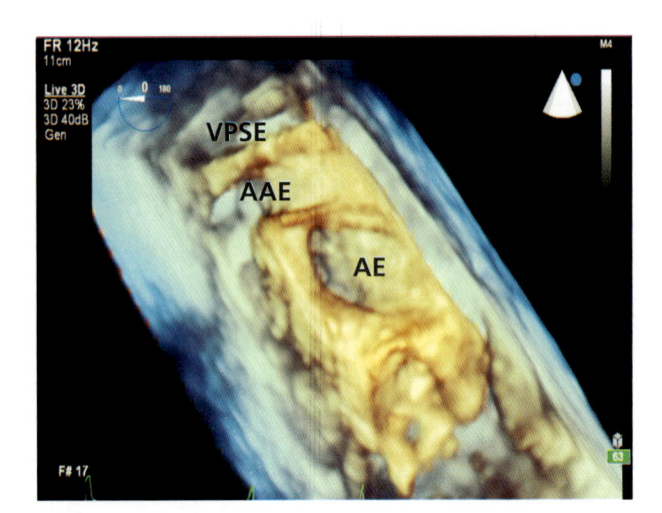

Fig. 20-16. Ecocardiografia transesofágica tridimensional para demonstração de imagem do apêndice atrial esquerdo (visão a partir do átrio esquerdo). AAE = apêndice atrial esquerdo; AE = átrio esquerdo; VPSE = veia pulmonar superior esquerda.

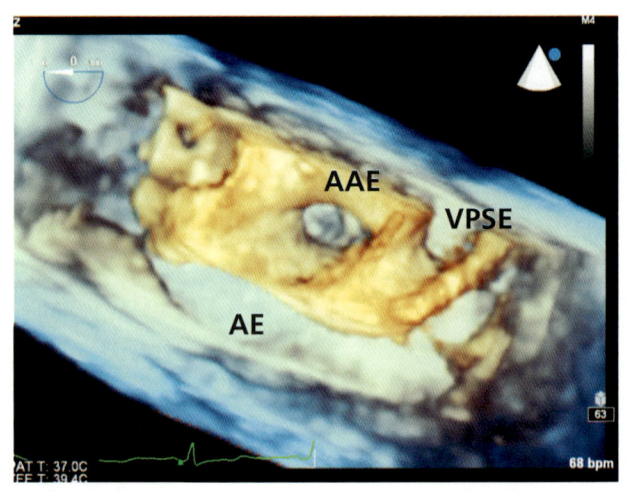

Fig. 20-18. Ecocardiografia transesofágica tridimensional para demonstração de imagem do apêndice atrial esquerdo (visão longitudinal horizontal *en face* a partir do átrio esquerdo). AAE = apêndice atrial esquerdo; AE = átrio esquerdo; VPSE = veia pulmonar superior esquerda.

ECOCARDIOGRAFIA TRIDIMENSIONAL TRANSESOFÁGICA

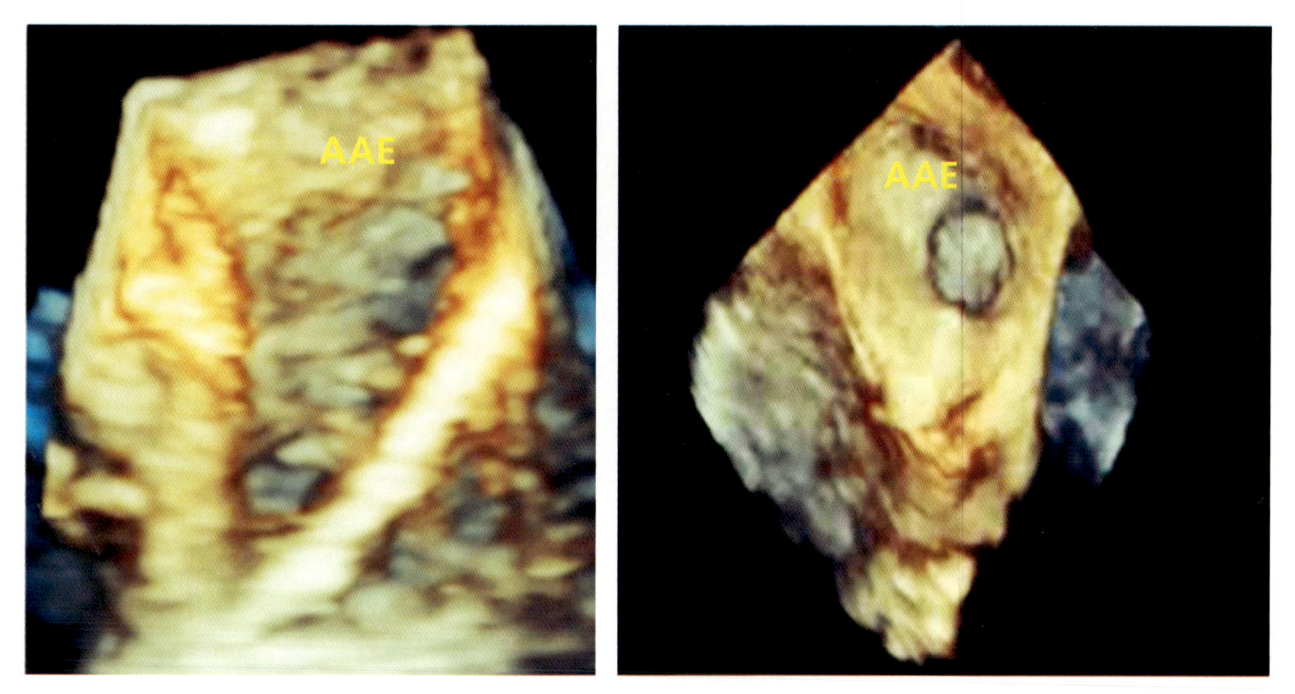

Fig. 20-19. Ecocardiografia transesofágica tridimensional para demonstração de imagem do apêndice atrial esquerdo normal (à esquerda – visão transversal ampliada e à direita – visão superior a partir do átrio esquerdo).

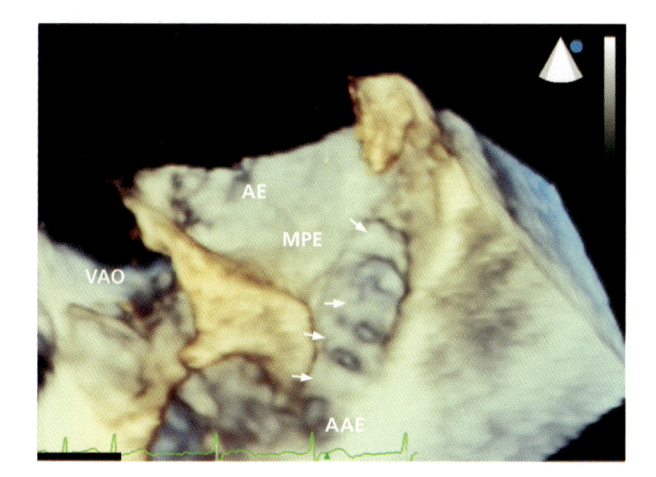

Fig. 20-20. Ecocardiografia transesofágica tridimensional (século 21, 2010) para demonstração de imagem dos músculos pectíneos do apêndice atrial esquerdo (setas, visão longitudinal a zero grau). AAE = apêndice atrial esquerdo; AE = átrio esquerdo; VAO = valva aórtica; MPE = músculos pectíneos.

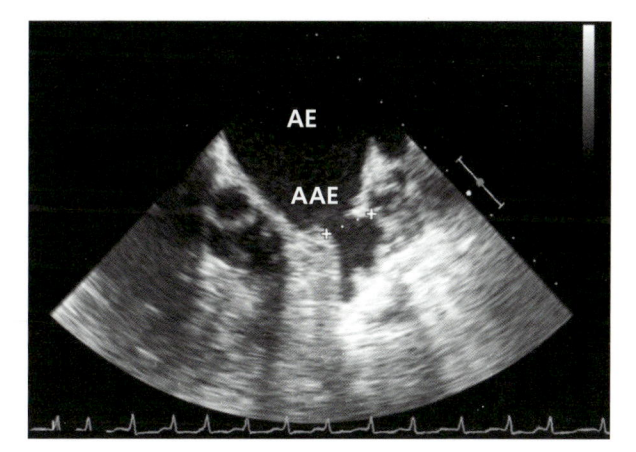

Fig. 20-21. Ecocardiografia transesofágica bidimensional para demonstração de imagem do apêndice atrial esquerdo com a medida da abertura maior do apêndice (1,59 cm, imagem a 45 graus). AAE = apêndice atrial esquerdo; AE = átrio esquerdo.

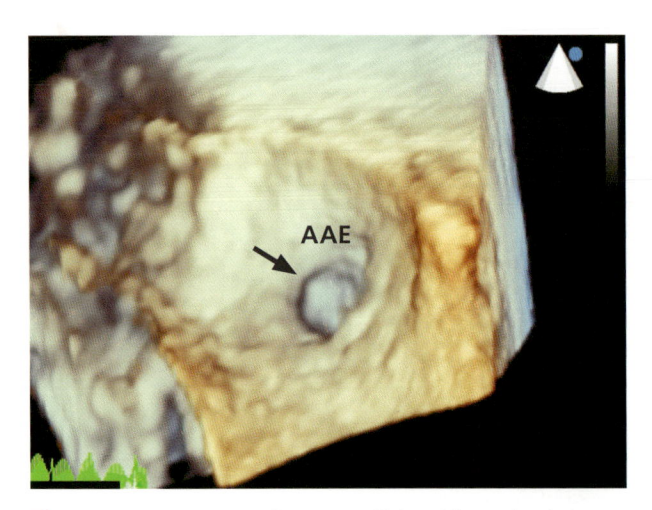

Fig. 20-22. Ecocardiografia transesofágica tridimensional para demonstração de imagem do apêndice atrial esquerdo (seta, visão *en face* a partir do átrio esquerdo). AAE = apêndice atrial esquerdo.

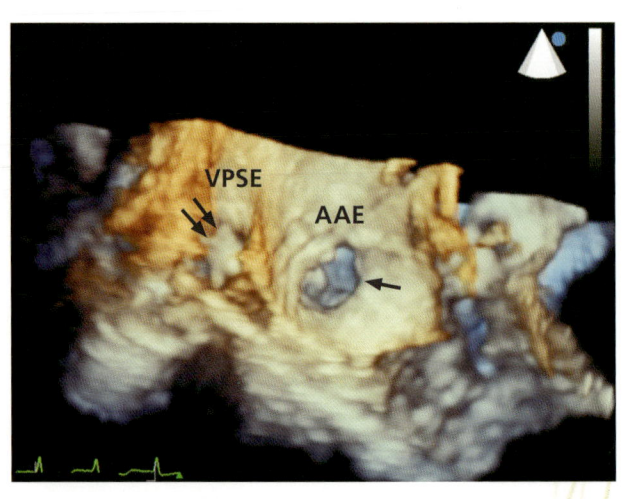

Fig. 20-23. Ecocardiografia transesofágica tridimensional para demonstração de imagem do apêndice atrial esquerdo (seta, visão *en face* a partir do átrio esquerdo). AAE = apêndice atrial esquerdo; VPSE = veia pulmonar superior esquerda (seta dupla).

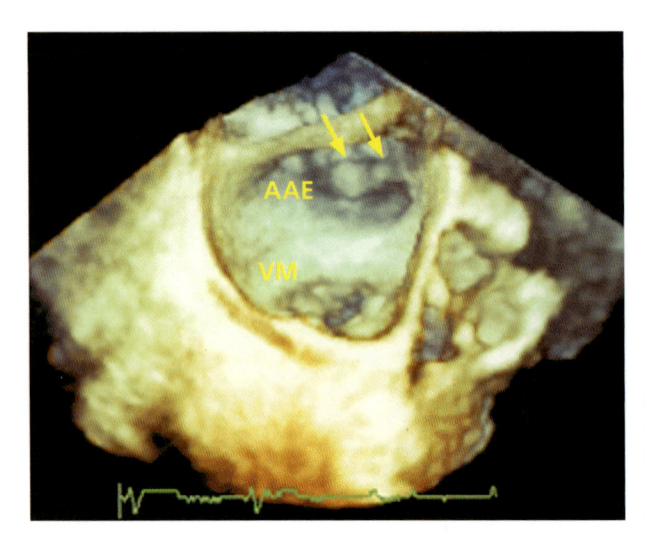

Fig. 20-24. Ecocardiografia transesofágica tridimensional para demonstração de imagem do apêndice atrial esquerdo com vários trombos pequenos e um maior indicados pelas setas em paciente com estenose valvar mitral importante (visão *en face* a partir do átrio esquerdo). VM = valva mitral; AAE = apêndice atrial esquerdo.

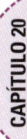

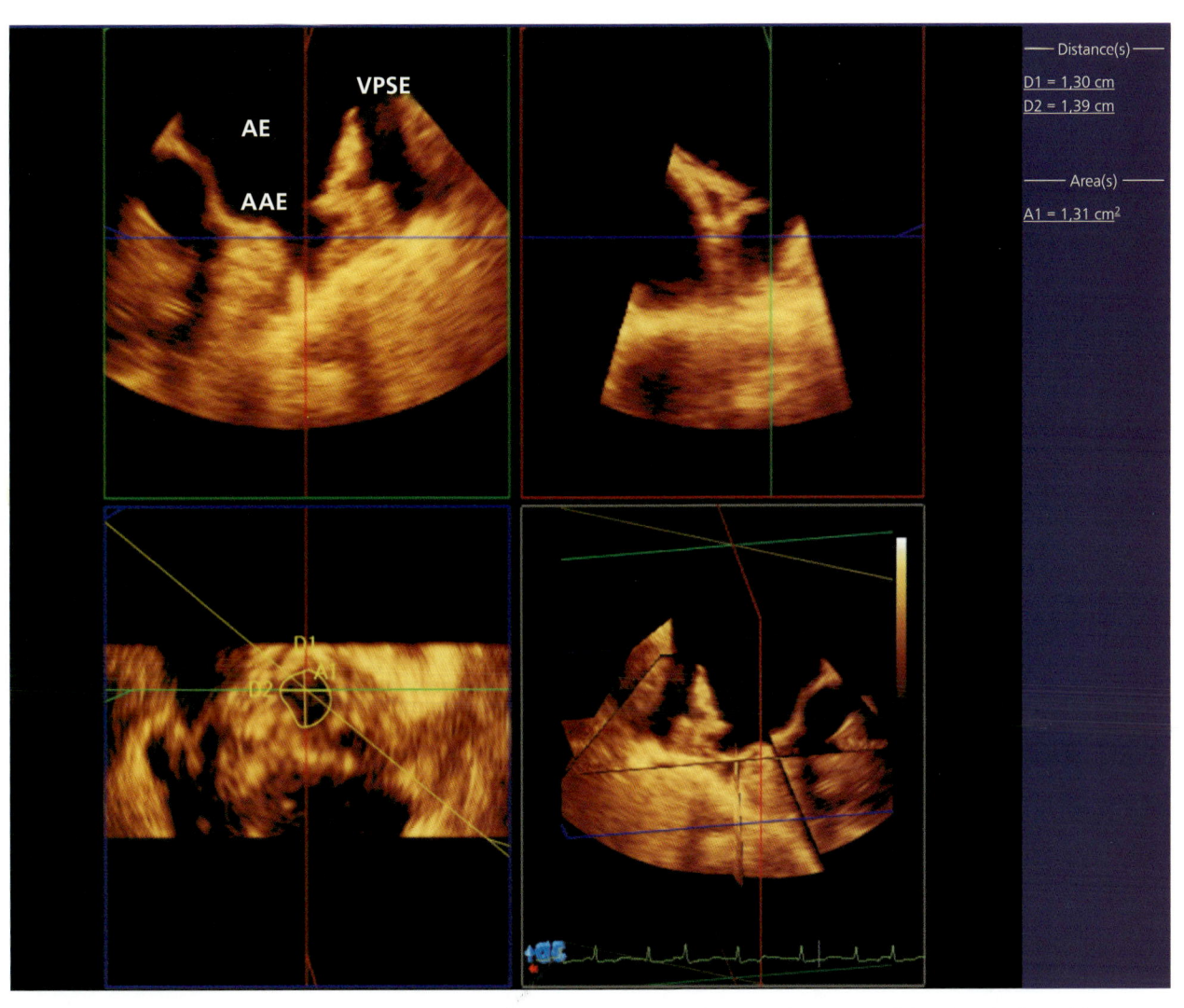

Fig. 20-25. Ecocardiografia transesofágica tridimensional para mensuração dos diâmetros de abertura máxima do apêndice atrial esquerdo, imagem inferior esquerda (1,30 cm e 1,39 cm e da área de abertura máxima do apêndice: 1,31 cm²), analisados a partir de plano transversal). AAE = apêndice atrial esquerdo; AE = átrio esquerdo; VPSE = veia pulmonar superior esquerda.

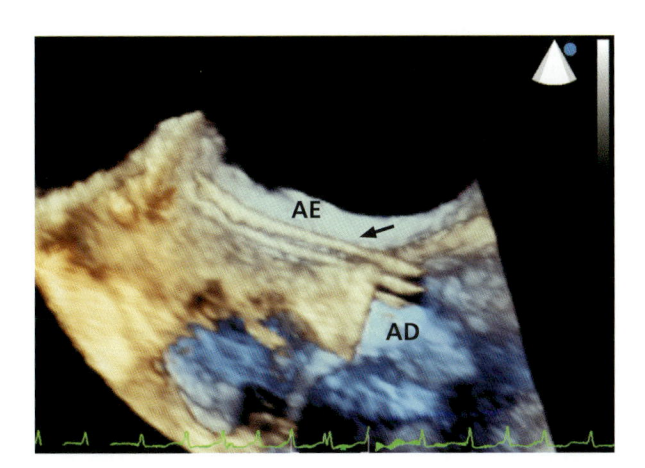

Fig. 20-26. Ecocardiografia transesofágica tridimensional para demonstração de imagem da passagem de cateter (seta) através do septo interatrial para posicionamento de dispositivo oclusor de apêndice atrial esquerdo (visão longitudinal). AE = átrio esquerdo; AD = átrio direito.

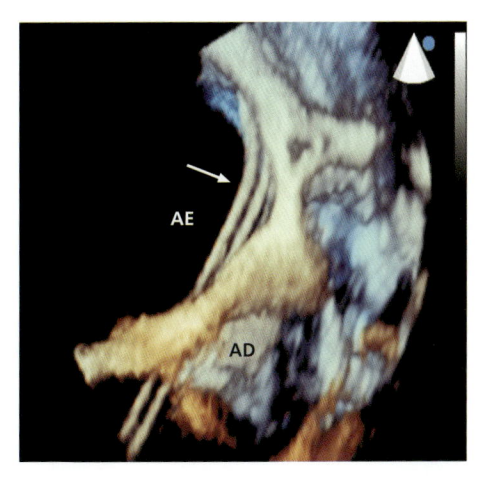

Fig. 20-27. Ecocardiografia transesofágica tridimensional para demonstração de imagem da passagem de cateter (seta) através do septo interatrial para posicionamento de dispositivo oclusor de apêndice atrial esquerdo (visão longitudinal com rotação anti-horária). AE = átrio esquerdo; AD = átrio direito.

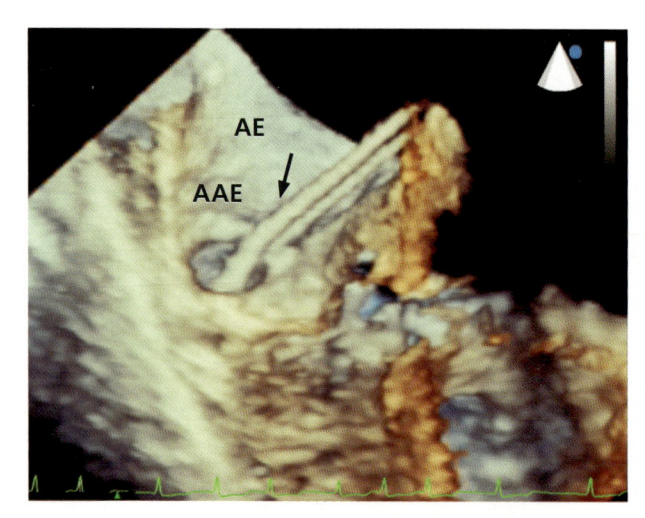

Fig. 20-28. Ecocardiografia transesofágica tridimensional para demonstração de imagem de cateter do dispositivo oclusor de apêndice atrial esquerdo posicionado dentro do apêndice atrial esquerdo (seta, visão *en face* angulada a partir do átrio esquerdo). AAE = apêndice atrial esquerdo; AE = átrio esquerdo.

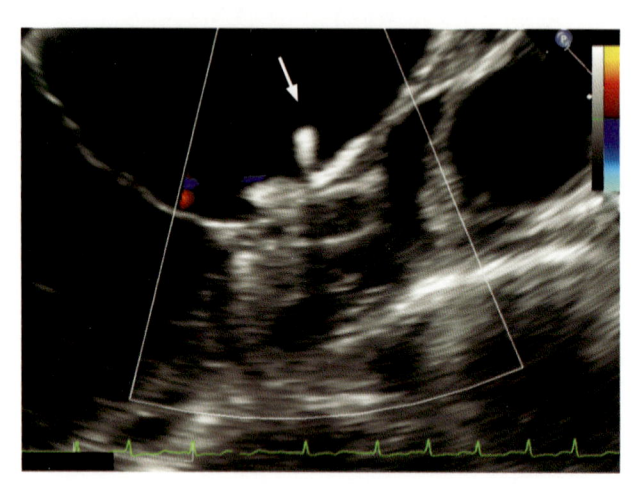

Fig. 20-29. Ecocardiografia transesofágica bidimensional para a demonstração do posicionamento de dispositivo oclusor de apêndice atrial esquerdo normoposicionado (seta).

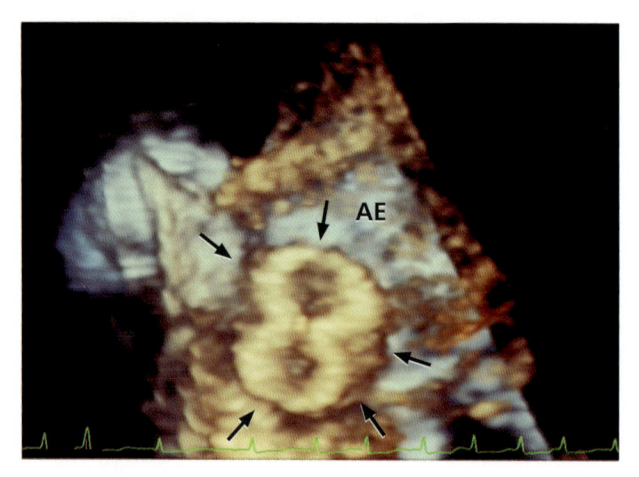

Fig. 20-30. Ecocardiografia transesofágica tridimensional para a demonstração do posicionamento de dispositivo oclusor de apêndice atrial esquerdo normoposicionado (setas, visão *en face* a partir do átrio esquerdo). AE = átrio esquerdo.

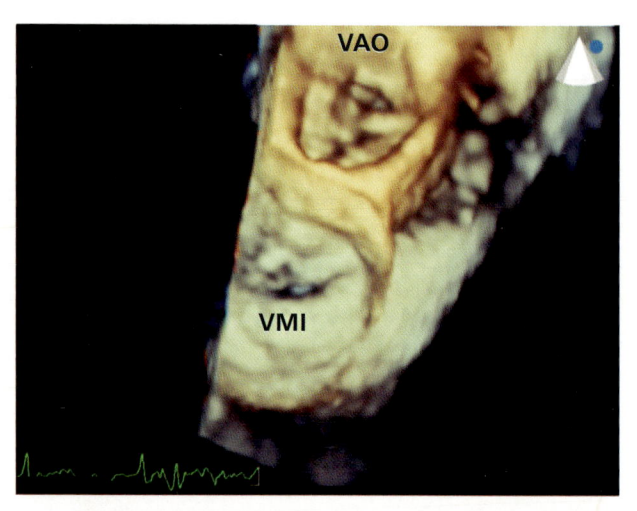

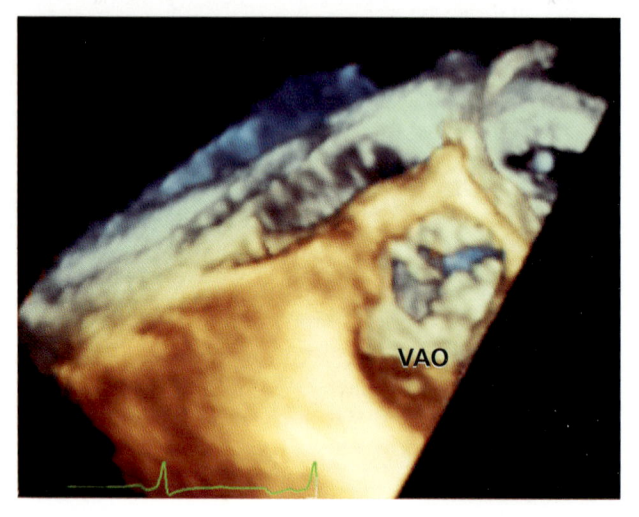

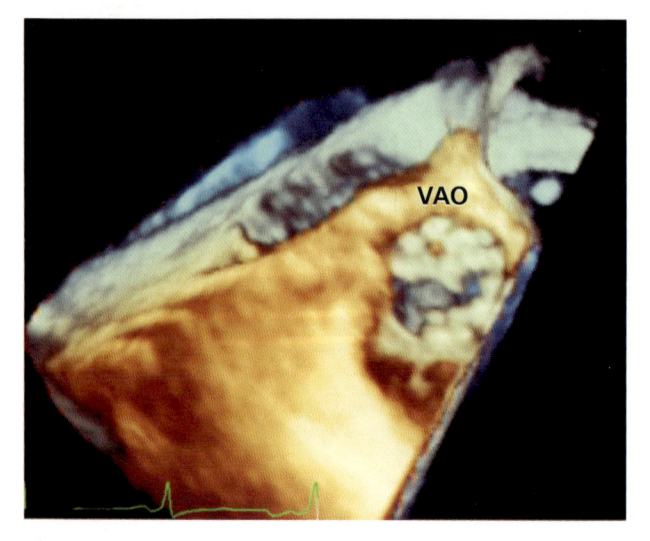

Fig. 20-31. Ecocardiografia transesofágica tridimensional para demonstração de valva aórtica calcificada e de valva mitral com acometimento reumático (visão *en face* angulada a partir da via de saída do ventrículo esquerdo). VAO = valva aórtica; VMI = valva mitral.

Fig. 20-32. Ecocardiografia transesofágica tridimensional para demonstração de valva aórtica calcificada (valva trivalvular, bivalvulada, visão *en face* angulada a partir da aorta ascendente). VAO = valva aórtica.

Fig. 20-33. Ecocardiografia transesofágica tridimensional para demonstração de valva aórtica calcificada (valva trivalvular, bivalvulada, visão *en face* angulada, com discreta rotação horária, a partir da aorta ascendente). VAO = valva aórtica.

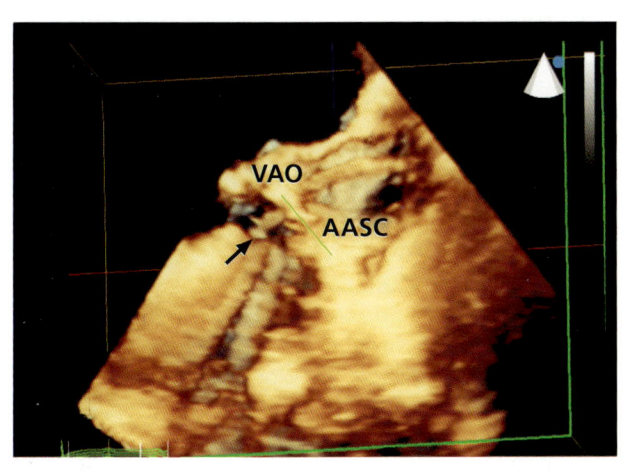

Fig. 20-34. Ecocardiografia transesofágica tridimensional para demonstração de passagem de fio-guia (seta) através de valva aórtica calcificada para implante de prótese biológica por via transapical (visão longitudinal). VAO = valva aórtica; AASC = aorta ascendente.

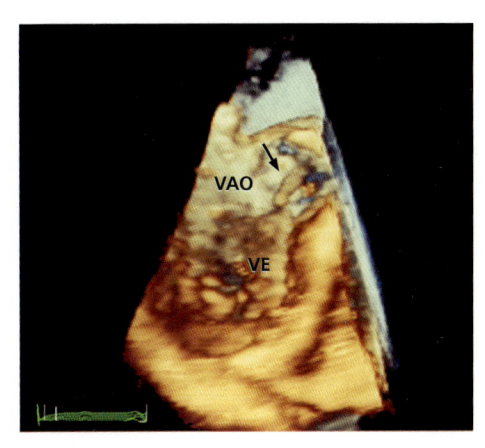

Fig. 20-36. Ecocardiografia transesofágica tridimensional para demonstração de passagem de fio-guia (seta) através de valva aórtica calcificada para implante de prótese biológica por via transapical (visão em face a partir da via de saída do ventrículo esquerdo). VAO = valva aórtica; VE = ventrículo esquerdo.

De forma semelhante à ecocardiografia transesofágica bidimensional, a utilização da ecocardiografia transesofágica tridimensional traz grandes possibilidades de acréscimo de informações diagnósticas, sobretudo em[2-17]: (1) tratamento percutâneo de cardiopatias congênitas (p. ex., fechamento de comunicação interatrial, fechamento de comunicação interventricular); (2) implante percutâneo de prótese valvar aórtica: (3) fechamento percutâneo de insuficiência mitral funcional (p. ex., fechamento com a utilização de mitral *clip*) ou de oclusão de apêndice atrial esquerdo; (4) tratamento cirúrgico por robótica ou por técnica minimamente invasiva de comunicação interatrial ou insuficiência valvar mitral (emprego de diferentes técnicas de plastia valvar ou implante de prótese valvar); (5) correção de patologias da valva mitral (aplicação de modelo matemático para a determinação das medidas do anel valvar e das distâncias intercomissurais, da angulação entre as valvas mitral e aórtica); (6) correção cirúrgica das cardiopatias congênitas (sobretudo de cardiopatias complexas).

O aprendizado da ecocardiografia transesofágica tridimensional, de forma semelhante ao ocorrido com a ecocardiografia transesofágica bidimensional, demanda treinamento ecocardiográfico específico e a realização supervisionada de número mínimo de exames. Acreditamos que o cenário ideal para este treinamento possa ser o centro cirúrgico, que, além da supervisão por ecocardiografista treinado na modalidade, há a possibili-

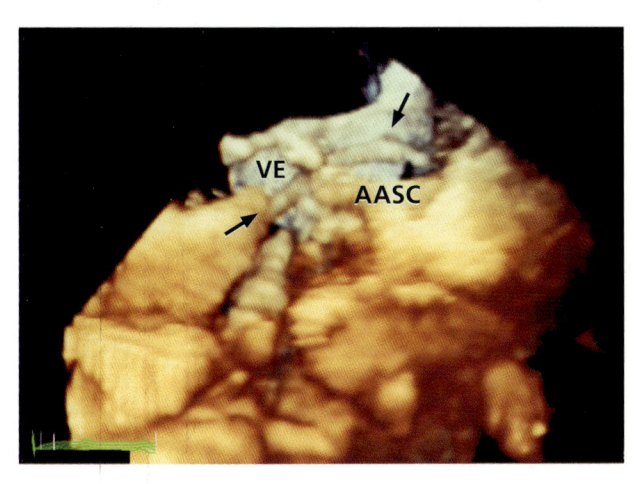

Fig. 20-35. Ecocardiografia transesofágica tridimensional para demonstração de passagem de fio-guia (seta) através de valva aórtica calcificada para implante de prótese biológica por via transapical (visão longitudinal com angulação superior). VE = ventrículo esquerdo; AASC = aorta ascendente.

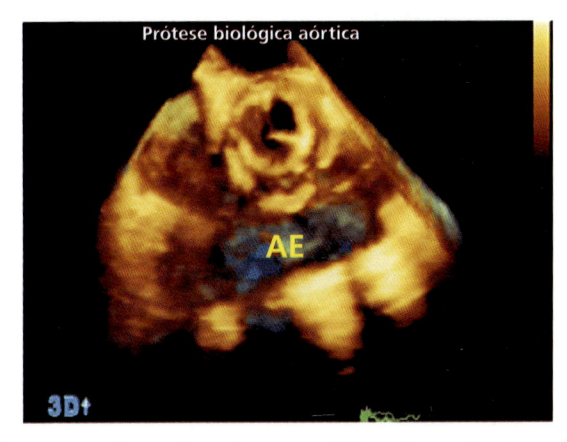

Fig. 20-37. Ecocardiografia transesofágica tridimensional para demonstração de prótese biológica em posição aórtica normal (visão a partir da via de saída do ventrículo esquerdo). AE = átrio esquerdo.

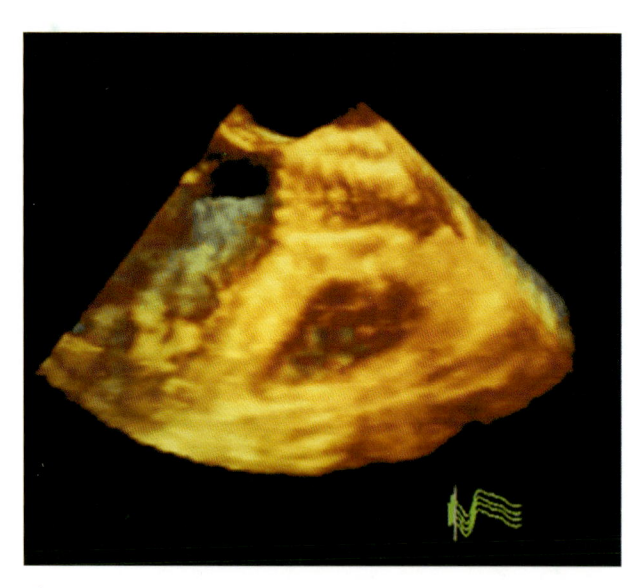

Fig. 20-38. Ecocardiografia transesofágica tridimensional para demonstração de prótese normal de *core valve* em posição aórtica. Corte apical de 2 câmaras com aorta (visão a partir da via de saída do ventrículo esquerdo). VE = ventrículo esquerdo; Ao = aorta. A seta indica o final da prótese.

dade da confirmação anatômica imediata através da visualização dos achados cirúrgicos. De forma geral, não há dúvidas de que a ecocardiografia transesofágica tridimensional representa enorme avanço a possibilidade de investigação não invasiva das cardiopatias congênitas e adquiridas.

REFERÊNCIAS BIBLIOGRÁFICAS

1. Flachskampf FA, Decoodt P, Fraser AG *et al.* Roelandt for the subgroup on transoesophageal echocardiography. Guidelines from the working group recommendations for performing transoesophageal echocardiography. *Eur J Echocardiography* 2001;2:8-21.
2. Saric M, Perk G, Purgess JR *et al.* Imaging atrial septal defects by real-time three-dimensional transesophageal echocardiography: step-by-step approach. *J Am Soc Echocardiogr* 2010;23(11):1128-35.
3. Shanks M, Siebelink HM, Delgado V *et al.* Quantitative assessment of mitral regurgitation: comparison between three-dimensional transesophageal echocardiography and magnetic resonance imaging. *Circ Cardiovasc Imaging* 2010 Sept. 1. Epub ahead of print.
4. Biner S, Kar S, Siegel RJ *et al.* Value of color Doppler three-dimensional transesophageal echocardiography in the percutaneous closure of mitral prosthesis paravalvular leak. *Am J Cardiol* 2010;105(7):984-89.
5. Naqvi TZ, Rafie R, Ghalichi M. Real-time 3D TEE for the diagnosis of right-sided endocarditis in patients with prosthetic devices. *JACC Cardiovasc Imaging* 2010;3(3):325-27.
6. Marcos-Alberca P, Zamorano JL, Sánchez T *et al.* Intraoperative monitoring with transesophageal real-time three-dimensional echocardiography during transapical prosthetic aortic valve implantation. *Rev Esp Cardiol* 2010;63(3):352-56.
7. Price MJ, Smith MR, Rubenson DS. Utility of on-line three-dimensional transesophageal echocardiography during percutaneous atrial septal defect closure. *Catheter Cardiovasc Interv* 2010 Mar. 1;75(4):570-77.
8. Filgueiras-Rama D, López T, Moreno-Gómez R *et al.* 3D Transesophageal echocardiographic guidance and monitoring of percutaneous aortic valve replacement. *Echocardiography* 2010;27(1):84-86.
9. Singh P, Manda J, Hsiung MC *et al.* Live/real time three-dimensional transesophageal echocardiographic evaluation of mitral and aortic valve prosthetic paravalvular regurgitation. *Echocardiography* 2009;26(8):980-87.
10. Kwak J, Andrawes M, Garvin S *et al.* 3D transesophageal echocardiography: a review of recent literature 2007-2009. *Curr Opin Anaesthesiol* 2010;23(1):80-88.
11. Payne JR, Pathi V, Kelly R *et al.* The use of 3D transoesophageal echocardiography in clarifying the mechanism underlying a 'flexing' strut of a mitral valve replacement. *Eur J Echocardiogr* 2010;11(2):192-94.
12. Wei J, Hsiung MC, Tsai SK *et al.* The routine use of live three-dimensional transesophageal echocardiography in mitral valve surgery: clinical experience. *Eur J Echocardiogr* 2010;11(1):14-18.
13. Salcedo EE, Quaife RA, Seres T *et al.* A framework for systematic characterization of the mitral valve by real-time three-dimensional transesophageal echocardiography. *J Am Soc Echocardiogr* 2009;22(10):1087-99.
14. Swaans MJ, Van den Branden BJ, Van der Heyden JA *et al.* Three-dimensional transoesophageal echocardiography in a patient undergoing percutaneous mitral valve repair using the edge-to-edge clip technique. *Eur J Echocardiogr* 2009;10(8):982-83.
15. Kronzon I, Sugeng L, Perk G *et al.* Real-time 3-dimensional transesophageal echocardiography in the evaluation of post-operative mitral annuloplasty ring and prosthetic valve dehiscence. *J Am Coll Cardiol* 2009 28;53(17):1543-47.
16. Baker GH, Shirali G, Ringewald JM *et al.* Usefulness of live three-dimensional transesophageal echocardiography in a congenital heart disease center. *Am J Cardiol* 2009 Apr. 1;103(7):1025-28.
17. Balzer J, Kelm M, Kühl HP. Real-time three-dimensional transoesophageal echocardiography for guidance of non-coronary interventions in the catheter laboratory. *Eur J Echocardiogr* 2009;10(3):341-49.

Índice Remissivo

Os números em *itálico* referem-se às Figuras.
Os números em **negrito** referem-se aos Quadros.

A

AAE (Apêndice Atrial Esquerdo), *129*, *293*
AAM (Área do Ânulo Mitral), 122, *123*
ACD (Artéria Coronária Direita), 50
ACX (Artéria Circunflexa), 50
AD (Átrio Direito), *14*, *110*, 111
  aberto, *112*
AE (Átrio Esquerdo), *4*, *14*, *16*, *110*
  avaliação do, 119-130
    estrutural, 119-130
      remodelamento do, 121
      volumétrica, 119
    funcional, 119-130
      disfunção diastólica, 122
      função atrial esquerda, 121, *123*
  imagem do, *125*
    biplanar, *125*
      ampliação da, *125*
  reconstrução do, *120*
    digital, *120*
AHA (*American Heart Association*), 161
AL (Comissura Anterolateral), *81*, *89*
Amiloidose, *50*
Anel Valvar, *36*
  análise do, 69-92
    anatomia, 70
    ecocardiográfica, 70
      Eco 2D, 70
      Eco 3D, 71
    tratamento cirúrgico, 70
    VM, *157*
    VT, *157*
Aneurisma
  do VE, *3*, 61
    apical, *3*, 61
      sem trombo, *61*
    basal, *3*
Anomalia(s)
  das artérias pulmonares, 246
  do arco aórtico, 246
AO (Aorta)
  normal, *266*
  patologias da, 265-276
    dissecação aórtica, 269
    hematoma intramural, 275
    placas de ateroma, *266*
    síndrome aórtica, 269
      aguda, 269
    úlcera aterosclerótica, 276
      penetrante, 276
    torácica, *270*
      dissecação de, *270*
Arco
  aórtico, 246
    anomalias do, 246
Artéria(s)
  pulmonares, 246
    anomalias da, 246
ASE (Sociedade Americana de Ecocardiografia), 152
Ateroma
  placas de, *266*
AVC (Acidente Vascular Cerebral), 267

B

BAI (Borda Anteroinferior), *252*
BAS (Borda Anterossuperior), *252*
Block Matching
  tecnologia, 204
BM (Banda Muscular), *185*
BP (Borda Posterior), *252*
BPI (Borda Posteroinferior), *252*
BPS (Borda Posterossuperior), *252*

C

CARDIA (*Coronary Artery Risk Development in Adults*)
  estudo, 182
Cardiopatia(s)
  congênitas, 241-248
    anomalias, 246
      de artérias pulmonares, 246
      do arco aórtico, 246
    defeito do septo, 243, 245
      atrioventricular, 245
      ventricular, 243
    função ventricular, 246
    limitações, 247
    malformações, 246
      conotruncais, 246
    valvas, 241-243
      aórtica, 243
      atrioventriculares, 242
      cardíacas, 241
      pulmonar, 242
    via de saída, 242
      do VD, 242
    volume ventricular, 246
    VSVE, 243
Cateter
  balão, *42*
    VMP com, *42*
      cinerradiografia para, *42*
Cavalgamento
  da valva tricúspide, 112
Chagas
  doença de, 171
CIA (Comunicação Interatrial), *16*, 252
  do FOP, 251
    oclusão percutânea da, 251
      Eco 3D na, 251
  implante de próteses, 251-262
Cinerradiografia
  da técnica de Inove, *42*
  para VMP, *42*
  com cateter balão, *42*
CIV (Comunicação Intraventricular), *110*, 243
  anomalia de Ebstein com, *111*
  implante de próteses, 251-262
  oclusão percutânea da, 260
    Eco 3D na, 260
  perimembranosa, *261*
    oclusão percutânea da, *261*
Comprometimento
  valvar, 115
    na toxicidade, 115
      por substâncias inibidoras do apetite, 115
    secundário, 115
      à síndrome carcinoide, 115
Coração
  com AD aberto, *105*
  com VD aberto, *105*
  imagem do, *211*
    transtorácica, *211*
    3D, *211*
Corda(s)
  inserção anômala de, 112
Cropping
  vertical, *157*
CT (Corda Tendínea), *36*

D

DAVD (Displasia Arritmogênica do Ventrículo Direito), 161, *172*, *174*
DDVE (Diâmetro Diastólico do Ventrículo Esquerdo), 227
Defeito
  do septo, 243, 245
    atrioventricular, 245
    ventricular, 243
    septal, *245*
      atrial, 245
        perimembranoso, 245
        tipo *ostium secundum*, 245
      atrioventricular, 245
Deformação
  conceitos de, 196
  distribuição da, 198
  miocárdica, 196, *198*
  tipos de, 196
Desenvolvimento
  da Eco 3D, 22
  futuro, 22
Deslocamento
  3D, *13*
    demonstração do, *13*
Dessincronia
  cardíaca, 221-231
    análise das imagens, 223
    avaliação de, 222
      Eco 3DTR para, 222
    Eco 3D, 223, 229
      para TRC, 229
    técnica, 223
    estudos clínicos, 226
    princípios básicos, 222
Disfunção
  diastólica, 122
  ventricular, 122
    esquerda, 122
Displasia
  valvar, 108
Dissecação
  aórtica, 269
  de aorta, *270*
    torácica, *270*
Doença(s)
  de Chagas, 171
  do pericárdio, 233-239
    derrame pericárdico, 234
    Eco 3D em, 235
    ETT em, 235
    pericardite, 233, 234
      aguda, 233
      constritiva, 234
      tamponamento, 234
  valvar, 35-47, 49-66, 95-104, 105-117
    adquiridas, 113
      comprometimento valvar, 115
        na toxicidade por substâncias inibidoras do apetite, 115

secundário à síndrome
carcinoide, 115
endocardite infecciosa, 113
prolapso valvar, 114
reumática crônica, 113
tumores, 116
análise ecocardiográfica, 36
Eco 2D, 36
Eco 3D, 37
anatomia, 36, 95
da VSVE, 95
anomalias congênitas, 108
cavalgamento de cordas, 112
displasia, 108
doença de Ebstein, 108
duplo orifício valvar, 113
imperfuração valvar, 111
inserção anômala de
cordas, 112
orifício tricúspide
desguarnecido, 113
tecido valvar acessório, 113
da valva tricúspide, 105, 107
anatomia, 105
Eco 3DTR, 62, 98
desvantagem da, 62
transesofágica, 98
estenose, 35-47, 96
aórtica, 96
mitral, 35-47
insuficiência, 49-66, 97
aórtica, 97
funcional, 49-66
valvopatia, 49-66, 95-104,
105-117
aórtica, 95-104
mitral, 49-66
tricúspide, 95-104
Doppler
colorido, *60, 61*
Eco 2DTE, *61*
Eco 3D, *60, 61*
DP (Derrame Pericárdico)
de grau discreto, *237*
e tamponamento, 234
DT (*Doppler* Tecidual), 22, 221

E

Ebstein
anomalia de, *109-111*
com CIV, *111*
doença de, 108
Eco 2D (Ecocardiografia
Bidimensional), 49, 119
análise com, 36, 70
da doença valvar, 36, 70
estenose mitral, 36
prolapso mitral, 70
do anel valvar, 70
evolução, 21
Eco 2DTE (Ecocardiografia
Bidimensional
Transesofágica), 49, *98*
Doppler colorido, *61*
Eco 2DTT (Ecocardiografia
Bidimensional
Transtorácica), *29*, 49, 236
evidências diagnósticas, 234, 235
da pericardite constritiva, 235
do derrame pericárdico, 234

Eco 3D (Ecocardiografia
Tridimensional), 119, 193-218, 221
AE avaliado pela, 121
remodelamento do, 121
análise com, 37, 71
da doença valvar, 37, 71
estenose mitral, 37
prolapso mitral, 71
do anel valvar, 71
aplicabilidade, 32
comparação com outros
métodos, 136
para avaliação do VE, 136
da VM, *242*
desenvolvimento da, 22
determinação pela, 164
da massa ventricular, 164
Doppler, *60, 61*
colorido, *60, 61*
em doenças, 235
pericárdicas, 235
evolução da, 21
função ventricular pela, 164
futuro da, 33
histórico, 1-9
limitações, 32
medidas obtidas pela, 248
dos ventrículos, 248
de fração de ejeção, 248
de massa, 248
de volumes, 248
na oclusão percutânea, 251, 260
da CIA do FOP, 251
da CIV, 260
realização do, 223
técnica para, 223
speckle tracking e, 211
vantagens, 32, *222*, 229
para seleção de pacientes, 229
para TRC, 229
Eco 3DTE (Ecocardiografia
Tridimensional
Transesofágica), *15*, 59, 285-300
imagens de, *41*
Eco 3DTR (Ecocardiografia
Tridimensional em Tempo
Real), 25, *37*, 49, 107
aquisição de dados da, *28*
modos de, *28*
desvantagem da, 62
para avaliação, 222
de dessincronia, 222
transesofágica, *4*, 98
Eco 3DTT (Ecocadiografia
Tridimensional Transtorácica), *3*,
137, 236
Ecocardiografia
de estresse, 279-282
2D, 280
desvantagens da, 280
especificidade da, 281
imagem no pico do, 280, 281
sensibilidade da, 281
vantagens da, 280
3D, 280
desvantagens da, 280
especificidade da, 281
imagem no pico do, 280, 281
sensibilidade da, 281
vantagens da, 280

EDV (Volume Diastólico Final do
Ventrículo Direito), *153*, 166
EMI (Estenose Valvar Mitral
Reumática Importante), *38*, *44*
EMM (Estenose Valvar Mitral
Reumática Moderada), *44*
Endocardite
infecciosa, 113, *114*
por *Staphylococos aureus*, *114*
em VT, *114*
Estenose
valvar, 35-47, 96, *286*
aórtica, 96
mitral, 35-47, *286*
análise ecocardiográfica, 36
anatomia, 36
reumática, *40, 45*
Estresse
ecocardiografia de, 279-282
2D, 280
desvantagens da, 280
especificidade da, 281
imagem no pico do, 280, 281
sensibilidade da, 281
vantagens da, 280
3D, 280
desvantagens da, 280
especificidade da, 281
imagem no pico do, 280, 281
sensibilidade da, 281
vantagens da, 280
ESV (Volume Sistólico Final do
Ventrículo Direito), *153, 166*
ETE 2D (Ecocardiografia
Tansesofágica Bidimensional), 70
ETE 3D (Ecocardiografia
Tansesofágica Tridimensional), 71
ETE (Ecocardiografia
Transesofágica), 22, 265
2D, 71, 266
3D, 39, 71, 266
3DTR, *36*, 39, *40, 43*, 98
da VM, *36*
em doenças, 235
pericárdicas, 235
ETT (Ecocardiografia
Transtorácica), 235, 265
do AE, *126*
em tempo real, 230
Evolução, 21-33
da Eco, 21, 32
2D, 21
3D, 21, 32
aplicabilidade, 32
limitações, 32
vantagens, 32
imagem 3D, 24
reconstruindo a, 24

F

FA (Folheto Anterior), *36*, *44*, *107*
FEAAE (Fração de Esvaziamento
Ativo do Átrio Esquerdo), 121
Fenfluramina, 115
Fentermina, 115
FEPAE (Fração de Esvaziamento
Passivo do Átrio Esquerdo), 121
FETAE (Fração de Esvaziamento
Total do Átrio Esquerdo), 121

FEVE (Fração de Ejeção do
Ventrículo Esquerdo), *6*, 186, 227
cálculo da, *165*
FOP (Forame Oval patente)
CIA do, 251
oclusão percutânea da, 251
Eco 3D na, 251
implante de próteses, 251-262
FP (Folheto Posterior), *36*, *44*, *107*
Fração
de ejeção, 248
dos ventrículos, 248
correlação das
medidas de, 248
pela Eco 3D, 248
pela RM, 248
FRP (Frequência de Repetição de
Pulso), 23, 26
FS (Folheto Septal), *107*
Função
atrial, 121, 123
esquerda, 121, 123
avaliação da, 121
em outros cenários
clínicos, 123
do VD, 151-159
aquisição de imagens, 155
avaliação, 152, 154
clínica, 154
qualitativa, 152
quantitativa, 152
considerações anatômicas, 151
imagem 3D, 152
aspectos técnicos da, 152
limitações técnicas, 157
normalidade, 157
valores da, 157
ventricular, 164, *227*, 246
normal, *227*
pela Eco 3D, 164

H

HAS (Hipertensão Arterial
Sistêmica), 82
HCor (Hospital do Coração), 2
Hematoma
intramural, 275
Hemianel
anterior, *81, 89*
posterior, *81, 89*
Hipertrofia
muscular, 244
subaórtica, 244
HVE (Hipertrofia Ventricular
Esquerda), *138*, 182

I

ID (Índice de
Dessincronia), 225, *226*
IM (Insuficiência Valvar
Mitral), 49, *168*
avaliação da, 165
central, *57*
excêntrica, *57*

Imagem(ns)
 3D, 24
  reconstruindo a, 24
 análise das, 223
 biplanar, *125*, *156*
  do AE, *125*
   ampliação da, *125*
  transtorácica, *156*
  2D, *156*
 transtorácica, *211*
  3D, *211*
  do coração, *211*
Imperfuração
 valvar, 111
Implante
 de próteses, 251-262
  CIA, 251-262
  CIV, 251-262
  FOP, 251-262
   oclusão percutânea, 251, 260
   Eco 3D na, 251, 260
Infarto
 septo apical, *209*
Insuficiência
 valvar, 97
  aórtica, 97
Isquemia
 miocárdica, 56

L

LAA (Apêndice Atrial Esquerdo), *90*

M

Malformação(ões)
 conotruncais, 246
MAS (Movimento Anterior Sistólico), *186*
 da valva mitral, 182
 extensão do, *188*
  longitudinal, *188*
  transversal, *188*
Massa
 dos ventrículos, **248**
  correlação das medidas de, **248**
   pela Eco 3D, **248**
   pela RM, **248**
 ventricular, 164
  determinação da, 164
   pela Eco 3D, 164
MAVD (Miocardiopatia Arritmogênica do Ventrículo Direito), 172
 diagnóstico, **176**
  critérios para, **176**
MCD (Miocardiopatia Dilatada), 161-176
 doença de Chagas, 171
 fatores precipitantes, **164**
 função ventricular, 164
  pela Eco 3D, 164
 IM valvar, 165
  avaliação da, 165
 isquêmica, *162*
 massa ventricular, 164
  determinação da, 164
   pela Eco 3D, 164

MAVD, 172, **176**
 diagnóstico, **176**
 critérios para, **176**
 sincronismo intraventricular, 164
  estudo do, 164
 trombos, 169
 VD, 169
  não compactado, 169
  vegetações, 169
MCH (Miocardiopatia Hipertrófica), *138*, 181, 190
 achados frequentes, 183
  ecocardiográficos, 183
 aspectos, 182
  epidemiológicos, 182
  genéticos, 182
 concêntrica, *50*
 diagnóstico da, 182
  critérios de, 182
 ECO 3D, 183
 método de análise, 186
  pela Eco 3DTR, 186
Miocardiopatia
 chagásica, *173*
 isquêmica, *51*, *53-55*
MP (Músculos Papilares), *36*, 50, *185*
MPE (Músculo Pectíneo), *295*

O

Oclusão
 percutânea, 251, *257*, 260
  da CIV, *261*
   perimembranosa, *261*
  do FOP, *258*
  Eco 3D na, 251, 260
   da CIA do FOP, 251
   da CIV, 260
OMS (Organização Mundial de Saúde), 35
Optical Flow
 tecnologia, 205
Orifício
 tricúspide, 113
  desguarnecido, 113
 valvar, *41*, 113
  duplo, 113
  mitral, *41*

P

PA (Pseudoaneurisma)
 do VE, 4
Parede
 ventricular, *195*
 esquerda, *195*
Patologia(s)
 da AO, 265-276
  dissecação aórtica, 269
  hematoma intramural, 275
  placas de ateroma, 266
  síndrome aórtica, 269
   aguda, 269
  úlcera aterosclerótica, 276
   penetrante, 276
PBT (Prótese Biológica Tricúspide), *289*
Performance
 atrial, 122

 repercussões na, 122
 disfunção diastólica e, 122
 ventricular esquerda, 122
Pericárdio
 doenças do, 233-239
  DP, 234
  e tamponamento, 234
  Eco 3D em, 235
  ETT em, 235
  pericardite, 233, 234
   aguda, 233
   constritiva, 234
Pericardite
 aguda, 233
  etiologia, 233
 constritiva, 234, *237*
  definição, 234
 efusiva, 235, *239*
  etiologia, 235
  evidências diagnósticas, 235
   ao Eco 2DTT, 235
PHT (Tempo de Hemipressão), 37
PISA (Método de Convergência Proximal de Fluxo), 37
Placa(s)
 de ateroma, 266, *267*
 simples, *267*
PM (Comissura Posteromedial), *81*, *89*
Princípio(s) Físico(s), 21-33
 dos transdutores, 22
 do ultrassom, 22
 Eco 3DTR, 25
 imagem 3D, 24
  reconstruindo a, 24
Prolapso
 da VM, 69-92
  análise ecocardiográfica, 70
   Eco 2D, 70
   Eco 3D, 71
  anatomia, 70
  tratamento cirúrgico, 70
 da VT, 115
 valvar, *64*, 114
  mitral, *64*
Prótese(s)
 aórtica, *275*
 biológica, *47*
  na posição mitral, *47*
 implante de, 251-262
  CIA, 251-262
  CIV, 251-262
  FOP, 251-262
   oclusão percutânea, 251, 260
   Eco 3D na, 251, 260
 posicionamento da, *273*

R

Reconstrução
 biventricular, *157*
 digital, *120*
 do AE, *120*
RM (Ressonância Magnética)
 medidas obtidas pela, **248**
 dos ventrículos, **248**
  de fração de ejeção, **248**
  de massa, **248**
  de volumes, **248**
RMC (Ressonância Magnética Cardiovascular), 183, *187*

S

SDI16 (Índice de Dessincronismo dos 16 Segmentos), *166*
Septo
 apical, *209*
  infarto, *209*
 defeito do, 243, 245
  atrioventricular, 245
  ventricular, 243
SIA (Septo Intratrial), *14*
Sincronismo
 intraventricular, 164
 estudo do, 164
Síndrome
 aórtica, 269
  aguda, 269
 carcinoide, 115, *116*
  comprometimento secundário à, 115
   valvar, 115
SIV (Septo Intraventricular), 183
Speckle
 tracking, 193-218
  aplicações clínicas, 205
  considerações, 194
   anatômicas, 194
   funcionais, 194
  e Eco 3D, 211
  técnica de, *212*
  validação, 205
Straddling, 112
Strain
 2D, 193-218
  aplicações clínicas, 205
  aquisição do, 202
   metodologias, 202
  circunferencial, **203**
   radial, **203**
  conceitos, 196
  considerações, 194
   anatômicas, 194
   funcionais, 194
  distribuição, 198
  longitudinal, **199**, **203**
   do VE, *199*
   radial, **203**
  miocárdica, 196
   tipos de, 196
  radial, **201**
  validação, 205
 rate, **199**
  circunferencial, **203**
   radial, **203**
  longitudinal, **199**, **203**
   do VE, *199*
   radial, **203**
  radial, **201**
SUS (Sistema Único de Saúde), 35
SV *(Stroke Volume)*, 141

T

Tamponamento
 definição de, 234
 fisiopatologia, 234
 evidências diagnósticas, 234
  à Eco 2DTT, 234
 pericárdico, 234, *237*
TC (Tomografia Computadorizada), 270

Tecido
   valvar, 113
      acessório, 113
Tecnologia
   block matching, 204
   optical flow, 205
Torção
   basal, *148*
   afeição da, *148*
Toxicidade
   por substâncias, 115
      inibidoras do apetite, 115
         comprometimento valvar na, 115
TP (Tronco Pulmonar), *247*
Transdutor(es)
   convencionais, *27*
   phase-array matrix, *27*
   princípios dos, *22*
   transtorácico, *28*
   3D, *28*
TRC (Terapia de Ressincronização Cardíaca), 221
   seleção de pacientes para, 229
      Eco 3D para, 229
      vantagens, 229
Trombo(s), 169
   aneurisma apical sem, *61*
   do VE, *61*
TSI *(Tissue Synchronization Imaging)*, 22, 164, *167*
Tumor(es), 116

U

Úlcera
   aterosclerótica, 276
   penetrante, 276
Ultrassom
   princípios do, 22
US (Ultrassonografia), 21

V

Valva(s)
   atrioventriculares, 242
      anomalias das, **242**
         informações pela Eco 3D, **242**
   cardíacas, 241
   pulmonar, 242, *243*
      hipoplásica, *243*
Valvopatia
   aórtica, 95-104
      estenose valvar, 96
         aórtica, 96
      insuficiência valvar, 97
         aórtica, 97
      VSVE, 95
         anatomia da, 95
   mitral, *39*, 49-66
      Eco 3DTR, 62
         desvantagens da, 62
      reumática, *39*
         grave, *39*
   tricúspide, 105-117
      adquiridas, 113
         comprometimento valvar, 115
            na toxicidade por substâncias inibidoras do apetite, 115
            secundário à síndrome carcinoide, 115
         endocardite infecciosa, 113
         prolapso valvar, 114
         reumática crônica, 113
         tumores, 116
      anomalias congênitas, 108
         cavalgamento de cordas, 112
         displasia, 108
         doença de Ebstein, 108
         duplo orifício valvar, 113
         imperfuração valvar, 111
         inserção anômala de cordas, 112
         orifício tricúspide desguarnecido, 113
         tecido valvar acessório, 113
      VT, 105, 107
         anatomia da, 105
         doenças da, 107
VAO (Valva Aórtica), *14*, *30*, *243*
VC *(Vena Contracta)*, 53
VCI (Veia cava Inferior), *254*
VCS (Veia Cava Superior), *252*, *254*
VD (Ventrículo Direito), *14*, 111, 181
   divisão do, 152
      anatômica, 152
   função do, 151-159
      aquisição de imagens, 155
      avaliação, 152, 154
         clínica, 154
         qualitativa, 152
         quantitativa, 152
      considerações anatômicas, 151
      imagem 3D, 152
         aspectos técnicos da, 152
      limitações técnicas, 157
      normalidade, 157
      valores da, 157
   via de saída do, 242
   volumes do, 151-159
      aquisição de imagens, 155
      avaliação, 152, 154
         clínica, 154
         qualitativa, 152
         quantitativa, 152
      considerações anatômicas, 151
      imagem 3D, 152
         aspectos técnicos da, 152
      limitações técnicas, 157
      normalidade, 157
      valores da, 157
VDa (Poção Atrializada do Ventrículo Direito), 111
VDFVE (Volume Diastólico Final do Ventrículo Esquerdo), 186
VE (Ventrículo Esquerdo), *4*, *14*, *110*, *138*
   aneurisma do, *3*, *61*
      apical, *3*, *61*
         sem trombo, *61*
      basal, *3*
   avaliação do, 133-148
      Eco 3D, 134, 136
         comparação com outros métodos, 136
   eixo menor do, *204*
      corte de, *204*
   não compactado, 169
   normal, *3*
   PA do, *4*
   VSVE, 95, *243*
      anatomia da, 95
VEAAE (Volume de Esvaziamento Ativo do Átrio Esquerdo), 121
Vegetação(ões), 169
VEPAE (Volume de Esvaziamento Passivo do Átrio Esquerdo), 121
VETAE (Volume de Esvaziamento Total do Átrio Esquerdo), 121
Via
   de saída, 242
      do VD, 242
VM (Valva Mitral), 51, *116*, *185*
   anel da, 157
   componentes da 36
   Eco 3D da, *242*
   estenótica, *37*
   ETE 3DTR da, *36*
   MAS da, 182
   modelo da, *72*
      ecocardiográfico 3D, *72*
      transesofágico, 72
VMP (Valvotomia Mitral Percutânea), 40
   com cateter balão, *42*
      cinerradiografia para, *42*
      da técnica de Inove, *42*
Volume(s)
   atrial, *122*
      esquerdo, *122*
         variação do, *122*
   do VD, 151-159
      aquisição de imagens, 155
      avaliação, 152, 154
         clínica, 154
         qualitativa, 152
         quantitativa, 152
      considerações anatômicas, 151
      imagem 3D, 152
         aspectos técnicos da, 152
      limitações técnicas, 157
      normalidade, 157
      valores da, 157
   dos ventrículos, **248**
      correlação das medidas de, **248**
         pela Eco 3D, **248**
         pela RM, **248**
   ventricular, 246
VPSE (Veia Pulmonar Superior Esquerda), *296*
VSFVE (Volume Sistólico Final do Ventrículo Esquerdo), 186
VSVE (Via de Saída do Ventrículo Esquerdo), *243*
   anatomia da, 95
VT (Valva Tricúspide), *116*
   anatomia da, 105
   anel da, 157
   cavalgamento da, 112
   displásica, *108*
   doenças da, 107
   em diástole, *107*
   em sístole, *107*
   endocardite infecciosas em, *114*
      por *Staphylococos aureus*, 114
   fotomicrografia da, *116*
   normal, *107*
   prolapso da, 115